应用心理研究论丛

主编／邱鸿钟

漂浮的心象

精神障碍患者『原生艺术』研究

黄 灿 著

Floating mental image

"Art Brut" research

暨南大学出版社
JINAN UNIVERSITY PRESS

中国·广州

精神障碍患者这个人群犹如不设防的城市，他们的所思所想所欲都是赤裸裸地表达出来的。他们的画作，应是他们内心最直白的述说。因此研究这些作品，不仅对艺术创作及艺术创作者自身的问题可找出一些接近真实的答案，而且对研究社会现象、人际关系等都有极大的启发作用。黄灿在这方面付出的努力价值非凡，有积极的社会意义。祝贺《漂浮的心象——精神障碍患者"原生艺术"研究》一书的出版！

　　* 顾森，中国艺术研究院研究员、博士生导师。曾任中国艺术研究院研究生部美术系主任、比较艺术研究中心主任、书画研修部主任、建筑艺术研究所所长、中国申报联合国"口头及非物质遗产代表作"专家评审委员会委员等。兼任中国汉画学会会长、中国人民大学国学院专家委员会委员、中国美术家协会理论委员会委员等。

序 一

什么是原生艺术？为什么要研究原生艺术？原生艺术的价值有哪些？如果理解了这些问题，也就知道出版与阅读《漂浮的心象——精神障碍患者"原生艺术"研究》这本书的意义了。

简单通俗地说，精神障碍患者可以分为"知道自己有病的"和"不知道自己有病的"两大类，前者常见于神经症、抑郁症等患者，他们虽具有基本完整的自知力，自觉内心无比难受的精神痛苦，却与医生或别人看到的表面症状和体征很不一致；后者常见于精神分裂症、躁狂症等患者，他们也许对世界和他人无比憎恨，或无比痴情，或信念无比坚定，却与事实大相径庭，不能为这个社会所容忍和接受。无论如何，语言已经不能成为精神障碍患者自由表达的工具，特殊的话语方式或语言的混乱反倒成为精神障碍的外部标识。事实上，人是唯一会患语言疾病的动物，这些语言混乱可以表现为语言形式障碍、语义障碍、语用障碍、语音障碍、书写障碍、阅读障碍和语言发展障碍等。所以，当精神障碍患者的语言通道出现障碍的时候，另外开辟一条通向世界的道路就显得很有必要。历史上和世界上就有不少精神障碍患者自发地拿起了画笔和颜料，用涂鸦和绘画表达他们患病中的幻想和妄想、情绪和愿望，这种非职业化的，发自内心冲动的，从未加工、无装饰、天生自然、原始纯真，不受任何美学规则约束的创作就是原生艺术（Art Brut）。

原生艺术本由默默无闻的精神障碍患者自发创作，又不为任何商业目的所利用，如果不是因为艺术家和精神病医生的发现和保护，它也将无声无息地在这个世界上消失。让人们对原生艺术加以关注，有两位杰出的人物不能不被提到，一位是最先关注精神障碍患者艺术天赋并开始收集其画作的德国医生汉斯·普林茨霍恩博士，1922 年他编辑出版了《精神病人艺术作品选》一书，在欧洲大陆心理学和艺术界引起震动；另一位是法国知名艺术家詹·布鲁特，在 20 世纪 40 年代，他在参观了精神障碍患者的绘画之后大受震撼，首次提出了"原生艺术"这个概念，并极大地提升了人们对原生艺术价值的认识。如今在欧洲多国，原生艺术博物馆遍地都是。

本人从事精神卫生临床与教育工作近三十年，尤其自担任广东省心理卫生协会副理事长和广东省高校心理健康教育与咨询专业委员会主任多年来，常有机会到国内外各地精神病医院和学校心理咨询中心参观学习，深深地感觉到以生物医学模式为主导的中国精神康复工作的模式需要改革，这种模式下的过度的药物治疗和行为约束几乎使得精神障碍患者成为"废人"和"疯子"，他们被视为没有劳动能力、没有智慧，甚至没有价值和自尊、疾病负担最重的残疾人。如何本着以人为本的理念，丰富和改善精神康复的手段，实现精神康复治疗模式的转变是摆在中国精神卫生工作者面前的一大社会责任和有难度的专业性挑战。

认识原生艺术的多元价值，尤其需要有现代艺术发展的历史视野和博学的艺术知识背景。如果能理解在当今拍卖市场凡·高的后印象主义、蒙克的表现主义和毕加索、达利的超现实主义作品为何会卖到天价，就不难认识原生艺术的价值了。原生艺术作品不仅像存在主义那样，无所顾忌地揭露了人世间不可逃避的死亡、恐惧、孤独、无聊、无意义感、自由或限制等人生最重要和最普遍的主题，具有非语言的表达功能与精神满足功能，促进自我发现与提高自尊和生存意义的价值；而且对于精神康复来说，具有心理评估与诊断，以及促进精神康复、提高生活质量的治疗价值。原生艺术的大多数作品并不好看或者说并不美观，所以，观赏者一定要转变心态和审美标准。原生艺术因心而生，因郁闷而书画，因愤怒和压抑而呐喊，我们的任务不是评价它美不美、像不像、好或不好，而是要学会尝试读懂它的隐意，借助它了解精神障碍患者的苦难和其发出的信息，帮助他们早日从精神痛苦的迷雾中走出来。

广州中医药大学是国家中医药管理局重点学科——中医心理学的建设单位，开展艺术心理评估与艺术治疗十多年，已经取得了一系列的研究成果。将艺术引进精神病康复、犯罪心理矫治等领域也是广州中医药大学中医心理学学科开展社会服务的重要课题之一。广州中医药大学以广东省内多家精神病医院和监狱为社会实践基地，推广普及艺术治疗技术的应用已取得了良好的社会效益。这本基于多家精神病医院原生艺术实践基础之上写成的专著，与其说是作者细致观察和思考的结果，不如说是精神障碍患者创作的天分与医院人文关爱融合的结晶。作为受命于艺术治疗一线的工作者，黄灿先生具有投入慈善事业的热情与认真，又有敏锐和深刻的思考力，他是原生艺术宝藏的发掘者，也是原生艺术创作者的精神支持者和创作过程的记录者。从某种意义上说，《漂浮的心象——精神障碍患者"原生艺术"研究》一书用生动流畅的艺术心理学术语翻译与再现了具有语言障碍的精神障碍患者七彩的内心世界，具有开创性的意义。

邱鸿钟*

农历丙申年一月二十八日
广州白云山鹿鸣湖畔

---

* 邱鸿钟，教育部医药学科人文社科类教学指导委员会委员，中国医学哲学专业委员会副主任，广东省高校心理健康教育与咨询专业委员会主任，广州中医药大学管理与经济学院院长、教授，博士生导师，职业心理医生，原生艺术的倡导者和理论研究专家。

序　二

初识黄灿，是由某出版社介绍，想让我就他写的一本有关性学的书籍给点意见。对于一个艺术家有兴趣研究性学，我并不奇怪，因为性本来就是艺术的灵魂，而且他并不是我第一个认识的性艺术家。不过，从他那本书给我的印象，他是个非一般的性艺术家，他对很多艺术以外的知识，包括心理学、哲学、文学、历史……都有涉猎而且研究颇为深入，研究和思辨的态度也很认真、到位，经常能够把新元素、新思想注入看来平平无奇或老生常谈的事情里，这恰恰就是任何学问继续进步之必需。

此后，我们在多个性学会议上碰面，越来越熟络，在不少推动性学研究和性教育的工作上都合作过，这使我对他那开拓思路的能力感受更深。数年前，当知道他被邀参加一个有关精神障碍患者原生画作分析的研究时，我暗中佩服邀请他的单位和领导人的眼光，因为他们确实选对了，亦不可能另有人选。

在临床医学中，每一个病人都被视为独特和不断变化的，尤其在精神、经验与行为上，医者不能单靠纯科学知识去了解和照顾病人，还要对病人的主观感受有一份艺术性的投入与共鸣，这份投入与共鸣，在要集中处理病人精神心理的精神医学上尤为重要。因此，邀请各类艺术家合作来参与研究和提供意见早已是精神医学工作的一部分，从病因、病理的研究到断症、治疗、康复等都需要有各类艺术家合作来参与研究和提供意见。

从病人的画作入手来做这方面工作，在历史上比借用其他艺术媒体出现得更早、研究的时间更长，但因为艺术很受文化、地域和信仰等的影响，西方在这方面的研究成果是否适用于中国人还有待证明；又或从中国精神障碍患者的画作分析中，是否有不同的发现足以更丰富这方面的研究内容，显然也是一个很值得研究的课题。

不过，有人可能会质疑，虽然黄灿是个艺术家、画家，也对心理学、哲学等有很深的体会，但他在后几门学科上毕竟不是科班出身，接触精神障碍患者的时间不长，分析出来的东西会不会很不可靠？的确，"正统"出身的心理学家、哲学家、精神学家等，在阅读这本书时，或许很快便能捕捉到作者对某些即使是很基本的专业概念的不了解或误解，但就此，我想为黄灿做一个辩护。现时我们的世界，已进步到了一个超越单纯知识的年代，趋向要求更多的创新智慧，能迅速、灵活和多角度地理解事物，改进原有理论或事物，从而创新。然而，无论传统专家的知识和经验多么正确、权威，非专家的看法甚至"错误"的精神或哲学理论，仍不无参考价值，尤其是当研究的主题是艺术范围内的绘画时，专业的艺术眼光也是不容漠视的。在数个专业一起合作、互相取长补短之下，新发现和新意念方能较易形成。

此外，或许会有人怀疑这样一本由多专业合成的变相研究报告能吸引多少非专业的读者。对此，我是比较乐观的。艺术一向不是艺术家的专利，不像科学，无论它的理论多么抽象难懂，它也能渗入人生每一角落，必有其欣赏者。精神障碍患者的内心世界，亦是我们一般人极想了解的，因为他们其实经常和我们生活在一起，甚至可以是我们生活的大家庭中的一部分。当我们在欣赏着那些色彩斑斓、意味深长的名画时，可以将其与精神障碍患者同样斑斓的画作进行比较，从而能多了解病人、名画，进而更好地了解我们自己，何乐而不为呢？

吴敏伦[*]

2016 年 1 月 12 日于香港

---

* 吴敏伦，香港大学医学博士，香港大学教授，中国香港、英国、澳大利亚及新西兰精神医学院荣授院士，美国性学委员会创会荣授文凭及注册性治疗家，美国临床性学院院士，世界性健康学会理事。曾任世界华人性学家协会创始会长、亚洲大洋洲性学联会创办人及首届会长、第十四届世界性学会议会长。

序 三

欣闻黄灿先生的大作《漂浮的心象——精神障碍患者"原生艺术"研究》即将问世，我作为他的朋友和同行感到莫大的欣慰。他为此付出了很多努力，包括时间和金钱。但回报无疑是丰厚的，就是这本书。他邀请我作序，我感到幸运，因为不但可以先睹为快，而且能够分享他的成功和喜悦。

我认识黄灿已经 12 年了，记得在广东省第三届性文化节上，我应邀做《毕加索、达利、德尔沃的艺术成就与爱情分析》的专题讲座，讲座结束时黄灿送给我一本厚厚的《禁果真相——女阴文化研究》，并介绍说他也来自深圳，从此我们成为莫逆之交。几年前，他邮发给我一篇论文《精神病理机制与艺术创作的契机》，那是他在中国艺术研究院研究生院攻读硕士课程时的研究成果，可谓博览群书、引经据典、分析透彻，让我对他所做的学问有了深入的了解。此后，他担任世界华人性学家协会性文学艺术专业委员会主任及《华人性文学艺术研究》的主编，兢兢业业，颇受好评。

黄灿是一个奇人。其一，性格奇特。他如同古代的陶渊明，有些不食人间烟火，辞去稳定的大学教师工作而南下深圳，成为独立自由的学者。其二，兴趣奇特。他从一个成功的画家转为性学家，偏重于女阴文化研究，在性艺术领域成果颇丰，已出版 13 部有关性学和文化艺术方面的学术专著，在海内外产生了广泛的影响，同时他还是一位诗人和传记作家。其三，生活奇特。他是一个性情中人，嗜烟好酒，豪爽洒脱，广交朋友，且作为网络高手，几乎是黑白颠倒、昼眠夜耕，潜心研究学问，乐此不疲。

如果让我评价此书，我认为它是一部填补了国内该学术领域空白的著作。其一，它具有开拓性。因为目前我国还没有系统和深入研究精神障碍患者艺术创作和艺术治疗及两者关系的专著。其二，它具有原创性。他作为艺术家亲自进驻不同的精神病院，长期潜伏在那里客观而真实地研究和指导那些可爱的病友，获得了第一手丰富的资料。其三，唯独他可以从社会学、哲学、心理学、艺术学、文化学、治疗学等不同学科的角度撰写该书，从理论到实践都具有探索性和借鉴性。其四，该书体现了以人为本的人本主义、积极心理学的理念和人权思想，尊重、理解和善良地帮助精神障碍患者，将他们当正常人看待。其五，这是中国精神障碍患者的绘画心理分析和绘画治疗的奠基性著作，它能够也必将起到抛砖引玉的重要作用。其六，他为精神病艺术家的创作及其作品的市场流通打开了一扇窗口，也为促进心理健康的慈善事业构建了一道门户。

如何评价精神障碍患者的艺术和艺术治疗的作用呢？我于1988年首次涉猎这个特殊领域。当时我国还没有正统的心理咨询或心理治疗机构，北京大学心理学系陈仲庚教授的德国留学生席嘉琳女士利用德国汉堡基金会的赞助资金在昆明举办了"中德心理治疗培训班"，陈仲庚、许又新、张明园、刘协和、徐韬元、万文鹏等专家参加培训，十几位德国专家分别就精神分析、行为治疗、当事人中心治疗和家庭治疗四个类别展开培训。培训期间，云南省精神病院院长万文鹏拿出了几幅精神障碍患者的绘画作品让大家讨论这些是艺术品还是精神病的证据。我还记得这几幅画都非常古怪离奇，有类似幻觉的特征，难以理解，但绘画的功底显而易见，可见画者是具有专业水平的。因为多数精神科医生对艺术是外行，大庭广众之下没有人发言。为了不冷场我勇敢地大声说：这是精神病艺术。首先，它是艺术品，因为作者具有艺术才华且受过专业训练；其次，内容是病人幻觉的表达，从精神病症状学的角度可以有助于诊断，但从艺术的角度看这是一种创作和治疗，因为常人没有幻觉，即使是画家也画不出同样的幻觉，而精神障碍患者却可以。绘画艺术与精神病症状两者的结合，缺一不可。

精神障碍患者进行艺术创作并不是什么新鲜事，这在管理较好的精神病院是常规的职业治疗，以往称为"工疗"，其实就是工作治疗的意思。做什么呢？除了某些简单的劳动之外，绘画、唱歌、插画、制作工艺品等都是工疗内容。深圳市康宁医院20年前就将工疗作为精神障碍患者在恢复期必须完成的康复训练。康复科由医生和护士组成，艺术治疗具有规范的程序和作业以及评估标准，绘画主要不是作为诊断的依据而是作为康复的活动。近年来，随着心理咨询培训和服务的广泛开展，艺术治疗受到青睐并从精神病院的高墙之内走了出来，逐渐系统化、标准化、实用化。但在我国真正理想的艺术治疗，尤其是绘画治疗还处于初级阶段，如何将绘画艺术作为心理测验方法、分类诊断依据、康复评估工具以及精神病艺术家的培养方式还有漫长的道路要走。下面我也谈一谈艺术与精神病之间的关系。

近年来关于精神障碍患者创作的艺术问题的争论喋喋不休，颇为激烈。那么，何谓艺术？问题看似简单，回答起来却很困难。尤其是现代艺术概念广泛流行，形形色色，例如，杜尚的作品《小便池》让"艺术"的概念已经没有边界，将一堆垃圾放在展厅中，对于艺术家而言，这就是艺术品，而对于普通人来说，这怎么看都是垃圾。艺术概念已经彻底被颠覆和破坏了，任何人都难以对艺术下一个令人满意的定义。由于举办性文化节的缘故，我曾经与黄灿讨论过艺术与欣赏问题的定义。我认为"艺术即表达，欣赏即联想"，这个观点得到他的认可，他鼓励我认真地写出来。我后来写成论文发表。这个定义简单实用，因为真正评价艺术的指标就是创造力、想象力、表现力、影响力。我们说原创艺术就是指原创性，因为只有原创才能表现出作品的独特性。毕加索的《梦》画过之后，谁都可以模仿，这就是发明与制造的关系。发明是创造，模仿就是制造，所以艺术贵在原创；想象力体现作品的创作水平，反映了画家的艺术才华，只有想象力丰富才能够创作出好的作品；表现力是绘画技能，只有高超的绘画技能才具有良好的表现力，美妙的构思要靠娴熟的技巧表现出来；影响力是效果，好的作品必须具有影响力，包括作品自身的品质影响力和营销造成的社会影响力，也就是知名度。我们都知道，好的画家才有好的作品。好画家要有什么特质呢？就是特立独行的个性或者性情中人的气质：①自由意志：放荡不羁、我行我素、特立独行，在艺术王国里为所欲为；②极端情感：豪情万丈、多愁善感、大喜大怒、反复无常，激情才是创作的灵魂；③偏执行为：抱残守缺、孤注一掷、故步自封、自我陶醉，艺术家必须有些怪异的执拗，长此以往必成大家。以上这些人格特点是常人所不具备的，所以多数人不能成为真正的艺术家，只能够成为美术教师，而真正大师的作品必须不同凡响。

上述谈到的艺术家特质问题与精神障碍患者有什么关系呢？艺术家是从正常人主动变成异常人，才能创作独特的艺术，而精神障碍患者本身就是异常人。医学界的"精神病学"和心理学界的"变态心理学"都是研究精神障碍患者的学科，只是"精神病学"偏重诊断和治疗，"变态心理学"偏重研究社会心理。画家与精神障碍患者几乎具有了相同的特质，就是"超常"。区别只是一个是能出来，一个是回不去。这就应验了达利的一句名言："我与疯子的唯一区别就是我没疯。"艺术就是艺术，大师不是培养出来的，大师是奇石，是天生的，不能培养，只能发现。所谓的培养和教育只不过是除去表面沙石的修饰过程而已。超现实主义画派就是在弗洛伊德精神分析理论的影响之下，靠梦境体验绘画，他们要有梦，没有梦就没有创作资源或灵感了。关键问题是，仅仅疯了并不会成为伟大的艺术家，如果艺术家疯了，他能够摆脱任何现实的羁绊充分地表达自我的内心世界，已经没有白天与黑夜、意识与梦境、现实与幻觉、人类与动物的区别，这是多么神奇的幻妙世界。什么老师能够教出这样的学生？任何现代艺术大师培训班也望尘莫及。用一句熟套的话：正常的人都是一样的，而精神障碍患者却各种各样。只要具有绘画技巧，精神障碍患者就能够成为艺术家，他们因为患病而具有了艺术家的气质。

精神病学的常见分类和症状包括：

（1）精神分裂症：幻觉、妄想是其常见的症状，包括幻视、幻听、幻嗅、幻味、幻触。其实就是眼、耳、鼻、舌、身的幻觉，是在没有现实存在的刺激之下感受到刺激的存在，而产生虚幻的感觉。幻视是最为重要的绘画创作资源，如同海市蜃楼，病人在幻视的时候看到一条龙从地下钻出来进入了烟囱，本来是幻觉，荒唐至极，但如果能够画出来就属于奇思妙想。妄想是一种非理性、与现实不符且不可能实现但坚信的错误信念。如一个现代的普通汽车工人坚信自己被日本特务组织跟踪，因此他东躲西藏。如果将他的经历和感受画出来就是有趣的连环画，远超抗日神剧。

（2）情感性精神障碍：躁狂与抑郁情绪同时、交替或单独出现。情绪处于躁狂状态时病人兴高采烈、精力充沛、口若悬河，如果原本是诗人，自当如李白无须斗酒便诗百篇了，绘画也会是高产画家。严重的抑郁是不利于艺术创作的，因为病人思维迟滞，联想困难，轻度的抑郁也许会表达孤独、落寞、忧郁的情感，如果是写诗、唱歌会深情款款，感同身受，但绘画往往能够反映消极悲观的情绪，能够营造自杀危机的氛围。"问君能有几多愁"，只有有了深切的情感才能写得出这样流传千古的名句。才华与感受必须同时具有。

（3）焦虑障碍：强迫症、恐惧症、焦虑症、歇斯底里等是常见的焦虑障碍的表现，焦虑障碍不属于严重的精神病，应该说是普通人的心理问题，但对精神障碍患者而言，这会让他们内心异常痛苦。尤其是恐怖、焦虑和歇斯底里患者的情感和表情最为独特，非常适合绘画，无论是患者自己还是由画家将这些感受和表情描绘出来。蒙克的《呐喊》就是最为典型的焦虑感受，具有"一画胜千言"的表现力和影响力。毕加索的《哭泣的女人》就是表现歇斯底里的代表作，是对他的情妇多拉·马尔吃醋情感的惟妙惟肖的描绘，最后多拉·马尔患了精神病，在孤独和寂寞中死去，毕加索可谓"哭女一画定终生"，他的绘画具有预见性，其实是所刻画的情绪表达了真实可怖的内心世界。

（4）人格障碍：精神疾病种类繁多，人格障碍各种各样，"性变态"（现在称为性心理障碍）五花八门，他们不是严重的精神障碍患者，而是心理处于特殊状态的少数群体。画家可以是性少数，也可以描述性少数，但画家描述性少数总是不如性少数自己描述自己。米开朗琪罗描绘同性恋以及塑造男性美无与伦比，前提是他自己是同性恋者。作为"恋童癖"者的巴尔蒂斯所画的女童总是反映出"恋童癖"者的情欲。由此可见，作为性少数的画家在感悟方面得天独厚。

以上是从精神疾病症状与绘画表达的角度来分析两者之间的关系，其实有关创作灵感的问题是艺术家的致命伤，很多西方的艺术家在创作灵感枯竭的时候借助于毒品，主要是大麻或其他致幻剂。因为毒品会让他们感到空间和时间的改变，如感到四维的空间、时间的倒流、时空的穿越以及物体的变形等。其实这就是利用毒品进入精神病的幻觉状态。古代诗人饮酒赋诗、酒后绘画，就是用酒来刺激或改变思维方式，酒与烟就是最轻度的能够改变思维和行为方式的"毒品"，精神病学书籍称之为"精神活性物质"。可是精神障碍患者本身就自然处于精神病状态，相当于有了创作灵感，只需要表达而已。

正如超越时空的大画家多数不是学院派一样，即使是学院派也不是所谓的好学生，例如，西班牙画家达利在巴塞罗那美术学院学习时经常旷课，甚至带头罢课，最后罢考而肄业。艺术家与常人的真正区别不是形式上的特立独行，秃顶、长胡须或不修边幅等，而是性格上的特立独行，具有独立意志和自由思想以及不可遏制的创作激情。几乎艺术家的所有优点或特质都是政治家的缺点或死穴。政治与艺术难以兼顾。有雄心壮志的政治家如果当了艺术家那就是如鱼得水，可以在艺术领域内"海阔凭鱼跃，天高任鸟飞"。有了雄心壮志的艺术家如果当了政治家，那就如飞蛾扑火，自取灭亡了。宋徽宗被后世讽刺为"恋小技而荒大国"，便是一例。

如何看待精神病是一个非常关键的问题，黄灿先生也许崇拜福柯和叔本华。福柯认为，"疯狂"是这个社会制造出来的。古代甚至中世纪时代都没有将疯子或精神障碍患者排除在社会之外，或者把他们监禁起来。这是常识，未必科学。任何动物都没有精神上的问题，原因一方面是其他动物的宽容，另一方面这样的动物早就被其他野兽吃掉了。如果患有抑郁症的动物都跳悬崖，人类怎么会知道呢？早期人类没有精神病概念是因为生活方式原始和简单，无须特殊照顾精神障碍患者，甚至将某些精神障碍患者如癔症（歇斯底里）或幻觉当成神患者，如萨满师等。现代社会是规范和文明的法制社会，如果一个人严重影响他人的生活就必然被看成不正常，否则社会就无法维持，比如精神障碍患者伤害普通居民的案件会给案件受害者和社会造成极其恶劣的影响。因此，哲学家与社会学家的某些理论未必科学，如果否定精神病学的重要性，那么精神病无须治疗，社会必将更加混乱。精神障碍患者"非病论"可以探讨，但无法执行，如果让具有严重幻觉和妄想症的精神障碍患者到这种理论的倡导者家中住上几个月，估计他也会改变观点。德国著名哲学家叔本华说过："疯癫是一个长长的梦，而梦则是一个短短的疯癫。"这句话看似艺术，但不科学。疯癫未必是梦，梦也未必是疯癫。只有既科学又艺术的文化才是人类文化的最高境界。我从不崇尚权威，只崇尚科学，我认为心理学界只有弗洛伊德可以被称为天才，画坛只有达利可以被称为天才。天才是遥不可及的，可以努力达到的不是天才。

我经常说"外行看门道，内行看热闹"，这与人们经常说的"外行看热闹，内行看门道"完全相反，这是为什么呢？我认为现代社会是知识爆炸的社会，很多行业得到充分的发展，几乎很难有人可以真正被称为博学，而知识的深入和自成体系，无人有机会进行深入的研究，这样就造成了知识体系之间的鸿沟。由于学历教育的普及化和传媒以及网络知识的普及化和便捷性，有知识已经不算是真正有学问了，而是要有深入的学科理论素养和专长，为他人所不及。现代人如果说去过西斯廷教堂，看过天顶画和《最后的审判》，等于是小儿科了，很多孩子都同父母一起去看过了。如果一个年轻画家看《最后的审判》，也只是听一听导游怎么说，学校老师曾经怎么说，无异于看热闹，与儿童毫无区别。所谓看热闹就是看不懂或人云亦云。外行为什么是看门道呢？在跨界时代，很多人是用自己的专业知识去欣赏画作的。这就是所谓"欣赏即联想",懂什么就能够看到什么。我是 2002 年去西斯廷教堂的,当时我对天顶画《创世纪》还没有产生浓厚的兴趣,尽管它的知名度和影响力远胜于《最后的审判》。因为我不是画家,我不会研究绘画技巧、布局、光影效果或流派。我是精神病学家和性学家,发现了《最后的审判》中的同性恋秘密,我欣喜若狂,回来后深入研究该画作和同性恋的关系,以及米开朗琪罗为什么要创造《最后的审判》,最后我完成了《艺术的胜利:对〈最后的审判〉的审判》的写作,发表在黄灿主编的《华人性文学艺术研究》杂志上。这就是"外行看门道"的例子。黄灿看精神病如同我看艺术,都是在各自专业知识的基础上去看待或研究另外的陌生领域,这样的跨界研究无须规范,也不用规范,恰恰需要天马行空式的探索,从外行的角度看门道,当然我不会依照黄灿的观点去治疗精神病,而黄灿也不会从精神科医生的角度看待精神障碍患者的艺术。正因为如此,黄灿研究精神障碍患者的艺术创作与治疗就是"外行看门道"的结果。黄灿的研究主要可以促进两类工作:①艺术治疗:精神病院今后将充分发展和利用绘画艺术作为心理测验工具、分类诊断工具、宣泄治疗方法、疗效评估方法以及康复治疗方法等,使艺术治疗成为药物治疗的辅助治疗方法。②艺术创作:培养有艺术爱好或潜力以及有绘画基础的精神障碍患者从事艺术品的创作,在发挥艺术治疗作用的同时,让艺术品成为副产品。让精神病的特殊病理状体成为艺术创作的源泉,在绘画技能的培训前提下,创作出更加丰富的精神障碍患者绘画作品。其实艺术就是艺术,精神障碍患者的绘画也是绘画,最终去掉精神病的头衔,就是艺术品,就是绘画。大家接纳精神障碍患者艺术的那一天,才是精神病被社会真正接纳的那一天。但愿我们拥有更多的星空、麦田和向日葵。

黄灿是一位为事业奋斗的"苦行僧",他孑然一身,生活简单而清苦,但对自己所热爱的事业却孜孜不倦、持之以恒,勇于奋进和探索。我衷心地感谢暨南大学出版社的领导和编辑慧眼识英才,承诺出版该书,期望该书早日问世,使之成为社会科学艺苑之奇葩。

陶林[*]

2016 年 1 月 19 日于深圳梧桐山陶白苏斋

---

[*] 陶林,世界华人性学家协会会长,中国性学会性学研究中心研究员,中国性学会婚恋家庭分会会长,广东省性学会副会长,深圳市性学会会长,深圳市心理咨询师协会会长,中华医学会深圳分会性医学专业委员会主任委员,曾任深圳市康宁医院(精神卫生中心)副院长。

序　四

　　我认识黄灿先生的时间并不长，只有六七个年头。2008 年 1 月世界华人性学家协会在深圳召开的成立大会上，我与他相识。当时得知他在性学方面有过长期的探索和研究，并出版了自己的性学研究专著《禁果真相——女阴文化研究》一书，可谓性学领域的一个开拓性成果。后来，我主编《华人性人类学研究》杂志，曾请他设计创刊号封面，且一直有业务上的联系。最近，我收到他的一部 40 多万字的书稿，是对精神障碍患者的原生艺术研究，虽然感到有些意外，但也觉得理所必然。因为一切人类的创造物都是人的智慧和精神的产物，是值得加以研究的，不管是所谓的正常人还是精神障碍患者创造性的产物都是人类文化的结晶，是人类精神发展轨迹的某个链接点的具体例证，它们在某种程度上反映了一定历史时期的民族文化和人类精神发展的鲜明特征及其价值取向。

　　在现代社会中，许多人曾经对精神障碍患者这个弱势群体产生过不少误解和偏见，以至于把他们推向主流文化的边缘，甚至忽视了他们的存在及自我价值的表达。因此，我们的确有必要对这一群体进行一番重新审视和研究。从文化人类学的角度来说，不同民族和不同历史时期，人们对精神障碍患者及其现象的看法和评价标准是不一致的。以往国内对精神障碍患者的关注和研究大都停留在医学和精神分析学的阶段，而忽视了从更开阔的视域去考察，也许是因为"只缘身在此山中"。难能可贵的是，黄灿超越了一般学者的视野局限和狭窄的思路框架，倾注了更多的人文关怀。他认为，精神障碍患者首先是人，然后才是一个病人，和我们普通人一样，他们应该拥有自己创作和表达思想与情感的权利。黄灿从原生艺术这一独特的艺术形式研究出发，对精神障碍患者艺术创作的心理结构、思维模式、创作图式和精神病理机制进行了独特的透视和解析，从而使我们对原生艺术的精神内涵和艺术价值进行重估，并对天才与创造力的关系有了一些新的认识。

　　至于对精神障碍患者的绘画心理治疗，在国内来说尚属起步阶段，尤其缺乏深入的理论探讨，尽管许多有识之士曾不断呼吁或展开了各种有效而具体的实践，并取得了一定的成效，但毕竟是西方文化的产物，与中国当下的文化语境尚有一定的距离，还需要一个逐步认识、融合和实践的过程，这也是一个文化人类学必须关注和研究的课题。黄灿的这项研究无疑是一个很好的尝试。

　　人类的精神问题是无法回避的。人们往往过度地追求物质利益和关注身体健康这些形而下的问题，而较少关注或忽视自我的健全和精神健康发展并作形而上的思考。肉体与精神已严重失衡，肉体已经开始物化和商品化，精神也随之失去坐标而迷失方向。事实上，现代文明所带来的各种危机和弊病的根本症结，并非来自各种功利和享乐的巨大诱惑，而在于人的自我危机、人格的扭曲和精神病变。正因为如此，黄灿对精神障碍患者的原生艺术研究显然具有十分重大的意义。我认为，本书的写作意义和学术价值在于，黄灿以独特的"广角镜"聚焦于精神障碍患者这一独特的群体，并将他们置于人类文化的广阔背景及复杂纷繁的历史帷幕之中，透过原生艺术的视觉表象，探究其内在的心理机制和精神结构，挖掘其艺术审美价值和文化内涵。从某种意义上来说，他所研究的并不仅仅是精神障碍患者，还包括我们所谓的正常人，因为他通过对精神障碍患者所创作的原生艺术的深层剖析为人类自身的精神健康发展提供了一个生物学和医学研究无可替代的、极富价值的参照纬度。另外，他所关注的不仅是精神病理现象，也不仅是绘画心理治疗，更不仅仅是原生艺术作品本身，而是对人本身的关注，更确切地说是对人的精神世界的深层探究。此外，在以往的研究中，一些精神病研究者仅仅停留于医学和心理学的层面，而一些原生艺术研究者又满足于从观赏者的角度去解析作品，或有意或无意地曲解作品的原意，削弱甚至诋毁其艺术和审美价值，还有的研究者所做的仅仅是展示和罗列一些作品，把它们当成一般的艺术品来欣赏或只是附上一些肤浅的作品提示而已。然而，黄灿突破和摒弃了以上这些局限和弊病，不仅从艺术心理学的层面去寻找和解构原生艺术的表层构成元素和深层心理结构，而且从美术学、美学、文化学、精神病学和文化人类学等多学科的视角去研究和探讨艺术的本质和人类的深层精神结构等问题。无论从历时的精神疾病的观念演变，还是从共时的精神病理现象及其艺术表达，以及天才与创造力的关系的探索，他都进行了深度思考和独特演绎。

　　黄灿不仅是一位出色的画家、诗人，也是一位复合型的文化学者，他早年曾在中国艺术研究院研究生院攻读艺术理论，后又在中国社会科学院研究生院研修民族文化。几十年来他一直致力于文化学术研究，已出版学术著作 13 部，共计320 余万字，可谓硕果累累。因此，他不仅对艺术理论和美学有着深厚的功底和精深的研究，而且对人类性学进行了广泛而深入的探讨，取得了丰硕的成果。在我和刘达临教授主编的《人类性文化大典》中，他就撰写了 9 个章节，几十万字，字里行间不乏真知灼见。基于他的广博学识和综合研究能力以及对学术事业的不断追求和进取精神，相信他能够在"艺术与疯狂"这一研究课题中继续深入研究下去，取得更大的成就。

　　其实，我们每一个人每时每刻都生活在一种自我的困惑和无法排遣的焦虑之中，因为人的精神世界是一个无底的深渊和一片神秘的空间，存在着各种令人无法承受的风险、压力和磨难，随时可能导致一个人的精神崩溃，但也可能带来人们梦寐以求的知识珍宝和精神财富。我相信，黄灿有足够的勇气和胆识继续朝着这个方向走下去，融入这个空间，化为蜜蜂，化为蝴蝶，化为青烟，化为甘露，他将无怨无悔。

瞿明安*

2016 年 1 月 25 日

---

* 瞿明安，云南大学教授、博士生导师。

目　录

导论 走进疯狂

这是一个隐秘而神奇的世界，这是一个疯狂的世界。

走近疯狂，叩问精神障碍患者封闭而幽暗的心灵，穿越浑浊而迷惘的意识之网，抵达他们的灵魂深处。

走进疯狂，行走于混乱不堪、难以捉摸的无意识暗流之中，在狂热的激情与漂浮的幻象的交织中，在精神崩溃的黑暗深渊，点亮一盏生命之灯，寻找一束希望之光。

走进疯狂，我们可以以"正常人"的此在去体验所谓"非正常人"彼在的丰富而神秘的内心世界，感受他们的喜怒哀乐和七情六欲，发掘他们潜在的天赋及超乎寻常的创造力。

这是一次在黑暗的无意识深海之中的"探险"，也是一次对"疯狂"的重新梳理和认识，剔除人们对"疯狂"的诸多误解和偏见，以及以往对"疯子"刻板印象的修正。在"探险"的过程中，我们也许会遇到各种各样的激流漩涡、暗礁险阻，也许会意外地发现隐藏在精神冰层底下的"新大陆"。

然而，在现实生活中，我们对精神障碍患者存有太多的误解、偏见、冷漠、忽视，甚至太多的恐惧、排斥、诋毁和压制，他们处于社会和文化的边缘地带，处于人类文明的阴影之中，处于我们所谓"正常人"的对立面；而且，"长期以来，精神障碍患者被当成异常者而被排除在社会之外，被关押在精神病治疗院中，失去行动和表达的自由，遭受非人的待遇。精神障碍患者所正常表达的语言，也被当成'语无伦次'的'疯话'而被禁止，以致精神障碍患者只好在无止境的'沉默'中度过他们的悲惨一生。他们没有表达语言的权利，他们的一切都被忽视、被压抑和被否定，他们没有自己的历史，更没有自己的作品"①。

也许，我们很难从一个"正常人"的角度去观察和理解那些"不正常"的精神障碍患者隐秘的内心世界。按照现代人的观点，"'疯子'是混乱的拥护者，他扰乱互动的惯例，在以严肃著称的社会交流中挑起事端。他身体中所蕴藏的力量和本领不再被公共惯例所隐藏弱化：他高声讲述着本该闭口不谈的隐私，他不加掩饰地手淫，他大喊大叫、袭击别人、自残、做鬼脸、无缘无故地笑、挑衅、吐

---

① 高宣扬：《福柯的生存美学》，北京：中国人民大学出版社2005年版，第197页。

痰或打嗝等。他的行为举止难以捉摸，无法预料，因此也就无法在互动中与他建立起和谐的身体期望，这种挫败感达到了顶点。人们利用化学方法使其镇定，与他们保持距离，还加盖围墙，这些做法都体现出了他们触犯社会道德秩序的严重性。'疯子'再现了讽刺的根源：他们从深层次向社会成员发问，查问他们以何种方式接受身体形态的禁忌以及社会要求。人们无法原谅'疯子'在本该低调地将自己融入社会关系之时，如此张扬自己的身体。他那被抑制的欲望重新显露出来，不光是他自己的，还有作为社会交际根基的被抑制的欲望。他的存在再次强调，日常生活是建立在对身体的抹去性惯例之上的，身体不应以物质性形式显露出来，否则将会招致谴责"①。

纵观历史的长河，西方古典时代对于疯狂的探究不是由疯人本身出发，而是由一般意义下的疾病开始设想。正如法国思想家米歇尔·福柯在《古典时代疯狂史》一书中写道：

> "疯狂究竟是什么？"对于这样的问题，它的回答推衍自疾病的分析，而疯人也没有一点机会用他的具体存在来说明自己。18世纪感知疯人，推衍疯狂。它在疯人身上感知的东西并不是疯狂，而是理性和非理性纠结成一团的存在。它并不由多重的疯人体验出发去重构疯狂，而是由疾病自然而逻辑的领域出发，这是一个理性推衍的场域。

曾有哲人言，人是理性的动物，而疯狂却偏离了理性，甚至与理性背道而驰。诚如福柯指出：

> 疯狂就是理性的缺席，但这个缺席却有正面形式，他几乎符合理性，但同时又玩弄着和理性人一样的想象、信仰和推理。因此，疯子对他自己来说不可能是疯子。只有在一个第三者眼中，他才会是疯子。而且，他也唯有这个第三者，才能区分理性本身和理性的运用。②

福柯将精神病当成社会现象，尤其是社会中的权力运作问题来批判。他认为，"疯狂"是这个社会制造出来的。按照福柯的观点，从生理层面来看，"疯狂"属于精神正常的范围之内，它在社会中的出现是属于人类生活的正常现象。

---

① ［法］大卫·勒布雷东著，王圆圆译：《人类身体史和现代性》，上海：上海文艺出版社2010年版，第202页。

② ［法］米歇尔·福柯著，林志明译：《古典时代疯狂史》，北京：生活·读书·新知三联书店2005年版，第272~273页。

古代甚至中世纪都没有将疯子或精神障碍患者排除在社会之外，或者把他们监禁起来。他认为，人类的社会生活在某种程度上需要有"疯狂"的现象来调节、补充，才能变得更加完整和丰富多彩。所以，在日常生活中，经常需要说些疯言疯语来调侃或消遣，就如同需要幽默和笑话一样。实际上，在疯狂与笑话、幽默、闹剧、喜剧和各种玩笑之间，并不存在绝对的界限。在这个意义上来说，只有具备一定的才能和智慧，才有资格"创造"笑话、幽默和疯狂，也只有特殊的智慧，才能理解疯狂。

那么，什么是疯狂？什么是真正的精神病？法国《百科全书》中提出了著名的疯狂定义：偏离理性"却又坚定地相信自己在追随理性——这在我看来就是所谓的发疯了"。英国精神分析学家大卫·库珀也曾指出："精神分裂症乃是微观的社会危机的一种状态。在这种状态中，某些人的行为和经验被另一些人所伤害；而由于某种文化或微观文化（主要是家庭）的原因，首先将这些人选定或界定为'精神障碍患者'，然后，又根据某种专门的然而又是非常专横的程序手段，通过医学或类似医学的专家，将其确认为'精神分裂症患者'。"库珀认为，许多精神分裂症患者是根据某些家庭和社会利益，并受到家庭和社会的迫害而被强制送进和关押在精神病院的。法国精神分析学家曼诺尼在他的《精神分析医生和他的"疯子"以及精神分析学》中认为：社会本身寻求种种方式试图把一部分人排除在它的"正常生活圈子"之外，导致现代各种医学机构不惜采用"科学技术"方式，将本来正常的一部分人"诊断"为"精神分裂症患者"。所以说，"疯子"并不"异常"。真正精神上有问题的是那些将别人斥为"疯子"，并以种种理由虐待他们的人们。[①]

由此可见，精神障碍患者并非人们所想象的那样"不正常"和"怪异"。法国后现代心理分析学家雅克·拉康认为"疯狂"并不稀奇，它原本可以在人的语言的吊诡性及矛盾性中找到它的真正根源。他指出："疯狂是人的思想的一个现象。"在拉康看来，"疯狂绝不是人的机体的脆弱性的一种偶然性表现，而是从人的本质中裂变出来的，它本身甚至是一种永远潜在的缺点"。然而，我们必须知道，"疯狂绝不是对于自由的一种侮辱，而是自由的最忠实的伙伴，它像影子一样追逐着自由的运动"。更为重要的是，"假设没有疯狂，我们不仅不能理解人，而且，如果人的身上没有疯狂作为自由的一个界限而引导的话，那么人将不成为人"。所以拉康说，只有具备最健康、强壮体魄的人，只有具备无限广阔的想象力的人，只有幸运地在其命相中含有成为疯子的因素的人，才有资格最终成为疯子。所以，疯子不但不是"异常"的人，而且是最稀有的真正优秀的人。

---

① 高宣扬：《福柯的生存美学》，北京：中国人民大学出版社 2005 年版，第 197 页。

事实上，疯狂与人类一样古老，但直到如今仍然是一个谜中之谜。在人类社会早期，人们认为疯狂是因为恶魔附体。而"在 17 世纪哲学家眼中，疯狂已渐渐脱离恶魔附体论、体质论甚至狂躁论等谬论。他们相信疯狂是因为理性的缺失，因为理性本身可以确保思维的平静"①。然而，美国雪城大学的教授托马斯·萨兹却认为，世界上并不存在"精神疾病"，而是医学界人士及其支持者们为谋求自己的私利而"制造了疯狂"，所谓"精神疾病"和"潜意识"只是一种隐喻和误导罢了。因此，精神正常和失常之间的界限仍像斯芬克斯狮身人面像一样神秘，我们无法判断一个人是否疯狂，因为所有社会群体都有自己的判断标准，况且，人毕竟是"双重性"的，部分是天使，部分是野兽，每个人都是分裂的个体，因此，罗伯特·伯顿认为，我们都有发疯的时候，我们都是疯狂的。所以，正如英国文豪莎士比亚笔下的波洛涅斯所说："要定义何为疯狂才是真正的疯狂。"

从某种意义上来说，现代文明所带来的丰裕的物质生活反而从另一个侧面加速了人们精神的荒芜、贫乏和病变。作为社会中的弱势群体，精神障碍患者的生存状态十分令人担忧，"精神病在现代社会中的爆炸性蔓延，悲剧性地反映了现代社会本身的内在危机，尤其是表现出现代社会制度对于人的精神生活和人性的毁灭性冲击"。这种冲击的后果一直残留在文明的阴影中，成为人们无法摆脱的焦虑和困惑的根源之一。然而，我们必须具有足够的勇气面对这一残酷的现实，面对疯狂。"如果说，日常生活和普通社会一般领域的人的言行及历史，不过是人本身的基本实践形式的话，那么，疯狂则是以极端方式显示出来的人性。不了解疯狂，就不能深刻分析人的思想和精神生活。"②

也许不少人认为，疯子生活在另一个世界，一个自我禁闭的空间。然而，在福柯看来："就一般情况而言，疯癫不是与现实世界及其各种隐秘形式相联系，而是与人，与人的弱点、梦幻和错觉相联系。……这种疯癫象征从此成为一面镜子，它不反映任何现实，而是秘密地向自我观照的人提供自以为是的梦幻。疯癫所涉及的与其说是真理和现实世界，不如说是人和人所能感觉的关于自身的所谓真理。"③

因此可以说，精神障碍患者不仅有着自己独特的思考方式和对世界事物的看法，而且有自己独特的生活体验和情感发泄方式，还要将自己的思考、情感和体验通过各种艺术的形式表达出来。当代最具创造力和影响力的法国艺术家让·杜

---

① ［英］罗伊·波特著，张钰等译：《疯狂简史》，长沙：湖南科学技术出版社 2014 年版，第 63 页。
② 高宣扬：《福柯的生存美学》，北京：中国人民大学出版社 2005 年版，第 195 页。
③ ［法］米歇尔·福柯著，刘北成、杨远婴译：《疯癫与文明：理性时代的疯癫史》，北京：生活·读书·新知三联书店 1999 年版，第 22～23 页。

布菲认为，精神障碍患者的"艺术活动机制与所有其他的'据说'正常的人的艺术活动机制一样。除此之外，对正常还是不正常的区别看上去是相当站不住脚的：究竟谁是正常的呢？你的正常人，他在哪里？带来给我们看看！当一个艺术行为具有极度张力和激情，它能永远被认为是正常的吗？以我们的观点来看，艺术的作用在所有的案例中都完全相同，精神障碍患者的艺术和消化不良或是有腿疾的人的艺术相比，并无二致"[1]。正因为如此，许多天才的艺术家总是与疯癫相互为邻，最终走向疯狂，成了疯子；而许多精神障碍患者却充分发挥出他们天才的创造力，创作出无比精彩、令人震撼的原生艺术，成了艺术家。

显然，疯狂与艺术家及艺术创作有着十分密切的联系，艺术家的思维状态、心理结构、情感模式及行为方式往往表现出超乎寻常的特征，因此，在现实生活中，人们眼中的艺术家总是被当成疯子来看待。美国一位艺术家约翰·麦格雷戈在《对精神病患者艺术的探索》（*The Discovery of the Art of the Insane*，1989）中指出："我们将一个人称为艺术家抑或疯子是无关紧要的。在当代，这两种称呼已经可以互换。重要的是两者的创作自由都得到了维持和保护，还有在我们的社会中对那些独特的勇敢者敞开一扇门，这些人躲开了露面的机会和灯光，在内心需要的感召下，力图降入黑暗中寻找自我。"可以说，精神障碍患者的原生艺术是黑暗中的一声呐喊，是消除文化阴影和探索生命奥秘的一种尝试。

那么，什么是原生艺术？让·杜布菲指出，原生艺术"应该是利用人类最本质的体验以及最自发的个人原创。这些作品表现的是自己内心深处的（通过自己的创造和表达方式）冲动和情绪，没有求助于标准的、公众已接受的资源，不参照流行与传统。即使这类作品制作粗糙笨拙，仍深深地吸引了我们。……这种表现形式是非常直接的，没有阻挡和约束"。可以说，原生艺术主要包括精神障碍患者的艺术表现、通灵者的绘画、具有高度颠覆性与边缘倾向的民间自学者的创作。具体来说，"这是一种没有先例可循的艺术。它提供了一段探访人类心灵深处的神秘之旅，充满了令人惊奇的事件，充斥着感觉和情绪，还因为最优秀的技术资源而有条不紊。这就好像我们很偶然地发现一个创作巨人的秘密种族，他们栖居在我们一直都知道存在的地方，但我们对他们只有一些少许和暗示性的认识。我们可能会对以一种适当的谦逊研究他们的作品感到备受鼓舞，因为他们似乎已经洞彻最深邃与最神秘的想象的奥秘，而对此超现实主义者们将会艳羡不已"。

法国超现实主义诗人安德烈·布雷东在《疯狂的艺术，重点区域》（*L'Art des fous, la clé des champs*）中指出："我不怕提出这个矛盾的看法——仅仅在初次见

---

① ［英］约翰·梅泽尔斯编著，郭梅、沈颖译：《原生艺术手册》，上海：上海大学出版社2013年版，第3页。

到时——那些如今被归类为精神病患的艺术成了心灵健康的宝库。的确，它避开了一切想要曲解它的信息的东西，还有来自于社会环境中的外部势力、算计、成功和失败等等的规则。在这里艺术创作的机制摆脱了所有的障碍。通过一种势不可挡的辩证反应的方式，尽管遭受这些的人可能要承担这些痛苦，但是被收容以及与所有的利益和浮华脱离在这里却成了对所有真实性的保证，而这正是在其他方面所缺乏的，也是我们每天都愈加渴望的。"

精神障碍患者所创作的原生艺术大都由抽象的线条、斑斓的色彩和怪异的图形构成，充满了诡异和梦幻的意象，让一般人难以捉摸，无法理解和接受，但具有独特的吸引力。然而，福柯却说："疯癫之所以有魅力，其原因在于它就是知识。它之所以是知识，其原因首先在于所有这些荒诞形象实际上都是构成某种神秘玄奥的学术的因素。这些怪异形状从一开始就被置于'伟大奥秘'的空间里。"[①] 显然，精神障碍患者的原生艺术为我们打开了一扇通向黑暗的无意识的神秘窗口，为我们探索人类精神底层的"伟大奥秘"提供了最佳的途径和有效的契机。另外，精神障碍患者通过原生艺术的创作，完全自发地作画，表达他们的内心愿望和心理诉求，发泄他们被长期压抑的无意识欲望，从某种程度上缓解了他们内心的矛盾冲突，减少了精神上的痛苦，使患者逐渐得以康复。显而易见，对于精神障碍患者的康复治疗，除了药物治疗和心理治疗之外，美术创作无疑是一种十分有效的方式和手段。

事实上，美术作为心理健康的一种治疗形式由来已久，在西方一些国家已经历了六七十年的孕育与成长。而美术治疗的价值在于，心智的全神贯注使经常受压抑的患者释放出其创造性的能量。正如心理学家玛格丽特·南伯格指出："通过自发性的美术来表现释放潜意识；它植根于患者和治疗师之间的移情关系，而自由联想则起到促进作用。它与精神分析理论紧密相关……治疗要依靠发展移情关系以及不断努力获得患者自己对其象征性图案的解释……创作出来的图形是患者和治疗师之间的一种沟通方式；他们构成象征性会话。"虽然医学精神病学得到成功运用，但未能促使人们更好地理解精神障碍患者创作的美术作品的象征价值和治疗价值。事实上，大脑异常是可以通过绘画得以显示出来的，也就是说，视觉图形在本质上是对精神病理的一种描述。因此可以说，美术治疗无论是在人类的心理健康与精神卫生方面还是在艺术创作的理论研究方面都具有十分重要的意义和不可估量的影响。然而，在我国，美术治疗的理论与实践研究尚处于起步阶段，具有广阔的探索空间和巨大的潜力，因而更具有前瞻性和挑战性。因此，我们在精神病院开展以美术治疗为内容的"艺术实验"是非常必要的，也是切实

---

① ［法］米歇尔·福柯著，刘北成、杨远婴译：《疯癫与文明：理性时代的疯癫史》，北京：生活·读书·新知三联书店1999年版，第17～18页。

可行的。2012 年 12 月 1 日至 2013 年 1 月 20 日，由广州中医药大学应用心理学系策划组织的一项开拓性的科研项目——对精神障碍患者进行绘画心理治疗的"艺术实验"在广东省汕尾市精神康复医院开展实施。该项目由我国著名心理学家邱鸿钟教授主持和指导，由我具体操作实施。此次"艺术实验"参与患者共 455 人，男、女患者各为 281 人与 174 人，共产生原生艺术作品 1 056 幅，取得了颇为丰硕的成果。事实上，我们此项"艺术实验"的目的，除了对患者进行心理治疗外，更重要的就是让患者自发性地绘画，充分发挥他们的无意识的作用，并通过对他们绘画过程的观察、分析，与他们的直接接触和对话（询问）以及对他们的作品的研究和分析，试图探索他们的内心世界、精神病与艺术创作的关系以及精神病与创造力的关系。

2013 年 10 月 10 日，第 22 个世界精神卫生日之际，由广东省心理卫生协会高校心理健康教育与咨询专业委员会主办、浙江佐力药业协办、广州中医药大学应用心理学系承办的"广东省首届原生艺术与心理漫画展"在广州大学城隆重开幕，本人有幸参与了策划和布展，并担任艺术顾问。此次展览共展出精神障碍患者的原生艺术作品 114 幅，其中有几幅精彩之作被当场义卖，引起了社会民众的广泛关注。

2014 年 9 月 11 日，我受广州中医药大学应用心理学系的委派，进驻广东省佛山市第三人民医院，对精神障碍患者进行了长达半个多月的绘画心理治疗的艺术实验，参与患者达 229 人，男、女患者各为 114 人与 115 人，产生原生艺术作品共计 186 幅，硕果累累。其中几位患者的作品让我拍案叫绝，十分惊叹。《佛山日报》于 9 月 25 日、26 日连续两天对此做了专题报道。

2014 年 9 月 26 日，作为广州中医药大学应用心理学系的特派专家，我开始进驻广州市精神病医院，对精神障碍患者进行了长达 10 天的绘画心理治疗的艺术实验，此次实验参与患者共 119 人，男、女患者各为 61 人与 58 人，产生原生艺术作品共计 110 幅，取得了可喜的成果。

2014 年 10 月 10 日，即第 23 个世界精神卫生日，我策划和组织的"广东省第二届原生艺术与心理漫画展"在广州大学城热烈举行，共展出精神障碍患者的原生艺术作品 98 幅，前来参观的观众络绎不绝，深为震撼，在社会上产生了广泛的影响，不仅使普通百姓对精神障碍患者产生了新的认识，从某种程度上消除了刻板的印象和偏见，而且为我们深入地研究精神障碍患者及原生艺术提供了十分珍贵的财富。

2015 年 9 月 20 日，我进驻江门市第三人民医院开始对精神障碍患者进行绘画心理治疗的艺术实验，参与患者共计 98 人，男、女患者各为 46 人与 52 人，产生原生艺术作品共计 127 幅，并发掘了一批优秀作品。紧接着，我于 2015 年 9 月

26 日开始进驻广东省阳江监狱,对具有服刑人员与精神障碍患者双重身份的男性进行绘画心理治疗,参与患者共计 112 人,产生原生艺术作品共计 175 幅,取得了明显的成效,其中一位患者告诉我,每当他画完一幅画时,突然感到全身都放松了,觉得那种一直伴随着他的紧张和焦虑一下子荡然无存。

2015 年 10 月 9 日,广州大学城举行了"广东省第三届原生艺术与心理漫画展",共展出精神障碍患者的原生艺术作品 120 幅,这些作品通过奇特的构图和符号、对比强烈而斑斓的色彩以及混乱而复杂的线条向观众展示了精神障碍患者痛苦、闭锁而丰富的内心世界。作为展览的艺术顾问,我对全省数家精神病院选送的参展作品进行了认真而反复的评选,发现作品无论从数量还是质量上都有很大的提升,令人欣喜和振奋。

值得我们注意的是,由让·杜布菲所界定的"原生艺术"被他"发现"或"挖掘"出以来,虽然只有短短 70 年的历史,但其渊源十分久远,以至于我们无法找到它的起源,或许要追溯到人类起源的荒蛮时代的原始艺术。然而,由原生艺术激起的艺术浪潮一浪高过一浪,对现代主义艺术的发展和演变起到了推波助澜的作用,同时给现代主义之后或当代艺术带来了极其深远的影响,而且直接影响到人们审美经验的解构和审美价值的转向。另外,由于西方现代主义艺术植根于传统艺术和传统文化背景之中,而这个传统正是现代主义出现之后要被否定的。因此,艺术正走向多元化,传统的艺术形式和艺术批评正在不断地分化,传统的审美观念正在逐渐地瓦解。更为重要的是,"世界性艺术正在兴起,这种对于全球文化的幻想向训练有素的西方人对艺术的定义发起了挑战"①。正是在这种审美观念的转型、审美趣味的分化以及艺术形式的多元化的文化走向路径中,原生艺术无疑是一支潜在的、强有力的催化剂。

我们必须意识到,在前卫艺术与大众文化消费主义的一片狂热和喧嚣之中,我们所面临的问题是,当代艺术的何去何从和现代审美观念的嬗变与流向。那么,在这种艺术和审美急剧转型及演变的浪潮之中,原生艺术应该扮演何种角色? 应该如何发挥其特殊的作用?

当然,作为艺术领域中的一个崭新门类,原生艺术不仅仅是指绘画,还包括雕塑、混合材料、装置艺术等其他多种艺术形式,但是,我们在这里所要研究和探讨的主要是原生艺术中的绘画艺术,而且主要是精神障碍患者所创作的原生艺术。

我们生活在一个激荡剧变的年代,在后现代文化语境下,一切都在解体和分化,有一些甚至在分崩离析。现代文明在使我们获得丰富的物质资源和精神享受

---

① [德]汉斯·贝尔廷著,苏伟译:《现代主义之后的艺术史·中文版前言》,北京:金城出版社 2014 年版,第 4 页。

的同时，也给我们带来了无穷的生活困扰和无法摆脱的心理阴影以及巨大的精神压力，我们似乎行走在疯狂的边缘，随时面临着精神崩溃的危险。当然，从某种意义上来说，我们都是由"分裂的主体"所构成的，但这并不意味着我们都是疯子，也不能说所有想要成为疯子的人都肯定可以成为疯子。

但是，我们别无选择，我们必须义无反顾地走向疯狂，走进疯狂，去探究精神障碍患者纷繁复杂的精神世界以及他们的深层心理结构，揭示出他们非凡的创造力，解构他们所创作的原生艺术。正如米歇尔·福柯所指出的，只有通过对于"疯狂"的人的研究，才能彻底认识现代社会的人的真正面目。他认为，了解疯狂的人，是人们通向了解真正的人的必由之路。

德国著名哲学家叔本华说过："疯癫是一个长长的梦，而梦则是一个短短的疯癫。"美国精神病学家 C. 费希尔也说："梦是正常的精神病，做梦是允许我们每个人在我们生活的每个夜晚能安静地和安全地发疯。"那么，疯狂到底离我们有多远？今天你疯了吗？这是我们不得不经常提醒自己并加以思索的问题，尤其是当我们处于理性与非理性的对抗和矛盾的困扰之中，处于我们的心象漂浮之时，处于激情迸发与欲望悄悄升腾之际。法国思想家布莱士·帕斯卡如是说，我们其实是疯狂的，不疯狂只是疯狂的另一种表现。他说："人们是如此地需要疯狂起来，以至于不惜通过一种非疯狂的疯狂来造成疯狂。"

因此可以说，疯狂距我们有多远，我们就离疯狂有多近。

那么，让我们一起走近疯狂，走进疯狂，走进原生艺术。

第一章 视觉、错觉与幻觉

研究精神障碍患者的原生艺术必须从视觉研究开始，因为视觉首先决定和支配着我们对世界和事物的感知、认识和理解，同时影响到我们的情感、行为和复杂的内心世界。然而，精神障碍患者对事物及现象的认识和感知却是一个特殊的视域，它不仅有异于我们平常的视角和视觉思维，容易产生各种各样的错觉和幻觉，而且有时会将这种错觉和幻觉转化为艺术的形象并通过具体的创作形式表达出来。更为重要的是，我们在观赏他们这些独特的作品时，由于画面的图形、线条和色彩所显示的各种特性，同样会产生各种意想不到的错觉和幻觉。也就是说，我们观赏一幅精神障碍患者的原生艺术作品，不能从一个普通人的视角，仅凭以往的经验和传统的审美态度去探究作品本身表达了什么，具体描绘了什么内容和形象，而应该改变一下我们的知觉模式和心理定式，要知道，关键在于你怎么看，而并不在于你具体看到了什么。

第一节 视觉与错觉

一、你怎么看

"看"为人类感知世界打开了第一扇窗户。古希腊哲学家亚里士多德在《形而上学》开篇即说："求知是人类的本性。我们乐于使用我们的感觉就是一个说明；即使并无实用，人们总爱好感觉，而在诸感觉中，尤重视觉。无论我们将有所作为，或竟是无所作为，较之其他感觉，我们都爱观看。"古希腊另一位哲学家柏拉图在《理想国》中曾提出著名的"洞喻"说，这一"洞喻"的认知过程，已暗设了"看"的在场。因为，这种认知要具备三个条件："第一是要有某种能看的东西，即眼睛。第二是要有被看的对象。但单有这两者还不能产生视觉，需要有第三种要素，即光。有了光，眼睛才能看到；只有光照到对象上，这东西才能被看到。而光的来源是太阳，所以太阳既是看又是被看的对象的原因，它是视觉的这两方面的原则。"在这里，所显示出来的思路是"眼睛—对象—光—太阳"，尽管柏拉图最终要寻求的"理念"才是最终的归旨，但这里面暗含着一种主客两分的结构——"眼睛"与"对象"，抑或"看"与"被看"。当然，这种"看"并不是简单的"瞥"，而是一种"凝视"。

中世纪的西方对眼睛的看法也主要与光有关。人们认为视觉性是光的基础。西里西亚的维特罗对观看的形式进行了分析和研究，他认为，"观看或产生于单纯的看，或产生于勤勉的注视。首先，我们称单纯的看是视觉最初单纯地感受所看到的东西的形式这样一种活动。而我们称为观察性的是这样一种活动：视觉在勤勉的注视中力求正确地把握事物的形式；不满足于仅仅感受到印象，而是要对事物进行深入的考察"。也就是说，感性经验是理性认知的前提，理性认知在感性经验的基础上完成认识活动。而且他认为，视觉诉诸光和色，美可以理解为视觉，或者是使人获得快感的视觉形式。美国心理学家鲁道夫·阿恩海姆在《艺术与视知觉——视觉艺术心理学》中指出："对于日常生活中的实用目的来说，观看是为实践活动指引方向的基本手段。在这个意义上来说，'观看'就是通过一个人的眼睛来确定某一件事物在某一特定位置上的一种最初级的认知活动。"而在思维活动的心理层面上，观看则是理性判断。所以，"每一次观看就是一次'视觉判断'。'判断'有时候被人们误以为是只有理智才有的活动，然而'视觉判断'却完全不是如此。这种判断并不是在眼睛观看完毕之后由理智能力做出来的，它是与'观看'同时发生的，而且是观看活动本身不可分割的一部分"①。因此，观看行为总是和主体的理性判断活动密不可分，"观看的过程就是主体从自身标准出发度量和审察客体，然后将客体纳入到主体的规范之中来，使客体从纯粹的客体转变为与主体相关的客体"。由此可见，观看是眼睛的基本行为，在观看过程中，眼睛完成了它的感知功能。所以，观看和眼睛的关系是行为和主体的关系。当然，"观看不是主体投向自身之外的客体的单向活动。作为一种选择行为，观看的结果就是将看见的事物设置在和主体相关的位置上。通过对自身之外的客体进行选择和对观看内容进行安排，观看将事物从它所处的周围环境中剥离出来，置于主体可触及的范围内"②。这样，观看总是处于主体与客体的相互关系之中，诚如美国文学理论家詹姆逊所说："'观看'是设置我与其他人的直接关系的方式……'他者'观看我并作为超越我自身存在的一个外力而证实他的存在。然而，'观看'同时是可逆的；通过交换，我能将'他者'置于同一位置。"③

观看是视觉的一般形式。阿恩海姆指出，所谓"观看"，就意味着捕捉眼前

---

① ［美］鲁道夫·阿恩海姆著，滕守尧、朱疆源译：《艺术与视知觉——视觉艺术心理学》，北京：中国社会科学出版社 1984 年版，第 2～3 页。

② 高燕：《视觉隐喻与空间转向：思想史视野中的当代视觉文化》，上海：复旦大学出版社 2009 年版，第 68 页。

③ ［美］弗雷德里克·詹姆逊著，胡亚敏译：《文化转向：后现代论文选》，北京：中国社会科学出版社 2000 年版，第 101 页。

事物的几个最突出的特征。而且，仅仅是少数几个突出的特征，就能够确定对一个知觉对象的认识，并能够创造出一个完整的式样。因此，"在观赏一幅画的时候，受过特殊训练的人能够看出来，眼前这幅画虽然包含着被再现事物的大量细节，却没有把这件事物的那些最基本的特征鲜明地突出出来"。

在现实生活中，观看是我们与世界对话的一种方式，我们与周围世界的联系首先是在观看中建立起来的。观看先于语言，而且观看的内在感受从来不能被语言完全涵盖。正因为与人在世界中的存在有着如此本源的关系，德国哲学家海德格尔才将观看作为揭示存在的首要方式："我们用敞亮（Gelichtetheit）来描述此的展开状态，'视'就对应于这个敞亮的境界。'看'不意味着用肉眼来感知，也不意味着就现成事物的现成状态纯粹非感性地知觉这个现成事物。'看'只有一个特质可以用于'视'的生存论含义，那就是：'看'让那个它可以通达的存在者于其本身无所掩蔽地来照面。当然，每一种'官感'在它天生的揭示辖区都能做到这一点。然而，哲学的传统一开始就把'看'定为通达存在者和通达存在的首要方式。"① 在观看中，世界以其本然面目呈现出来，存在也由此摒除一切障碍得以呈现。

法国哲学家柏格森在《形而上学导论》中指出把握事物有两种完全不同的方式：我们不是反复思考事物，便是参与事物。后一种方式涉及对客体本性直接的、"直觉的"洞察力，可以说，"看"本身就是对事物的参与。德国哲学家、20世纪现象学学派创始人埃特蒙德·胡塞尔也认为，直观原则是"一切原则之原则"。所谓直观，是对事物的直接把握，其确切含义实际上是指"意义的充实"，也是一种"需要充实的意向"。因此，意识所朝向的不是事物，而是"对象"，而"对象"的真正含义就是"意义"。在胡塞尔看来，感性直观本身就是本质性的：我们"看到"的直接就是一张"桌子"、一个"杯子"。可以说，感性感知本身就是意义生成的过程，感知就是"阐释"，对象是被意向性构造出来的。因此，"'看'并不是相信，而是阐释。视觉图像的成败取决于我们能在多大程度上成功地阐释它们"②。

德国哲学家康德认为，人的心灵并不仅仅是消极被动地接受感觉印象的白板，也不仅仅只是吸收各种各样的事实材料然后对它们进行归类。实际上，对象本身就符合我们对它们的理解。他认为人的知性本身就是建构性的。亚里士多德在讨论认知问题时提出，认知者不是被认知的事物，而是被认知事物的形式。意

---

① ［德］马丁·海德格尔著，陈嘉映等译：《存在与时间》，北京：生活·读书·新知三联书店1999年版，第171页。

② ［美］尼古拉斯·米尔佐夫著，倪伟译：《视觉文化导论》，南京：江苏人民出版社2006年版，第16页。

思是说，事物是怎样的，要看我们以什么方式去认知它。被认知的对象，也就是意向的对象，并不是实在本身，而是一种在心灵与实在之间的中介，或者说是一种透明的符号，心灵通过它与实在发生关系。因此，意向性也就给予意识以有意义的内容。布伦塔诺指出，意向性是意识的基本特征，意识是对某个对象的意识，它意欲着某种东西，它指向自身之外的某种东西；具体地说，它意欲着它的对象。但我们的意识与之发生关系的对象，不一定实际存在。事物的存在与否，并不影响我们对它的意向。在这个意义上，意向对象就是现象。

　　然而，"看"只是一般性的感知活动，相对于这种低级的感知活动，视觉称得上是高级活动了。"所谓低级活动，就是指一切事物都合并在一起，不加以任何区别的观看，与视觉相比，没有重点和目标，与我们内心需要的东西并不一致。所以'看'是知觉的一般性活动。"①

　　人类在观看活动中，意识到某一事物，都是从感官活动开始的。视觉是人的第一感官，人们对世界事物的认识和理解来源于视觉。视觉不仅包含了对事物的直觉和感觉，同时也是一个形成概念的过程。因此，"所谓视觉，实际上就是一种通过创造一种与刺激材料的性质相对应的一般形式结构，来感知眼前的原始材料的活动。这个一般的形式结构不仅能代表眼前的个别事物，而且能代表与这一个别事物相类似的无限多个其他的个别事物"②。在胡塞尔看来，现实中的意识应与知觉这种认知方式相等同，因为它们都包含着感觉、理解、记忆、想象以及对于未来的期望等诸多认识和感受。在艺术图式的观察中，所谓知觉，一方面是指由艺术品衍生出来的艺术家的意识因素；另一方面，它对于观赏者来说，又有着从艺术品中产生出来的我们自己的意识，这也是我们自身的知觉思绪。显然，眼睛的视觉神经连接着大脑的思维、意识和记忆，以图像方式传递信息的视觉神经紧密地连接着人的知觉，构成了一个不间断地迅速传递信息的方式，并通过大脑的不同部位，完成信息加工和处理。

　　心理学家赫伯在1949年提出，"对一个诸如三角形这样的形的知觉，始于觉察、扫视和凝视这个形的各个线条。与这些知觉活动联系在一起的运动在大脑中产生了一组神经细胞联系，这些连接在一起的神经细胞也就是线条呈现所导致的大脑活动，它构成了'看'一根线条的神经基础"。心理学家吉布森写道，我们不仅是用视觉系统在看，还用整个身体及其多样的运动在看，"感知"是个人的活动，而不仅是意识舞台上的一种现象。我们不仅是借助于视网膜、视觉神经、大脑的视觉中心在看，而且在感知活动中从认知上对视觉所接收的东西进行改造。

---

① 钱家渝：《视觉心理学》，上海：学林出版社2006年版，第61页。
② ［美］鲁道夫·阿恩海姆著，朱疆源译：《艺术与视知觉》，成都：四川人民出版社1998年版，第55页。

心理学研究表明，视觉感受中存在着视网膜上的映像和真正的视觉映像。生理学资料表明，视网膜上的映像是歪曲的反映，而视觉映像则与客观相符。视网膜上的映像是怎样变成符合实际的视觉映像的呢？斯特拉顿的试验资料表明，人的意识有一种根据现实世界改造目视的信息的有效能力。"这是主观映像的对象性的另一种，也是更充分的表现。现在对象性不仅表现为与被反映的客体的原始的相应，而且表现为映像与整个对象世界的相应。"能够保证知觉映像符合实际的是，在实践中在主体那里形成了相符的标准，它仿佛是被知觉者的概括性模式，保存在记忆中。视觉系统（一般感受器系统）不断地改造给定的具体知觉，直到它与模式相合为止。①

我们必须承认，人和各种动物看到的世界是不同的，那么，我们人所看的世界并不是一个完整意义上的"最终的"世界，而只能是一种景观的世界。也就是说，我们见到的在一定程度上是因为我们有这样的眼睛和这种特定的观看方式。假如我们的眼睛能够见到不可见光，例如紫外线和红外线，或者说耳朵比狼狗还灵敏，我们的世界就会是另外一个样子。

人的眼睛是十分奇妙的，有时在客观世界造成的错觉，到艺术世界却成了最优秀的形象。"从科学原理上说，人一旦进入高度抽象的形式，大脑在瞬间即产生逆向活动的反映，也就是说，投射到视网膜上的投影与在大脑里的影像恰好相反，使看到的和感觉到的不一致，所以观众会把没有活力的石头雕塑看成有活力的能再现城市主题的（运动），把没有秩序的杂乱的基因图看成可以修改的艺术草图的样本。这都是高度抽象造成思维逆向活动的结果，被认为是一种效果很好的感觉。思维的逆向活动被称为'非逻辑形式'。"②

人的眼睛犹如一架照相机，在观赏一幅绘画作品时，虽然视网膜上的影像与照相机的效果是一致的，但作品的内容需要通过大脑里的抽象形式才能获取，只有作品被真正知觉到，感到某种意象的存在，才算真正看到了这幅画。如果一幅画只有形象而没有抽象的话，形象的东西很快就会在头脑里消失掉。曾经有一位亚洲地区的著名画家邀请现代绘画大师毕加索观看他的画展，结果毕加索看着他的画对他说："你的画在哪里？"毕加索这样说，正表明一幅画仅仅达到视网膜水平的认识是不够的，有画的形象而没有画的抽象等于破坏了画的艺术表现力。按照毕加索的看法，一幅画并不是大脑以外的知觉对象，看到一张桌子和看到一幅画应该是不一样的。从这个意义上来说，一切再现性的艺术都是抽象的。

---

① ［苏联］瓦·阿·古辛娜著，李昭时译：《分析美学评析》，北京：东方出版社 1990 年版，第116～117 页。

② 钱家渝：《视觉心理学》，上海：学林出版社 2006 年版，第 29 页。

法国医师彼得·坎珀在其 1746 年撰写的博士论文中对视觉问题进行了研究，并系统地论述了我们如何观看的问题。他指出：

> 视网膜……在各处的敏感性并不相同。……贴近连接点的视神经最敏感——这正是对光轴的点。据拉伊尔说，正由于这个缘故，我们要四下转动眼睛，以便让形象落在那一点……（推论……由此可清楚地看到，在绘画中，为什么只应有一个部分明亮，并予以最清晰的描绘）。①

这实际上并不是人们在寻求的东西。显然，这一观点是有失偏颇的，因为我们视觉的集中的敏锐是自然的迹象，这本身已表明统一于中心的构图是适宜的。不过重要的是，坎珀向我们提出了一个问题，那就是对于绘画作品你怎么看。

毫无疑问，一件绘画艺术作品是由视觉语言构成的。人们只有通过"看"的形式以及经历头脑中的形象思维和抽象活动才能对作品产生效应。在观赏的过程中，形象思维是为了让抽象思维返回形象思维而提供轨道。我们可以以一棵树为例：一棵树在图像中，本身不能表现自己，它必须通过角度、光线、背景、环境或其他形式，才能表现"树"所表达的含义和意象。视觉描绘要通过两次转换，才能使"树"的图像变成一种语言符号。所谓两次转换，是指第一次转换使图像发生作用，第二次转换使作用达到效果，因此"看"和"视觉"是两个不同性质的概念。所谓"视觉"，指图像必须达到的效果或效益，没有感觉的视觉不是真正的视觉，所以说"视觉"是描绘图像的隐蔽部分，而不是表面部分，但"看"是描绘图像的表面部分。我们的艺术作品需要应用视觉把图像的内在含义描绘出来，使观众对图像达到一种抽象的认识，把图像转变成符号，即视觉语言。因此，"对一幅画来说，形式是关键，好的形式更重要。怎样得到好的形式，应该有两种：一种属于'看'的形式；另一种属于'知觉'形式。知觉形式是图像的内部形式，内部形式决定外部形式的作用和效果。只有知觉能感知到这种形式的作用，外部图像又把内部形式呈现出来，因为眼睛是看不到内部形式的，内部形式是高度抽象的，抽象到画的内部结构"②。

一幅画的意义是大脑的组织活动所产生的结果，即我们看到的绘画形象，它所包含的各种形状和色彩是否能引起我们的注意。知觉中的思维形式决定着视觉对图像的重要意义。一般意义的也能引起非常重视的效果，知觉活动的思维方式决定着图像的传达方式。我们观赏一幅绘画作品时，是按照大脑的方式进行观赏

---

① 转引自［英］巴克森德尔著，曹意强等译：《意图的模式》，杭州：中国美术学院出版社 1997 年版，第 112 页。

② 钱家渝：《视觉心理学》，上海：学林出版社 2006 年版，第 79 ~ 80 页。

的。它包含着图像表现过程的处理和加工、对图像进行再创作，通过这样一个过程，图像才能进入我们的意识。

当我们观赏一幅绘画作品时，常常会提出这样的问题："你感觉怎么样？"因为感觉是人的眼睛感受到事物的独特性质，是一种处于独特情势下的人的认识。眼睛无法理解东西，感觉却能认识到它的存在。因此，人们了解事物的独特性质常常发生在感觉中。不同的事物可以呈现不同的感觉，也可以有相同的感觉。感觉相当一部分是反映人的心理特点的。感觉因人而异，常常是大脑的内部形式，其中一部分指向人的爱好和偏向，另一部分指向外在事物的特性。而所谓感官的艺术原则就是要观众看到事物的关系，图像和绘画的原则也是要找到图像结构中的关系，使观众对这种关系加以注意，这种关系也体现了图像的功能。如果我们直接看到事物的表面，而没有意识到事物的表达形式，就意味着没有感觉。看到某一事物处于特定的位置，意味着它的某一特点被呈现出来了，我们自然会对它有一种感觉。人的感觉联系着事物的形状、位置、颜色、明亮度、运动感等关系，感觉是从复杂的关系中把握某个事物的特点，看到的是这个物体不同于其他物体的关系。

我们对任何事物和现象的观察首先在于看的方式，看的不同方式决定了所获得的不同结果。柏拉图在《理想国》中说："一张床，你可以从侧面看，可以从前面看，也可以从其他任何方面看，是不是观察点不同，它就有相应的变化，不同于它自身呢？还是尽管它显得有所不同，事实上却毫无变化呢？"而且，同一大小的物体近看和远看都会显得不同，同样的东西在水里看和在水面上看曲直是不同的，或者由于对颜色所产生的同样的视觉错误，同样的东西看起来凹凸也是不同的。显然，在我们心里也常常有这种混乱。因此可以说，"一切再现都在某种程度上依靠我们所说的'制导投射'"。柏拉图在《蒂迈欧篇》一文中说过，当那种使人的身体保持温暖的柔和火焰，变为一种均匀而又细密的光流，从眼睛里流出来的时候，就在观看者和被观看的事物之间形成了一座可触知的桥梁，从外部物体发出的光线刺激，便顺着这座桥梁到达人的眼睛，最后又从眼睛到达心灵。

必须注意的是，当我们观看一个对象时，"辨认基本上是无意识的和自动的。但即便这样，辨认过程从逻辑和心理学上说都绝不是一个简单的过程，因为实际上，这时候的刺激已不同于原来接收的刺激。视觉角度的不同或亮度的变化都会改变刺激——然而，熟悉的印象不一定会因此而受到影响"。换句话说，"我们的视觉经验具有可塑性，我们所'看见'的并不仅仅是所提供的，而是过去经验和对将来预期的结果"。因此可以说，"视觉发现的最显著效果在一定程度上得取决于'观看'世界方法的可塑性，这种可塑性不会影响辨认"。

　　事实上，"看，如同再现一样，是一个及物动词，它要求有宾语，开始，我想看那边的那件东西，我不大看得出那是什么，最后我相信我看清楚了那个东西。在这个连贯的过程中我们应该做出准备去忽略干扰性的或者无关的视感觉"。英国艺术史家贡布里希认为，"视觉世界比人们通常所想的要不确定与不稳定得多，它应该被描述为在边缘地带稍微有些伸缩性"，因为"我们通常是用两只眼睛而不是用一只眼睛看，而且我们的眼睛总是在动，我们的视网膜又是弧形的，所有这些都是中心透视的缺陷，但这些缺陷都不影响这种演示的可靠性"。① 此外，当我们观看一幅写实逼真的现实主义绘画作品时，一些人像和物体可能会"呼之欲出"，跳出画面，罗马修辞学家昆体良描述过这种错觉效果："画家用自己的艺术技巧使我们相信，一些物体是凸出于画面的，而另一些物体则是缩入背景的，但他完全清楚，所有这些物体都位于同一平面。"关于这种凹凸的视觉效果的成因，艺术中的"透视画法"在空间的描绘方面给予了较为科学的解释。意大利文艺复兴时期的建筑师和画家阿尔贝蒂在《论绘画》（*Della Picture*）一书中对此进行了讨论。从外界进入眼睛的一些可见光线，由于这些光线来自各个不同的面并且汇集于观者的眼睛，因此他就用"视觉锥体"或"视觉金字塔"来描述它们。"我们可以想象，他的'视觉金字塔'是由一些纤细的线条所构成的，这些线条的一端都聚焦于观者的眼底。几何学告诉我们，所有这些金字塔的平行截面彼此间都是成比例的。"② 阿尔贝蒂的透视理论就是以这一基本的几何学定理为基础的："一幅绘画就是一个由一固定中心和若干固定方位射来的光线所构成的视觉金字塔某处的截面，这个截面被艺术家用线条和颜色再现于某个表面上。"他说："让我告诉你们我是怎样绘画的。首先，我在画板上画一个大小由我任选的长方形，我把这个长方形当成一个敞开的窗户。我要画下的景物就仿佛是透过这个窗户看见的景物。"而那些景物由于视觉的作用会产生"近大远小"的视觉效果。然而，在现实生活环境中，我们几乎不依赖于物体的距离或亮度来感知物体的形状和大小，人们往往习惯于根据"知道"和"看见"之间的差异来解释这一事实。据说，我们对事物特点的熟悉会改变我们对事物的看法。

　　美国艺术史家潘诺夫斯基认为，文艺复兴的透视结构仅仅是把三维世界透视性地投射到绘画平面上的可能方法之一。同时，也正是这种结构为思考其他投射模式提供了概念框架，因为它是一个既包括观者又包括被观者，既包括主观世界又包括客观世界的结构，体现了认知者与被知者的相互联系。可以说，透视为我们提供了

　　① ［英］E. H. 贡布里希著，范景中等译：《图像与眼睛：图画再现心理学的再研究》，杭州：浙江摄影出版社1988年版，第241~327页。
　　② ［英］E. H. 贡布里希著，范景中等译：《图像与眼睛：图画再现心理学的再研究》，杭州：浙江摄影出版社1988年版，第384页。

一种视觉模式。澳大利亚著名艺术评论家罗伯特·休斯指出:"不过,透视也有常规。它预先假定了某种看事物的方式,但这种方式与我们实际看东西的方式并不总是相符。从根本上来说,透视是一种抽象形式。它简化了眼、脑和物体之间的关系。它是一种理想的视图,凭空想象成由一个一动不动的独眼龙所见的景象,显而易见,这个独眼龙是超然于他所见之物之外的……尽管透视看起来十分精确,但它只是笼统地概括了经验。它把事物程式化,但其实并不代表着我们看事物的方式。请看一件物体:你的眼睛从来都不是静止不动的。它从一边到另一边不停地闪烁,无意识之中毫无静止。你的头颅相对于物体来说也不是静止不动的。每一动静都会使其位置发生些微改变,从而造成事物外表极细微的差异。你动得越多,变化和差异也就越大。如果对大脑提出要求,大脑可以孤立一个凝固在空间的给定视图,但大脑对眼睛之外的世界的经验更像马赛克,而不像一种透视结构。这种多重关系的马赛克,其中任何一种关系(就视觉来说)都不是完全固定的。人所见的任何景象都是不同瞥视的总和。因此,现实包括了画家感知现实的努力。观景人和风景是同一视野中的两个部分。简言之,现实就是互动。"①

毫无疑问,观者影响所观的物象和景色,但这并不是说因为"一切都是主观的",也不是说,"如果我看见椅子下面有只老鼠,我可以仅凭意志力,靠着大脑的建构,想象的虚构,就让这个家伙不复存在了。在真实的世界中,老鼠的确存在,无论我们是否看见,它们一般都在那儿各行其是"。事实上,我们要说的是:"我在房间的存在可能会影响到这只老鼠。我在与不在房间,老鼠的表现几乎肯定是不一样的。"此外,"我对老鼠的感性认识会受到我到此为止对老鼠的了解和体验到的一切的影响,这在某种意义上能够意识到,但总体来说我并不知道。……眼睛及其观照的物体共同寓于同样的平面,同样的视野,它们交互影响"②。

在这里,我们不妨考察一下原始人的思维和感知心理活动。在原始人的眼里,一切事物都是神秘的、有灵的。在感知事物的心理活动中,他们无主观、客观之分,他们还没有把自己从自然界区别开来,而是浑然与万物同体。正如德国哲学家费尔巴哈所说,他们把自然神化了:"野蛮人,凡看见有运动,便以为有生命;滚动着的石头,他们以为不是逃避他们便是追赶他们;河流向他们汹涌而来,他们便以为有一个发怒的精灵藏身在起沫的波涛里面;咆哮的风是痛苦或威吓的表示;岩石的回声就是预言或对答。若是欧洲人拿指南针给野蛮人看,他们就要以为这是一个受人诱拐、离弃乡土的活物,现在正渴望回转到那里去的。"法国社会学家列维—布留尔说:"原始人的思维不像我们的思维那样对存在物和

---

① [澳]罗伯特·休斯著,[澳]欧阳昱译:《新的冲击》,天津:百花文艺出版社2003年版,第10~11页。

② [澳]罗伯特·休斯著,[澳]欧阳昱译:《新的冲击》,天津:百花文艺出版社2003年版,第11页。

客体的区别感兴趣。实际上，原始人的思维极其经常地忽视这种区别。例如悬崖和峭壁，因其位置和形状使原始人的想象感到惊惧，所以它们很容易由于凭空加上的神秘属性而具有神圣的性质。江、河、云、风也被认为具有这种神秘的能力。"原始人的知觉根本上是神秘的，所以不能区别实在的知觉与纯想象的知觉，"在一切具有逼真的表象的场合中，原始人都相信这些表象的客观性"。例如，他们相信，他们在梦中体验的东西如同他们在清醒时见到的东西一样是实在的，至少不亚于相信自己寻常的知觉。德国历史哲学家福利德尔说过，"初民对于每件事物、每个生物、每棵树、每一种兽、每一个人、每幅画、每件器具都给予一个看见的和看不见的生存，而看不见的尤为重要；梦中的经验都以为是真实的，比醒时的经验还真实"，所以，"初民用不着经验上的证明使他坚信视而不见的性质，所以经验中和这种性质的相反，他一点也不为所动，因为这种经验只限于可见、可触的具体真实，把最重要的部分忽略了"。总之，"客观的东西和主观的东西的混淆，乃是不文明人思想中的极大的混乱"①。茅盾在《神话研究》中也说："原始人或现代野蛮民族把人、物的界限没有分清；在他们看来，天空的日月星辰、动植物、土石，都和他们自己一样是活的、有感情的，知道喜怒哀乐，是有脾气的。所以他们把土石说成是有性别的，把日月星辰说成和他们自己一样，能想，能说，知道恋爱。"对于这种心理特点，意大利哲学家维柯分析说："人由于不理解事物，就变成一切事物。""因为当人能理解时，人把他们的心伸展出去，把事物搜罗进来；但是当人还不能理解时，人用自己来造事物，由于把自己转化到事物里去，就变成那些事物。"维柯认为，原始人因为没有推理能力，"浑身都是强旺的感觉力和生动的想象力，……这种形而上学就是原始人的诗"，"在他们的强旺而无知的状态中，他们全凭身体方面的想象力去创造"，而且，"原始人仿佛是些人类的儿童，由于还不会形成关于事物的通过理解的类概念，就有一种自然的需要，要创造出诗的人物性格"，而"他们的诗开始是关于神的"。②神话和传说虽似荒唐、荒诞，违背常理和逻辑，但原始人却真诚地信仰着。列维—布留尔指出："原始思维专注于神秘力量的作用和表现，完全不顾逻辑及其基本定律——矛盾律的要求。原始思维不寻求矛盾，但也不回避矛盾。它看不出把两个客观上不同类的事物等同起来，把部分与整体等同起来，有什么荒谬之处；如果用神学的语言来表示，它可以毫不为难地容许一个客体的许多存在；它不考虑经验的证据；它只是关心事物和现象之间的神秘的互渗，并受这互渗的指导。"③不过，这种原始思维虽不符合逻辑和常理，却服从感性需要，符合感性活动之理，

---

① ［法］列维—布留尔：《原始思维》，北京：商务印书馆1981版，第50页。
② 伍蠡甫主编：《西方文论选》上卷，上海：上海译文出版社1979版，第537～540页。
③ ［法］列维—布留尔：《原始思维》，北京：商务印书馆1981版，第460页。

似乎任何知觉都充满了感性。那些神话、传说表现了原始人的各种喜、怒、哀、乐、爱、恶、惧和种种欲望与愿望。在原始人的表象中，知觉和感性，客观的东西和主观的东西，彼此都是紧密相连、水乳交融的，可以说，原始人知觉的神秘性实际上也就意味着知觉受情感左右。列维—布留尔证明原始人"要独立地观察客体的映象或心象而不依赖于引起它们或由它们所引起的情感、情绪、热情，是不可能的"。他们的任何知觉都是被充满运动冲动的情感直接裹住了的。瑞士心理学家卡尔·古斯塔夫·荣格也说："古代心灵的幻想活动能艺术地创造异常的美质。其兴趣似不在如何尽可能地客观地、准确地把握真实的世界，而是审美地适应主观的幻想和期望。……古代幼稚的人……认为万物都是有灵的，在他看来人类和动物是兄弟，他们同样有灵性。他们对一切东西都是依照拟人化或受崇拜的兽形神的属性来考察的，他们都把它们看成人和动物。就是圆盘形的太阳，他们也认为它有翅膀和四条腿，以便说明它的运动。可见，这种关于万物有灵的观念，不仅是远离现实的，并且要符合主观的幻想。"他所说"审美地适应主观的幻想和期望"，"符合主观的幻想"的需要，指的就是感性的需要和满足，而感性的需要和满足则是一切创造活动、审美活动的基础。

在原始人的洞穴绘画中，我们可以看到那些刻在岩石上的形态各异的图形正是他们的感性需求和主观愿望的表达。比如，在 1879 年于西班牙的阿尔塔米拉山洞发现的原始壁画《受伤的野牛》中，野牛的身躯蜷缩成一团，外轮廓被处理为稳定的三角形状，而在细节方面，诸如抽搐的四蹄、甩动的尾部、斜刺如剑的双角、直竖的耳朵，都采用寓动于静的手法，把野牛处于生命的最后时刻，困兽犹斗的特点表现得惟妙惟肖。野牛倒在地上，两腿无法站立起来，却低着头来保护自己，也是一个极为生动的画面，表现了动物的尊严与力量，以及它在生命最后一刻的挣扎。洞窟中除了一些非常写实的动物作品之外，还有许多抽象的图形，如在大壁画中的动物形象的旁边有许多的画痕和图形符号，有用浓重的红色画出来的，并且相当大。这种抽象的符号和图形同样存在于欧洲所有的旧石器时代的洞窟壁画中，可能都是体现原始人类企图征服野兽的愿望，与狩猎的巫术有关。

这种对动物的感知形式和表达是与原始人独特的思维和视觉方式分不开的，他们习惯于从类型和抽象的概念上去观察和理解事物并加以想象和自由发挥，并且特别注重整体的造型而不是具体的刻画。值得注意的是，这种对事物和形象的认知特征和心理体验与精神障碍患者的认知方式和心理活动极为相似，这在精神障碍患者的绘画创作中表现得尤为明显。比如，由精神障碍患者秦汉创作的《小憩》中所表现的红牛与《受伤的野牛》在图形风格、色彩运用和意象上有惊人的相似之处，所不同的是《小憩》中的红牛虽然因劳累而疲惫或受伤地跪伏着，但在造型和细节描绘上更加具体化、精确化。牛眼大睁，直视前方，牛尾上翘挥舞，大有"一蹶而起"之势；同时，牛的造型也给人以腾空而起、向前飞奔的感觉，牛气十足，十分生动形象。而另一位精神障碍患者陈大明画的《耕牛》却表现出一种截然不同的风格，他十分注重感性经验，所画的牛正在烈日下耕田，前腿已经弯曲，显得疲惫无力。而牛的造型像一头驴，又像一只小绵羊，浑身乌黑，牛角冲天，也许这就是陈大明眼中所看到的"牛"。

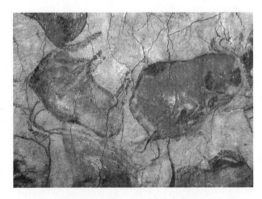

原始洞穴壁画《受伤的野牛》

此外，原始人与精神障碍患者这种对事物的感知特性，我们还可以从儿童的认知心理活动中找到。和原始人的心理一样，儿童也是用感性的态度去感知世界和理解世界的。在儿童的眼中，宇宙万物也都是有生命、有感情的。荣格指出："对儿童来说，月亮是一个人或一张脸，或是星星的保护者，乌云似乎是小羊，玩具娃娃也喝水、吃饭、睡觉……牛是马的妻子，狗是猫的丈夫……"儿童认为，月亮和自己一样有智力。他散步，月亮也跟着他走来走去。儿童还认为星星也会哭、会笑。星星哭是因为它无家可归，所以要给它盖瓦屋，给它安个家。儿童不仅认为月亮、星星是有生命、有意识的，而且认为所有事物都是有生命、有意识的。

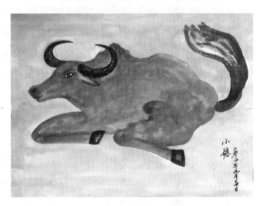

秦汉《小憩》

总的来说，"看"不仅是事物的一种认知方式，而且是一种创造性的活动。正如法国野兽派画家亨利·马

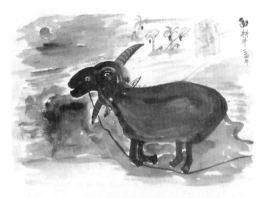

陈大明《耕牛》

蒂斯所说，"'看'，在自身是一创造性的事业，要求努力。在我们日常生活里所看见的，被我们的习俗或多或少地歪曲着"，而摆脱世俗"需要某种勇气，对于

一位眼看一切都好像是第一次看见的人而言，这种勇气是必不可少的。人们必须毕生能够像孩子那样看见世界，因为丧失这种视觉能力就意味着同时丧失每一个独创性的表现。例如我相信，对于艺术家而言，没有比画一朵玫瑰更困难的了，因为他必须忘掉在他以前所画的一切玫瑰才能进行创造"。①

不管怎么说，我们的"视觉活动一旦进入大脑这个'视觉区域'，看到的不是图像，而是感知到它自己的内心世界。所谓更抽象的形式，它是大脑生命活动中最原始的组织形式。我们人类的祖先，就是通过这个基础，发展了思维，它是我们人类思维发展的根源"②。因此可以说，"视觉过程是人类生存中这样基本而又奥妙的经历，以至于我们把所有的精神活动与视觉联结在一起了。我们说'让我看看这件事'就是要去理解这件事；对某事物的'见解'就是对某事物概念的状态，'看透'某事就是去调查研究某事"③。"就物理作用来说，视觉受到的唯一限制，便是视网膜的分辨能力。而当我们有意地细察某物时，眼睛总是有足够的能力看见这件事物的每一个细节。但一般情况下，观看并不等于细细审查。那么，当我们观看的时候，我们究竟看见了什么呢？"④

二、你究竟看见了什么

我们已经知道，人们对世界上任何事物的认知过程首先在于你怎么看，其次在于你究竟看见了什么。那么，阿恩海姆看见了什么呢？他回答：

> "我看见了一件东西"，"我看见了周围的世界"。这样一些叙述所提到的"看见"，究竟具有什么样的含义呢？我们知道，对于日常生活中的实用目的来说，观看是为实践活动指引方向的基本手段。在这个意义上来说，"观看"就是通过一个人的眼睛来确定某一事物在某一特定位置上的一种最初级的认识活动。

我们在此不妨运用这样一个假设，"即在一个人看到红光的地方，下一个人也同样会看到红光，除非后者是盲人或者眼睛有毛病。这等于说，从一切实践目

① 宗白华译：《宗白华美学文学译文选》，北京：北京大学出版社 1982 年版，第 239 页。

② 钱家渝：《视觉心理学》，上海：学林出版社 2006 年版，第 91 页。

③ ［美］卡洛琳·M. 布鲁墨著，张功钤译：《视觉原理》，北京：北京大学出版社 1987 年版，第 17 页。

④ ［美］鲁道夫·阿恩海姆著，朱疆源译：《艺术与视知觉》，成都：四川人民出版社 1998 年版，第 49 页。

的来考虑，知觉是客观事实。自然科学在其依赖于仪器仪表上的读数时所做出的也是同样的假设。关于知觉的实验心理学致力于发现，当'人们'在观察一个作为刺激物的集合体时，'他们'看到的是什么"①。

美国学者 W. J. T. 米歇尔在《图像理论》（*Picture Theory*）一书中指出："不管图像转向是什么，应该清楚的是，它不是回归到天真的模仿、拷贝或再现的对应理论，也不是更新的图像'在场'的形而上学，它反倒是对图像的一种后语言学的、后符号学的重新发现，将其视为视觉、机器、制度、话语、身体和比喻之间复杂的互动。它认识到观看（看、凝视、扫视、观察实践、监督以及视觉快感）可能是与各种阅读形式（破译、解码、阐释等）同样深刻的一个问题。"②

我们对事物的观看在于目光对客观对象的投射。古希腊天文学家托勒密在《光学》中对视觉过程中的判断的作用问题提出了许多见解，他指出："无论何处的形状，视觉都能明辨其不同……毫不耽搁，一气呵成，以几乎不可置信的技术进行细心的计算，然而动作神速不被觉察……当视觉不能以其自身的活动方式看见物体时，就通过其他不同的种种表现加以识别，有时是真正的知觉，有时是错误的想象……"

然而，我们怎样看真实的自然事物与我们怎样看再现的绘画作品毕竟是两个不同的问题。在绘画视觉图像中，视觉的谬误性是十分明显的，其原因一方面在于人脑中的主体思维能力，"它时常发挥着能动性的作用，而那些属于图像性质的因素则是意识的绵延转移；另一方面，图像在视觉转换的过程中也总是发生着难以避免的误差。因为生活世界中的客观真实总是在逝去的过程中，我们对此的寻找只能是面对这个从客观事物到图像形成的中间过程"③。

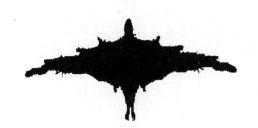

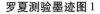

罗夏测验墨迹图 1　　　　　　　　　　　罗夏测验墨迹图 2

① ［美］鲁道夫·阿恩海姆著，郭小平、翟灿译：《艺术心理学新论》，北京：商务印书馆1994年版，第412页。

② ［美］W. J. T. 米歇尔著，陈永国、胡文征译：《图像理论》，北京：北京大学出版社2006年版，第7页。

③ 张健波：《艺术图像学：艺术文化与图像形态》，乌鲁木齐：新疆大学出版社2007年版，第18页。

英国文豪莎士比亚在《安东尼与克莉奥佩特拉》（*Antony and Cleopatra*）中写道："有时我们看见天上的云像一条蛟龙；有时雾气会化成一只熊、一头狮子的形状，有时像一座高耸的城堡、一座突兀的危崖、一堆雄峙的山峰，或是一道树木葱茏的青色海岬，俯瞰尘寰，用种种虚无的景色戏弄我们的眼睛。"这种错觉和幻觉的产生使我们联想到通过墨迹诊断人的心理反应的"罗夏测验"。"在所谓的'罗夏测验'中，把一批标准墨迹交给受试者进行解释。同一块墨迹会被解释为蝙蝠或蝴蝶。罗夏本人强调说，在正常知觉即我们心灵中的印象归档跟由'投射'引起的各种解释之间，只有程度的差异。当我们意识到这种归档过程时，我们就说我们在'解释'，当我们没有意识到这种归档过程时就说'我们看见'。从这种观点来看，在我们所谓的'再现'跟我们所谓的'自然的对象'之间，也只是程度的差异，而不是种类的差异。在原始人看来，一块像只动物的树干或石头，可能真的成了一种动物。"① 贡布里希指出："现代画家可以利用他所谓的'自动绘画'，亦即罗夏墨迹产物，去刺激自己的内心和别人的内心进行新鲜的发明创造。在这新发现的自由之中，这个社会观念产生的古老的分类已经土崩瓦解。"② 事实上，我们把这些偶然形状解读为什么形象，取决于从它们之中辨认出已经存储在自己内心的事物或物象的能力。比如总把这样一个墨迹解释为一只蝙蝠或者一只蝴蝶，就意味着某种知觉分类的行为——在我心灵的归档系统中，我把它跟我曾亲眼见到过或梦见过的蝴蝶归为一类。

我们可以通过部落民族向夜空投射的物象来证实发现偶然的相似性与心灵作用的重要性。也许，对于他们来说，只要从天空散布的光点图案中看出某个动物的形象，就会想象这种动物统治着这块天空以及在它影响下的所有生灵。而且，由于这种心灵的投射，不同部落给予同一星群以不同的解释。例如，被古人称为狮子座的那个黄道带的星座，如果你把主要的星星画线连接起来，再带着适当的心理定向去看待它，你就能读解为一头狮子的形象，至少能读解为一头四足动物。然而，南美印第安人的反应则有所不同。在他们眼中这不是一头侧面的狮子，因为他们忽略了会被我们看成是动物的尾巴和后腿的部分，把剩下的部分看成一只俯瞰的龙虾。这种心灵投射的形状实际上是通过错觉的作用而产生某种联想的结果。

---

① ［英］E. H. 贡布里希著，林夕、范景中、李本正译：《艺术与错觉：图画再现的心理学研究》，杭州：浙江摄影出版社 1987 年版，第 123 页。

② ［英］E. H. 贡布里希著，林夕、范景中、李本正译：《艺术与错觉：图画再现的心理学研究》，杭州：浙江摄影出版社 1987 年版，第 434 页。

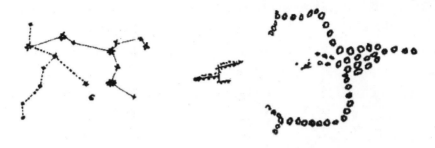

狮子星座   狮子星座在南美印第安人眼中的形状

这种通过心灵投射而产生的错觉和联想在精神障碍患者的身上有着较为突出的反映。在精神障碍患者的绘画创作中，有不少表现宇宙空间和星际景观的作品。如在精神障碍患者宋强的作品《宇宙的诞生》中，画面中央用黑色和深蓝色画了一个漩涡般的圆形，像一颗巨大的眼球，深邃而充满恐惧，四周画有几颗红色的小星球，围绕着"黑洞"游动，随时有被吸入"黑洞"的危险。宋强告诉我，宇宙黑洞的作用，才产生了其他各种星球，这是他创造的一个充满幻想和梦幻的空间。

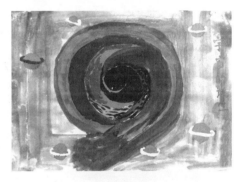

宋强《宇宙的诞生》

精神障碍患者苏小妮画了一幅《天际》，表现宇宙空间中的星球、黑洞、飞碟、星星等，在色彩灰暗而浑浊的空间中，金黄色的太阳和黑洞相距很近，随时都有可能相撞和发生爆炸，而那处于一角且不完整的太阳的外围布满了红色的光亮，似乎在燃烧，而七颗水晶似的星星在银河系中迅速"逃离"，向右下方划过，

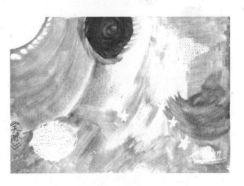

苏小妮《天际》

那虚幻的飞碟在遥远的天幕中漂浮不定，一切似乎预示着一场灾难即将发生，表现了世界末日即将来临的一刹那的景象。

精神障碍患者贾兵所画的《宇宙的黑夜》具有类似的意象。地球的绿色早已消退，太阳是黑色的，已失去了往日的光亮和辉煌，星星已被黑暗吞没，整个空间处于一片黑暗和混乱之中，毫无生命的迹象。与前两幅画不同的是，画者画了

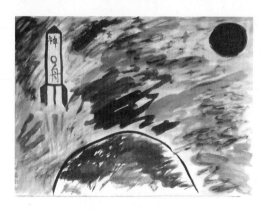

贾兵《宇宙的黑夜》

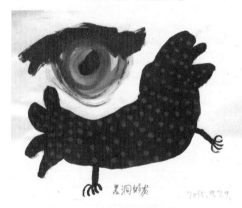

杨海波《黑洞的龙》

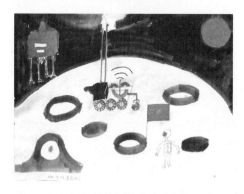

颜朝阳《登上月球》

一枚"神舟"火箭直射夜空，试图冲出这混乱的宇宙空间，表达了画者内心的痛苦和矛盾。

精神分裂症患者杨海波在《黑洞的龙》一画中，描绘了旋云状的宇宙黑洞、张牙舞爪的黑龙。这是一个具有夸大妄想的患者关于宇宙的幻象，画者认为自己有统治宇宙的皇帝命，他能够呼风唤雨，拯救人类，而来自宇宙的黑龙正是与他联系的使者。

在精神障碍患者颜朝阳的想象中，宇宙空间却是另一番景象。他创作了一幅《登上月球》，在淡黄色的月球上，宇航员与机器人的到来打破了原有的荒凉和死寂，还有一辆勘测车在月球表面进行勘测，太阳消隐在无边的黑暗中。作者将高科技的元素融入到人与自然的关系之中，凸显了机械（科技）对自然的破坏和对人的钳制这一意象。而月球上的月坑像几只愤怒的眼睛，目击了眼前发生的"惨剧"。显然，这里表现的不是对科学奥秘的探索，而是机械对人与自然的和谐关系的破坏，人被物化为机械。在地球上如此，在月球上仍然如此，这正是后工业时代人类处境的显著特征。

显然，这些对宇宙空间的描绘并非他们所见到的客观景象的描绘，更不是对真实对象的模仿和再现，而是出自他们的经验和想象。因此，贡布里希指出："所有的艺术发现都不是对于相似性的发现，而是对于等效性的发现，这种等效性使我们能按照一个物象去看现实，而且能按照现实去看一个物象。与其说这种等效性的基础在于成分的相似性，不如说在于对某些关系所产生的反应的同一性。"正是由于这些同一性不那么取决于客观物象的特征的模仿，而是取决于形式的构成，所以我们不难发现在一幅绘画中，"我们感觉是很好的相似的东西并不一定是什么所见之物的复制品"。① 当我们观看一个物体或一片景色时，"其色彩和形状毫无例外都来自我们对所见之物的知识（或信念）。一旦两者有了出入，这一点就变得十分明显了。我们在看东西时偶尔也会出现差错，例如，我们有时看到近在眼前的微小物体仿佛是地平线上的一座大山，一张抖动的纸仿佛是一只鸟。一旦我们知道自己看错了，就再也不能看到原先的那个样子了。如果我们要把那个物体画下来，那么在我们发现事实真相之前和之后两者表现方法之中，使用的形状和色彩必定不会相同"②。

　　在许多情况下，我们在观察事物和现象时具有一定的心理定向。贡布里希指出："我们所说的'心理定向'，可能正是指准备开始投射的就绪状态，指准备把那些总是在我们知觉周围闪烁不定的虚幻色彩和虚幻物像的触角伸出去的就绪状态。我们所说的'读解'物像，或许更宜描述为检验它的各种可能性，测试出适合者。"③ 一些心理学实验表明，当受试者"看见"一大批物像，即在仅足以引起一种假设而不足以对假设进行核对的短暂时间内，向他们出示线索以诱导他们投射到屏幕上的那一大批物像时，如果图画以足够快的速度撤掉，那么负像形状，亦即由背景呈现出的偶然形状（即视觉触角的暂留性，我们将其称为"视觉残像"），就会诱发出某些幻想。

　　在观察客观事物时，我们的感性经验和视觉判断往往是不确定的。阿恩海姆认为，没有一个我们可以当成感性经验的依据来看待的"清晰的参照物"。英国哲学家维特根斯坦在《哲学研究》（*Philosophical Researches*）中提出了感性经验的标准问题："什么是目视的经验的标准？是'可见的东西'的再现。"阿恩海姆把维特根斯坦的见解同一般认识论问题联系起来，而这些问题则是同"我们实际看见的东西"相联系的。他提出了一系列认识论问题：①我们能否十分准确地知道我们看见了什么？或者这是一个假设或信仰的问题？②感知判断是否可以校正？③感知判断及其相关者——目视经验的客体即感性材料、物质客体或现象是怎样的？阿恩海姆把维特根斯坦提出的标准看成再一次复查观察者陈述自己经验的尝试："这种标准……十分符合我们经验的大部分。"阿恩海姆解释说，对"X看见了什么？"这个问题的回答只能以再现（图画）的形式回答。在他看来，把再现当作目视的经验的标准的观点本身存在着内在的矛盾，这是因为并非任何图画都

　　① ［英］E. H. 贡布里希著，林夕、范景中、李本正译：《艺术与错觉：图画再现的心理学研究》，杭州：浙江摄影出版社1987年版，第416~418页。

　　② ［英］E. H. 贡布里希著，范景中、杨成凯译：《艺术的故事》，南宁：广西美术出版社2008年版，第313页。

　　③ ［英］E. H. 贡布里希著，林夕、范景中、李本正译：《艺术与错觉：图画再现的心理学研究》，杭州：浙江摄影出版社1987年版，第269页。

能表达出我们看见的东西。

在通常情况下,"艺术必须把必要的信息全部集中于一个静止的物像,借以补偿时间维的丧失"①。一般来说,画面所包含的信息量像它往往给人促成错觉一样,也经常妨碍错觉。"原因恰恰在于艺术手段有种种局限性,它们偶尔会冒出头来抵制艺术家力图在人们心灵中唤起的印象,这就难怪绘画中的自然主义错觉最伟大的倡导者莱奥纳多·达·芬奇又是有意使用模糊物像的创始人,亦即使用渐隐法,或称纱遮形式,这种技法是削减画布上的信息,以此来激发投射机制。在描述绘画中这一'完美手法'的成就时,瓦萨里称赞那些轮廓'隐现于可见与不可见之间'。"② 意大利文艺复兴时期的画家达尼埃莱·巴尔巴罗十分赞赏这种让人"看懂其所未见"的渐隐法,他认为,"物体在地平线上柔和地从我们的视野中消失,这一切确实存在,又确实不存在,这种效果只有经过无数次练习才能达到,对此理解不深的人会感到愉悦,理解较深的人会感到震惊"。

事实上,"在绘画中出现产生错觉的手段以前,人们早就意识到视野中的多义现象,而且知道怎样用语言加以描述。模式、隐喻,还有诗歌的材料,它也不下于神话材料,都能证明富有创造力的心灵具有创造和取消新类别的能力"③。尽管如此,绘画始终离不开视觉思维的运动。贡布里希指出:"在视觉再现中,符号代表可见世界中的客体,想把这些东西作为客体'给出',那是办不到的。就其本性而言,任何一幅图画总是要求助于视觉思维;它必须得到补充才能为人理解。这只不过是任何物像只能再现其原型的某些方面的另一个说法罢了。"西方立体主义者把忠实的再现这整个传统一脚踢开,试图从他们硬在画平面上压扁的"真实对象"入手重新开始。人们能够把由此造成的物像套叠在一起的混乱现象,当作是对那未加分析的复杂视觉所作为的一种解说而加以欣赏,却不承认它们所再现的现实比以射影几何为据的图画更为真实。

法国著名哲学家梅洛—庞蒂认为,如果世间万物和我自身的躯体都产生于同样的画布上,那么我的视觉也应该是基于画布产生的;法国后期印象派画家保罗·塞尚曾说过,"自然在心中"。呈现在我面前的景物中,被我称为"质量""光线""色彩""深度"的事物之所以成为这些事物并不只是因为它们在我的躯体里产生了回响,还是因为我的躯体同时也接受了它们。梅洛—庞蒂说,当我看一幅画时,我并没有看到画本身,而是"通过"或者"随着"这幅画看到了一些

---

① [英] E. H. 贡布里希著,林夕、范景中、李本正译:《艺术与错觉:图画再现的心理学研究》,杭州:浙江摄影出版社1987年版,第418页。

② [英] E. H. 贡布里希著,林夕、范景中、李本正译:《艺术与错觉:图画再现的心理学研究》,杭州:浙江摄影出版社1987年版,第261~262页。

③ [英] E. H. 贡布里希著,林夕、范景中、李本正译:《艺术与错觉:图画再现的心理学研究》,杭州:浙江摄影出版社1987年版,第377~378页。

东西。因为我们的肉眼远不只是感知光线、色彩和线条的器官，它们具有看见一切可感知的事物的能力。在梅洛—庞蒂看来，塞尚画的是我们对于事物的"经验"而非其他人认为已经通过眼睛"转换"到画布上的事物的想象中的外表。

我们必须看到，一方面，知觉本身并非像它表现出来的那样好像是一种简单的神经生理过程或简单的心理过程。正如阿恩海姆曾极力表明的那样，知觉不是被动地获得印象，而是随着眼睛的活动选择视觉目标然后把它们组织成像。另一方面，"知识会影响我们对事物的看法和观念，我们的视觉世界画面并不是仅由视网膜上的刺激模式来决定。视网膜上的信息要由我们对物体'真实'形状的所知来矫正"①。因此，"艺术家不是从他的视觉印象，而是从他的观念或概念开始他的活动的"②。

在艺术创作中，直觉起着非同小可的作用，尤其是精神障碍患者在创作原生艺术作品时，很大程度上都依赖于直觉。那么，什么是直觉？意大利哲学家克罗齐认为直觉是"直接意识"。对于克罗齐来说，直觉就是真实的知觉与可能的原始意象之间无差别的统一。他用直觉这个词把知觉和意象统一起来。直觉含义的不确定使克罗齐把两种特别复杂的现象合为一体。而在柏格森那里，直觉是对现实的直接显现，而理智则是为了实际目的而对现实的歪曲。他认为直觉与神秘非常接近。美国哲学家苏珊·朗格则说："事实上，想象的分析对直觉都束手无策，它简直就是一种突如其来的启示，大彻大悟的认识，这种精神活动是罕见的、无与伦比的。"此外，直觉对图像的意义生成具有重要意义。一般来说，"图像潜藏的征象当然不仅仅是人的经验所在，图像与事实在意识上的统一也意味着一种对主观经验的涤除。多数情况下正是由于经验的存在使得人们忽视了来自直觉的力量，使得生动的视觉传达演变为生活经验的阐释"。然而，"直观最恰当地体现为'以心观物'，这也是主观意识在穿越行动中自由出入世界的保证"。

由直觉而产生的意象像直觉本身一样同样具有不确定性和模糊性。在胡塞尔看来，没有任何自然发生的时间形式，时间就是全部内在的客体，它们是在反复的修正中产生出来的判断意象。这种判断意象反过来促成了图像的形成。至于判断的意象，正如它在每一种意识中的想象那样，其本身也是一种内在时间性的形式。它所构成的原初要素与原初想象是与人脑中的持存与修正密切相关的。按照这些意识的基本法则，在想象与持存密切相连的时候，图像就是通过知觉的内涵在人的视界中显现出来的。因为我们这个生活世界的内在意识序列一直在发生着飞速的逝去活动，从而导致人在现实认识中更为可能的广泛性，也导致视觉的模

---

① ［英］E. H. 贡布里希著，林夕、范景中、李本正译：《艺术与错觉：图画再现的心理学研究》，杭州：浙江摄影出版社 1987 年版，第 364 页。

② ［英］E. H. 冈布里奇著，卢晓华等译：《艺术与幻觉》，北京：工人出版社 1988 年版，第 72 页。

糊性及错觉的产生。

法国存在主义哲学家萨特曾经指出：

> 因此感知可分为两种：一种针对的是物体本身，那就是"知觉的感知"，另一种针对的是类物体，这就是非现实的"形象的感知"。在鲁昂的一个博物馆里，我意外地闯进了一个不知名的展厅，在那里我把一幅巨画上的人物当成了真人。这种错觉持续的时间很短（大约只有四分之一秒），但我在这段微不足道的时间里获得了知觉的感知，而非形象的感知。

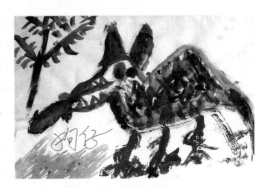

精神障碍患者吴天明凭直觉画的一条狗

因此，在许多情况下，我们对事物的感知并不完全依赖于真实的视觉形象。一方面，"在我们的感觉世界中，错觉从很多方面说，是对知觉恒常性的颠倒。例如，在大小和形状的恒常性中，尽管网膜上的像在变化，我们的知觉经验却完全忠实地把物体的大小和形状反映出来。另一方面，错觉表明的另一种情况是，尽管网膜上的象没有变化，我们知觉的刺激却不相同"①。按照一般恒常性学说，当在正常地保持知觉恒常性的情况下刺激呈现，但物象不变时，错觉就产生了。例如，如果产生深度视觉的线索改变了，而网膜上的像的大小保持恒定，错觉就会产生。

当然，错觉并不等于幻觉。在这里，我们有必要对错觉与幻觉有一个明确的认识。所谓错觉，即对客观物象的一种错误的知觉。在错觉里，还有一种实际的感觉刺激物，只是被错误地知觉了，或在经验中被歪曲了；幻觉则是没有外物刺激而出现的虚假的知觉，即知觉到某种东西好像存在，而实际上并无感觉刺激，但也和那种有实在物象刺激的真实知觉一样真实。所以说幻觉是知觉的一种异常状态。但错觉与幻觉很难明确划分，我们永远不能判断某些感官印象在产生幻觉中是否发生作用。实际上感官印象比较明晰时，我们称之为错觉；而当感官印象不那么确定、重要时，我们就说它是幻觉。

在日常生活中，我们时常会遇到这样的情况，当我们看到某个景象或图像时

---

① ［美］托马斯·L. 贝拉特著，旦明译：《感觉世界：感觉和知觉导论》，北京：科学出版社 1983 年版，第 82 页。

以为是看到了真实的物象，其实不然，这只是一种错觉或幻觉。比如图片《灯》中，我们第一眼看上去明明看到的是一盏灯的图形，但我们再看看左边的图片才恍然大悟，才看到事实的真相，这就是错觉所造成的效应。我们还可以看看下面的三张照片，盯着其中最上面的那张照片看上一分钟，或者眯着眼睛观看并进入猜想或幻想

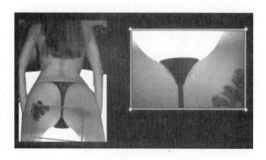

《灯》

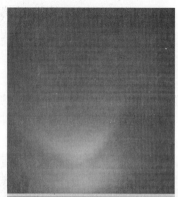

之中，那么，你究竟看到了什么？是一个鸡蛋还是女性身体的一部分？然后我们再看第二张照片，在柔和而温馨的光线下，悬浮的锤状物体和墙上的朦胧影像会使你联想到什么？或许你会很快地陷入一种情色意象的影像和迷惑之中，而且，眼前的图像会逐渐地变成了一种具有性交隐喻的意象。但是，如果你再看最下面的那张照片，一切就会真相大白，这只不过是一种错觉和幻觉而已。

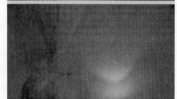

17世纪的德国物理学家、生理学家霍尔多伦·梵·霍尔姆赫兹认为，提供给我们感官的信息基本上是含糊不清的，因而，必须由观赏者进行补充。尽管知觉看起来是不费气力和直接的，但这种感觉是错觉。因为可供感官本身所接受的信息，在其本源上提供的是含糊和错误的信息，知觉是观赏者不断地不自觉补充的结果，而且正因为被观赏者补充的信息本身就是含糊不清的，因而知觉在本质上就是一种推测。美国神经科学家马克·常逸梓却认为："错觉的产生是因为大脑在试图预测未来时，产生的认识恰好与现实相符合所造成的。大脑会认为，这些图像所产生的各种刺激事实上是'动态的'，是不断变化的，因此大脑才产生了相应合理的认识，而这些认识之所以出错仅仅是因为：事实上，这些印在图纸上的图像是静止不动的。"而且，"错觉产生也许是有目的的，即错

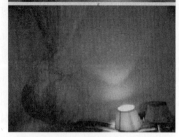

黄灿摄于2014年9月30日
广州精神病医院招待所

觉并不是为了抓住或者说'拍摄'具体的真实景象，而是为了以一种最适合某种特定情形的方式来影响我们的行为"。在日常生活中，我们在观看视觉图像时是处在运动

之中的，而在"静止图像中产生的错觉事实上是对现实生活的准确描述。因此在我看来，只有在面对不正常的刺激物时，我们才会产生错觉（在这种情况下，我们所遇到的刺激物是运动的，而非静止不动的）。在产生错觉时，大脑开始建构感知，但是这种感知和现实情况并不相符。但是由于在正常情况下，知觉所做出的判断是和外部世界一致的，因此，此时就自然而然地同样会产生知觉"。①

一些视觉科学家曾提出这样一个问题："我们为什么会想要感知视网膜上所呈现的是什么东西呢？"其实，"我们并不想感知我们视网膜上所呈现的是什么，我们想要感知的——除了物体的物理和客观特性之外，还要感知世上之物是如何（通过什么）来与我们相互联系的，说得更详细些，我们希望知道的是每一个场景或图像的各个部分是朝向哪个方向的，是朝向我们的右边？还是朝向我们的左边？还是正好朝向我们的正前方？当我们观看的时候，我们其实并不想看到——事实上也并没有看到——一个书写着房间中的物体（包括我们自己）的所有物理特性的清单，其中也包括能够标志出各个物体在三维空间中的抽象坐标的数字。不，我们想要感知的是在地理上陈列于自然世界中的物体，每一个物体相对于我们现在的位置来说，都处在一个自己特有的与众不同的方向上，从而与其他的物体区分开来。这些知觉——错觉所意指的知觉——绝不是关于'视网膜上呈现的是什么'的知觉，而是关于我们与场景中的所有物体（以及物体的各个部分）的方向关系的知觉，是关于物体是如何（通过什么）与我们相互联系的知觉"。此外，我们观看物体的大小和角度是通过视网膜上所记录的我们周围物体的方向的各种关系得以确认的。这一知觉是我们的大脑中视觉处理后期对这些信息进行重组而获得的。但是，值得我们注意的是，当我们进行观看时，没有一个事物是孤立存在或单独存在的。看到一件事物，就意味着给这件事物在整体中分配一个位置，包括它在空间的位置，它在那些用来度量大小、亮度、距离的仪器的刻度盘上的位置，等等。因此可以说，"错觉的产生是由于我们以自己为参照物，感知物体所处的位置（视觉可见特征）是如何与我们相互联系而造成的，而非物体的物理特征造成的。因为物体的视觉可见特征——位置相对于物理特征来说，更容易发生变化，因此我们往往更需要预测物体的位置而不是它们的物理特性。但是现在我们已经意识到：事实上是这些视觉可见特征（包括位置的变化）往往是最容易预测的特性，因为它们如何改变是由我们来决定的"②。也就是说，我们自己的位置发生变化会导致视觉感知发生变化，而预测未来由此导致的视觉感知的变化是很容易的。

事实上，这种视觉感知发生的变化是由大脑和心理活动所决定的，而大脑的

---

① ［美］马克·常逸梓著，王林译：《视觉大革命》，北京：金城出版社 2011 年版，第 105 ~ 109 页。

② ［美］马克·常逸梓著，王林译：《视觉大革命》，北京：金城出版社 2011 年版，第 136 ~ 142 页。

病变和精神的异常往往会导致这种心理现象。
一般来说，产生错觉和幻觉是精神障碍患者最
常见的症状。例如，他们把天空中的云彩或墙
壁上的污渍，通过想象构成一幅幅被赋予了某
种意义的图景，而且内容可随幻想的改变而改
变。在精神障碍患者陈敏的绘画作品《非一
般》中，我们一开始看到的只是由一些凌乱的
斑点和五彩缤纷的色彩构成的十分抽象的图像，
但仔细一瞧就会发现，在这些一般人看来混乱
不堪的图形和色彩之中，有一个爆炸式的红色
发型的人像，如果我们将画面倒过来看，就会
发现一个类似熊猫的形象。而且，左下角有一
个娃娃的脸面，在他的左下面有一只游水的黑
色小天鹅，而右下角有一个长着红发、面带微
笑的少女裸像。也许，只有"非一般"的视
觉才能欣赏这幅《非一般》作品。在另一位
精神障碍患者陈润生的绘画作品《飞马》中，
一匹站立不动的红色的马，却长着巨大的翅
膀，欲像大鹏一样腾空飞翔。这一个像马又像
鹰的动物在视觉上构成一种静与动的矛盾和张
力。这些奇异的图形组合与观看的感觉在很大

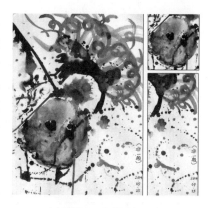

陈敏《非一般》

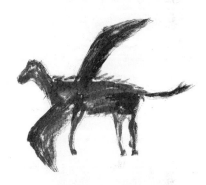

陈润生《飞马》

程度上是由联想和错觉造成的，而这种联想或错觉的表达在精神障碍患者的原生
艺术作品中是十分常见的。

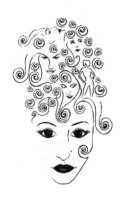

图一

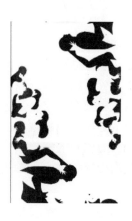

图二

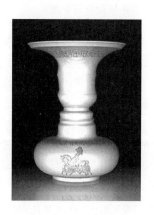

图三

　　事实上，错觉和幻觉在所有艺术创作中也是比较常见的，甚至是必然出现的现象。"艺术家早已设计出一种还原实验，发现视觉经验的要素可以拆散，然后再合在一起形成错觉。"[①] 在上面左边的图一中，你究竟看到了几个人？是1个人还是6个人？上面中间的图二是法国一本书籍的封面，从那些十分抽象、剪影似的图案中，你会发现哪些令人惊讶而有趣的东西？让我们再来看看上面右边的图三，你看到的是一个花瓶还是两个人的侧面头像？这就是错觉的神奇魅力。

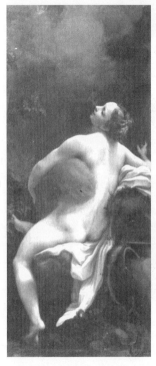

柯勒乔《宙斯与伊娥》

　　纵观西方绘画史，无论是古典主义绘画还是现代主义绘画，我们都能发现对错觉和幻觉的巧妙运用。如意大利文艺复兴时期的画家柯勒乔的绘画作品《宙斯与伊娥》，描绘了希腊神话的主神宙斯的风流韵事。在竖长的画面上方，宙斯化为一大团浓云扑向伊娥，它以一种势不可挡的力量，罩住伊娥，抱住伊娥，在伊娥的脸旁，可以发现宙斯的若隐若现的面部，这位主神似乎正在亲吻伊娥。画的下方，是伊娥动人的形象，这位仙女无力地向后倾斜着身体，仰着头，显出一种混合了陶醉的屈从神态，她已经抗拒不了宙斯无形的进攻。柯勒乔充分利用了人们的错觉和幻觉的视觉效果来表现绘画的主题。西班牙超现实主义绘画大师萨尔瓦多·达利是一位表现错觉和幻觉的高手，他所创造的光怪陆离、梦幻般的形象，不但启发了人们的想象力，诱发了人们的幻觉，而且以非凡的力量吸引着观赏者的视觉焦点。他更是以探索潜意识的意象著称。在他的经典之作《保姆背后的神秘嘴唇》中，我们可以看到一个坐在沙滩上的女性背影，旁边站着一个小孩，周围有贝壳和几条小船，远处的房屋与近处的人物交相辉映，构成了视幻觉中的嘴唇和一个女人的虚幻头像。在他的作品《偏执狂的相貌》中，几个坐在沙滩上的人像背影，与远处的岩石和树木巧妙地构成了一个横卧的头像，亦幻亦真，真假难辨。我们还可以看看达利那件非常出名的装置作品，近看是沙发、画框和壁炉的组合，远看却变成了玛丽莲·梦露的头像，简直是太神奇了。达利为了寻找这种超现实的幻觉，曾去精神病院了解精神障碍患者的意识和精神状态，认为他们的言论和行动往往是一种潜意识世界的最真诚的反映。达利运用他那熟练的技巧精心刻画那些离奇的形象和细节，创造

---

　　① ［英］E. H. 贡布里希著，林夕、范景中、李本正译：《艺术与错觉：图画再现的心理学研究》，杭州：浙江摄影出版社1987年版，第398页。

了一种引起幻觉的真实感，令观众看到一些在现实生活中根本看不到的离奇而有趣的景象。

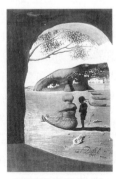

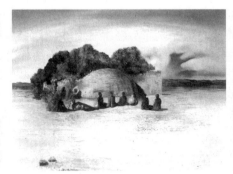

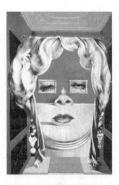

达利《保姆背后的　　　　达利《偏执狂的相貌》　　　　达利的装置作品
　神秘嘴唇》

　　总的来说，无论在现实生活中还是在艺术创作和艺术观赏中，也无论在世界名画中还是在精神障碍患者的原生艺术中，作为一种独特的视觉形式和视觉语言，错觉和幻觉的运用和表达都发挥着十分重要的作用，它们不仅丰富了我们的想象力，激发了我们的艺术创作灵感和创造力，还增加了艺术作品审美趣味及其魅力。错觉与幻觉好似一对难舍难分的孪生兄弟，虽然由观看而引发，但实际上都是一种心理活动的结果，因为错觉在很大程度来自于心理暗示的力量，也可以说是由幻觉所引起的错觉，或由错觉引起的幻觉。这种错觉和幻觉正是我们洞察不可见的内心王国的有力手段，是通往无意识世界的有效途径之一。

第二节　视觉与幻觉

一、实存与虚幻

　　实存还是虚幻？这是人们在视觉活动中经常遇到的难以捉摸的问题，也是艺术创作与艺术欣赏中有关视觉判断方面比较突出的问题。在艺术创作或欣赏中，始终存在着写实与变形、再现与表现、具象与抽象等表现风格的对立矛盾和审美价值判断的争论，这意味着艺术作品到底是应该描绘具体可感的实存物象或景观，还是应该表现虚幻的影像或艺术家内心的各种意象呢？但对于一般观赏者来说，他们习惯于观赏描绘具体真实物象的写实主义风格的绘画，如果一个画家的作品所描绘的形象和景物像照片那样逼真，观赏者就会发出由衷的惊叹："画得太像了！太好了！简直跟照片一样！"这种传统的审美观和审美趣味一直支配着人们对绘画作品的审美趣味和审美态度，这种审美态度就是对绘画作品中的实存物象的肯定，而对虚幻形象描绘的否定或放弃。事实上，艺术创作除了对我们所感知的实存物象的具体描绘之外，并不排斥对情感和内心世界的主观表达。也就是说，内心世界所产生的意象在现实生活并没有实存的物体和形象，或纯粹是一种想象和虚构的幻象，但在艺术家的心中确实存在，并可以转化为具体可感的形象或抽象的图形、色彩、符号和图式。但是，无论是绘画作品中所描绘的实存或虚幻的图像，还是观赏者所产生的实存或虚幻的感觉和印象，都是因视觉所触发而最终由心理活动所决定的。况且，在我们的现实生活中存在着许多幻觉和幻象，而艺术本身是对现实生活的反映，当然这种反映并不一定都是对客观事物的模仿和复制，也包括人们的客观经验、主观意向和情感体验。因此，艺术创作和欣赏离不开视觉，更离不开视觉语言的表达。

视觉是一个十分奇妙而变幻莫测的生理与心理互动的活动。物理学家是这样描述视觉过程的："当光线照射到周围物体上之后，就由这些物体把一部分光线反射或散发出来。这些反射或散发出来的光线，就通过晶状体把这些物体的形象投射在视网膜上，最后又由视网膜神经把这些信息传送到大脑。"他们认为，与观看活动一起发生的大脑活动类似于一架照相机在照相时发生的活动。然而，"人的视觉绝不是同一种类似机械复制外物的照相机一样的装置，因为它不像照相机那样，仅仅是一种被动的接受活动，外部世界的形象也不像照相机那样简单地印在忠实接受一切的感受器上。相反，对于人来说，他总是在想要获取某物时，才真正地去观看这件事物。这种类似无形的'手指'一样的视觉，在周围的空间中移动着，哪儿有事物存在，它就进入哪儿，一旦发现事物之后，它就触动它们、捕捉它们、扫描它们的表面、寻找它们的边界、探究它们的质地。因此，视觉完完全全是一种积极的活动"①。

美国艺术理论家卡洛琳·M.布鲁墨教授在《视觉原理》一书中描述过一个实验，在光照良好的情况下，盯住一幅画面中的黑色方块看至少60秒钟，再看右边的空白，就会看到一块白色的方块，这叫"后像作用"——在真正的视接触以后留下的印象，我们也可以将它称为"视觉残像"。接下来，如果你对图一连续看几秒钟，会看到有白色的小点朝前冒出来，眨一眨眼，它们又退了回去。产生的后像与对象原先的黑白正好相反，在色彩刺激中同样有这种反向的后像现象。后像是成像细胞在回复原来状态时出现的延续与勃发。这一现象时时出现，只是

---

① ［美］鲁道大·阿恩海姆著，朱疆源译：《艺术与视知觉》，成都：四川人民出版社1998年版，第48～49页。

你未加注意罢了。只有当这一视觉印象强烈到你的正常视觉受到影响时，你方能感到它的存在。有些视幻艺术家，就应用了能引起你视觉兴奋的后像现象。连续盯着图一看几秒钟，白色小点就会在黑点旁翩然起舞了。一个与此有联系的现象出现在那些简单的格子图案里。看图二，你看到了在交叉的地方的灰色斑点吗？盯住一个灰色点，还会看见些什么？

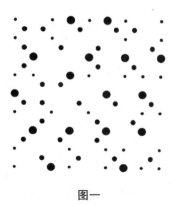

图一

事实上，一切艺术形式所展示的都是一种非实存的空间，虽然艺术能使我们认识到真实的事物，但是艺术的真实性并不等于艺术的特殊性，也不等于完全可以达到艺术的目的。比如画家使一个物体的轮廓在一幅画中表现出来，但并不等于这个物体具有吸引眼球的功能。眼睛穿过一幅画的空间，不等于发挥了知觉的作用。因为"人类的视感觉即便在眼睛里就已经进行了高度的选择，因为眼睛只能接收和对某些特定的信息做出反应。最终到达视网膜的光波提供了诸如深度、

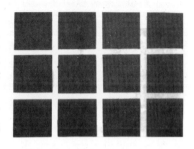

图二

运动、体积、形状、质地等基本的视觉感受。你对周围世界真实和自然的推断正是基于光在这一精巧而又复杂结构中的演绎。这个结构中所有的部分必须协调工作——任何细微的失误都能导致整个过程被破坏。当你确信了输入信号在传达到大脑之前就被做过严重的删减以后，那么就能明白，通过整个生理世界感受到的日常生活看来当然是更加神秘莫测了——这一切都发生在到达大脑之前"[1]。正因为如此，我们往往会对某些事物与现象产生错觉和幻觉。

　　德国现象学美学家莫里茨·盖格尔认为"幻觉"是一个认识论概念。"棍棒插在水中实际上看是折断了"，这是一种幻觉；"月亮是一只圆盘"，这也是一种幻觉。梦的世界是一个幻觉的世界。幻觉假装是某种它实际上所不是的东西，把它自身当成某种实际上不是，但人们的直接观察又认为它是的东西表现出来。从这个意义上来说，任何艺术作品都不是幻觉。任何人都不会相信有人会错把肖像画看成真实存在的人，或者错把一出谋杀戏剧看成一桩真正的犯罪。一旦人们把幻觉和实存混为一谈，艺术印象也就不复存在了。莫里茨·盖格尔指出：

① ［美］卡洛琳·M. 布鲁墨著，张功钤译：《视觉原理》，北京：北京大学出版社 1987 年版，第 27 页。

在美学中存在着许多倾向，它们在它们的理论核心树立了这样的观念，即审美对象是一种外貌，是一种幻象。但是，只要人们把这种幻象概念引进到美学之中，那么，得到分析的就根本不是审美对象，而是被引进的审美对象的那些实在的侧面。如果把审美对象当作一种现象来考虑，那么这种客体并不是一种幻象。就幻象——例如，当人们把月亮看作与一个盘子不相上下的时候——而言，我们应当把它所不具有的现实的性质归之于现象。另外，就审美对象而言，人们不会认为一幅绘画中的风景是实在的东西，是某种后来被证明不是实际存在的东西，而会认为它是一种再现出来的风景，是一种作为被给定的东西再现出来的东西。因此，一旦把这种幻象概念、这种关于给定的实在与实际上的非实在之间的对照的思想引进到美学之中来，我们就离开了审美现象的领域。①

不过，"按照格式塔心理学家们的试验，大脑皮层本身就是一个电化学力场，电化学力在这儿自由地相互作用，不像它们在那些互相隔离的视网膜接受器中那样，要受到种种限制。也就是说，这个视皮层区域中的任意一个点，只要受到刺激，就会立即将这种刺激扩展到临近的区域中"②。这很容易导致幻觉的产生。因此，在艺术创作和艺术观赏中，错觉和幻觉的出现是不可避免的。

贡布里希曾经借助"幻觉"这个概念来说明绘画史上产生过的各种风格，以及对绘画在什么地方和怎样与现实相像的理解的特点，并把所有这些特点归属于艺术文化发展史上的一个具体阶段。阿恩海姆反对贡布里希关于感受艺术作品的过程必须以观赏者进入幻觉状态为前提的看法。他强调，我们没有一个可以被当成再现性描绘的依据的"清晰的参照物"。阿恩海姆认为："我们可以把观察者观看到的这种'力'，看作是活跃在大脑视中心的那些生理力的心理对应物，或者就是这些生理力本身。虽然这些力的作用是发生在大脑皮质中的生理现象，但它在心理上仍然被体验为被观察事物本身的性质。事实上，视觉观察到的这些力的作用，与发生在真实的物理对象中的作用，是没有什么区别的，就像睡梦或白日梦中发生的事件与真实的事件没有什么区别一样。"在阿恩海姆看来，"在艺术品中，如果一件事物'看上去'是正确的，它就是正确的。艺术家并不是为了掌握色彩的比例才使用他的眼睛，相反，他涂抹色彩的目的恰恰就是为了给眼睛制造

---

① ［德］莫里茨·盖格尔著，艾彦译：《艺术的意味》，北京：华夏出版社 1999 年版，第 6～7 页。
② ［美］鲁道夫·阿恩海姆著，朱疆源译：《艺术与视知觉》，成都：四川人民出版社 1998 年版，第10 页。

一个视觉幻象，也只有这个幻象（而不是色彩），才是艺术品"①。

在我们的现实生活中，我们所看到的事物和形象并不一定像我们相信的那样实存和客观真实，因为"在视野之内所存在的事物，并不仅仅是那些落到视网膜上的事物。类似这种'感应生成图样'的事例是不胜枚举的。举例说，在一幅用中心透视法画出来的图画中，由集聚的各种线条形成的透视中心点是看不见的，然而这个中心点的位置是可以被感知的，即使在各条集聚线相交的地方不存在任何可见事物的情况下也是如此"②。因此，在实存物象的背后必然存在着许多不可见的虚幻的意象。

在分析美学的语境中，"实在的"和"实在"这些术语基本上仅仅意味着，用阿恩海姆的话来说，事物在"标准条件"下向"正常的观察者"所显示的那个样子。也就是说，客观事物和形象的实存在很大程度上是由主体的感知和心理所支配的，因为"'实体'是我们为知觉到的性质所断定的物质支架，'感觉'是实体在感官中所产生的东西。心灵由感觉得出各种不同的'观念'。心灵的这种活动就是'知觉'"③。在此，我们不禁要问：

> 感官知觉值得信赖吗？如果我们想知道我们所获得的关于物理世界的性质和活动的信息究竟有多么可靠，这个问题就产生了。我们关心这个问题，因为我们是这个世界的一部分，我们能否得到幸福美满也取决于它。如果我们撞上一个无影无形的东西，或者说如果我们看到的某个东西被证明并不存在，我们也就面临着一个令人烦恼的矛盾：我们的不同感官传达给我们的记录是相互冲突的。视觉告诉给我们的是一种情形，而触觉和动觉告诉给我们的又是另一种情形，这样我们应该依赖于哪一类知觉事实就变得至关重要了。④

感觉固然重要，但感觉并不完全依赖于对客观事物的直接视觉体验，尤其"在真正的艺术表现的顶点，我们发现了一个存在于我们面前的世界；对于我们

---

①　[美] 鲁道夫·阿恩海姆著，朱疆源译：《艺术与视知觉》，成都：四川人民出版社1998年版，第11~12页。

②　[美] 鲁道夫·阿恩海姆著，朱疆源译：《艺术与视知觉》，成都：四川人民出版社1998年版，第4页。

③　[英] 巴克森德尔著，曹意强等译：《意图的模式》，杭州：中国美术学院出版社1997年版，第113页。

④　[美] 鲁道夫·阿恩海姆著，郭小平、翟灿译：《艺术心理学新论》，北京：商务印书馆1994年版，第410页。

来说，这个世界根本不是实际存在的世界，但是它拥有它自己的实在形式"①。

从美学上来说，艺术作品并不告知我们关于作为其传达者的物理对象所具有的本质。一幅画可以用来告诉人们颜料和画布的特性，但这并不是从审美的立场进行的。在一幅画中，通过透视法所达到的景深效果并不比意识到画布是一个平面更难以令人接受，尽管只有后者才真实地表现出了事物的物理状态。当一个从视觉上感知的对象所具有的形象、大小或空间位置与物理测度不相符时，唯有前者才是与审美相关的。在视觉艺术中，一个正方形只要看起来像正方形，那么它就是正方形，即使通过几何学方法量度出并非如此；某一颜色的亮度和色泽是它在一特定的情景中所看起来的那个样子，而与照度计或色度计上显示出来的东西无关。由于从审美的角度看，被感知的意象即是最终的事实，它与其物理承载者的关系并不构成一个问题。……我们询问：是否一切人在看到同一个东西时得到的都是同一意象呢？是否一个人在同一外在条件下看同一个东西时得到的也是同一意象呢？②

答案显然不是。不同的人对同一物象或一个人在不同时间或不同心境下看同一物象时所获得的感受和意象是不同的。这并不是由物象的实存性所决定的，而是取决于观看主体的视觉思维和心理活动。而作为观看客体的艺术作品，最重要的特点在于凸显它的形象性和虚幻性。形象性在于它只传达关于它本身的信息，而虚幻性是指感觉可以直接理解，但不能被科学地证实的一种性质。英国著名美学家哈罗德·奥斯本认为，我们在实际生活中不可能感到虚幻性是真实的，但"虚幻性并不是主观的或出于想象的，而是客观存在于我们所见的艺术作品之中的"。他举例说，当我们看着一块表现森林景色的、平坦的、有色的画布时，我们实际上看到的是一片在三维空间中被缩小了的森林，但我们事实上并不相信我们能够在这片森林中漫步。

客观地看，画面形象以一种奇怪的方式存在。它不像有些近代艺术家和批评家所说的，是一种幻觉。因为幻觉包含一种蒙骗的因素。但我们知道画面形象是什么，当我们看一幅画时，我们也没有被骗。我们清楚自己是在观赏一幅画，不会相信它是真实世界环境中的一个部分，也不会相信画面形象在虚中存在，或它的其他虚幻性是真实世界的一个部分。一旦出现这样的错

---

① ［德］莫里茨·盖格尔著，艾彦译：《艺术的意味》，北京：华夏出版社1999年版，第267页。

② ［美］鲁道夫·阿恩海姆著，郭小平、翟灿译：《艺术心理学新论》，北京：商务印书馆1994年版，第410~411页。

误，就像它可能"使眼睛上当"一样，产生错误的根源，都是因为我们并不
完全清楚我们看作画面形象的是什么这一事实。……观赏一幅画的欣喜之
情，部分地由于：从视觉角度看，知觉体验完全真实，但与此同时，我们也
知道它是一个不能被归入外部世界现实的真实，而且，有时因此被激起的、
刚出现的触觉，活动的、味觉的、嗅觉的或别的感觉，只存在于想象当中，
除了与视觉形象相联系，是不可能存在的。①

这就是我们观看自然界客观物象与观赏一件艺术作品时的视觉差异和心理距
离。也就是说，一些物象在现实生活中看起来是实存的，但在艺术作品中有可能
是虚幻的。反过来说，在艺术作品中所表现的一些视觉形象是非常具体可感而真
实的，但很可能在现实生活中是虚幻的，并不存在。

图画要么是再现的，要么是非再现的，两者都有程度的不同。当画面形
象使我们联想到了所熟知的真实世界中的物体（在再现的意义上）时，它们
就是再现的；或者相反，假若图画属于虚幻世界，我们暂时把它看作现实世
界中存在的事物，就像我们会暂时允许是真实的神话故事中的仙境一样。当
一幅画是非传统的时，就不存在真实或虚幻的问题，因为我们承认，形象只
传达关于它本身的信息。……画面形象可以是再现的，也可以是抽象的。②

再现与抽象是绘画中表现实存与虚幻
的主要形式和手法。英国著名艺术批评
家、画家罗杰·弗莱在《最后的讲演集》
一书中说："某些形象使我们产生一种强
烈的幻觉，它们似乎具有自己的生命；另
一些形象则向我们呈现出与真实物体精确
相似，然而它们本身没有生命力。"在他
看来，"一个形象的生命力——它向我们
传达自身内在生命的情感力量——完全不
取决于它与真实事物的相似。我们甚至可

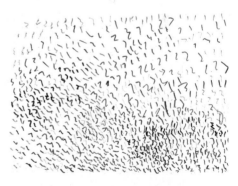

精神分裂症患者朱青的作品

以猜想，与真实事物完全相似将会使我们丧失情感——我们会把原物看作是有活

---

① ［英］哈罗德·奥斯本著，阎嘉、黄欢译：《20世纪艺术中的抽象和技巧》，成都：四川美术出版
社1988年版，第217页。

② ［英］哈罗德·奥斯本著，阎嘉、黄欢译：《20世纪艺术中的抽象和技巧》，成都：四川美术出版
社1988年版，第218页。

力的,而形象本身并非如此"。形象的生命力在很大程度上是由幻觉引起的。也就是说,形象的生命力并不在于它是否实存(与实际存在物相符),而在于它是否虚幻,但这种虚幻是艺术创作和艺术欣赏中一种常见的视觉现象,而非精神障碍患者时常产生的迷妄。

> 在精神病中有一种迷妄症,迷妄和幻觉密切相关,而且常随同幻觉发生。事实上,两者有别:迷妄不是错误的感觉,而是错误的信念。所以,倘若病人看见一件实际上并不存在的物象,这就是幻觉。倘若他自信他是世界的最高统治者,那便是迷妄了。迷妄的种类极多,常见的有两种,一种是夸大型,一种是恐怖型。夸大型者自认为是杰出的人物,具有种种特性,远远高出侪辈之上。恐怖型者以为人人都在暗算他,企图伤害他,他生活在虚构的恐怖世界之中。迷妄常与幻觉相混,迷妄可补充或促进幻觉,幻觉又促进或增强迷妄。艺术家在创作时,也每每发生错觉和幻觉,仿佛丧失了自我意识的指导而陷入迷妄、混茫的状态,有如精神障碍患者一样。老子所说"惚兮恍兮其中有象,恍兮惚兮其中有物",倒可以用来形容此种心理状态。从抒发的需要来看,幻觉所表达的经常是不能表达的东西。当艺术家熟悉了自己的创作对象,进入艺术构思时,往往如醉如痴,产生幻觉,陷入变态,达到神与物游的境界。①

诚然,艺术家在创作过程中需要心无旁骛,达到一种物我两忘、虚幻的境界。丹麦心理学家海甫定讲过一个实例:"英国一画家,凡在其座者,虽仅半时许,彼能唤起其象,就其容貌、颜色、长短等,与亲见其人无异,而得就此象而绘之,彼时就其所绘者与其所唤起者互相比较,以决其类似与否,久之遂不能辨想象之人物与实在之人物。而居于癫狂病院者,垂三十年而卒。健康之人亦有视虚象为实物之力。"不过,那只是转瞬之间的事。康德说,人的注意力"老是集中于同一个对象,就有可能导致癫狂"。柏格森也认为:"心不在焉是可以不知不觉地发展成为精神错乱的。"所以"心不在焉"是因为心有旁骛,使人沉在想象中而"流连忘返",终至不能回到现实。

意大利诗人列奥帕尔迪说过:"此生最实在的愉悦,乃是幻觉之虚妄的愉悦。"苏联心理学家 С. Я. 鲁宾斯坦曾研究过幻觉现象,他从辩证唯物论出发,认为一切心理活动都是现实的反映,幻觉也是一种反映,不过这里的反映和被反映者是一种曲折而十分隐蔽的关系。既然如此,这种感知错幻在艺术家身上及艺术

---

① 吕俊华:《艺术与癫狂:艺术变态心理学研究》,北京:作家出版社 2009 年版,第 104 页。

创作中的突出表现也就不足为奇了。因此，从某种意义上来说，绘画作为一种视觉艺术表达形式不过是错觉和幻觉（包括幻想）的表达而已。

二、幻觉与绘画

绘画艺术创作离不开对幻觉的表达，甚至可以说绘画本身就是一种幻觉或幻象。德国诗人歌德曾说："每一种艺术的最高任务，即在于通过幻觉，产生一种更高真实的假象。"可以说，"幻觉是艺术感受中必不可少的因素，是演员的表演、画布上的色彩等在感受主体的意识中变为'生活'的条件。幻觉一方面要求取消描绘出的世界、艺术形象同现实之间的界限，要求它们积极地相互作用，相互转化——这是艺术感受所必需的；另一方面又要求产生艺术形象借以建立的材料、物质消失的假象"①。

清代山水画家布颜图的绘画繁而不乱、简而能厚，尤好用渴笔淡墨。他曾描绘自己绘画时处于物我两忘的境界："吾之作画也，窗也，几也，香也，茗也，笔也，墨也，手也，指也，种种于前，皆物象也。迨至凝神构想，则心存六合之表，即忘象焉，众物不复见矣。迨至舒腕挥毫，神游太始之初，即忘形焉，手指不复见矣。形既忘矣，则山川与我交相忘矣。山即我也，我即山也。惝乎恍乎，则入窅杳之门矣。无物无我，不障不碍，熙熙点点，而宇泰定焉，天光发焉，喜悦生焉，乃极乐处也。"这与清代画家石涛所说"山川脱胎于予，予脱胎于山川"，"山川使予代山川而言也，山川与予神遇而迹化也"的意思完全一致。

在中国古典艺术中，"精骛八极，心游万仞"，所谓"忽然兴至风雨来，笔飞墨走精灵出"，所谓"操笔如在深山，居处如同野墅，松风在耳，林影弥窗"等，都是对种种幻景或幻境的描述。中国古代文论中也提出过极幻极真、愈幻愈真的观点，如《西游记·题词》中说："文不幻不文，幻不极不幻，是知天下极幻之事，乃极真之事；极幻之理乃极真之理。"这是强调只有通过幻象才能描写出真实。这个真实不是现实的真实，只能是情感的真实。宋代画家宋迪在谈到创作山水画时说："先求一败墙，张绢素讫，朝夕视之。既久，隔素见败墙之上，高下曲折，皆成山水之象，心存目想：高者为山，下者为水；坎者为谷，缺者为洞；显者为近，晦者为远。神领意造，恍然见人禽草木飞动往来之象，了然在目，则随意命笔，默以神会，自然景皆天就，不类人为，是为活笔。"

艺术创作离不开想象力，艺术家是想象力特别丰富的人。苏联著名作家高尔

① ［苏联］瓦·阿·古辛娜著，李昭时译：《分析美学评析》，北京：东方出版社1990年版，第118～119页。

基有句名言："艺术家是靠想象而存在的。"康德说："属于天才本身的领域是想象力。因为它是创造性的，并且比别的能力更少受到规则的强制，却正因此而更有独创力。"他给想象力下的定义是："想象力是一种即使对象不在场，也能具有的直观能力。"因而具有这种能力的人，"能够相信在自身之外看到和感到了仅仅在他头脑中的东西"。对于具有创造力的艺术家而言，他所想象的东西与自然物象同样是真实的，正如西方近代哲学史重要的理性主义者斯宾诺莎所说："一物的真实意象引起身体上的感触与那物即在当前，其效力是一样的。"也就是说，"虚构的力量，如果人们误以为是实际的力量，就会与实际的力量同样强大"。所以，文艺复兴时期法国作家蒙田说："强烈的想象会产生真实的事件。"一位英国心理学家说，许多人有生动鲜明的想象力，假使他们想象某一物象，譬如一只花瓶，他们就真的看到了一只花瓶，那只花瓶可以遮挡他们的视线，花瓶后面的东西，他们就看不见了。现代艺术大师巴勃罗·毕加索也说过："我画的形式是我想出来的，不是我所看到的样子。"

精神分析学创始人西格蒙德·弗洛伊德认为，幻觉是一种想象过程，该过程可能就是有意识的。一些歇斯底里患者经常看到的"诱惑场面"就是一些幻觉。场面可以发生，但也完全可以根本不发生。事实上，对于我们来说，没有欲望就没有想象，也就没有幻觉。"因此，幻觉是与欲望相联系的，因为幻觉试图再现一种永远失去的重要的满足方式。……幻觉不仅仅是出现在主体生活中的先前欲望的再版，也是充当现时欲望之框架的东西。主体依据移置的方式在他现时的生活中寻找这种满足、这种快乐。"①

关于幻觉这种心理现象，有些心理学家用内驱力来解释。内驱力是指一种未经意识到的发自本能的情绪力量，如饥思食、渴思饮、渴望、钟情、愤怒和吃惊等。据研究，几乎各种动物所有的行为，以及人类的大部分行为，都可被认为是内驱力控制的行为。我们往往意识不到，为什么我们偏偏会这样做，这种不知不觉，具有许多形式，幻觉便是其中之一。比如说，一个儿童在一个陌生的房间里醒来，惊慌哭泣，他确信自己看见了一只老虎，不知道那是因为他自己害怕而产生出来的老虎，一开电灯，老虎便消失了。这里，内驱力产生了幻觉。那种风声鹤唳、草木皆兵、杯弓蛇影等错觉、幻觉也属此类。事实证明："我们的心境、情感、内驱力和愿望，常常润色和改变着我们周围的所谓客观世界。我们的动作受种种无意识的内驱力所指导，我们所觉察到的那些需要与愿望是加在它们上面的。"②

按照精神分析学家的观点来看，人类有两种不同的思维方式，即有指向的或

---

① ［奥］阿兰·瓦尼埃著，怀宇译：《精神分析学导论》，天津：天津人民出版社 2008 年版，第 34 页。
② ［美］汤普森主编，孙晔等编译：《生理心理学》，北京：科学出版社 1981 年版，第 318 页。

智力的思维和无指向的或横向思维。有指向的思维是自觉的，它追求一个目的，而这个目的在思维者的心里；它是理智的，即它适应于现实并试图影响现实，而且它能用语言沟通。横向思维是潜意识的，非自觉的，它所追求的目的和试求解答的问题并不在意识之内；它不适应于现实，而为自己创造一个想象的梦幻世界，它不寻求真理而只求满足欲望，而且它严格保持私人的特性，不能借助语言互相沟通。指向思维主要靠形象发生作用，而且它通过间接的方式或变态的方式表现自己，借助象征手段来激发、产生感情。荣格称指向思维为直接思维，称横向思维为幻想思维，他说直接思维能够用语言因素进行传达，是麻烦、费力的；而横向思维则没有什么麻烦，可以自发地靠暗示活动。艺术家在进行创作时，他将暂时脱离客观的领域而生活在主观的领域，即他主要受横向思维或幻想思维的支配。

美国格式塔派心理学家考夫卡则用"心理场"这个概念来解释错觉和幻觉。那么，什么是心理场呢？考夫卡讲过一个例子：

> 某冬夜，大雪纷飞，寒风凛冽，平原一片尽被冰雪所蔽，途径莫辨，一人飞骑而过，幸抵一旅舍，得避风雪之所。店主人出户相迎，惊问曰："君自何处来？"此人指向来处，店主人惊愕万状，告曰："君其知已飞骑渡过康斯坦湖耶？"客闻言惶恐而毙。①

这位客人把结了冰的康斯坦湖，错误地知觉为一片白雪平原。他的错觉就是心理场，或称"行为环境"，而康斯坦湖就是地理环境或物理场。"地理环境中的行为是实在的动作，而行为环境中的行为是活动者心里所想的动作。"行为的环境与地理的环境属于两个不同的宇宙，在这两种环境中的行为也当属于两个不同的宇宙。骑马过康斯坦湖，"他的地理环境是一个大湖，他的行为环境是一片白雪的平原，在地理环境他的行为是骑马过湖，然而在行为环境中他的行为是走过平地。或者照常人的说法，他心想他是在平地上奔驰，他并没有想到其实他是在薄冰上跑马"。

就艺术创作而言，我们可以这样认为，艺术家所描绘的不是直接的现实生活，而是他的心理生活，不是物理场而是心理场，而心理场是主观的，是"境由心造"的，这"境"就包括了错觉和幻觉，艺术世界就是一个心理场，一个虚构的世界，一个错幻觉系统，产生和决定这个系统的力量当然是本能、情绪、情感。正如考夫卡所说，行为环境中的行为是趋向某种对象的动作，趋向某种对象

---

① ［美］考夫卡著，傅统先译：《格式心理学原理》，北京：商务印书馆1937年版，第29页。

的力量来自本能、情绪、情感。因此，在艺术创作中，如果承认错觉、幻觉是普遍存在的，也就必须承认非自觉状态不但是必然的，而且是必需的。所以说，绘画并不是对自然简单的模仿和复制，而是对创作主体的内心世界及其人格和精神的表现，画家通过视觉感知对客观事物的观照，从而使物体在光和色彩的帮助下变成了对精神的反映，而这种反映只有毁灭了现实的存在，只有将存在转化为一个精神领域的、面向精神的简单表象，才具有精神性。因此，从某种意义上说，"绘画仅仅是精神的表象，因此只是让人看的。它是为了观看者而非为了自己而存在的。我们从对绘画的欣赏中体验到的乐趣并非来自它所表现的现实存在物，而是来自绘画对表象的征服：平面的绘画正是对从物质中抽象出来的精神的征服"①。

哈罗德·奥斯本在论及如何观赏绘画艺术作品时指出："当我们在非常适宜的情况下观赏一幅画时，我们不是看见——或不只是看见——涂上各种颜料的有框的画面。我们确实能看到这一点，但是我们主要所见的、占据注意力最前沿的，却是一个有色形体组织起来的系统，称之为'画面形象'。在或多或少的程度上，对涂有颜料的画布的知觉都是隐性的，或者像有的人说的那样，画布成了'透明的'，就像注意力集中在字的意义上时，字也变得'透明'那样。……在欣赏绘画作品时，我们清醒地意识到作品的物理特征、色调的感性特质以及呈现在画布上的表现方式，或许还有画面加工的非个性的、有意的非表现性质。"②

福柯曾以分析一幅比利时超现实主义画家马格利特的作品《图像的背叛——这不是烟斗》为例，试图阐明视觉与绘画的关系。虽然在一般观赏者看来，画面上的这只烟斗描绘得极为逼真，但福柯认为这并不是一只真实的烟斗，而是一只变了形的、漂浮的、想象中的烟斗，是对一只烟斗的简单想象。"所以，应当说：'一定不要在上面寻找一只真正的烟斗，那是关于烟斗的梦，而应当被视为明显实在的，是画板上那张清晰准确的画。'""因为很明显，再现烟斗的那张画本身并不是一只烟斗。"③ 福柯指出，人们在观赏绘画作品时，"有一种语言习惯：这张画是什么？这是一头小牛，这是一个正方形，这是一朵花。这个古老的习惯并非没有根据，因为像这样一张如此简单、如此教学式的图画的全部功能，就是让人识别，就是明白无误、毫不犹豫地让它所表现的东西得以显现。它徒然在纸上留下了一点铅粉，或者在黑板上留下了一层薄薄的粉笔屑，而没有像箭头或手指

---

① ［法］让—吕克·夏吕姆著，刘芳等译：《解读艺术》，北京：文化艺术出版社2005年版，第6~7页。

② ［英］哈罗德·奥斯本著，阎嘉、黄欢译：《20世纪艺术中的抽象和技巧》，成都：四川美术出版社1988年版，第215页。

③ ［法］米歇尔·福柯著，邢克超译：《这不是一只烟斗》，桂林：漓江出版社2012年版，第5~6页。

一样'指向'可能位于较远处或其他地方的某只烟斗；它是一只烟斗"①。可见，绘画描绘的并不是真实的客观物象，只是对于实存物象的想象或幻觉而已。

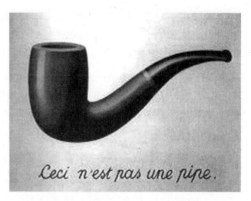

马格利特《图像的背叛——这不是烟斗》

　　然而，许多人对绘画观赏的审美态度和审美趣味并非如此。人们习惯于以一种传统的审美视角来欣赏和分析绘画作品。西方传统绘画的视觉再现结构是建立在诸如阿尔贝蒂模式的基础上的，这个模式确切地将画家定位于视觉的最高点，它认为画家通过画布上的透视规则，将出现在他的视觉锥体中的景色再现出来。阿尔贝蒂在 1435—1436 年所写的《论绘画》一书中为视觉表现与绘画提供了一个具有巨大影响力的具体范例。在这里，阿尔贝蒂将画家描述为艺术作品在观念和真实两个方面词语合乎逻辑的源泉。一般来说，画家或观看主体站在一系列视觉射线的中心位置，他的眼睛"很快地拓展着它的涉猎范围，并且以直线的形式到达平面的目标"。因此，画家在这个视觉锥体范围内观看着事物，并在油画布上将它再现出来，它成了一扇"开启的窗户"，一个善于接受的观者可以通过它以一种未经中间损耗的、逼真的方式来描绘景色。阿尔贝蒂认为，艺术家的各种感官允许他认识和接近这个世界。然而问题是，这个世界明显是客观的，而我们对它的种种主观的感知是否会有一个先验的存在？正如康德所说："如果没有某种经验的再现给思想提供素材，'我思'的行为就不会发生。"康德在他 1790 年写成的《判断力批判》（*Critique of Judgment*）一书中，通过将审美作为主体与客体、主观性与客观性之间的一座桥梁，以尝试解决这个二律背反的问题。②德国美学家浮尔克特则认为："审美客体……只有通过感受的主体的知觉、情感和幻想才具有审美的性质。"显然，幻象或幻觉是审美的前提条件。当然，幻觉的产生并非局限于审美体验，有些时候，当人沉溺于某种狂热的追求、追忆，或处于某种险境时也会有幻觉体验。所以幻觉常常直接或间接地体现着幻觉者的所爱、所欲、所求、所悔或所憎、所惧。

　　人类倾向于接受图像信息的天性几乎是与生俱来的。卡洛琳·M. 布鲁墨指出："人的头脑从外来的刺激中'毫无节制'地产生着含意。这是一个事实，是你所无法逃脱的过程，是不管你愿意或不愿意都在发生着的活动。你的头脑不断

---

① ［法］米歇尔·福柯著，邢克超译：《这不是一只烟斗》，桂林：漓江出版社 2012 年版，第 11～12 页。

② ［美］琼斯著，刘凡等译：《自我与图像》，南京：江苏美术出版社 2013 年版，第 28～29 页。

赋予外界事物以含意——以致有时候这些含意本不存在，完全是你的幻想创造出来的。"柏格森说："我们将感性认识想象为事物的一种摄制的风景，它被我称作感觉器官的那个专门设备从定点摄取，然后通过未知的精细的化学和物理程序在大脑组织中显影而形成的一张照片。但是就在事物的那个核心以及在空间所有的朝向上，这张照片，如果有了摄影术，已被拍摄，已被冲洗，它还不明显吗？"

从某种意义上来说，"幻觉与外界之刺激毫无关系，全由中枢之兴奋而生。凡感觉器官皆能发生幻觉"[1]。但是，科学研究表明，眼睛与大脑有着根深蒂固的联系。虽然我们"对于脑在感觉过程中能量转换的情况还知之不深，但我们已能确切了解到脑细胞从眼睛接收或输出信号的活动是一种电化过程。有证据表明，感觉、记忆、精神幻觉都是由脑细胞中电—化学活动的信息引起的。正因为如此，有时把脑称作计算机——尽管还没有一台计算机能代替哪怕是感觉中极小的一部分。因为大脑中脑细胞数量之多实不可胜数"。一般来说，我们在观察事物时，"在眼前、眼里发生的事（失明、眼睛的位置、暴露在眼前的色彩）都对脑的电节奏产生影响，有时甚至达到相当强的程度。倒过来，脑内所受到的电刺激也会使人'看到'闪光、完整生动的情景或结构巧妙的视觉幻象。另外，一些常见体内情况如脑血压的升高、偏头痛等也会引起视觉混乱，出现闪光、不规则形状或斑点。癫痫症患者反常的脑电活动会使他产生光、声、味、气味等的感觉。一些轻缓的药物或麻醉品如大麻、酒精等能够增强或抑制对外界真实情况的感受。强烈药物如 LSD 或 mescaline 在大脑中产生的化学刺激更强，使人与外界完全中断联系，以致对外界的真实情况完全失去知觉"。此外，一些研究者则对相反的情况感兴趣，"人们在完全剥夺外界刺激时会发生些什么情况？试验对象被隔离在一间斗室中，眼和耳都被蒙住以隔绝视听，手上戴上厚厚的手套，使之毫无触觉。不停转动的机器提供了一种噪声屏障。这种情况下，大脑所有的活动都得完全依赖于自身的刺激和意图。试验对象说，在过了一会儿之后，他们的思想就无法集中到某个念头上，产生了一些身不由己的视听幻觉；有时候他们会对实验胡思乱想，对无任何外界刺激越来越绝望和不快。这种视觉、思维、感情的反常在试验以后的数天里仍能保持着。因此，那些受到隔离审查的人，感情会变得粗野，会对单独隔离恐惧异常，这是不足为怪的"。事实上，"这些错误的行为、幻象、脑与神经以及心理骚乱，很明显是同那些被剥夺睡眠、外界感受的人一样的，并无实际价值。刺激过度或刺激不足看来对脑与视觉以同样的方式起着反作用"[2]。

---

① 赵翰恩：《精神病学》，上海：商务印书馆 1929 年版，第 16 页。

② ［美］卡洛琳·M. 布鲁墨著，张功钤译：《视觉原理》，北京：北京大学出版社 1987 年版，第 28～30 页。

如前所述，想象与幻觉在艺术创作和艺术欣赏中发挥着十分重要的作用。在我们看来，"一幅画是一个丰富的信息源，尽管事实上的双目提示和运动视差提示表明画的表层是平面的，但是，那些绘画的深层提示可以使得观赏者轻易地把它视为置于三维空间中的固体表现物。这一被视网膜所接受的信息自动由神经系统所摄取，进而使我们产生了三维的表现的知觉经验"[1]。"因此，归根结底，是观赏者创造了图像，艺术家只是向他们提供了创作元素而已。"[2] 而从这些"创作元素"到图像形成的桥梁便是想象和幻觉。

毫无疑问，观赏艺术离开想象是不可能的。自亚里士多德以来就对想象做过种种论述，认为它在美和艺术领域中具有本质性的作用。胡塞尔的老师布伦坦诺把想象看成一种独立于判断、欲念、情绪之外的表象认识，一种可以和知觉不相上下的意向作用。它是一种以幻觉为内容的作用。但是，在胡塞尔看来，想象也和知觉一样是一种构成对象的意识，是客体化意识，虽然知觉的基础是感觉，然而这种感觉随时都能变形为幻觉，再根据这种幻觉构成直接的想象对象。胡塞尔说："想象的形象绝不会实际存在。它没有心理学上的应有状态。要说实际存在的倒是感性内容的一种复合体，幻觉的复合体，它有着某种把握意识，就是这种把握意识造就了想象意识。"而且，"我们在想象表象中发现知觉表象缺少的一种表象作用的间接性。知觉是把对象直接表象出来，也就是把对象呈现出来，它被思考并被看作现实。在想象表象中对象也显现出来。但是这个在第一义的本来意义上显现的对象不是被表象的对象。想象则与这个显现对象相类似，但都是使另一个对象显现。……由于把这个显现对象作为本来的思考对象的形象来接受而对一个对象进行表象"。

想象意识是一种双重的复合意识，具有知觉—想象两重性。胡塞尔指出："在想象的时候我们没有'眼前的东西'，从这个意义上来说就是没有形象客体。在明晰的想象中我们虽然也体验着各种各样的幻觉和对象化的把握作用，但是正因为这样，在这里要使作为想象意识的承担者发挥作用，也不一定非要构成必要的眼前的实在者不可。显现本身根本就没有与眼前相关联。"在这里，所谓的"眼前性"也就是作为感觉的对象的可见性，而构成想象的幻觉无疑是作为感觉的变形而显现的，且随着意识的流动而变更着，由此直接构成的想象对象也随之发生变化，这也就是审美意向的可变性和不确定性。

由于想象与幻觉的介入，认知与意识不再是欣赏和理解作品的唯一基础，更不是全部内容。因此，对艺术的观赏过程实际上是一种审美过程。既然是对艺术

① ［美］艾伦·温诺著，陶东风等译：《创造的世界——艺术心理学》，郑州：黄河文艺出版社1988年版，第90页。

② ［法］让—吕克·夏吕姆著，刘芳等译：《解读艺术》，北京：文化艺术出版社2005年版，第11页。

作品的观赏，就必然存在审美的元素，如美的形式（造型、线条、色彩、明暗、对比与和谐）、美的意象、美的象征，作品的内容和元素、符号在其中起到了铺垫、统合和桥梁的作用。正如胡塞尔指出："对审美态度来说，本质的东西不是想象，而是对审美对象的关心，也就是对象性的应有状态的态度。"然而，从想象的角度来看，在想象意识中，艺术家与观赏者共同拥有作为"图像"的作品，形成了"图像"的联系。艺术家以自己心象的模拟创造出作为物化形象的作品，观赏者则使作品的物化形象转化为心象。观赏者的心象虽然在本质上与作者的心象是同一的，但在现象上不可能是后者的简单重复。不同的观赏者、不同的自我反映出不同的心象。作品作为由作者客体化的"图像"预期设定了他人的形象化的视野，为了使作品实现，必须有观赏的行为。对于艺术作品来说，艺术家与观赏者是不同的主体，创造只有在观赏中才能完成，观赏者就是要发现作者尚未表现的东西并发现其意义，他完成了作者所从事的工作。所以，观赏是被引导的创造。在这个过程中，想象和幻觉的作用是不可忽视的。

在萨特看来，绘画的实质不是"美"。美的事物被萨特定义为一种无法被感知的，并且其自身属性是与天地万物相分离的存在。这一形象超越了画布的自然属性。所以艺术家创作的目的在于将一系列"现实"的色调组织起来以表现这个非现实的概念。每当观众对绘画产生想象时，绘画就应该是一个被非现实的概念访问的现实的事物，确切地说，这个非现实的概念就是绘画的对象。这样一来，艺术欣赏就可以被定义为一个被激发的梦。

在超现实主义艺术家的作品中，幻觉和梦幻常常是他们的表现主题或描绘的手法。在第一次世界大战中，超现实主义诗人布雷顿曾在圣迪济耶精神病中心当实习医生，治疗那些身患弹震症的受害者。很久之后他回忆说，帮助病人分析他们的梦境几乎构成了"超现实主义的全部基础……阐释，是啊，永远阐释，但超出这一切之上的是从束缚——逻辑、道德及其他——中解放出来，目的是要恢复他们原生的精神力量"。有一位病人，由于在战壕中作战，把他驱赶进这样一个刀枪不入的幻象之中，他为自己建构了一个平行的世界。在他的眼里，战争是演员演的一场假戏，他怎么也不相信战争是真实的。布雷顿认为，这个人体现了艺术家和他所选择的现实之间的关系。而艺术所要表现的东西就像在可见之城下面伸展的下水道和地下墓穴所构成的"下层巴黎"一样。让偶然性、记忆、欲望、巧合等在新现实中相遇，这就是所谓的"超现实"。艺术所要表现的就是这种"超现实"，让本我在梦境中说话，而梦幻就是达到这个目的的工具，它是通向艺术的大门。布雷顿认为疯子是大智若愚的人，精神错乱可以打通心灵"黑暗的一面"。西班牙浪漫主义画家戈雅曾在他用蚀刻画的一个突然倒在桌边做梦的人下面写道：理智做梦之日，就是魔鬼诞生之时。超现实主义的工程就是解剖这些

"魔鬼"。

法国超现实主义诗人兰波曾经说过："我让自己习惯简单的幻觉。我相当蓄意地看见一座清真寺，而不是一个工厂，一个由天使指挥的鼓手学校，天空大道的马车，湖底的一座沙龙，妖魔鬼怪，神秘之物，一张轻歌舞剧的招贴画在我眼前升起了恐怖。"超现实主义诗人路易·阿拉贡在介绍他的作品《放纵》时说："我像那些在鸦片中寻找幻觉的人一样，在自己虚构的故事中寻找控制世界的幻觉力量。"法国超现实主义画家马克斯·恩斯特的作品表现出强烈的幻象，他通常通过偶然联想来达到一种不可思议的效果。他曾说："我在这儿发现一个图形的元素如此遥迢，它的荒诞在我身上突然激起了一种视力的强化——一连串仿佛幻觉中的互相矛盾的形象……只要把它们画下来或素描下来，就足以在插图上添加异于已表现之物的一种色彩、一根线条、一片风景……这些变化不过是我内心可见之物的驯服的表现，但它们改变了广告平庸、陈腐的页面，把它们变成了能够揭示我最私密欲望的戏剧。"1925 年，恩斯特在一家法国海滨旅馆逗留，这时他注意到他的房间破旧地板上蚀刻得很深的木纹。他用纸和炭笔把木头拓印下来，就这样产生了他所称的那种"一连串仿佛幻觉中的互相矛盾的形象，它们纷至沓来，有着性爱梦的那种执着和速度"。这些拓印的木纹后经更改后编辑，变成了植物、风景画动物：一个满是针刺、仿佛电镀的环境中长满了月球上的石林，其中每一株植物似乎都具有标本一样的完整性和代表性，恩斯特便为之取了一个名字——《自然史》。

文艺复兴时期的杰出艺术家莱奥纳多·达·芬奇曾经就如何使用偶然图形对艺术家提出忠告：

> 当你看到一堵墙壁满是斑渍或由各种石头混成，如果你不得不设计某种场面，你可能就会发现它与各种风景的某种相似性……或者，你可能看见战争和作战的人形，或者陌生的脸和服装，或者无穷无尽的各种物体，你可以把这些东西缩小为完整的画得很好的形式。这些东西杂乱无章地出现在这种墙上，就像敲钟声，你在"当当"的钟声中想怎么想象，就可以想到什么名字或什么词。

对偶然图像进行解释不属于想象的范围，而属于知觉和统觉的范围。瑞士精神病学家、精神分裂症命名者厄根·布洛伊勒在《精神病教科书》中指出："知觉起于这样的事实，即感觉或感觉群激活我们内部先前感觉群的记忆图画。这在我们内部产生一个感觉记忆的情结，由于其成分在先前的经验里是同时发生的，因而有着特别好的一致性，并区别于其他的感觉群。因此，在知觉中，我们有三个过程：感觉、记忆和联想。同质的一组感觉与先前获得的类似情结的这个同一，连同它们的所有联系，我们称之为'统觉'。它也包含知觉这个更狭窄的术语。"

值得我们注意的是，精神障碍患者对于图形的知觉有着明显独特的反应。瑞士精神科医生、精神病学家赫尔曼·罗夏通过实验研究表明：

> 在精神分裂症患者中，解释也许不仅受形式、运动和色彩的影响，而且受不合常理的因素影响。项目的数量就是这些因素之一；任何两个对称的墨迹就会被叫作"父亲与母亲"，任何三个墨迹会被叫作"三个同谋者"。位置也会影响回答，图板中间的一点会被叫作"肚脐眼"。一个违拗性紧张型精神分裂症患者会直接把一个图板说成是一个长方形，他根本不去看图形，只看图板本身的形状。他甚至会看图形周围，然后说"图形旁边什么也没有啊"。

赫尔曼·罗夏认为，在对图形的统觉中，部分正常被试者在实验中是以下述方式进行观察的。他首先力图把给定的图形作为一个整体来解释，搜索他的视觉记忆仓库，尽可能地找出与卡片上的整个图形相吻合的某个东西。如果他搜索成功，我们就有了一个整体回答。然后，他继续把图形的各个部分分离开来。他保持那些由于图形的安排而显得最突出的部分，这样我们就有了一个或多个细节回答。当最突出的细节搜索完了后，他继续搜索图形中的最小细节，并且给出一个或多个所谓小细节回答的解释。一般来说，虚构式整体回答是最普通的类型。在这类回答中，一个或多或少清晰觉知的单一细节被用来解释整个图画的基础，而很少考虑图形的其他部分。比如，图板中一个小的爪样图形使许多被试者把整个图形称作一只"龙虾"。初级整体回答基本上把图形解释为一个整体，尽可能多地使用和尽可能少地忽略细节。许多不聪慧的正常人、愚鲁者、癫痫患者、器质性疾病患者和精神分裂症患者会做出这些回答。此外，还有后继组合回答，那也是初级整体回答。在这些回答中，被试者先解释几个细节，然后把它们组合到一个整体回答中去。与后继组合回答相反的是同时组合整体回答。后者区别于前者的地方仅在于联想过程极快。这两种类型的回答都是有想象力的被试者的特点，在有关精神障碍患者和躁狂症患者等的原始报告中，也在不同程度上出现了后继组合回答。而在精神障碍患者中，虚构组合整体回答更常见。这是虚构与组合的混合，在这些回答中，所见的形式是含糊的，被解释的个别物体虽然被组合了起来，却一点也不考虑它们在图形中的相对位置。一些不聪慧的正常人被试时经常做出这样的回答，一些精神障碍患者和谵妄症患者甚至能以这种方式编出一个完整的故事。而在躁狂症患者和精神分裂症患者中，这样的回答常常比较少见。至于拼凑的整体回答则仅见于精神分裂症患者。一个紧张型精神分裂症患者可能会在图板中看见"一位受人尊敬的政治家的肝脏"。在这样的回答中，图形常常被觉知为一个变质的器官，可能是一个肝脏、一个心脏、一个阳具或一个女阴，但是图形还常常被觉知为一个男人或一个女人。精神分裂症患者的许多解释都是把虚构、组合与拼凑混合在一起的。所以荣格认为："神经症患者从未真正失去现实，只是对其加以篡改而已。而对精神分裂症患者而言，现实已经完全消失了。"

我们知道，"幻觉是精神障碍患者常有的症状。所谓幻觉，是指对实际上并不存在的客体的知觉体验，包括幻听、幻视等。一般人可以对客观存在的物体产生错误的知觉，却不能有意识地达到精神障碍患者那样的幻觉体验。他们无法了解和想象精神障碍患者所'听到'或'看到'的事物，但通过绘画，可能跨越这道难以逾越的鸿沟"①。意大利精神病学家隆布罗索在《天才与疯癫》一书中曾经描述过两个精神病艺术家的病理性幻想：

> 两人都认为自己是至高的神、宇宙的统治者。他们经直肠产出这个世界，就像鸟儿经输卵管（或泄殖腔）产出鸟蛋一样，从而完成了创世。他们当中的一个很有艺术天赋。他画了一幅自己的创世图：世界从他的肛门中产生，他的性器完全勃起，全身赤裸，四周围绕着众女子以及他自身力量的标志符。

柏格森认为，伟大的神秘主义者天生有超出众人的意识，并承认在神经体验中会有"沉迷、幻觉和狂喜"的"反常状态"，但"要区别正常不正常是很困难的一件事"。而且，"本来仅仅非正常的东西可能伴随有显然病态的东西"，即"神经的紊乱与神秘主义者有时居然结伴而行，那是不足为怪的；这种反常我们也常常在其他天才身上看到"。但他反对"断定神秘念头都是不正常的，所有的神秘主义都是病理性状态"的观点，并认定"神经失常绝不是神秘的灵感来源"②。英国哲学家霍布斯说："对于某物之情感超乎寻常者为癫狂。"哲学家约翰·洛克认为，疯狂不是着魔也并非体液失衡，而是纯粹的妄想，是一种认知的缺陷，并非意志或热情能左右的。他指出："疯子通常会将错误的想法混淆在一起，提出错误的命题，继而进行辩论和判断，但是傻子通常不会提出任何命题，也根本不会进行辩论和判断。"法国启蒙思想家伏尔泰说："当想象过于热烈、过于纷乱的时候，它就坠入疯狂。"癫狂就意味着进入幻境。让·保罗说："幻想所

---

① 余凤高：《智慧的痛苦：精神病文化史》，长沙：湖南文艺出版社 2006 年版，第 179 页。
② ［法］亨利·柏格森著，王作虹译：《道德与宗教的两个来源》，贵阳：贵州人民出版社 2000 年版，第 200 ~ 201、214 页。

产生的形象仿佛现实世界里的纷纷落叶飘聚在一起；发高烧、神经病、酒醉都能使那些幻象长得结结实实、肥肥胖胖，凝固成为形体，走出内心世界而进入外物世界。"这些幻象和幻觉在精神障碍患者的绘画中得到了充分的体现。

　　在精神分裂症患者的艺术中，有着一个叫作"融合、扩散和错认同一"的阶段。这个阶段可能要比几何图式阶段占优势的时期稍稍早一点。它通常发生在幼儿的几何图式艺术阶段之前的一个短暂时期里。众所周知，儿童能在墙壁上、云彩里和其他什么地方看见脸或奇形怪状的东西。这些常常是二维平面的知觉提供了一种原始的、天然的"罗夏测验"。对于那些在一般情况下都认为不可能合为一体的各类事物，儿童也容易把它们局部地或整个地结合、融合在一起。所以一个三岁儿童会说一只船有两个眼睛，这是为了好看路，并且试图给船画上人的眼睛。在原始艺术里，这种融合与浓缩的风格可能是出现在几何图式阶段之前、之中或之后，它显示出了在现实世界中并不存在的组合形象。①

　　这种艺术类型的形成主要依赖于创作者对形象、想象和原始认识的综合运作，以及过去对事物和形象的感知及经验。对精神分裂症患者的绘画以及思维的研究向我们揭示了能产生这种艺术认识的类型结构。冯·多马鲁斯认为，"以正常方式思维的人只是根据对象本身的相同来确定同一，而精神分裂症者（或以这种原始方式进行思维的任何人）是根据某一相同属性（或部分）来确定同一的"。这种思维类型可导致发生多重同一，因为相同的特征、性格、属性、状态、形式和组成部分可以被不同的人或事物所具有。从正常逻辑看，多重同一就是错认同一，因此是错误的。可是，精神分裂症患者所陷入的是妄想、错觉或幻想。荣格说："实际上，精神障碍患者所构筑的替代现实的幻象确实和某些曾经具有现实功能的古老观念相类似。"②

　　精神障碍患者的艺术作品表明，在不同的事物之间存在着某一属性相同或某一局部相同的情况，这样就形成了这些事物之间的局部同一，因此我们看到的并不是两个事物的完全同一而是两者的合并或凝聚。在精神分裂症患者的绘画中，凝缩可以呈现出更为稀奇古怪的形式，不成其统一体。也就是说，不同的部分虽然集聚在一起，却彼此难以同一或者组成一个统一整体。各种相异的因素产生的不是一个协调的结合体，而是一种怪异的组合。这种多重同一、融合或排列虽然

---

① ［美］S. 阿瑞提著，钱岗南译：《创造的秘密》，沈阳：辽宁人民出版社1987年版，第269~270页。
② ［瑞士］卡尔·古斯塔夫·荣格著，孙明丽、石小竹译：《转化的象征——精神分裂症的前兆分析》，北京：国际文化出版社2011年版，第122页。

使用的是现实中的材料，却是一种超现实、摆脱现实束缚的途径。这种融合创造出了意想不到的新形式、新概念和新形象。

我在对精神障碍患者进行绘画心理治疗时，试图让他们在自发绘画的状态下，充分发挥想象力、发掘创造力，以考察他们是否有"灵感"的出现。于是，在一次艺术实验中，我想改变一下训练方式，做两个小游戏，主要是想激发他们的创造性思维和无意识的宣泄，抑或引发他们的绘画兴趣和热情。我给他们简单地讲解之后，发给他们每人一张白纸，随他们自己的兴趣选择绘画工具，让他们闭上眼睛随心所欲地绘画，想到什么就画什么，尽可能处于一种无意识状态，规定时间5分钟，然后睁开眼睛，看看自己画的是些什么图像，从中找出一些类似人像、动物或其他物象的图形，并给自己的作品取一个名字。可是，他们大都根本不听使唤，都是睁大眼睛在画，并且每一个人都回到他们熟悉而习惯的题材和形象上去了（这也许是一种强迫性神经症的表现），对此我深感无奈。只有个别患者坚持完成了任务，但他们面对自己所画的一堆乱糟糟的图形时什么也说不出来，不知道具体画的是什么，也没有从中发现什么具体可感的东西。我有些失望和气馁，但还是接着做了第二个游戏，那就是让他们共同创作一个人物形象，由每一个人画一部分，如头部、身体、四肢，或者更具体一点，不同的人来画不同的五官或动作、周围环境等，但有一个要求，那就是每个人必须根据自己的想象去绘画，而且必须反映出这个人物的性别、年龄、职业特征、工作环境和人物心态。虽然他们都有兴趣参与，但效果并不十分明显。

游戏结束后，我发现有一个名叫梁朝霞的女患者一直处于精神恍惚之中，东张西望，坐立不安，可能具有强烈的谵妄症。她皮肤白皙，小巧玲珑，看上去年龄不大，像是20岁出头的样子，但实际上已有26岁，未婚，只上过初中，发病前性格内向，家境贫困。患者既往有精神异常史多年，主要表现为话多、啰唆，有时扯东扯西，说一些过去的事，有时认为他人对自己不好、针对自己，情绪激动，间有吵闹、发脾气、骂人，对室友说一些粗俗的话语；行为怪异，间有比手画脚；不能料理个人生活，晚上难以入睡，偶见伤人毁物行为。出现上述症状后，曾先后多次到医院住院治疗，诊断为精神分裂症，药用PEC等，治疗后病情好转，但由于回家后服药不规律，病情反复，今家人恐其病情加重，于是再次送到医院求治。经精神诊断，患者意识清晰，定向力完整，衣着整齐，能主动交往，但有时仍胡言乱语，反应欠适切，思维散漫，可引出明显被害及关系妄想，注意力欠集中，时有发呆，意志力欠适切，行为怪异，社会功能明显受损。梁朝霞绘画时，反应十分迟缓，有些漫不经心。她比较喜欢用草绿色来勾画线条和涂抹色块，这说明她的内心倾向于宁静而不是渴望刺激和热烈。她一边绘画一边自言自语，说她从四五岁的时候开始就总是听到有人在她的耳边说话，她突然停下画笔,指着我的鼻子说:"那个说话的人就是你!"我当时吓了一跳。我问她那个人对你说了些什么? 她神情恍惚地说,都是命令她去做事。我问她以前是否学过绘画,她说小时候读书时,老师教她画画,她画得很好,成绩都是在 80 分以上,可现在不行了,越画越差,我无法证实她所说的,但可以看出她明显对自己缺乏信心。她忽然把话题转向她的男朋友,说她的男朋友叫杰源,现在在上海打工,她出院后一定要坐车去看望他,她将"杰源"这个名字写在画上。我让她把她的男朋友的形象画出来,她说画不出来,只能想象出来。她又谈起了她的父亲和童年生活,说她的父亲对她特别好,总是给她买好多好吃的东西,还带她去茶楼喝茶。接下来她画了三只褐色的鸡蛋和三只褐色的馒头,在她的幻觉中,白色的馒头和鸡蛋变成了深褐色的,但她解释说画的是巧克力馒头。看来鸡蛋和馒头在她的记忆中十分深刻,或许是她小时候常吃的早餐。她在三个鸡蛋的上方写上"我、你、他",将鸡蛋人格化,其中的"我"当然代表她自己,"他"可能是指她的父亲,也可能是代表她的男朋友"杰源",至于"你"到底指的谁,就不得而知了。但她将鸡蛋与馒头这两种食物联系在一起,在形式上产生一圆一方的强烈对比,反映了她内心的矛盾冲突。而将原本白色的馒头和鸡蛋涂上深褐色,像是烤焦了或发霉了似的,这种黑白颠倒和强烈反差意味着她精神的病变、心理的病变,但她说是涂上了巧克力,也许在她的潜意识中,甜蜜的巧克力似乎成了这种矛盾的调和剂。她当时显得明显缺乏耐心,似乎睡眠不足,总是打哈欠,或坐着发呆。她的另一幅作品《无题》表现了她的一种幻觉,黑色的笔触和狂乱的线条表现出一种速度和力量,同时让人产生种种幻觉,我们似乎看到有几个人影在黑夜里狂奔,犹如在黑暗的隧道中赛跑,或一个人在追赶另一个人,

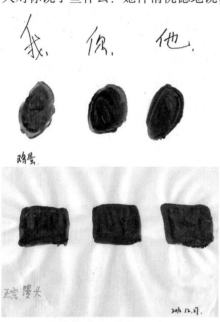

梁朝霞《鸡蛋和馒头》

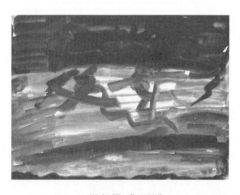

梁朝霞《无题》

或几个人在黑暗中舞蹈，这是精神障碍患者的一种虚幻心象的表达，也许是她痛苦而扭曲的内心的一种无意识流露。

我们来看一看精神分裂症患者陈大明是如何在他的绘画中描绘他的幻觉和错觉的。陈大明个子不高，但挺结实，虽然只有43岁，但已经谢顶，头顶泛着亮光。他至今未婚，初中文化，于1991年1月发病，被送往精神病医院治疗长达7年，出院后在家以养鱼、养猪为生。1998年曾在一家饮料制造厂当过一段时间的门卫。后来病情复发，于2006年6月15日再次被送往精神病医院治疗至今。他参加绘画心理治疗时，神志尚清醒，但接触被动，存在被害妄想，情感平淡，意志减退，无自制力。在被害妄想下，他容易情绪波动，性情冲动。据说他的父母长期情感不合，经常吵架，曾闹离婚。但他们对患者比较关爱，会定时来医院探望他，没有发现他们之间存在明显的矛盾。当我见到他时，他喜欢思考，喜欢读书，有一次我见到他随身带着一本关于精神疾病的诊治手册，字里行间画了许多横线，周围密密麻麻地写满了他的心得和注释。不过，他虽然从未学习过绘画，但对绘画十分热衷和专注，而且从不缺席绘画心理治疗。他有一个习惯引起了我的注意，他每次绘画时，总是使用他自己的那支毛笔，而不使用水彩笔等其他绘画工具；而且每次训练结束后，他总是将那支宝贝似的毛笔藏在一个隐蔽的角落，且每次藏匿的地方都

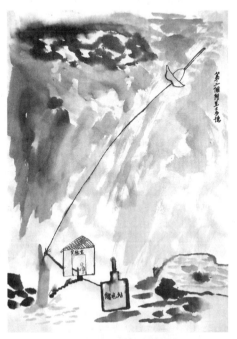

陈大明《第一个亚里士多德》

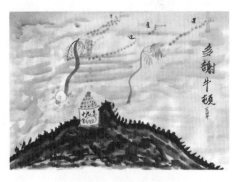

陈大明《多谢牛顿》

不同，生怕被别人偷走。他画的部分作品表现出对科学发明的兴趣和幻想，同时也与杂乱纷繁的历史文化现象纠缠在一起，但总是以错乱和解体的形式呈现。比如，他画了一幅《第一个亚里士多德》，采用大泼墨的写意手法描绘美国科学家本杰明·富兰克林用风筝吸引雷电进行危险实验时的一种幻象，天空乌云密集，

雷电交加，富兰克林躲在一个小屋里紧张地进行实验。可是，他把科学家富兰克林变成了古希腊哲学家亚里士多德，两者相距差不多一千年，真可谓穿越历史时空。在陈大明的《多谢牛顿》一画中，主要表现牛顿发现万有引力与苹果落地的情景，但又与中国古代的"十九皇"（不知他指的是哪个朝代）联系在一起，而山顶上画有延绵起伏的中国长城。此画的创意之处，在于将东方与西方、历史与文化、科学与艺术中的相关元素和符号通过他的幻觉和想象组合在同一时空的固定图像中，在表现形式上也比较独特，用笔十分简练流畅，尤其是天空的色彩和笔触挥洒自如，似乎空气在流动，表现了一种大自然的空灵。他还画了一幅《神秘的金字塔》，描绘古埃及的金字塔和狮身人面像。在这幅作品中，我们来看看他是怎样"揭秘"金字塔的神秘的。画中有三辆大型卡车已将狮身人面像和塔尖拖走，在塔顶上站有一个巨人，在画的右边写有一行字："世上最有力量的人揭开金字塔神秘"。显然，在患者的幻想中，金字塔的"秘密"是藏在塔顶的，而不是按照人们的惯常思维是埋在塔底下的。而几千年之后，终于出现了一个力大无比的"超人"将塔尖移

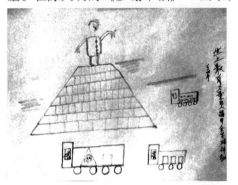

陈大明《神秘的金字塔》

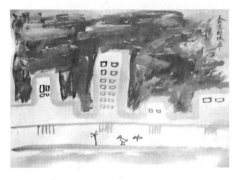

陈大明《会飞的城市》

去，揭开了这个千古之谜。至于这个"秘密"到底是什么？画面没有明确显示，也许这个"秘密"根本不存在，也许这个"秘密"深藏在患者的心里，谁也无法知晓。但这并不重要，重要的是，精神障碍患者将自己移情为"超人"，具有改变世界的力量，这种幻觉在这里得到了充分的呈现。在陈大明的另一幅画《会飞的城市》中，天空布满了刺眼的红黄色的云霞，像熊熊烈火在燃烧，这种大胆而奇妙的幻想是普通人难以达到的。当时正值病人活动时间快结束，室外的护理人员正在吹哨召集患者们排队进入病室区，我站在陈大明一旁，催他抓紧时间，不料他"沉着应战"，挥舞画笔，仅在短短的几分钟内完成了这幅画。显然，在他的想象中，更确切地说，在他的幻象中，一切都在瞬息变化，一切都是漂浮不定的，连一座城市都漂浮、飞扬起来了。他在画中特别强调高楼大厦比小树和飞着的小鸟还要高。这也许是他的一种幻觉使然，但我们仍然相信这是他一种心象漂

浮的结晶。

　　这使我们自然联想到意大利未来主义画家安贝尔多·波菊尼曾经采用点彩画法创作的一幅画《城市在崛起》，在这幅画中，他追求"劳动、光线和运动的伟大综合"。画面前景是一匹巨大的红色奔马，它充满活力，扬蹄前进。在它前面，扭曲的人物如纸牌般纷纷倒下。背景是正在兴起的工业建设。在这里，象征的寓意非常明确：巨马暗指了未来主义者所迷恋的现代工业文明，它正以势不可挡之态迅猛发展，而人群则暗示了劳动的活力。画面以鲜艳的高纯度颜色、闪烁刺目的光线、强烈夸张的动态以及旋转跳跃的笔触表达了未来主义者的信条：对速度、运动、强力和工业的崇拜。整个画面的形式显示出立体主义的"错位与解体"的基本特色。

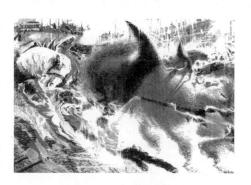

波菊尼《城市在崛起》

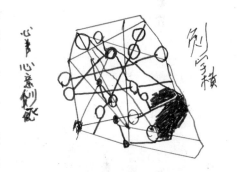

刘金荣作品之一

　　在精神障碍患者刘金荣的作品中，表现的是另一种风格的幻觉和幻象。刘金荣，男，29岁，未婚，初中文化，于6年前无明显诱因出现精神异常，表现为胡言乱语，说自己不是父母亲生的，是外星人；情绪极不稳定，易激惹，时有无故大叫；动作怪异，时而无故捂耳塞鼻，在周围乱转，病发后撕破衣物，脱衣裸体乱跑，大吵大闹，晚上不睡觉等。出现上述症状后患者立即到医院求治，被诊断为"精神分裂症"，药用氯丙嗪等，经过12个月的住院治疗，好转后回家。回家后由于服药欠规律，且事后出外与人嬉闹，病情时有反复，又多次住院治疗，诊断及治

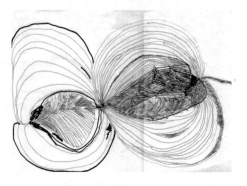

刘金荣作品之二

疗基本同前，疗效一般。但是，患者出院后，只要能坚持服药，病情就稳定，反之，病情加剧。所以，患者于2005年9月23日被送去医院求治，门诊经相关检查后以精神分裂症收入医院。经医生精神检查：患者意识清晰，定向力完整，衣

着整齐，检查尚合作，可交谈接触，问话有答，间有胡言乱语，情感及情绪欠适切，对周围反应欠适切，时有叫喊，感知觉及思维联想检查欠合作，暂未引出典型幻觉及妄想表现，意志活动欠适切，个人生活能自理，大小便正常，未见怪异动作，自知力部分存在。在对其进行绘画心理治疗时，我们发现他对宇宙和天体有着浓厚的兴趣，对宇宙空间充满了幻想，如他画了一幅宇宙与行星的结构图，用简练的线条勾勒出一个错乱的立体空间，据他自己解释说，他画的是星球大战，但这场"大战"局限在他框定的一个框架内。可以说，他的这种幻象始终离不开他自我支配的空间，也许，在他的幻觉中，他可以支配世界的一切事物。在他的另一幅作品中，画有两个连在一起的圆形图案，可能与他自己所说的空间结构与地球内部结构有关，在两个球形的中央都画有类似树叶的图案，象征着生命，也可能是他画的地核，因为它们的周围被层层的弧线所包裹。但是，从整个图形来看，又像两个苹果的横截面，也可以看作是女阴的象征，右边树叶图形象征着阴道，左边用红线勾勒的树叶图形象征着子宫，孕育着生命。不过，也许在他的幻觉里，这描绘的是两个巨大的乳房，因为他曾对医生说过："妈妈的乳汁是最甜的，最好吃的。"说明他具有明显的恋母情结。

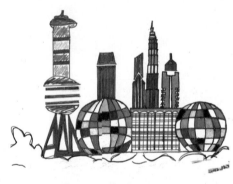

李小倩《太空生活空间》

精神分裂症患者李小倩，女，17岁，未婚，初中文化，在家中排行最小，病前性格倔强而固执，平时不修边幅。患者无诱因出现精神异常后，时有自言自语、胡言乱语，时有说有人针对自己、要对自己不好，时有说一些粗俗的话语，情绪不稳定，无故吵闹、发脾气、骂人，行为怪异，时有发呆，站立不动，看见有人说话就认为在议论自己，不主动料理个人生活，晚上难以入睡，不听劝说，偶见外窜

及伤人毁物行为。出现上述情况后，曾在当地门诊求诊，治疗欠佳。后来患者的上述情况加剧，家人恐其病情加重，将其送入精神康复医院求治，门诊经相关检查后拟以"精神分裂症"收其入院。李小倩思维活跃，时常处于一种幻觉的状态，时常听到耳边有说话的声音，而且思维散漫，思维障碍明显，出现妄想和被害妄想现象；平时注意力涣散，欠集中，时有发呆，反应欠适切。不过，在我看来，她似乎具有一些绘画的天赋，虽然她从来没有过绘画的学习和训练，但她能够达到自发绘画的最佳状态，充分发挥自己的想象力。在一次绘画心理治疗中，她画了一幅想象未来的画《太空生活空间》，采用各种几何图形和鲜艳亮丽的色彩构成了她梦幻中的太空景观，充分发挥了她丰富的想象力。画面采用几何形体

构成，造型奇特，色彩艳丽。在建筑物的下面是淡蓝色的云雾或浪花，意味着这是一座漂浮在太空中的城市，一座没有黑暗和痛苦的五彩缤纷的城市。这是她希望自己未来生活的地方，是她的欲望的表达，也是一种幻觉的映像，从而达到一种心理上的满足。正如弗洛伊德指出："满足是通过幻觉而获得的，而人们承认幻觉就是幻觉，无须幻觉与现实之间的矛盾前来搅乱它们造成的快乐。"此外，李小倩还画了一幅《金发女郎》，在飘逸而纷乱的长发中充满着无数纷飞的幻想，头发中的世界是一个混乱而纠缠不清的世界。我们可

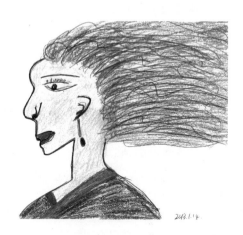

李小倩《金发女郎》

以看到那些蓝色的不规则的曲线在金黄色的发丝中游刃有余，像跳跃的音符一样演奏着一个少女对未来的狂想曲，这也许是她的自画像，是她的一个真实写照。

由此可见，幻想是人们的一种疯狂体验，无论是在平常生活中，还是在艺术创作中，幻想始终是最强有力的心理动力和创作灵感的催发剂。福柯曾经指出："在疯癫中，灵与肉的整体被分割了，不是根据形而上学上的整体的构成因素，而是根据各种心象来加以分割，这些心象支配着肉体的某些部分和灵魂的某些观念的荒诞的统一体。这种片段使人脱离自身，尤其是脱离现实。这种片段本身的游离状态形成某种非现实的幻觉，并且凭借着这种幻觉的独立性而把幻觉强加给真理。'疯癫不过是想象的错乱。'换言之，疯癫虽然从热情出发，但依然是灵与肉的理性统一体中的一种剧烈运动。这是在非理性层次上的运动，但是这种剧烈运动很快就摆脱了该机制的理性。"① 可以说，幻想和幻觉正是精神障碍患者在无意识的状态下创作原生艺术所表现的主要内容之一，也是他们自发进行创作的主要契机。

毫无疑问，人们无法摆脱幻觉，艺术创作更离不开幻觉，幻觉仿佛是绘画的随行影子，许多优秀的绘画作品都是幻觉的绝妙表现，也给观赏者带来了美妙的幻觉体验。正如法国18世纪罗可可风格画家让·利奥塔尔所说："绘画是最让人吃惊的女巫。她会用最明显的虚伪，让我们相信她完全是真实的。"弗洛伊德也认为，艺术遵循于纯粹的快乐原则，它是"无害而有益的，它所寻求的不是别的，而是幻觉"。

① ［法］米歇尔·福柯著，刘北成、杨远婴译：《疯癫与文明：理性时代的疯癫史》，北京：生活·读书·新知三联书店1999年版，第84~85页。

第二章　心象与图像

　　一切绘画作品都是图像的显现，而一切图像不外乎都是创作主体情感的投射和各种意象的表达。我们对事物与现象的感知和理解大都是从视觉开始，最后通过心智来完成的。那么，在艺术创作过程中，创作者必须经过物境、心境与意境产生心理意象和视觉意象，而这一过程是由心象所支配的。心象是意象产生的前提和"原象"，也就是原始意象。与其说，艺术创作是审美意象的表达，不如说是创作主体的心象的外化。从艺术创作心理学的角度来说，心象的外化在很大程度上是通过移情来实现的，而在其所表现的内容和形式上，大都是通过符号和象征来完成的。而且，符号的表征和意象往往是模糊的、不确定的，甚至是混乱不堪的，这是因为这些符号的含义在很大程度上并非来自于人们的一般知觉和经验，而是植根于创作者的深层无意识和内在的心理体验，是一种理性与非理性的矛盾冲突中的巧妙结合的图像呈现，尤其是在精神障碍患者所创作的原生艺术作品中，充分反映了他们的无意识、性与生命意识和死亡意识。他们所创作的图像是他们内心潜在的心象的外化和物化，而他们的心象不仅是一种"象外之象"，而且是一种漂浮的心象。

第一节　心象与意象

一、心境与意境

　　我们在探讨心象和心境之前，有必要弄清楚什么是"心"。一般来说，心并不是一种客体，它是非物理性的。在我们日常生活中，我们经常运用"心"这个词来谈论某种事情或某些事物。比如说，我们来谈谈心；对某人或某事担心；"我们谈论某人改变主意，说出某人心中的想法，某人丧失理智，把某事记在心上，有心做某事，对某事有点动心，对是否做某事心中犹豫不决等；某人可以是有主见的、固执的、软弱的或者优柔寡断的，也可以是虚心的、心胸开朗的、真心诚意的、心地纯洁的、品格高尚的、头脑简单的、心灵龌龊的"①。还有将"心"作为动词的某些用法，如小心、专心、介意等。可见，在特定的情形下，"心"具有不同的用法和意义。"尽管如此，它们看来确实有一种共同特征，即感知或意识到某物，留意或注意某物，特别注意某物。可以说'意识'这个共同特征就是这个概念的核心要素。"心以各种心理现象的形式表现出来，我们可以把心理现象看成"纵横交错、相互重迭，在此处平行，在他处又分开的巨大的道路网络。在这个网络中存在着这么一些地方，在那里许许多多的线路汇集成一束。这样，我们就可以把认知、情感、意志这种神圣的三位一体看成是许许多多心理现象的交汇点。在认知周围，我们可以找到思想、相信、理解、想象、注意、注视、知觉、记忆和其他认知方式。邻近情感的有躯体的感觉、体验、感情、情绪、心境。而意志则处于欲望、动机、决定、意图、尝试、行动、假装和种种行为特征的区域中"②。

可见，心境是一种普遍的心理现象和情感体验。而我们所谓的"境"，原指疆界，后引申为人所处之地及其景物，又虚化为人对某物的心理体验。如《庄子》曰："辨乎荣辱之境。"事实上，人的感官和思维的一切对象，都可以称之为"境界"或"境"。在这里，"境"主要指我们所说的"物境"，即客观存在的自然景物。而所谓"心境"是指强度较低但持续时间较长的情感，它是一种微弱、平静而持久的情感，如绵绵柔情、闷闷不乐、耿耿于怀等。心境又叫心情、心绪，它具有弥散性和长期性。心境的弥散性是指当人具有了某种心境时，这种心境表现出的态度体验会朝向周围的一切事物。古语中说人们对同一种事物，"忧者见之而忧，喜者见之而喜"，也是心境弥散性的表现。心境的长期性是指心境产生后要在相当长的时间内主导人的情绪表现。虽然基本情绪具有情境性，但心境中的喜悦、悲伤、生气、害怕却要维持一段较长的时间，有时甚至成为人一生的主导心境。

在中国传统美学中，"意"是绘画的一个重要的审美要求，是泛意识的主体思想、观念、情感和审美趣味的综合表现。南朝齐谢赫在《古画品录》中云："卫协之画，虽不该备形妙，而有气韵，凌跨群雄，旷代绝笔。"又欧文忠《盘车图》诗云："古画画意不画形，梅诗咏物无隐情；忘形得意知者寡，不若见诗如见画。"即所谓"得意忘形"，力求以意境为主，使人读一首诗如同看一幅画。宋代画家葛守昌则认为："夫画，人之为此者甚众，其谁不欲擅名？大抵形似少精，

---

① ［美］J. A. 沙弗尔著，陈少鸣译：《心的哲学》，北京：生活·读书·新知三联书店1989年版，第5～6页。

② ［美］J. A. 沙弗尔著，陈少鸣译：《心的哲学》，北京：生活·读书·新知三联书店1989年版，第6～12页。

则失之整齐。笔墨太简，则失之阔略。精而造疏，简而意足，唯得于笔墨之外者知之。"另外，"意"还表现为一种具体创作过程中的主体意向、一种创作状态，即将绘画的灵感处于深刻的隐遁状态，同时又心机自藏地与构思的灵机连接在一起，以达到"神与物游"的境界。

事实上，这种"神与物游"的境界是"物境"与"心境"相互作用的结果，是两者的交融与合一。而在这个交融的过程中，"心境"起到了决定性的作用。我们经常说的"境由心造"，意指环境的美好与恶劣是由心境的快乐与否决定的，显然强调了"心"对"境"的决定作用，这对主客观交融为核心的意境理论产生了重要的影响。我国南北朝时期著名的文学理论家刘勰的《文心雕龙·隐秀》首先用"境"的概念来论诗，如论及嵇康、阮籍的诗曰"境玄意淡"，其他论言如"文外之重旨""余味曲包"等，也涉及"意境"的问题。

在中国古典美学中，真正的美不在于自然之物象本身，而在于人与物理世界之外建构的"意象"世界。那么，什么是意境？我国当代美学家宗白华认为，艺术家在艺术创作中，"他所表现的是主观的生命情调与客观的自然景象交融互渗，成就一个鸢飞鱼跃、活泼玲珑、渊然而深的灵境；这灵境就是构成艺术之所以为艺术的'意境'"①。意境是"情"与"景"的结晶。艺术的意境，因人、地、情、景的不同而产生出各种不同的境界，甚至同一景象（物境）可能产生不同层次的意境，也可能因人、情不同而产生不同的意境。比如，同是一个星天月夜的场景，元人杨载《景阳宫望月》云："大地山河微有影，九天风露浩无声。"明代画家沈周《写怀寄僧》云："明河有影微云外，清露无声万木中。"清人盛青嵝咏《白莲》云："半江残月欲无影，一岸冷云何处香。"

刘勰在《神思》篇中创造性地提出了"意象"这个概念，阐述了审美主体与客体之间的复杂关系，从而对意境的创造产生了巨大影响。审美主体的情与审美客体在时空维度下，通过意象产生共鸣。刘勰在《神思》篇中提到"文之思也，其神远矣。故寂然凝虑，思接千载；悄焉动容，视通万里。吟咏之间，吐纳珠玉之声；眉睫之前，卷舒风云之色"。这是说艺术想象具有超越时空限制，熔铸古今、物我为一炉的作用。这说明艺术想象是一种存乎心的审美活动，具有自由性和超越性，可以身在此而心在彼。在审美活动中，审美主体与客体处于交流融合时，会达到物与神游的境界。《神思》中还提到"独照之匠，窥意象而运斤"。由这句话可知，作者之"意"起着决定性的作用。表面看来是"窥意象"而后"运斤"，实际却是先有作者的"神思"，然后作者精选物象倾注其"意"，从而使"物象"变成"意象"。

---

① 宗白华：《美学散步》（插图本），上海：上海人民出版社 2005 年版，第 121 页。

　　从心理学的角度来说，所谓意象可以简单地理解为想象，但又与想象有所不同，应该说意象是意识变化的想象。想象是一种自创的想象结果，可以由我们的思维自由支配，而意象是由一种已经存在的意识或者潜意识变化而来的表象，由于这些意识或潜意识多少会受到社会道德限制，所以个体就会以已经变异的形式来表现和发泄这些想法，比如在意象中出现的蛇可能代表的就是性，所以说，意象是个体受到压抑的意识或潜意识以想象出的物体、动物或其他形象的表现形式。

　　在唐代，意象作为表示艺术本体的范畴已经被美学家们普遍运用。如张怀瓘《文字论》："探彼意象，如此规模。"王昌龄《诗格》："久用精思，未契意象。"司空图《二十四诗品》："意象欲出，造化已奇。"不仅如此，美学家们还提出了"境"这个美学范畴，这在很大程度上标志着意境说的诞生。王昌龄《诗格》曰："处身于境，视境于心。莹然掌中，然后

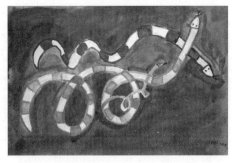

精神障碍患者林玉惠画的三条蛇

用思，了然境象，故得形似。""放安神思，心偶照境，率然而生。""搜求于象，心入于境，神会于物，因心而得。"他把"境"与"象"对举，有时又把"境"与"象"连用。从他的这些论述中可以看到，"境"和"象"的含义是有所区别的。因此可以说，"意象"并不等同于"意境"，关键就在于这个"境"。"意象"是"意"与"象"的融合，即"情"与"景"的交融，而"意境"是在特定场景出现的"意象"的组合，是一种特定的审美意象，是"意"（艺术家的情意）与"境"的契合。也就是说，"意象"是"心境"与"意境"相互作用的结果。正如德国哲学家黑格尔所说："在艺术里，感性的东西经过心灵化了，而心灵的东西也借感性化而显现出来了。"

　　我们对客观现象的感知离不开主体的心理活动，现象总是通过主体而呈现。对于我们来说，"现象的发生即意味着一个主体意图的实践过程，这是一个从思想到现实的'显形'行动，也是精神语言到文本语言的一次确立"。在这里，世界的存在成为一种现象的言说，"它既是一种图像的显现，也是一种人的主观意识的存在。从现象学的认识方式上来说，考察那些具体的艺术图式时应当还原至它们活动的时间段落中，只有这样才能回到那些真实客观的发生状态中去，才能还原一个相对的真实。因为一个通常的状态是，几乎所有的事物在经过人为的意

识加工后就在时间之流中失去了它的本来面目，它们成为一段尘封的历史和记忆"。①

我们知道，"人类在意识活动中，能够本能地意识到某物的形状和形式与非物理事件之间在结构上的相似，以及它们的相同和一致，并能够导致知觉进入更高抽象的组织活动。这种活动是从以往经验的储备中抽取出视觉对象缺少的部分，再对其加以补充，使视觉思维共同再现具体的形态，使视觉艺术成为一种心理意象"。在艺术创作中，"视觉感知出来的意象，并不是投射在视网膜上的投影，而是由影像的构造所表达出来的高度抽象的概念，被称为'视觉意象'。也就是在感知者心目中呈现出一种更抽象的感受，这类概念或感受被称为'心理意象'，是艺术发展到后期阶段才产生出来的一种艺术效果，这种意象的作用是要求感知者感知到物体的构造，而不是感知到物体的形状或其他"。②

心理意象在艺术创作和艺术欣赏中起着十分重要的作用。心理意象与视觉意象如同一个硬币的两面，密不可分。心理意象是意象的内涵，视觉意象是意象的外延或外显，而两者又都离不开心象的作用。可以说，在意象构成"谱系"中，心象是意象产生的基础和前奏，或者说，心象是衍生意象的感光底片。那么，什么叫心象？当对象不在面前时，我们的头脑中浮现出的形象被称为知觉形象或者组织样式，这就是心象。

心象是很重要的一类知识表征，它能够使我们在对象没有出现的情况下去表征和加工这些对象。知识表征是指信息在人脑中的存储和组织形式，即外在的事物、事件、观念等在人脑中呈现并为人脑所知的形式。不同知识类的表征形式存在着较大的差异。显然，心象生成与人类大脑中的功能区域紧密相连。心象可以分为：①视觉心象：大脑中出现的具有视觉特征的形象。②听觉心象：大脑中浮现出的具有听觉特征的形象。③运动心象：与动作系统相关联的形象，比如打乒乓球、游泳。心象是通过感知和概念分类来构造的，心象上的操作并不是直接对心象中的信息进行的，而是通过运动过程来间接完成的，但在很大程度上由无意识所支配。可以说，心象源于深层的无意识结构。

心象对心理意象的形成起着十分关键的作用。许多心理学家认为，心理意象绝不是对可见之物的忠实、完整和逼真的复制。英籍美国心理学家爱德华·布雷福德·铁钦纳在《关于思维活动的试验心理学讲演》一文中，对心理意象进行了描述："在我的大脑以正常状态活动起来时，它便是一系列清晰而又完整的画廊——不是由已定稿的画组成，而是一系列印象式的画稿。每当我读到或听到某人在虚心地或严肃地、谦卑地和殷勤地做某件事时，眼前就立即呈现出虚心、严

---

① 张健波：《艺术图像学：艺术文化与图像形态》，乌鲁木齐：新疆大学出版社 2007 年版，第 5～7 页。
② 钱家渝：《视觉心理学》，上海：学林出版社 2006 年版，第 140～141 页。

肃、谦卑、殷勤等视觉形象。"这时，人们把心理意象描述为模糊的、忽隐忽现的。这种模糊并不是记不起客观事物的细节，并不是遗忘，而是一种抽象。因此，印象派绘画所提倡的正是"一幅画是心灵本身的产物，而不是对外部事物的描述"这样一种艺术理念。正如阿恩海姆指出："在任何一个认识领域中，真正的创造性思维活动都是通过'意象'进行的。这就是说，心灵在艺术中的活动与它在其他领域中的活动是相似的。"① 此外，心理能量的转化和作用也是意象生成的一个重要因素。正如荣格所说："我们崇拜心理能量的现象力比多。每一种力量和每一种现象都是能量的特殊形式，它既是某个意象也是某种表现方式。形式具有双重含义：其一，形象化了的能量；其二，能量的媒介。一方面，我们可以说能量创造它自己的意象，另一方面，媒介的特点迫使它以一种特定的形式显现。"②

视觉意象的生成源于我们对客观事物的观察。从某种意义上来说，我们所观察到的事物就是拉康所比喻的那个"从自己的鼻子尖"开始的世界图景："人们的不幸在于他们的世界是从鼻子尖那儿才开始，他们只有用看到自己鼻子尖一样的办法才看得到他们在这个世界上的欲望，这就是说用某面镜子。然而，刚刚看到这个鼻尖，他们就爱上了它，这就是用自恋来包容欲望的形式的第一个意义。"在拉康看来，所谓镜像阶段实际上是"我"与周遭人物和环境的一个认同过程，在"我"与视觉对象的辩证关系中，自我意识在一种"想象的激情"和"与本身身体形象的关系的活力"中得以形成，并在随后的象征语言符号之网中重建起"我"的主体功能。可以说，在自我意识形成的同时，视觉意象得以生成，并在艺术创造中转化为象征性的语言符号。

事实上，在艺术创作中，从物境（物象）到心境（情境），到意境，到心象，到心理意象，到视觉意象的产生，经历了一个从视觉、直觉、感觉、知觉到情感、想象和体验的复杂而综合的运动过程，而艺术作品是这一过程中各种心理元素发挥效应的最终结晶。相对于一般的艺术创作而言，在精神障碍患者的原生艺术创造中，同样不排除这一心理活动的运动过程。而且，在他们的作品中，有着非常丰富的意象和颇具诗意的意境，甚至更多地强调直觉、感觉、情感和想象的表达。尽管如此，他们所描绘的仍然是一种心理原型结构，不仅是一种心象的表达，而且是一种漂浮的心象的表达。

在一家精神病医院的一天下午，我去绘画心理治疗室对 8 位精神障碍患者进行绘画心理治疗。一位新来的患者秦汉引起了我的注意，他看上去40 多岁，身材

---

① ［美］鲁道夫·阿恩海姆著，滕守尧译：《视觉思维》，北京：光明日报出版社 1987 年版，第 37 页。
② ［瑞士］卡尔·古斯塔夫·荣格著，孙明丽、石小竹译：《转化的象征——精神分裂症的前兆分析》，北京：国际文化出版社 2011 年版，第 75～76 页。

高大而结实，却一直沉默寡言，一开始画一幅风景画，他在纸上随心所欲地涂抹，用类似于印象派和点彩派的绘画方法，看来也没有受过基本的绘画训练，完全出自他内心的意象而绘画。不过，他的画作基本上采用暖色调，山和树木都用紫色和熟褐色来描绘，也许他有色盲，但这并不重要，也许在他眼里就是那个样子。第二天，秦汉画了一棵千年老树，茂盛的树叶几乎占据了画面的半个空间，树荫下有一对老汉在石桌上下棋，其中一个坐在石凳上，另一个站立着，并将一条腿踏在石凳上，似乎在为输赢而争吵，非常富于戏剧性，表现了一种世外桃源的幽静、清闲的雅趣和意境。而且，他采用大胆的色彩和笔触，具有野兽派的风格。我询问他以前是做什么的，他说是开杂货店的。显然，他从来没有拿过画笔。但他在绘画时站立着，摆开架势，画笔在纸上纵横流动、四处点缀，完全处于一种忘我的状态。他将此画取名为《对弈》。

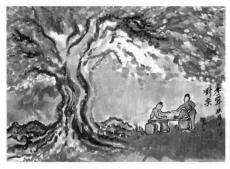

秦汉《对弈》

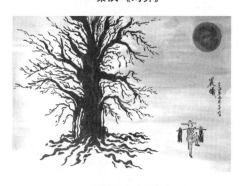

秦汉《晨曦》

据了解，患者秦汉，47 岁，中专文化，已婚，于 1986 年开始出现精神异常，表现为乱语、有被害妄想、行为紊乱、易冲动、生活懒散。因怀疑妻子有外遇而经常打骂妻子，曾多次住院治疗，被诊断为"精神分裂症"。他认为父母和妻子与他的关系不好，自己缺少关爱。因此，在他的画中总是描绘一棵大树以及大树下的人，而这棵大树都是枝叶茂盛、盘根错节的，象征着传统文化中的某种权威和压力。在树下下棋的人只是在权威霸权话语下的两颗棋子，虽然他们为输赢有所争执但依然自得其乐，但这下棋终究只是在大树（象征着权力）的阴影下进行的一种游戏。不管这个开小店的人曾经经历过什么生意场上的挫折或命运的曲折，他所画的作品中都离不开一棵大树，这无疑是一种对权威甚至权力的崇拜或恐惧的心理泄露。大树底下好乘凉是一种心理状态，而大树的阴影也是难以摆脱的。另外，从大树的形态和四周伸展的树枝来看，在他的潜意识里或许隐藏着强烈的男权意识，甚至具有暴力倾向，因此他才会经常打骂妻子。

接下来的第三天，秦汉画了一幅《晨曦》，画中仍然有一棵大榕树（看来他始终怀有一个挥之不去的榕树情结）。一个主题或一个形象在同一作者的不同绘画作品中反复出现是精神障碍患者在艺术创作中一个显著特征。在《晨曦》中，画面色彩单调，仅以黑色和红色绘之，暗红色的太阳刚刚升起，天空布满了淡淡的云霞，天地一色，一个农夫戴着草帽，扛着一担柴火从树下走过，意味着农夫刚砍完柴火归来，准备回家做饭，表现了一种画者所向往的日出而作、日落而息的田园生活的情调。值得注意的是，农夫的一条腿抬得很高，似乎在跨越篱笆。而他身后的千年古树顶天立地，几乎占据了整个画面二分之一的空间，树叶已经凋零，树枝纷乱地伸向四方，像无数双求助的手；树根盘根错节，像无数条爬动的小蛇。这表现了一种孤寂、荒凉的意境，反映了画者内心的压抑、痛苦、恐惧和不安，这是一种混乱的心象的投射。

在精神障碍患者杨晓云的作品中，时常出现一些具有诗意而朦胧的意象。杨晓云今年 59 岁，离异，中专毕业后一直在一家医院的药房当药剂师，几年前因情感障碍和失眠而入院。她的父母已经过世，现有一个弟弟和一个妹妹，妹妹会经常来医院探望她，她们的关系比较融洽。一天下午，她画了一个极富诗意的场景：我们看到一位穿长裙的女孩的背影，女孩手持一束鲜花，站在两棵枫树之间，金黄的枫

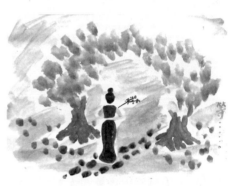

杨晓云《等……》

叶几乎覆盖了整个天空，像燃烧的火焰，象征着热烈的爱情。然而，枫叶开始一片片地随风飘落，草地上留下一行行徘徊的足印。她将此画命名为"等……"，意在述说一个凄婉动人的爱情故事：一位少女在苦苦等待心上人的到来，从充满浪漫的春天等到凄凉的深秋，从鲜花怒放等到秋叶飘零，她仍然在孤独地、苦苦地等待。画面充满了忧伤和惆怅，这也许是画者过去人生经历的真实写照。

我们从上面两位精神障碍患者的作品中看到，他们所表现的意象和意境都是通过比较具体的形象来呈现的，充分发挥了他们丰富的想象力。不仅如此，画中所描绘的情景和形象同样可以引发观赏者的联想，引发出一个情节、一个故事或一段情感。然而，意象和意境并不总是通过具体可感的形象和物境才得以呈现的，一些抽象的元素和表现形式同样可以用来表达画者内心的意象和作品中的意境。比如，精神障碍患者史雨的一些作品便是如此。史雨，20 岁，初中文化，未婚，一直在家待业。2009 年，其父去世，他于同年 10 月发病，表现为毁物伤人、胡言乱语，病情反复发作，曾于多家医院就医，被诊断为"精神分裂症"。在对他进行绘画心理治疗时，发现他沉默寡言，反应比较迟缓，开始绘画时比较拘谨，画得比较具象，对色彩的运用比较困难。后来，随着对色彩的大胆运用，他

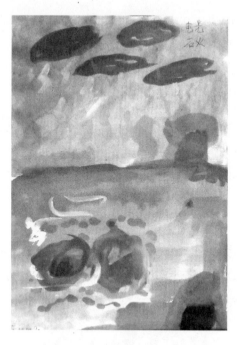

史雨《电光石火》

越画越抽象，甚至显示出类似抽象表现主义的风格。如在他画的《电光石火》中，用色大胆，红色的土地与深蓝色的天空在画面上平分秋色，产生强烈的对比效果和视觉冲击力，天空滚动着几朵乌云，云朵下画有一些闪电，雷雨交加，而大地上的几块石头发出光芒，还有土地上被烧焦成黑洞的痕迹，象征着大自然对生命构成的威胁和毁灭的一种不可抗拒的力量，表现出一种极度的恐惧和不安，折射出画者内心的痛苦和矛盾。

在这里必须强调，我们不能把想象与形象或意象混为一谈。"意象仅是想象的一种类型，它是产生和体验形象的过程。想象是心灵的一种能力，是心灵在有意识的和清醒的状态下产生或再现多种符号功能的能力，但又不是有意组织的功能。"①

意象可分为有意识意象与无意识意象，但任何一种无意识和无意识意象都不属于想象之列。意象通过形象得以呈现，而形象可以是十分具象的，也可以是极为抽象的。

二、"象中之象"与"象外之象"

在审美活动中，境象与意象是两个较为常见的审美范畴。意象，就是指客观境象经过创作主体独特的情感活动而创造出来的一种艺术形象。简单地说，意象就是寓"意"之"象"，就是用来寄托主观情思的客观物象。

我们说，艺术创作不外乎对客观现象与内心世界的具体或抽象的表达。唐代著名诗僧皎然在《诗仪》中说："夫境象非一，虚实难明。"他还把"境"和"情"联系起来说："缘境不尽曰情"，"诗情缘境发"。这就是说，审美情感是由"境"所引发的。那么，这里的"境"是指什么呢？唐代诗人刘禹锡对此做了一个最明确的规定："境生于象外。"

---

① ［美］西尔瓦诺·阿瑞提著，钱岗南译：《创造的秘密》，沈阳：辽宁人民出版社1987年版，第48页。

所谓"象外",有几层含义,一是指物外,物象之外。东晋诗人孙绰《游天台山赋》:"散以象外之说,畅以无生之篇。"《三国志·魏书·荀恽传》:"诜弟颙,咸熙中为司空。"裴松之注引东晋孙盛《晋阳秋》:"斯则象外之意,系表之言,固蕴而不出矣。"元代辛文房《唐才子传·韦应物》:"所居必焚香扫地而坐,冥心象外。"二是指尘世之外。唐代钱起《过瑞龙观道士》诗:"得兹象外趣,便割区中缘。"唐代寒山《诗》之二九二:"自羡幽居乐,长为象外人。"明代何景明《寺僧留宿》诗:"水月人间地,香灯象外天。"清代超源《梦故友程风衣》:"自言身朽心不朽,象外风月皆吾友。"三是指写诗比物以意,而不指言某物,意境超乎常法之外。唐代司空图《二十四诗品·雄浑》:"荒荒油云,寥寥长风。超以象外,得其环中。"北宋惠洪《冷斋夜话·象外句》:"唐僧多佳句。其琢句法,比物以意,而不指言某物,谓之象外句。"至于"超以象外",是指超脱于物象之外,形容诗文意境雄浑、超脱,也比喻置身世外、脱离现实的空想。

最早在美学意义上用"象外"这个词的是南朝画家谢赫。他在《古画品录》中说:"若拘以体物,则未见精粹;若取之象外,方厌膏腴,可谓微妙也。"在这里,所谓"取之象外"意指画家不要停留于有限的孤立的物象("拘以体物"),而要突破这有限的"象",从有限进入到无限,这样创造出来的画面形象,才能体现那个作为宇宙的本体和生命的"道"("气"),达到微妙的境界,这才叫"气韵生动"。虽然谢赫所说的"象外"是对有限的"象"的突破,但并不意味着完全摆脱"象"。因为"象外"也还是"象",但是突破有限形象的某种无限的"象",是虚实结合的"象"。这种"象",司空图称之为"象外之象"。这种"象",也就是庄子所谓的"象罔",而这就是"境"。

在庄子看来,"象罔"是有形和无形、实和虚的统一。他认为"象罔"能表现"道"。因为"道"是"有"与"无"、"虚"与"实"的统一。所以说,"境生于象外"中的"境"就是"象罔",也就是司空图说的"象外之象"。

审美主体与审美客体所处的时间、空间、位置都是不同的,联系他们的唯一纽带就是作品,而使他们能在感情上产生共鸣的,就是意象。因此,所谓"象外之象",第一个"象"是指物象,而第二个"象"是指触发意象的"境"。那么,既然有"象外之象",也就必然存在"象中之象",而所谓"象中之象"是指我们在艺术创作和艺术欣赏中所创造或观赏到的形象和物体的客观表象及形式,在这里,第一个"象"仍指物象,而第二个"象"是指反映物象的具体表现形式,它具有客观性,排斥主观臆想,它是具体的而不是抽象的,它是被直接感知的对象。而对"象中之象"的认知、理解和把握有赖于艺术家和观赏者的心理状态和心理活动。事实上,艺术创作和观赏的过程是从"象中之象"转化为"象外之象"的过程,通过这种转化,审美意象才得以形成。这种转化的契机和过程就是审美主体的一系列心理活动。

审美意象的产生过程必须经历三个十分复杂的阶段。在这个过程中，既有感性因素的影响，又有理性因素的作用。首先，情感是审美意象生成的直接动力。艺术家有了情感、愿望，才会去接近客体、解读客体，从而得到"意象"，并且这个"意象"会随着作者情感的变化而变化，就像我们所说的"思苦自看明月苦，人愁不是月华愁"，明月本身并没有变化，变化的只是我们的情感、心境。其次，理性因素伴随审美意象产生的始终。清代画家郑板桥曾在谈到艺术创作时写道："江馆清秋，晨起看竹，烟光日影露气，皆浮动于疏枝密叶之间。胸中勃勃遂有画意。其实胸中之竹，并不是眼中之竹也。因而磨墨展纸，落笔倏作变相，手中之竹又不是胸中之竹也。总之，意在笔先者，定则也；趣在法外者，此机也。独画云乎哉！"这句话可以看出，首先，郑板桥的画意是由烟光、日影、露气浮动于疏枝密叶之间引起的。也就是说，画意并不是由孤立的"象"引起的，而是由虚实结合的"境"引起的。这样画家所创造的就不是一般的"意象"，而是"意境"。其次，画家从竹子千姿百态的自然景象中得到启示，激发情感，经过"眼中之竹"，转化为"胸中之竹"，借助于笔墨，挥洒成"手中之竹"，即"画中之竹"。显然，郑板桥用"眼中之竹""胸中之竹""手中之竹"三个概念，对应了艺术创作的三个阶段——观察、构思、实现。而这三个阶段的划分，也正好体现出审美意象生成的三个阶段。在这里，所谓"眼中之竹"，即审美意象生成的雏形。艺术家在观察客观存在的"竹"时，通过眼睛这个观看的渠道和感受器，以及大脑的综合作用，生成了"我"的"眼中之竹"，转换成了一种"竹"的物象，而这与自然界的竹子不是同一竿竹了。可以说，"眼中之竹"是创作主体（审美主体）在与客体（烟光、日影、露气、疏枝密叶等构成的客观之景）相遇的一刹那，仅靠第一信号系统——眼睛把握的最初印象。应该说，"眼中之竹"已经初现"意象"的意味。而所谓"胸中之竹"即审美意象的完整显现，这是艺术家构思过程中所形成的竹的形象，是艺术创作过程中尤为重要的一个阶段。在这个过程中，审美想象起到了重大的作用。这是一个在审美知觉的基础之上以心象为形式的创造性的心理过程。艺术家把思想情感融入物象，把情操寄托在物象之中，并按这种需要对"眼中之竹"加以修改、补充，在胸中形成完整的竹形象——艺术意象。可以说，有了"胸中之竹"，就有了艺术的本体和生命，然后才有"手中之竹"——画面的意象。[①] 在由"胸中之竹"到"手中之竹"这一阶段，创作主体要通过特定的手段把胸中之意抒发出来。对于郑板桥来说，就是"磨墨展纸，落笔倏作变相"，创作一幅画——胸中意象的承载者，也就是审美意

---

① 参阅叶朗：《中国美学史大纲》，上海：上海人民出版社 1985 年版，第 546 页。

象的物化。"手中之竹"不同于"胸中之竹"，物化的审美意象不同于胸中之象，因为这种物化并不是一个机械的复制心象的过程，而是意向性活动继续进行的一个阶段。但是，这些物化了的审美意象和艺术家的胸中意象具有某种影射关系。因此，我们在欣赏一件艺术品的时候，往往就是对创作者胸中之象的解读，也就是对心象的解读，而这个解读又开启了一个新的审美感性活动。

我国清代画家石涛强调主体意识对于绘画创作的能动性，其画力主"搜尽奇峰打草稿"，一反当时仿古之风；其画构图新奇，笔墨雄健纵姿，淋漓酣畅，于气势豪放中寓静穆之气，面目独具。把绘画创作和审美体系构成"借笔墨以写天地而陶泳乎我也"。他认为："夫画者，从于心者也"，"夫画，天下变通之大法也"。他在《石涛画语录》中写道："山川使予代山川而言也！山川脱胎于予也，予脱胎于山川也。搜尽奇峰打草稿也，山川与予神遇而迹化也，所以终归之于大涤也。"此言很好地反映了心与物的关系、心象与意象的关系，同时说明了心象对意象形成过程的重要性。

意象的表现形式是多元的。我们知道，"在艺术家所创造的每一种意象中，都存在着超越了那些纯粹模仿价值的价值要素，也就是说，存在着艺术家的人格所具有的价值"[①]。而且，"在艺术作品中，艺术家用象征意象来表达自身的信仰。例如中国水墨画中，竹子代表坚韧，荷花代表高洁。即使在我们的日常生活中也随处可见大量的象征意象，例如洁白的婚纱、一束玫瑰、夹在日记本里的一枚枫叶……就连孩子们的信手涂鸦中也少不了象征意象。荣格对自己以及他的病人（包括普通病人与精神障碍患者）所做的梦进行了大量分析。他发现，很多人的梦境中因出现过神秘的象征意象（比如曼陀罗等）而给人留下深刻的印象"[②]。

我们也应该清楚，艺术作品中所表现的形象和事件并非是客观的事实意义上的物理—生理—心理的状态，而是具有一定的时间性、充分的表现性和丰富的可能性的内涵使我们能感官愉悦和内心激荡的意象。在一件艺术作品中，如法国后现代哲学家德勒兹所说："应该有某种东西从图式中呈现。"也就是说，应该形成具体的意象（而未必是具体的形象）落实在画布上。在这里，感觉、意象、形象（内容或事件）有着内在的联系。如果说，意象是发生在绘画中的"事件"，那么"感觉"则是"意象"运动在观赏者的身体运动层次所引发的"事件"和产生的"审美经验"。然而，这种意象并非仅仅存在于封闭的画布界限之内，相反，它还具有开放的内涵。可以说，观赏者—创作者的身体运动是意象运动的统一过程的延续，而且，只有在与观赏者的身体运动的相互作用之中所产生的整体效应的基础上，才能完整地理解意象的内涵。我们总是探究艺术作品的"意义"，而"意

---

① ［德］莫里茨·盖格尔著，艾彦译：《艺术的意味》，北京：华夏出版社1999年版，第173页。

② 尤娜、杨广学：《象征与叙事：现象学心理治疗》，济南：山东人民出版社2006版，第83页。

义"的表现就在于向不同的方向和层次展开新的联系，在"感觉"的运动中，我们将看到意象作为外在的"力"穿越身体的不同层次而形成"感觉"，意象发挥某种效应，观赏者自身对画面的参与和在场变成了发生的"事件"。正如德勒兹指出："现代绘画开始于人不再作为本质而生存，而是作为一种偶然。"

克罗齐十分强调艺术中的意象表达，他在《美学纲要》中指出："意象性是艺术固有的优点。意象性中刚一产生出思考和判断，艺术就消散，就死去。"① 因此，"感觉"对于意象的生成和表达显得尤为重要。因为，"感觉"是在观赏者的身体与绘画的意象之间形成的，但这并不能被归结为一种主体方面的身体经验与客体/对象方面的意象运动之间的二元对立。在德勒兹看来，"感觉"是双重性的统一体，它既有朝向主体的一面（神经系统、生命运动、本能），也有朝向客体和对象的一面（事实、场所、事件、绘画自身的意象），而这两方面是不可分离的。德勒兹写道："我在感觉中生成，而与此同时某物在感觉中到达，一方通过另一方，一方在另一方之中。说到底，接受感觉与给予感觉的就是同一个身体，它同时是主体和客体。……在图画中所画出的，就是身体，然而它不是作为被表象的客体，而是作为被如此体验的活生生的感觉。"也就是说，从意象的表现到"感觉"的生成都是在观赏者的身体中产生的，因此意象不是可以被客观化、对象化为外在于主体自身的纯粹的审美对象，相反，它的表现只有在贯穿于主体的身体运动时才能真正生成。而且，主体也不仅仅是消极、被动地欣赏和接受，相反，它通过与意象的相互作用而生成"感觉"的运动来参与创造意象的整体过程。

德勒兹在其最后一部著作《什么是哲学?》中指出，艺术作品总是在"物"（"事实性"的层次）的基础上形成的，这是很明显的，比如绘画需要依赖于颜料、画布等物质手段，雕塑需要依赖于各种物质材料（大理石、金属等），但艺术品并不能因此就被归结于单纯的物质的实在性，它的本质正是在这种实在的物质的基础上所产生的"感觉"的表现，"感觉得以在物质中实现的过程同时是物质整体性地深入和转化为感觉的过程，即转化为感知和感情的过程"。通过观赏者的"感觉"，所有的物质都成为表现性的。

在这里，"感知""感情"是"感觉"两个密切相关的方面。因为，"感知"必须从主体—客体对立的认知关系中抽离出来，成为意象自身向着人、向着肉体的生命的运动，正如法国美学家埃尔温·斯特劳斯所言："风景是不可见的，因为与其说我们征服了它，还不如说我们自身在其中消失。要达到风景，我们得尽可能地放弃所有时间的、空间的、客观的规定性……""风景"之所以是不可见

---

① ［意大利］克罗齐著，朱光潜等译：《美学原理·美学纲要》，北京：外国文学出版社 1983 年版，第 217 页。

的，是因为它们不是在客观的时间和空间中呈现的对象，相反，它们正在征服着我们，以它们作为真正的审美意象所表现出来的"力"的运动贯穿着我们的身体，形成"知觉"——作为"感觉"的有机组成部分的"感知"。此时，我们不能再征服风景，因为我们不能再作为主体把它对象化和客观化。我们必须放弃观赏者的独立的、优越的地位而参与并进入这种贯穿意象和"感觉"的身体的运动，我们必须消失在意象之中。此时，"感情"已经不再是主体内在状态的变化，而是主体突破自身的界限向生成转化。"感情"是"感知"的"力"的作用的延续和扩张，而意象在我们面前呈现为德勒兹所说的"他者"。在这里，"他者"既非作为主体亦非作为客体，而是非常不同的东西，作为一个可能的世界，它并非出现在我们面前、有待于我们来"表象"的客体，也不是如我们的内在的主体一样的另一个自我，相反，"他者"如"风景"，以其背后所爆发出来的"力"的"表现"冲击着自我的界限，使自我领悟到一种向不确定性开放的可能。

必须指出，意象本身并没有什么意义，只有当我们赋予它们以意义时，意象才获得具体价值。"如果某一意象、图景具有一个自足的意义，那么它就是我们的一个心理结构，由此我们有许多亚人格。在象征结构中，我们有许多亚人格，它们可能是不清晰的甚至是矛盾的。但在意识和语境中，我们对此不进行区分，只说一个'我'。而实际上我们的意识和它后面的东西是有联系的。"

美国当代著名心理学家、精神病学家西尔瓦诺·阿瑞提博士指出：

> 与依赖于外在感官的知觉相反，意象纯粹是一种内心的活动的表现。让我们考察一下视觉的意象，这是最易描述和理解的。我们常说它是"心灵的意象"。比如我闭上眼睛，在想象中看见了我的妈妈。她也许并不在场，但我这里出现了她的形象，它就代表了她。这个形象显然是建立在对我妈妈的先前知觉记忆的基础上。由于我有了她的形象，我的妈妈就成为一种心理的现实，而不必依赖于她的真实出现。①

意象并非客观事物的真实而完整的再现。西尔瓦诺·阿瑞提认为，"意象不仅可以再现不在场的事物，它还能使一个人保留住对不在场事物所怀有的情感。比如母亲的形象能唤起我对她的爱。假如她已不在人世，她的形象留在我心中，对她的爱也保留在我心中。因此这种意象便成为外在对象的替代物。它实际上是一种内在的事物，亦即心灵的产物"②。显而易见，意象与过去的知觉相关，是对记忆痕迹的加工润饰。但是，意象形成于脑的某些区域，与视知觉发生的区域是

---

① ［美］西尔瓦诺·阿瑞提著，钱岗南译：《创造的秘密》，沈阳：辽宁人民出版社1987年版，第56页。
② ［美］西尔瓦诺·阿瑞提著，钱岗南译：《创造的秘密》，沈阳：辽宁人民出版社1987年版，第56页。

不一样的。视知觉发生于布洛德曼大脑皮层第 17 区距状裂周围的枕叶中，而通常在自发回忆中出现的意象似乎发生在大脑皮层第 19 区域中。

意象的发生是心灵的一种普通的功能，它能自发地产生。"在特殊情况下，意象会以不寻常的形式出现。它有时会非常清晰，就像照片那样把以前见到过的东西再现出来，这种清晰的意象形式被称为遗觉象。"意象的种类很多，有多少种感觉也就有多少种意象，但主要是视觉和听觉两种。而且，"意象是短暂易逝的。一个人只能在很短的时间内保持一种意象。当再次唤起这种意象时就会以稍微不同的形式出现。除了遗觉、幻觉以及有时在梦中出现的那些特殊情况的意象之外，大多数意象都是朦胧、含混、模糊的。除非做出强烈的、有意识的努力，意象是不能完整地再现整个情景的"。尤其重要的是，"意象如同前知觉阶段和其他心理过程一样，是以局部的再现为主的。在对整体有一种模糊不定的视觉显现的情况下，所意识到的意象从一个情景很快地变换成另一个情景"。

意象没有知觉那种相对的稳定性，可以说近似于一种漂浮的心象，但并不等于心象。意象呈现出一种"流动变化的状态，甚至显得比外部世界的状态更不稳定。进一步讲，知觉是对外部世界的投射，而意象则是内在心理的体验。……对每个人来说，他的意象是试图再现以往的知觉，但显然这种再现远不是完整无缺的。……意象不是忠实的再现，而是不完全的复现"。

> 某些意象具有显著突出的部分，这可导致产生有着同样显著特征的意象。比如，月牙状的意象可导致月亮的意象或月牙状海岸的意象或一根香蕉的意象。有些意象并没有显著突出的部分，而是一连串容易相互代替的部分。一定意象是另一些形象的凝缩或融合，而这些原来的形象在现实世界中本来是分离着的。比如某种意象可以显出半人半鱼的样子，好像一只海妖。……因此，意象不仅仅是再现或代替现实的第一个或最初的过程，而且是创造出非现实的第一个或最初的过程。①

由此可见，"意象由于并不是忠实地再现现实，因而是一种创新、是一种新的形成、是一种超越力量"。也就是说，意象所构成的图像并非"象中之象"，而是"象外之象"。

经典精神分析学认为，当某种想得到满足的事物不在场因而对它的愿望不能满足时（比如一个人饿了而没有食物、有了性欲而没有性伙伴），就容易产生关于那种事物的意象。事实上，许多意象是由需求和欲望引起的，但是其他方面的

---

① ［美］西尔瓦诺·阿瑞提著，钱岗南译：《创造的秘密》，沈阳：辽宁人民出版社 1987 年版，第 60～62 页。

情况也必须考虑到，比如说意象自身就能唤起欲望、产生需求。这些意象经常会出现在人们的睡梦之中。因为正如弗洛伊德所说的那样，欲望是梦的根源，梦是欲望得到满足的伪装形式。可以说，梦是无意识原源的产物，而意象在睡梦和白日梦中扮演了主要的角色。当人们处于睡梦中或意识的阀门放松的情况下，深藏在心底的欲望会以各种模糊的意象浮现出来。在荣格看来，"梦可以这样说，它是作为一个复杂结构进入意识层的，这个结构由许多元素混合而成，而各元素间的连接是无意识的。仅仅在连接之后，通过对梦中个体的意象加入一系列联想，我们才能指出这些意象在不久前的某些记忆中有其原源"。我们必须清楚的是，梦是隐喻的源泉。梦作为人们理解自己的基本生活课题的象征和隐喻，必然是一种主观的体验。按照维特根斯坦的隐喻理论，无论两个事物本来如何风马牛不相及，但通过某种相似性的想象作用，我们仍然可以用各种各样出人意料的脉络把二者联系在一起。

对梦想及睡梦中的意象的描绘是精神障碍患者的原生艺术中经常出现的主题和内容之一。梦中的意象常常导致感觉的偏离和形象的错位。诚如贡布里希指出："绘制梦幻图画的实验的确值得一为。在梦境中，我们经常产生奇怪的感觉，觉得人和物体互相融合，互易其位。我们的猫可以同时是我们的大妈；我们的庭院也可以同时是非洲。"① 当然，虽然"精神分裂症有点和梦幻者、美术家以及诗人相似，他们都把抽象概念变成感性形象。这并非是说，美术家、梦幻者或哪怕是精神分裂症患者都失去了抽象思维的能力。精神分裂症患者把具体化的显现作为一种心理防御"。在梦境中，他们的"思维活动转化为视觉形象。在精神分裂症里，高级心理过程转化为有着形象内容的具体思维，或者转化为等同于知觉的那种形态——比如说转化为幻觉"。②

精神障碍患者陈敏是一个喜欢梦想的女子，一天下午她来到绘画心理治疗室，采用极其抽象的手法创作了一幅画《梦之境》，她说她画的是那天中午她做的一个梦。画中用赤、橙、黄、绿、青、蓝、紫

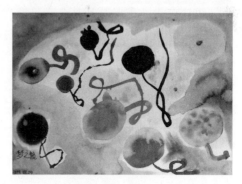

陈敏《梦之境》

所描绘的各种圆形图案，像是卵子和精子在大气空间中漂浮和游动，充满了欢快

① ［英］E. H. 贡布里希著，范景中、杨成凯译：《艺术的故事》，南宁：广西美术出版社 2008 年版，第 328 页。

② ［美］西尔瓦诺·阿瑞提著，钱岗南译：《创造的秘密》，沈阳：辽宁人民出版社 1987 年版，第 106、188 页。

和生机，构成了一种生命原初的意象，具有强烈的性意味。我们从中可以看出患者内心欲望的冲动和情感的投射。正如荣格所言："由于梦是极其客观的，可以说是灵魂的自然产物，因而我们可以从中期待关于心灵过程基本倾向的哪怕是极少的指示或暗示。"荣格认为："对潜意识产物的解读具有双重向度，以一个处于梦境中的人为例，一重是其基本的意义（'客观层面'），另一重是其作为投射的意义（'主观层面'）。"① 在荣格看来，要达到一种精神的整合，意识必须和无意识进行交流，而梦则是这种交流对话的最重要途径。

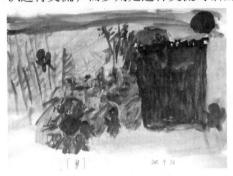

彭光辉《梦》

彭光辉是一个具有双向情感障碍的患者，曾在躁狂发作时，对欺负自己的人进行报复，故意杀害对方。所以在他的作品《梦》中，用混乱的线条和对比强烈的色彩表达了一种混沌而错乱的梦境。他梦到自己飞越针林，越过高墙，回到家里团聚，反映了他渴望脱离高墙的限制，找回自由的强烈愿望，同时也无意识地泄露了他以前将人推下高楼致死的血腥场面的模糊印迹。

在精神病医院里的某一天，像往常一样，上午九点，我进入绘画心理治疗室，开始对精神障碍患者们进行心理治疗。此次参加绘画心理治疗的约有 15 人，除了五六个男性患者外，其余都是女性患者。首先，我给他们讲解了原生艺术创作的主要特点和基本要素及其创作的过程和方法，并让他们以"我的梦想"为题

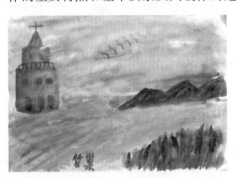

杨晓云《梦巢》

自由发挥、自由创作，然后向他们讲解了如何运用色彩绘画及掌握水彩画和水粉画的颜料、工具和技能，并亲自示范表演了一幅描绘草原风光的作品，一边讲解一边描绘，在半小时之内完成，然后让他们自己动手开始学习如何用颜色绘画。

在精神障碍患者杨晓云创作的一幅画《梦巢》中，她描绘了自己梦想的家园，在绿色的原野上，一座城堡似的房屋傲然矗立，在晚霞的映照下泛着红光。金黄色

① ［瑞士］卡尔·古斯塔夫·荣格著，孙明丽、石小竹译：《转化的象征——精神分裂症的前兆分析》，北京：国际文化出版社 2011 年版，第 102 页。

的晚霞漫天飞扬，一队飞鸟从天空划过，急切地飞向它们的巢穴，反映了画者对梦幻家园的向往和眷恋，希望像小鸟归巢那样回到自己的家园。而这所红色的城堡画得比蓝色的远山还要高大，强化了梦幻家园这一意象。此外，一个十字架凸显在城堡的顶端，显示了城堡的雄伟和圣洁，反映出画者对家园的膜拜和近乎宗教般的情感。而处于近处的右下角是一些深色的木栅栏，暗示着她自己目前被"禁锢"在精神病医院的悲凉处境。

　　杨晓云画的另一幅画《梦想》，已经超越了具象的表现形式，采用类似于超现实主义的象征手法表现了对生命的追求和赞美这一意象。几只小蜜蜂托起一片树叶（象征着生命）在天空中游弋，飞过群山，越过树林，朝着光明而美好的方向（太阳并没有出现，只有阳光从左上角照射下来）飘去，去寻找它们的梦想。在人们的印象中，好像只有蚂蚁成群结队地扛着食

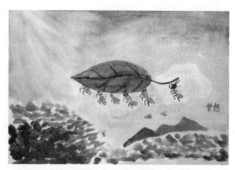

杨晓云《梦想》

物爬行，但在画者看来，渺小的人也有自己的追求、希望与寄托。这是一个绝妙的意象呈现，充分发挥了画者的想象力。可是这种意境在现实生活中是不可能存在的，这只是一种"象外之象"。"只有在梦境王国里，艺术家才发现了充分的创造自由。我想，马蒂斯的轶事很好地概括了这个差异。一位妇人在参观他的画室时说：'这个女人的手臂肯定太长了。'艺术家文雅地答道：'夫人，您弄错了，这不是女人，这是一幅画。'"①

　　精神障碍患者林玉惠也善于在她的作品中表达自己的梦想。她58岁，高中文化，离异，39年前（1977年）发病。19岁时响应党的号召被下放到农村当知青，因当时饥饿难忍偷了室友的一袋饼干，心中深感自责，内疚万分，后来慢慢觉得自己犯了巨大的错误，遂当众道歉，随后发病。患病已有30多年，住院10多年。她返回城市后，在一家工厂当工人，负责车间墙报的宣传工作。她告诉我，她一直对自己要求特别严格，追求完美。她与父母的感情一般，父亲在她23岁时去世，与母亲的关系比较疏离，自己的婚姻失败也给她带来了不小的打击，没有生育儿女，只有一个哥哥和两个弟弟，全家人（包括母亲）已移民国外，家人希望她留在国内住院治疗，现有一个临时监护人每月来探望她一次，对她也是一种心理上的安慰。在一次绘画心理治疗中，她画了一幅画《我的梦想：我要自由》，画面上描绘了蔚蓝色的大海，太阳高照，远山金光闪闪，蓝天白云，小鸟在天空

　　① 〔英〕E. H. 贡布里希著，林夕、范景中、李本正译：《艺术与错觉：图画再现的心理学研究》，杭州：浙江摄影出版社1987年版，第137页。

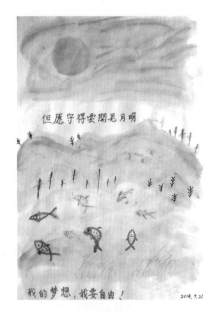

林玉惠《我的梦想：我要自由》

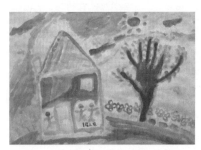

刘亦芬《幸福之家》

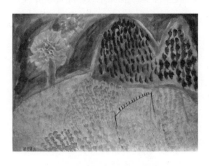

刘亦芬《田园美好》

中自由自在地飞翔，水中有不少鱼儿在自由地游弋。此画表现出一种开阔自由、阳光欢快的意境。画面中天空与大海各占一半，这种构图的形式在精神障碍患者的作品中比较常见，如前面介绍的《梦巢》也是如此。

精神障碍患者刘亦芬，30 岁，初中文化，已婚，曾干过销售和服务员工作。她经常无缘无故地发脾气，半夜里扔东西到别人家里。不过，他们夫妻关系很好，她的丈夫经常来医院探望她。她绘画时总是充满激情，但画画的过程显得有些心不在焉，似乎不假思索地抖动着画笔，涂抹着颜料，她喜欢用小笔触点缀颜色，或像凡·高那样用细小而短促的笔触画画。当她描绘她的梦想时，她画了一幅画《幸福之家》，将自己和她的丈夫、孩子画在一个房子里（注意：夫妻俩与小孩的房间是分隔开的），整个画面几乎由黄色构成，甚至连房子的轮廓也由黄色的彩笔勾勒，产生一种明快、欢乐、祥和的意境。她说她喜欢黄色，她说黄色代表着阳光和活力，我认为黄色还代表着热情和生命力。在她的一幅风景画《田园美好》中，整个色调被黄色和淡绿色所笼罩，连太阳也画成了黄绿色的。画面上有两座山，像一对乳房，或是阴阜的象征。山上密密麻麻地点满了深绿色的斑点，她说这画的是树林，左边画有一棵大树，可以视为阳具的象征。前面描绘的好像是一片长满禾苗的稻田，用淡绿色的点状构成，然后以较深的颜色勾边。这使我想到了日本著名的患有精神病的画家草间弥生的作品，她在绘画过程中的状态及表现风格的确有类似草间弥生之处。这幅画从表面上看只是一幅普通的风景画，是一种"象中之象"，但在这田园风光的背后或许还隐藏着其他更深刻的含义。在民间曾经流行过一种风俗，人们相信，在田间性交或对着禾苗射精能够促进庄稼的生长，实现丰收的美好愿望。画中所描绘的含有阳具、阴阜和乳房的象征意味的形象组合，或许在画者的潜意识中所构成的正是这样一种意象。这就是所谓的"象外之象"。

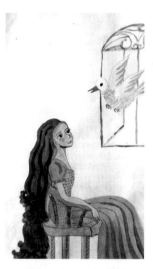

精神障碍患者林心怡所描绘的梦想在表现形式上似乎比较简练，但仍然意味深长。在她的作品《女孩的梦想》中，她画了一个穿红色连衣裙的漂亮女孩，披着一头长长的蓝色的头发，裙子上画满了鱼鳞状的花纹，像一条美人鱼。虽然背景并没有出现大海，也就是说，大海和美人鱼并不在场，但画者将自己移情的对象——女孩与美人鱼融为一体，形成了一种新的意象，即希望自己能像鱼儿一样在大海中自由游弋。女孩安静地坐在椅子上，似乎在做着白日梦，女孩的头顶上留下了大片空白，给观赏者暗示出一个想象的空间。在女孩的右上方有一只金黄色的小鸟挣脱鸟笼从中飞了出来，反映了作者希望摆脱病魔的折磨和桎梏，以及奔向未来的梦想和对自由的渴望。从她作品的造型和描绘技巧来看，她似乎有一定的绘画基础，但她说没有正式学过，只是上学

林心怡《女孩的梦想》

的时候特别喜欢画画。患者林心怡有没有学习过绘画并不重要，重要的是我们从她这幅作品中可以看到，意象的构成并不在于真实地描绘可见（在场）的人和事物，而是从可见的形象和符号中发现它们内在的联系。事实上，"意象是与'不在场'的事物进行接触的一种方式。'不在场'这个词此处意味着两种不同的事物。它可以表示为某些实际存在的（一位朋友、一种食物、一件物体），但由于是在别处而并没出现在眼前的人或物；它还能表示为某种实际并不存在、必须创造出来才能存在的事物。也就是说，意象具有把不在场事物再现出来的功能，但也具有产生出从未存在过的事物形象的功能——至少它在最早的初步形态中是如此。通过心理上的再现去占有一个不在场的事物，这可以在两个方面获得愿望的满足。它不仅可以满足一种渴望而不可得的追求，而且可以成为通往创造力的出发点"①。

在精神障碍患者杨晓云画的一幅画《赠别》中，通过眼睛、辫子、鲜花、纸鸽和彩虹等具象的图形和符号（此乃"象中之象"），描绘了她对几十年前一位闺蜜的思念之情，这些都是一种"象中之象"的呈现。虽然她的这位朋友并不在场，或许已经过世，但那些让她记忆犹新的形象和元素在一种粉红色的、梦幻般

① ［美］西尔瓦诺·阿瑞提著，钱岗南译：《创造的秘密》，沈阳：辽宁人民出版社1987年版，第63~64页。

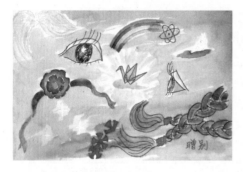

杨晓云《赠别》

的空间中被呈现出来，她们赠别时的情景在她的心中一再浮现，那些模糊不清的记忆被定格在这幅画面上，成为她温馨而美好的回忆，反映了她们往日的情谊、青春和梦想。在这里，构成画中意象的基础并非画者的心理意识，而是画者的一种意向，或者说是画者的一种内觉的表达，是一种"象外之象"。

我们必须注意到，在人们的心理结构中极有可能存在着一种无定型认识，这是一种非表现性的认识，也就是一种不能用形象、语词、思维或任何动作表达出来的认识。由于它发生在个人的内心之中，西尔瓦诺·阿瑞提把这种特殊的机能称为内觉，用来和概念相区别。概念是一种成熟的认识形式，能够被体验到或产生了它的人表达给其他人。内觉也被另一些学者称之为非言语的、无意识的或前意识的认识。法国心理学家比奈认为，某些思维形式完全没有形象，实际上，意向而不是意象才是心理活动的基础。西尔瓦诺·阿瑞提指出："内觉是对过去的事物与运动所产生的经验、知觉、记忆和意象的一种原始的组织。这些先前的经验受到了抑制而不能达于意识，但继续产生着间接的影响。内觉虽然超越了意象阶段，但由于它不能再现出任何类似于知觉的形象，因此不易被认识到。……内觉不能与他人分享。我们可以把它看成一种在简单的心理活动受到抑制之后所体现出来的情感倾向、行为倾向、思维倾向。对内觉的体验也是非常模糊的和不稳定的，最好的情况下也只是局部的呈现。……内觉的内容只有在被转化为其他水平的表现形式时才能被传达给别人，比如说转化为语词、音乐、图画等。没有这种转化，对内觉本身的表达或许是不可能的事。"①

在精神障碍患者陈彩云画的一幅画《灿烂人生》中，采用十分抽象而富于诗意的形式表达了她对未来人生的向往。右边的大部分空间采用平行涂抹的笔触，用黄色和橙色构成，而左边画有黑白相间的琴键，反映了画者渴望像阳光一样灿烂、像音乐一样优美和浪漫的精彩人生。这一意象的形成实际上是受画者的内觉所支配的，可以说是一种内觉的转化。在通常情况下，内觉以无意识的形式出现，"有的时候，内觉似乎完全不能被意识到。有的时候，一个人会把内觉当成是感受到了一种气氛、一种意象、一种不可分解或不能用语词表达的'整体'体验——一种类似于弗洛伊德所说的'无边无际的'感受。有的时候，内觉这种

---

① ［美］西尔瓦诺·阿瑞提著，钱岗南译：《创造的秘密》，沈阳：辽宁人民出版社1987年版，第69页。

还未达到意识水平的阈下体验和那种模糊的、原始的情感之间并没有什么明显的界限。而有时内觉伴随强烈的但不能用言语表达的情绪感受"①。

在一些精神障碍患者的绘画作品中，许多无法用语言来描述的情绪感受和内心体验通过线条、色彩和图形表达出来，而且往往是日常生活中所经历的特定的、具体的事物消失不见了，所保留下来的则是来自内觉的视觉形象，这些视觉形象与任何自然形态的声音或形状完全无关或相去甚远。

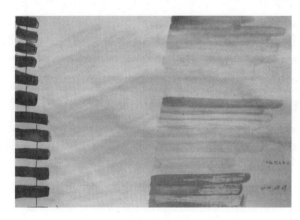 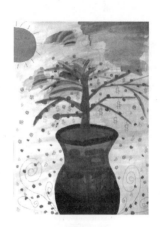

陈彩云《灿烂人生》　　　　　　　　陈敏《花瓶》

陈敏是我至今为止在精神障碍患者中发现的最具绘画天赋的一个女孩。她平时戴着一副黑框眼镜，一头染过的黄褐色头发，肤色暗沉，目光忧郁。据了解，陈敏，26岁，大专文化，未婚。她在家排行第三，有两个姐姐和一个弟弟，自幼父亲去世，全靠母亲支撑起这个家。她认为家人对她比较冷漠，对她爱理不理，关心不够，直到住院治疗后才感受到家人的关爱。她认为家里人各有各的思想、主见，经常闹矛盾，极不和谐。她曾担任过药房营业员、销售员、文员和汽车保险文秘等工作。患者于2008年7月发病，因发作性肢体抽搐多年，兴奋、话多、活动增多而入院，被诊断为癫痫所致精神障碍。经过治疗，她仍稍有兴奋、话多、活动增多的症状，但进食和睡眠尚可，对自己的病态表现无认识。她告诉我，她的家乡位于一个粤北山区，穷乡僻壤，比较落后。她的童年十分悲惨，父亲过世后，母亲开了一个小公司做销售生意，姐姐跑业务，弟弟负责送货，而她做公司的秘书，也就是公司的主管，管理公司里一切大大小小的事物，说到这里，她似乎有些得意。她说她从小就喜欢画画，画过卡通和POP（卖点广告），

① ［美］西尔瓦诺·阿瑞提著，钱岗南译：《创造的秘密》，沈阳：辽宁人民出版社1987年版，第70页。

做过平面设计。那天下午，她画了一个花瓶，瓶底在画幅下端的边缘之外（花瓶是子宫的象征，孕育着生命，但没有瓶底意味着什么？难道意味着生命的残缺？值得思量），上半部略微有立体的感觉，插在花瓶里的树枝有一个粗大而垂直的主干，向两边扩散的树枝都是直的、粗粗的，没有任何树叶（意味着生命的凋零），但有许多红色的、小小的花朵（没有一朵大花，都是同样大小，为什么？）。值得注意的是，树枝上挂满了代表金钱的货币符号，而瓶肚上画有一个很大的暗红色的"福"字（将金钱与幸福连在一起，表达了她对金钱与幸福的向往）。太阳也只是残缺不全的半圆形，被画面的边缘所切割，所画的彩虹成扇形散开，十分独特。画中的意象表明，对她来说，生命和幸福都是不完整、残缺、病变的。从她所画的作品中可以看出，其实她并没有受过专门的绘画训练，对自己的才华有些夸大。但后来我逐渐发现，她确实具有非凡的绘画天赋。

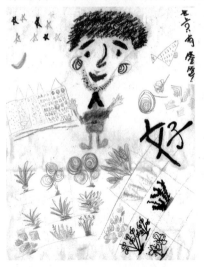

胡小花《世上只有爸爸好》

精神障碍患者胡小花穿着学生服，一脸稚气，十分活泼，看上去不像是有精神病的样子。她告诉我，她刚读完初三就被爸爸送到这里来了，也不知爸爸为什么要送她来。她的思维反应很快，绘画的速度也很快，似乎一发而不可收，她可以随心所欲地用油画棒在纸上涂鸦，而且喜欢使用各种颜色，五彩缤纷，大都画的是建筑物和动物，在一幅画有建筑的画上写上"世界"二字，而另一幅画有一头狮子的画上写有英文"LOVE"，她说，狮子和老虎也有爱。一天下午，她画了一幅她爸爸的画像，画中，爸爸头发乱糟糟的，满腮胡子，打着黑色的领结，背后是高楼大厦，周围长满了各种花草，在画面的右边竖向写着"世上只有爸爸好"，而且"好"字被刻意放大了几倍。她还在爸爸的嘴上添加了一颗痣，这就是她眼中的爸爸。她说她的爸爸是一个菜农，从小对她特别好，此画所表达的主题和意象是十分明显的。

精神障碍患者陆佳画了一幅画《雨中垂钓》：天空布满了黑色的乌云，豆大的雨水猛烈地倾泻下来，一艘帆船停泊在水面，随时会有被风浪颠覆的危险。一个人在船头挥舞着钓竿，正钓上一条小鱼，船尾一端的另一个人却一无所获，两个人相背而立。这只是一种"象中之象"，但这种强烈的反差和对比具有很深的意味，作品似乎在表达这样一种"象外之象"：人生就像一艘帆船，在充满狂风暴雨和惊涛骇浪的海面上航行，虽然两人在同一艘船上、同一种人生境遇中，但因相背而立，站立的位置不同而背道而驰，有的人成功了，钓到了鱼（象征着财富和荣耀），而另一些人却失败了，毫无所获。也许，这就是命运。同样的意象表达还出现在陆佳其他的一些作品中。

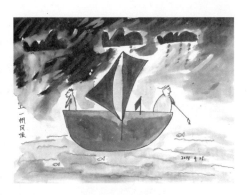

陆佳《雨中垂钓》

一位精神障碍患者康国华画了一幅画《倒立的世界》（由作者取名），引起了我的注意。他在画中画了四对相互反衬的人头和动物，像折叠剪纸那样，而倒立的形象与上面的形象已经变形，表现了他眼中的世界是一个颠倒的世界。此外，这恰恰表现了一般人所说的正常人与不正常人所观察到的世界或许是相对立的，是完全不一样的。不言而喻，一个人的精神病变会导致其对事物的感觉和态度发生变化。这种感觉和态度的反映在精神障碍患者的绘画创作中是十分常见的。

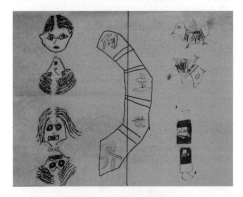

康国华《倒立的世界》

精神障碍患者林玉惠画了一个被关在笼子里的小鸟，左边画有两扇打开的窗户，窗户的上边是蓝天白云，窗户左边画有一棵大树，树枝上开满了鲜花，有小鸟在天空自由自在地飞翔，这些都是"象中之象"。此画表现的主题和意境很明显，画者希望小鸟能冲破鸟笼，穿越窗户（注意：窗户早已被她潜意识地打开了，希望是开放的，而不是紧闭的），飞向广阔的蓝天，重获自由。她将此画取名为"外面的世界真精彩"，但是她无意识地把鸟笼画得比窗户还大，这一方面突出了鸟笼的主体地位，另一方面暗示飞越窗户并非易

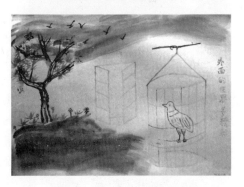

林玉惠《外面的世界真精彩》

事。她画完后发现了这一问题（因为在她的概念里，窗户应该比鸟笼要大得多），问我该怎么办，我只好对她说，因为鸟笼放在前面，所以显得比较大，而窗户是在鸟笼的后面，离你比较远，有一定的距离，所以显得小，不用修改。她说笼子里的小鸟画的是她自己，她很想出院，获得自由。

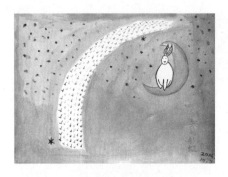

林玉惠《架起彩虹》

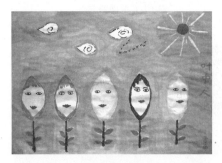

宋强《叶中人》

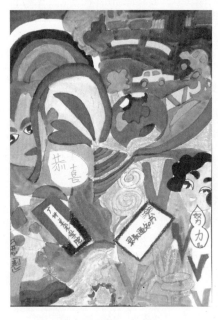

苏小妮《开心一刻》

在精神障碍患者林玉惠画的另一幅作品《架起彩虹》中，她巧妙地用飞翔的小鸟组合成一道七色彩虹，弯弯的月亮上坐着一只玉兔。虽然这是一幅极富诗意的图像，但通过这些"象外之象"，我们可以看到，画者将自己想象为小鸟或者玉兔，而月亮是灰色的，玉兔被月亮"钩"着，意味着玉兔被囚禁在清冷幽暗的月宫里，她希望玉兔变成小鸟，建构一道七色彩虹，自由自在地飞翔，表达了画者对自由的追求和渴望。

不少精神障碍患者的绘画创作并不拘泥于描绘"象中之象"，更多的是倾向于表达一种"象外之象"。他们充分利用自己的幻觉或发挥自己的想象，将自然物象对象化、人格化，以此来表现一种奇特的意象。如精神障碍患者宋强画了一排树，每一棵树画有一片大树叶，树叶变形为一个漂亮女孩的脸，故取名为"叶中人"。每一个女孩脸部的形象相似，但都用不同的颜色画成（比如其中一个女孩的头发和眉毛都是绿色的）。也就是说，同样的面孔不同的色彩，反映了人生面孔的多样性，以及在不同场合的不同变化，凸显了人类戴着面具的虚伪性。

在精神障碍患者苏小妮所画的《开心一刻》中，描绘了当年她接到大学录取通知书的情景。画中有爸爸的祝贺、妈妈的鼓励，唯独她自己不在场，或者正站在画面之外，像观赏者一样观看着画中热烈喜庆的场面。这种主体的缺失或许是画者无意识地将自己消解在画面的图形之中，将自己化解为各种色彩和抽象的符号。在画面的顶端，有一辆蓝色的小轿车和一道彩虹连在一起，象征着她即将开始自己的七彩人生之旅。值得注意的是，画中的爸爸和妈妈的头部都被画面的边缘切割，造成不完整的形象；更为重要的是，将他们放在对角线的位置，而不是画在一起，并且用彩带似的图案将他们隔离，这也许是画者潜意识的表现，因为她的父母早已离婚。画面色彩艳丽，对比强烈，图形生动，富于变化，表现了一种热烈和欢快的意象。

人的七情六欲和喜怒哀乐是艺术创作的常见主题，精神障碍患者的原生艺术也不例外。不过，在他们的作品中，更多的是表现内心的矛盾和冲突、忧伤和痛苦，甚至绝望。精神障碍患者周文武，男，23岁，未婚，大学二年级肄业。2012年10月，与女朋友吵闹后，不久逐渐出现精神异常，主要表现为时有乱语，讲话扯东扯西，时感紧张害怕，说有人要对自己不利，骂人，无故发脾气，间有吵闹，行为冲动怪异，情绪易激惹，间有幻听、发呆自笑，站立一处不动，认为有人针对自己，家属无法料理，送医院门诊求治，以精神分裂症收住入院。经精神检查，患者意识清晰，定向力存，接触言语少，问答欠切题，时而出现幻觉及被害妄想，自知力缺失，思维涣散，个人生活懒散，情感欠适切，意志活动减退，晚上难以入睡。周文武于2012年12月14日写道：

> 这是一个充满色彩的地方，它显示出来的人生百态足以憾天泣地，倘若您想尝试这百科全书一样的环境，我建议您可以来亲自体验一下，因为只有身临其境，您才能身感其受，才能从中发现一些您人生中的不足，才能真正得到一颗大爱的心。就目前而言，我个人就是一颗处于汉楚交界处的棋子，始终徘徊在棋盘里面。目前我感觉这个环境已经不适合我了，因为我看透了这一切。感谢康复医院给予了我这几节人生课，在这里的每一分、每一秒都能从中得到外面无法给我的一切，在这里我学到了太多太多。喜，朋友之间相互帮助，让你从不绝望；悲，当你的希望一次一次破灭时，你将从心里感到绝望；怒，当你看到反目成仇时，当你体验了被骗的感觉时；乐，当同伴给予你帮助时……人生百态，无穷无境（尽），我犹如一片巨大的海绵漂浮在那海纳百川的大海当中，不断地吸取自然的资源，不断地漂浮，直到那生命的尽头。我始终相信自己，我内心从不服输，尽管我输了，我也会无怨无悔，因为我知道那又是过去的一页。我不喜不悲，我要尝试更多，来让自己更加坚强，我永不言败，因为我的信仰、我的心态是没错的。谢谢大家的大力支持，我还是我，永远都不会变，我始终怀着一颗感恩的心。

以上这些文字真实地描述了患者的心理状态和精神倾向，深刻地揭示了他内心的痛苦和矛盾。这种精神上的创伤在他的作品《无声的挣扎》中得到了充分的表现。他把自己融合在一个立方体的房屋里，似乎"囚禁"在一个混凝土的结构

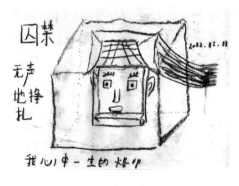

周文武《无声的挣扎》

中，自己被物化了，面部变成了窗户，头顶盖着瓦片，而头发（象征着他的思绪和心灵）却挣脱了立方体（喻指病房）的"囚禁"飘然而出。肉体虽然被禁锢，但精神无法被束缚，他拥有心灵的自由。这种"囚禁"被他看作"我心中一生的烙印"，给他的内心留下了无法抚平的伤痛，他只能在这种"囚禁"中"无声地挣扎"。在这里表现的无疑是一种"象外之象"，也是作者一种漂浮的心象。

从以上对精神障碍患者的绘画作品分析来看，许多意象的构成都是由不同形象或图形的独特性和相似性的交织而成的；而且在表现手法上，往往是通过对"象中之象"的描绘和刻画来呈现一种"象外之象"。在许多情况下，"患者在两个或更多的事物或人物之间发现了至少一种共同的因素，这就足以把它们视为同一。显然这种思维在正常人看来是荒谬的。病人注意到共同具有的因素，忽略其余的因素，应当只能构成为相似的那些因素却成了完全同一的基础。以这种方式去进行同一作用的患者常常沉溺于同一的狂喜之中"①。这种同一性的思维是通过意象的转换和隐喻来实现的。

第二节　意象与图式

一、转化与移情

一切艺术形式都是人的内心世界和情感的表达，而绘画艺术则是通过各种意象的有机组合转化为具体可感的视觉图式来呈现的。所谓图式就是知识在大脑中的储存单位，它包括各种各样的知识，图式的总和便是一个人的全部知识。图式的表现形态为树形结构，其主干图式上往往衍生出许多分枝子图式，而分枝子图式又衍生出更多的细小子图式。此外，图式还指的是一种多层次的分级体系知识结构。人们处理外界的任何信息都需要调用大脑中的图式，依据图式来解释、预测、组织、吸收外界的信息。就艺术创作而言，艺术家必须将心理图式转化为艺

---

① ［美］西尔瓦诺·阿瑞提著，钱岗南译：《创造的秘密》，沈阳：辽宁人民出版社 1987 年版，第 88 页。

术图式，艺术创作的过程就是将心理图式转化为艺术图式的过程。而心理图式是指过去的经历和经验在人们长期记忆中的表征形式，可称之为相对稳定的心理结构。在艺术创作中，心理图式具体表现为审美心理结构，由审美意象构成。因此我认为，从意象到图式，从心理图式到艺术图式，这一过程经历了一系列的心理活动，必须通过创作主体的意识、潜意识、感知、直觉、错觉、幻觉、情感、记忆、联想、幻想等将自己的内心世界转换为客观的视觉图像世界。

我国美学家李泽厚在阐明"艺术是什么"时说过：

> 审美心理结构作为人类的内在自然人化的重要组成，艺术品乃是其物态化的对应品。艺术生产审美心理结构，这个结构又生产艺术。这种交互作用，使艺术作品日益成为独立的文化部类，使审美心理结构成为人类心理的颇为重要的形式和方面，成为某种区别于知（智力心理结构）、意（意志心理结构）的情感本体。从而，艺术是什么，便只能从直接作用、影响、建构人类心理情感本体来寻求规则或"定义"。[①]

从这个意义上来说，艺术是通过实践物化的审美心理结构，更确切地说，审美心理结构通过艺术家的创造性活动转化为一种生动可感的艺术图式，或者说，艺术图式是审美心理结构的物化形式。

审美心理结构是审美心理现象之间的相互作用和联系，它是人的个性心理结构在审美心理领域的表现，是个性心理结构发展的结果。审美心理结构包括审美意象、审美心理特征、审美心理过程和审美心理状态。在构成审美心理结构的诸要素中，审美意象是其最基本的因素，也可以说是其赖以存在或发展的根基。原始文化的研究表明，人类的审美意象是原始意象升华的产物。原始人简陋的意识具有突出的非逻辑性，在他们眼里的世界就是一堆表象。这堆表象经过原始意识非自觉的整合以及原始宗教意识的加工，便形成了所谓的原始意象。在整个社会进程中，随着人类生产力水平的提高、视野的不断开阔，外在自然和内在自然都得到了改造。人类的情感也日渐丰富起来，进而萌发了一种主动追求快适的内在倾向，这就是最初的审美意念。当这种审美意念与原始意象相融合，人们从原始意象中感受到了一种非实用、非宗教的意蕴而洋溢起自由的愉悦时，那么原始意象就以一种全新的意义积淀于主体，升华成审美意象。

审美意象是审美心理结构中最基本又最核心的因素，而这些审美意象通过审美心理结构转化为艺术图式的过程又被物化为各种审美符号元素，因此可以说，

---

① 李泽厚：《美学四讲》，北京：生活·读书·新知三联书店1989年版，第179~180页。

艺术图式中的审美意象是由审美符号所构成的,审美符号是审美意象的转化之转化。在通常情况下,"一个图式之中的那些可供选择的东西无须相互排斥。譬如,一组色彩术语,其中有些是重叠的,有些则又包含在另一些之中;再者,图式通常也是一串或一系列较复杂的记号,而排列以及其他一些关系也是可以转化的"①。

康德在《纯粹理性批判》一书中指出:"我们的悟性用以处理现象世界时所凭借的那种图式……乃是潜藏于人心深处的一种技术,我们很难猜测到大自然在这里所运用的秘诀。"而对于艺术创作来说,图式由艺术语言和审美意象构成。贡布里希指出:"'艺术的语言'一语并不是一个不确切的比喻,即使是用图像去描写可见世界,我们也需要一个成熟的图式系统。这个结论跟18世纪的人们常常讨论的那种传统的看法颇为冲突,传统上是强调作为程式符号的话语跟运用'自然'符号去'模仿'现实的绘画的区别的。这似乎是一个有理的区分,但它引起了一些困难。如果我们根据这种传统设想的自然符号可以直接根据自然来描摹,那么艺术史就成了一个十足的谜。自19世纪晚期以来,人们日益清楚地认识到,原始艺术和儿童艺术运用的是一种象征符号的语言,而不是'自然'符号。为了说明这个事实而提出的一个假设是,一定存在着一种特殊的艺术,它不立足于观看,而是立足于知识即一种以'概念性图像'进行创作的艺术。这种假设认为儿童没有去看树;他满足于一棵树的'概念性'图式,而这图式不符合任何现实,因为它——比如说——并未具体表现出桦树或山毛榉的那些特征,更不必说那一棵棵个别树木的特征了。这种对构造而不是对模仿的依赖,过去被认为是生活在他们自己的世界里的儿童以及原始人的特殊心性。"然而,古斯塔夫·布里特施和阿恩海姆认为,儿童画的粗糙的世界图和用自然主义的物象所表现的内容更丰富的图之间,不存在对立。一切艺术都源自人类的心灵,出自我们对世界的反应,而非出自可见世界本身;而且恰恰是由于一切艺术都是概念性的,所以一切再现作品都能够由它们的风格来辨认。

对于艺术家来说,在艺术创作过程中,艺术图式具体表现为艺术作品的创作形式和表现风格。F. C. 艾尔在关于绘画心理学的博士论文中指出:"训练有素的画家学会大量图式,依照这些图式他可以在纸上迅速地画出一只动物、一朵花或一所房屋的图式。这可以用做再现他的记忆图像的支点,然后他逐渐矫正这个图式,直到符合他要表达的东西为止。许多缺乏图式而能按照另一幅画画得很好的画家,不能够按照对象绘画。"一方面,图式可以依赖于客观对象,也可以摆脱客观对象的羁绊;另一方面,不同的绘画形式可以拥有不同的图式。在中国绘画

---

① [美]尼尔森·古德曼著,褚朔维译:《艺术语言》,北京:光明日报出版社1990年版,第82页。

理论中，强调笔墨不到的表现力，"无目而若视，无耳而若听……实有数十百笔所不能写出者，而此一两笔忽然而得，方为入微"。这可谓"意到笔不到"，意念在，可以免动笔。因此在传统中国画中出现了"马一角""夏半边"①的艺术图式。

我们说，审美意象是构成艺术图式的基本元素，而审美意象的产生有赖于心象的作用，心象的形成在很大程度上受到内觉的支配和影响。由于内觉的不稳定性，它易于发生各种变化，转变为可以传达的符号，也就是转变成各种前概念形态和概念形态（语词、图形、数字或声音等），或动作、情感、形象，或梦、幻想、白日梦、遐想等，而这些都会成为通向创造力的出发点。在这种转化的过程中，移情是一种传达的方式，很大程度上它形成于对相互之间的内觉所产生的基本的领会。有些人处在内觉水平占优势的情况下，可以从别人那里体验到很强的移情感受；有些产生内觉体验的人在开始创造之前经历了内觉阶段，当他最后准备操作时却完全发生了变化。在某种创造性的时刻，内觉直接变成了语言或某种视觉艺术形象（比如一幅画或一件雕刻），我们因此说这是直觉或灵感。

那么，什么是移情？所谓移情，是指人在观照外界事物时，把没有生命的东西看成有生命的东西，即有感觉乃至有思想、情感、意志的东西。同时，人自己也受到对事物的这种错觉的影响，多少和事物发生同情与共鸣。简而言之，一种情感可以从一种表象移置到另一种表象上。德国心理学家、美学家立普斯认为，"我们都有一种自然倾向或愿望，要把类似的事物放在同一个观点下去理解"。他还指出："这种向我们周围的现实灌注生命的一切活动之所以发生，而且能以独特的方式发生，是因为我们把亲身经历的东西，我们的力量感觉，我们的努力、意志、主动或被动的感觉，移置到外在于我们的事物里去，移置到在这种事物身上发生的或和它一起发生的事件里去。这种向内移置的活动使事物更接近我们、更亲切，因而显得更易理解。"这就是说，主体所欣赏的实际上是在对象中映现出来的自我："审美欣赏的'对象'是一个问题，审美欣赏的原因却是另一个问题。美的事物的感性形状当然是审美欣赏的对象，但也当然不是审美欣赏的原因。毋宁说，审美欣赏的原因就在我自己，或自我，也就是'看到''对立的'对象而感到欢乐或愉快的那个自我。"所以，德国哲学家沃林格给移情审美体验下了这样的定义："审美欣赏是对象化了的自我欣赏。"

立普斯认为，"审美欣赏的特征在于：在它里面，感到愉快的自我和使我感到愉快的对象并不是分割开来而成为两回事的。这两个方面都是同一个自我，即

———————————

① 南宋山水画家马远的构图常取一角、半边的景致，被称作"马一角"；而画家夏圭在构图上喜欢取半边之景，侧重一隅，意境开阔，被称为"夏半边"。两人新的山水画风，影响了南宋150余年的画坛，对后世也有很大的影响。

直接经验中的自我"。正因为这样，立普斯说："审美快感的特征就在于此：它是对于一个对象的欣赏，但这个对象就其为欣赏的对象来说，不是一个对象而是我自己。或者换个方式说，它是对于自我的欣赏，但这个自我就其受到审美的欣赏来说，不是我自己，而是客观的自我。"在这里，所谓"客观的自我"可以理解

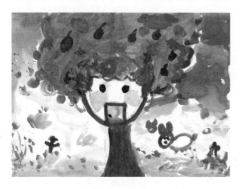

胡小花《树人》

为客观化的"自我"或者自我的"客观化"。当代美国艺术家弗兰克说："当我画画时，我整个身心都集中于非我，而且一度自我解脱。我画那棵树，我就得变成那棵树，那棵树的每一个细微特点都感到有我：树身、树枝、茎干、树叶，画画的活动成为一种神灵的或宗教的体验。"比如，精神障碍患者胡小花画了一个"树人"，树干变成了女孩的脖子或身体，绿色的树叶变成了头发或帽子，头发中结满了各种

果子。她告诉我，这是她在树上建造的一个房屋，女孩的两只眼睛是窗户，而方形的嘴巴是大门。这仿佛是一个梦幻般的人间仙境：彩霞燃烧了半边天，绿茵茵的草地上绽放着朵朵鲜花，一只小白兔在玩耍，四周蝶舞蜂飞。在这里，作者通过移情的作用，巧妙地将房、树、人融为一体，赋予大自然以人格，人消隐在自然之中，这似乎是她的一幅自画像。可见，移情在审美意象的形成和艺术创作过程中发挥着十分重要的作用。美国著名心理学家和哲学家弗罗姆曾深刻指出："无论是艺术家的创造性，还是手艺工人的创造性活动，在任何一种创造性工作中，创造者都把自己和他的材料融为一体。而材料则代表着外在于他的世界。无论是一位木匠做了一张桌子，还是一位金银制造商铸了一块玉宝；无论是农民种植粮食，还是画家画了一幅画，在所有各类创造性工作中，工作者和他的对象都成为一体。在创造的过程中，人将自身和世界结成一体。"①

在荣格看来，移情"实际上是一种知觉过程，其特征是：经过情感，某些重要的心理内容被投射到对象之中，以便对象被同化于主体并且与主体结合到这样一种程度：以致他觉得他自己仿佛就在对象之中。……应该注意的是，投射活动本身，通常是一种不在意识控制之下的无意识过程。投射活动往往把无意识心理内容转移到对象之中"②。沃林格认为，"移情冲动是以人与外在世界的那种圆满的具有泛神论色彩的密切关联为条件的"。也就是说，"移情冲动作为审美体验的

---

① ［美］弗罗姆著，孙依依译：《爱的艺术》，北京：工人出版社1986年版，第19页。

② ［瑞士］C. G. 荣格著，卢晓晨译：《人、艺术和文学中的精神》，北京：工人出版社1988年版，第115页。

前提条件是在有机的美中获得满足的"。①

美国心理学家克拉克将移情定义为"一个人体验他人的需要、热望、失望、欢欣、忧愁、焦虑、伤害和饥渴的能力，好像这些感受是他自己的一样"。那么，移情是怎样产生的呢？在克拉克的定义里，移情被描述为感知他人体验的能力，这种感知是与他本人的情感相关的。一般说来，移情知觉并不是被理解为一个人凭自身经验与他对他人行为的观察而做出的单纯理智的类推，而是被理解为对他人的外貌和行动特征的直接知觉的开放。

罗杰·弗莱说过：

> 我认为，在艺术里有一种情感特质……这种特质不光是对艺术品的序列组合及其相互关系的一种认知，作品的每一部分甚至整体都包含着一种情调。根据对纯粹美下的定义，这种情调并非是回忆、联想、生活、情绪或经验的结果；我有时怀疑，这种情调的力量不是来自那些深层、模糊和笼统的回忆。如此看来，艺术可能与唤起生活中各种情感色彩的基质，也就是与唤起实际生活中特定情感的事物有关。艺术似乎是从我们的生活中汲取情感的养料，通过时空来揭示某一情感的意义。或者说，艺术旨在揭开各种生活情感在心灵上打下的烙印，而不是唤起实际的经验，从而使我们在没有经验局限和特定导向下产生一种情感共鸣。

这种情感共鸣其实就是艺术观赏中的移情效应。

在中国古典美学中，虽然没有像西方美学中那样明确提出"移情"之说，但在一些典籍和文论中已经论及移情问题。在中国古代典籍之一《礼记》中有这样的说法："人生而静，天之性也；感于物而动，性之欲也。"（《礼记·乐记》）"何谓人情？喜、怒、哀、惧、爱、恶、欲，七者弗学而能。"（《礼记·礼运》）这就是说，人在许多合适的场合下得以进入与对象浑然无别乃至"和世界不复对立"的情态或境界，在很大程度上是人的本性和本能使然，而并不是偶然发生的。在这里已经阐明，移情是人的本性使然。

《周易·咸卦》："观其所感，而天地万物之情可见矣。"《易·系辞下》："古者包牺氏之王天下也……始作八卦，以通神明之德，以类万物之情。"《庄子·大宗师》："人之有所不得与，皆物之情也。"其所谓"情"，指的是物之"情实""情质"。"情"字中的"青"，意指万物充满生机的状况；与部首"忄"合为一个"情"字，则意味着人对万物充满生机的状况的感通、感受与感应，也意味着

---

① ［德］W. 沃林格著，王才勇译：《抽象与移情》，沈阳：辽宁人民出版社 1987 年版，第 4～5 页。

在人的感性观照中呈现的万物充满生机的状况。故有"观其所感，而天地万物之情可见矣"（《周易·咸卦》）这样一种情状，用明末清初思想家王夫之的话来说，就是："色、声、味之授我也以道，吾之受之也以性。吾授色、声、味也以性，色、声、味之受我也各以其道。"在这里，不仅阐述了"物"与"情"的互动关系，而且说明了审美主体在审美客体中的能动作用。

刘勰在《文心雕龙·神思》说："观山则情满于山，观海则情溢于海。""繁采寡情，味之必淡。""思理为妙，神与物游……物以貌求，心以理应。"这也就是美学上所谓的"移情说"。可见，这一样的景，融的可不是一样的情。在这里，也反映了"气之动物，物之感人，故摇荡性情，形诸舞咏"的一面。也就是说，将刘勰在《文心雕龙·诠赋》中同时提到的"物以情观"和"情以物兴"都包含于其中了。

《中庸》曰："能尽人之性，则能尽物之性。能尽物之性，则可以赞天地之化育。可以赞天地之化育，则可以与天地参矣。"苏轼描写文与可画竹之诗曰："与可画竹时，见竹不见人。岂独不见人，嗒然遗其身。其身与竹化，无穷出清新。庄周世无有，谁知此疑神。"南宋罗大经说："曾云巢无疑，工画草虫，年迈愈精，余尝问其有所传乎？无疑笑曰：'是其有法可传哉？某自少时取草虫笼而观之，穷昼夜不厌，又恐其神之不完也，复就草地之间观之，于是始得其天，方其落笔之际，不知我之为草虫耶？草虫之为我也。此与造化生物之机缄盖无以异，岂有可传之法哉？'"这些都说明了移情在艺术创作中的作用。

明代著名哲学家王阳明在《大学问》中说："大人之能以天地万物为一体也，非意之也，其心之仁本若是，其与天地万物而为一也，岂惟大人，虽小人之心亦莫不然，彼顾自小之耳。是故见孺子之入井，而必有怵惕恻隐之心焉，是其仁之与孺子而为一体也；孺子犹同类者也，见鸟兽之哀鸣觳觫，而必有不忍之心焉，是其仁之与鸟兽而为一体也；鸟兽犹有知觉者也，见草木之摧折而必有悯恤之心焉，是其仁之与草木而为一体也；草木犹有生意者也，见瓦石之毁坏而必有顾惜之心焉，是其仁之与瓦石而为一体也。"王夫子在《诗广传》中亦曰："君子之心有与天地同情者，有与禽鱼草木同情者，有与女子小人同情者，……大以体天地之化，微以备禽鱼草木之几。"这都说明，大自然的一切，包括动物、草木，甚至瓦石，都可以（可能）成为移情的对象。

在移情的状态中，由于撤去了习惯屏障，知觉与被知觉物融为一体，达到意与境会、心与物冥的境界。庄子与惠子游于濠梁之上，他看到鱼儿在水中自由地游来游去，在一刹那间，他融己入物，把自己客观化为鱼了。于是，庄子说这"是鱼之乐也"。惠子却说："子非鱼，安知鱼之乐？"惠子是实用态度，他把鱼归在"鱼"类，鱼是他的知觉对象；而庄子的态度则是审美的，鱼我不分，鱼之乐就是他之乐，他之乐就是鱼之乐。叔本华在《作为意志和表象的世界》一书中说："主体，当它完全沉浸于被直观的对象时，也就成为这对象的自身了。因为这时整个意识已经只是对象最鲜明的写照而不是别的什么了。"

阿恩海姆十分重视心理投射在移情中的重要作用。他指出：

> 假如说，移情要求一种通过一个人的外貌和行为而解读出他的心灵状态的直觉能力，那么问题仍旧在于，在什么程度上这种能力依赖于"投射"的作用过程。"投射"在19世纪90年代被弗洛伊德首次定义为"一种将自己的冲动、情感和情绪，归之于别人或外部世界的过程，通过这一过程而产生一种防卫作用，容许自己并不意识到自身的这种'不受欢迎'的现象"。[①]

我认为，在艺术创作中，意象的转换与图式的构成在很大程度上是通过移情和隐喻来实现的。创作主体往往将自己的情感体验投射到客观对象中去，以唤起观赏者的情感体验。因此，"当我们凝神观照一件艺术品时，我们把自己外射到艺术品的形式之中，我们的感受取决于我们在对象中发现了什么东西、占据了多大的范围"[②]。这种感受和体验使艺术作品的内涵得以延伸。

毫无疑问，移情在原生艺术创作中发挥着极为重要的作用。精神障碍患者往往将自己的主观意向、情感和愿望移情到所描绘的具体情境和物象中去。这种移情现象在精神分裂症患者胡娜的绘画作品中体现得较为明显。

胡娜，女，汉族，39岁，未婚，初中学历，病前性格内向。她曾在一个机场附属的生产棉毛制品的小工厂工作，时常有幻觉和幻听，有时感到有个小孩在她耳边说话，她说小时候曾被电击过，所以她看到电器就特别紧张和害怕。据了解，患者于2006年因恋爱问题不顺心而出现精神异常，主要表现为自闭、不出家门、自言自语，说自己很有钱，要找有钱人做男朋友，并装神弄鬼，反复念叨着祖先的名字，私自发笑，行为怪异，紧闭房门，不让家人进去，双手反复来回摆动，生活懒散，进食无规律。患者既往有精神病异常史5年有余，2012年7月因自行停药而致精神病复发再次入院。入院时以被害妄想为主要症状，伴有幻听、易激怒、意志减退等紊乱行为。具体表现为时有自言自语、无故发笑；胡言乱语，间有说有人针对自己、要对自己不利，情绪激动；间有吵闹，发脾气，骂人，行为怪异；间有出外乱逛，不主动料理个人生活，晚上难以入睡，偶见伤人

---

① ［美］鲁道夫·阿恩海姆著，郭小平、翟灿译：《艺术心理学新论》，北京：商务印书馆1994年版，第69页。

② ［英］赫伯特·里德著，王柯平译：《艺术的真谛》，北京：中国人民大学出版社2004年版，第16页。

毁物行为。出现上述情况后,她曾先后两次住院治疗,被诊断为"精神分裂症"。药用 PEC 及 Clozaplne 等,治疗好转,但由于回家后服药不规律,而后病情反复,致使病情加剧,表现为自语自笑,时有紧张害怕,情绪欠适切,家人唯恐病情加剧而再次将她送往医院治疗。经医生精神检查,其意识清晰,定向力完整,衣着尚可,检查尚合作,与人交往一般,问之有答,情感情绪欠适切,反应适切,未能引出幻觉,可引出明显的关系妄想及被害妄想,注意力欠集中,时有发呆,意志力欠适切,社会功能一般,但有怪异动作,无自知力。有护士说她年轻的时候很漂亮,身材也很好,但现在变得十分憔悴,面色发暗,也显得沉默寡言。她是一个左撇子,画画时经常左右开弓。胡娜绘画作品的题材大多为个人生活的印象和记忆,画面用色大胆鲜艳。从她的画中可以看出,她似乎有些美术基础,起草轮廓和上色也比较熟练,刚开始时画一些静物(如坛子和水果)、石膏几何模型、街道风景等,缺少原创,比较写实,似乎看不出精神病症状的痕迹。但后来所画的一些作品逐渐倾向于表现她的内心世界,并且将自己的心象和情感转化为意象,将自己的主观愿望移情到客观物象中去。比如,她画了一幅画《呐喊》,画面描绘了一个孤独的人站在桥上的背影,双手指向天空,我们似乎听到了他大声

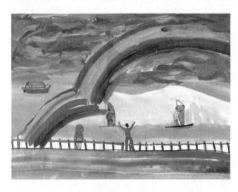

胡娜《呐喊》

的呐喊,河面上有几艘船只来往穿梭,天空流动着色彩异常艳丽的云朵,一道彩虹划过天空,倒映于水中。这一情景很容易使人联想到挪威表现主义画家爱德华·蒙克的名作《呐喊》。不过,在描绘人物和景观方面,前者是全景式的,视野十分开阔,人物处于视觉中心,而且画得极小(象征着在大自然中人类的渺小);后者的主体人物几乎是半身的特写,空间是狭窄而压抑的,表现的只是苦闷和压抑的情绪。胡娜的《呐喊》是她发自内心的呐喊,不仅宣泄了内心的痛苦和压抑,还表现出对未来自由人生的向往和渴求,而且河面上漂流的船只(生命的象征)也加深了"逝者如斯乎"的生命意象,而这些在蒙克的《呐喊》中是找不到的。

　　胡娜在创作《海底世界》一画时,先用铅笔画了几条鱼、一些水草和石头,然后用水彩在纸上涂满一层薄薄的、透明的淡蓝色,等水彩颜料干了之后,再在上面用绿色和其他颜色勾勒出鱼、水草和珊瑚的形状,表现了一个神奇而美丽的海底世界。在这个色彩斑斓的空间中,各种鱼儿在水草中自由自在地穿行,寻找它们的乐趣。这是一个充满了欢乐和自由,没有歧视、危险、禁锢的空间。画者将自己的情感投射在鱼儿身上,从中找到了些许乐趣和慰藉。在胡娜另一幅表现

酒吧情景的作品中，她采用十分艳丽、斑
斓、明快、热烈的色彩，生动地表现了酒
吧的热烈气氛。她给自己置于画中，独自
坐在桌旁的红色沙发上，桌上有一瓶啤酒
和一瓶洋酒，还有两个盛着红酒的杯子和
一盘点心（精神分析学认为，酒瓶象征阳
具，杯子和盘子象征女阴或子宫，在这
里，构成了一种性的或性交的意象）。她
静静地坐着，显然在等待情人的到来。在
她的身后，一对情侣在欢快地舞蹈，地面
上五颜六色的光环在旋转，造成了一种静
与动的冲突和张力。在强烈的音乐和色彩
的交织中，她仍然在静静地等待，也许，
她将会永远这样孤独而忧虑地等待下去。
她把它取名为"酒吧"。

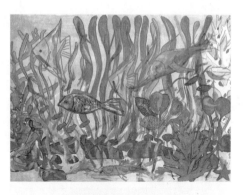

胡娜《海底世界》

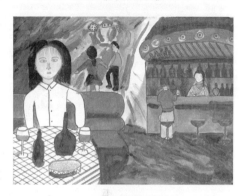

胡娜《酒吧》

　　在一家精神病医院的一次绘画心理治
疗中，一位有硕士研究生学历的精神障碍
患者陆佳引起了我的注意。她今年 31 岁，
未婚，读研时学的是昆虫学专业，曾在某
农场当实习生，参加过昆虫学的学术研讨
会，并曾参与有机水稻实验。她外语不错，在住院期间还经常阅读英文书籍。她
父母双亡，舅舅是她唯一的亲人，但无力照顾她，所以她只能长期住在医院。她
于 2008 年开始发病，反复精神异常 6 年多，凭空闻语，称人害己，行为怪异 1 年
多，最终入院治疗。于 2013 年 9 月住院治疗至今。经过有效的药物治疗，目前表
现安静，对病态无认识。她戴着黑边框眼镜，个子高挑，皮肤白皙，面色红润，
完全不像众多患者那样面黄肌瘦，皮肤色素沉淀，或面色苍白，尽显病态，但还
是能够从她那深度近视的镜片后面看到一双呆滞无神的眼睛。她安静地坐在一张
电脑桌旁，铺开一张画纸，以粗糙的线条和简单的色彩画了一个留着整齐刘海的
女孩，被关在一个黑暗的房间里，面部出现在表示窗户的正方形里，两边的窗页
已经打开。窗外的蓝天上有小鸟在自由自在地飞翔，红色的太阳在右上角以半圆
形的图形照射下来，并不完美，仍然是残缺的。草地上一片绿色，生机勃勃，有
向日葵和一些花朵，反映出被"囚禁"的窗内的女孩对窗外的阳光而自由的世界
充满着渴望。这也是她对自己目前生存境况的真实写照，她通过移情的作用，把
画中的女孩看成了她自己。

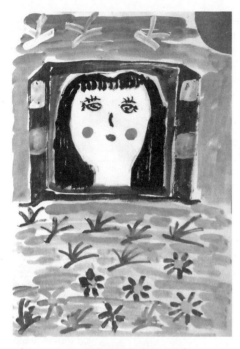

陆佳《外面的世界》

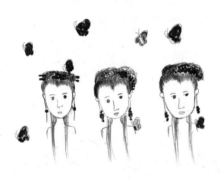

夏雪《仕女图》

在另一家精神病医院，有一位精神障碍患者名叫夏雪，18岁，未婚，初中学历。患者于1年多前无故出现精神异常，表现为时有自言自语，胡言乱语，扯东扯西；时有说神道鬼，说家人不关心自己，对自己不好，讲一些粗俗的话语，情绪激动；间有大吵大闹，发脾气，骂人，行为怪异；间有比手画脚，做一些小动作，无故殴打父母，不主动进食，晚上难以入睡等。出现上述情况后，她曾到当地医院及精神康复医院住院治疗，被诊断为"精神分裂症"。药用PEC等，治疗后好转，但由于回家后服药不规律，病情时有反复，家人恐其病情加重而送其到精神病院求治。门诊经相关检查，拟"慢性酒精中毒所致精神障碍"收其入院。经精神检查，患者意识清晰，定向力完整，衣着欠整，检查欠合作，日常交谈、接触欠主动，问话有答，答非所问，情感及情绪欠稳定，易激动，可引出明显被害妄想及关系妄想，注意力欠集中，间有发呆，意志力欠适切，个人生活被动，行为紊乱，需督促，偶见伤人毁物行为，没有自知力。在经过几次绘画心理治疗后，我发现她似乎对古代仕女特别有兴趣，一天上午，她画了三个并列的年轻漂亮的仕女头像，仕女的眼睛里露出忧郁的神情，像是深处后宫的妃妾，仕女们身后有几只不同颜色的蝴蝶在自由自在地飞舞。或许，这三个女孩中的一个就是她自己的化身。

另一位精神障碍患者徐莉华，29岁，未婚，初中学历。患者病前性格内向，既往有10多年精神异常史，主要表现为时有自言自语，胡言乱语；时有说有人针对自己、要对自己不利，情绪欠适切，无故哭泣，说自己命运不好，唉声叹气，行为怪异；时有做一些小动作，不主动料理个人生活，晚上难以入睡，不听劝说，偶见伤人毁物行为。出现上述症状后，她曾多次到医院住院治疗，被诊断为

"精神分裂症"。药用 PEC 等，治疗后病情好转，但由于出院后服药不规律反复发作，家人恐其病情加剧而将其送往医院求治。经精神检查，患者意识清晰，定向力完整，衣着欠佳，检查欠合作，交往接触一般，多问少答、欠适切，可明显引出言语性幻听、被害及关系妄想，注意力欠集中，意志力欠适切，没有自知力，社会功能明显受损。在她的一幅作品《月满西楼》中，画有一个古筝，上面画有两只女性的手，左边画有高山流水，上方悬挂着

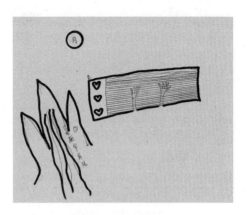

徐莉华《月满西楼》

一轮明月。她在右上方写道："十指纤纤弹古筝，弹出《月满西楼》的团圆。"这幅画呈现了作者满怀乡愁与忧思、渴望与家人团聚的一种意象，似乎是为自己的命运谱写的一曲"咏叹调"。

　　然而，有的患者对自己的命运并没有如此乐观和诗意化。患者周海军，男，27岁，未婚，初中文化，曾吸食 K 粉、摇头丸、冰毒等 10 余年，经强制戒毒后逐渐出现精神异常，不主动与人接触，有伤人毁物行为，说话做事稍不顺心便大吵大闹，时有殴打父母，时有站在窗口望着外面发呆，行为怪异，多独处，时有自言自语、胡言乱语，说自己的家人对自己不好，要陷害自己，无故骂人，行为冲动，无目的地四处乱走，毁坏家里的电视、家

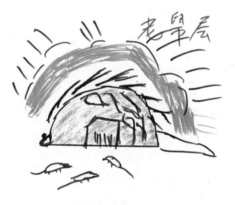

周海军《老鼠洞》

具等，家人无法料理，由医护人员接入院，被诊断为"精神分裂症"。经精神检查，患者意识清晰，定向力存，接触被动，语量少，问答欠切题，胡言乱语，可引出明显的妄想、关系妄想及被动妄想，多独处，乱走，自知力缺失，夜眠差，个人生活需督促，情感欠协调，意志活动减退。在周海军的一幅作品《老鼠洞》中，他画了一窝老鼠，整个画面是一个巨大的老鼠洞，洞外有三只老鼠在自由地爬动，而洞内有几只老鼠被围困在黑暗中，在洞口画了几条竖着的线条，像是一道栅栏封住了洞口。作者通过移情对象的转换，似乎表现了他在精神病院被看管和被"囚禁"的特殊感受与心象。

　　一天下午，一位看上去比较年轻的精神障碍患者谭琛兴冲冲地来到绘画心理

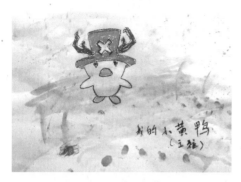

谭琛《大黄鸭》

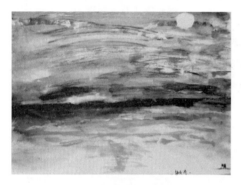

谭琛《静夜诗》

治疗室。他随即用油画棒画了一只戴帽子的大黄鸭，他说那是他的女朋友（王雅，广东话"黄"、"王"发音相同），而帽子代表他自己，然后用淡蓝色的水彩颜料大胆地涂抹背景，用笔蘸着颜料洒落在纸上，形成无数的色斑，并用手指蘸着颜料在纸上按上一连串指印，说这些指印是他追求女朋友的过程（代表足印），他告诉我，其中还经历了一些曲折，有一些插曲需要具体化。后来，我的助理告诉我，现年32岁的谭琛，大专学历，做过公安工作，曾经拥有一个幸福美满的家庭，并生有一个小孩，但后来发现妻子心里爱着其他男人，而他自己真心所爱的也并不是他的妻子，而是现在的女朋友王雅，最后导致与妻子的感情破裂而离婚。为此他痛苦不堪，十分抑郁，曾经自杀过。他于2003年6月发病，后来自愿来到这家医院住院治疗。他告诉我，其实他以前特别喜欢美术，中学时上图画课，老师总是叫他们临摹，依样画葫芦，束缚了自己的想象力的发挥。他还说，他有一个两岁多的小孩，喜欢在纸上乱画，他觉得像他那样画真的很好，哪怕就是画两个圆圈，感觉像是眼睛，就已经很有创意了。他说他喜欢随心所欲、自由发挥地画画。谭琛还画了一幅《静夜诗》（按一般人的理解应该是《静夜思》），他用水彩大胆地涂抹画面，黑色的天空与深蓝色的海面平分秋色，一个淡黄色的圆圆的月亮悬挂在右上角的天空，右下角的海面上画有月亮的倒影（镜像），不过是破碎的光斑，象征着一个原本圆满的家庭的破碎，以及一颗心的破碎。而在右下角画有两个极小的黑点，我问他画的是什么，他说是两个人，我问他为什么画这么小，他说就是这么小。大海是那么浩瀚无边，而人却是那么渺小。或许这两个小黑点画的就是他自己与他的女朋友在海边的浪漫情景。

值得关注的是精神障碍患者苏小妮，她33岁，本科学历，未婚，父母离异后，随父亲一起生活。10年前读大学（广州美术学院）时曾参加"美在花城"选美，落选后感到很没有面子，曾寻求自杀。之后10年间，她断断续续住院七次，每次都由父亲监护送院，而且父亲每隔一天都会来医院探望她，母亲不喜欢医院，只会在患者出院期间与其相聚。她平时大多数时间从事美术绘画工作，曾做过中小学补习老师。她第一次来参加绘画心理治疗时告诉我，她毕业于广州美术学院雕塑系。按理说她应该具有非常扎实的绘画基本功，但看她的画并非如此，虽然色彩和造型都比较专业，但其画作只有受过一般绘画训练的初学者的水平。比如，她画的一幅画《驾驶着私人坐骑》，可以说是她移情的结果。画中一个女孩在一个封闭的拱门形的空间里操作键盘，象征着她身处医院被"监禁"的意象。在画中，"她感到，四周似乎笼罩着一层玻璃壳，一切事物对她来说都是生疏的，有时甚至类似舞台上出现的那种骇人的景象。这种景象只可以观看，但不允许拿取和馈赠。病人的那种隐蔽起来的

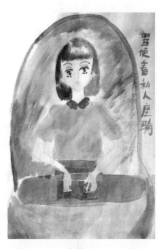

苏小妮《驾驶着私人坐骑》

理智，生发出大量奇形怪状的幻想、观念和梦幻，甚至还包括宏伟的传教计划"①。我问她，这女孩是在玩电脑吗？她说不是，这个女孩是在驾驶一个太空飞船。这也反映了她的内心世界，她希望能自己驾驭自己，渴望过上一种自由自在、超越尘世的生活，在一个没有尘世烦扰的太空环境里驶向她的人生之旅。我对她说："既然你是学雕塑的，能不能画一个比较抽象的，类似于雕塑造型的草图那样的作品呢？"她想了很久说，她还是想画一些具象的。我说："没问题，只要是你自己想画的都可以画出来。"接下来她用卡通的形式画了一个男孩伸着长长的手臂端着一个篮球，正准备投入篮球筐。这很可能说明她曾经对运动感兴趣，尤其是篮球，或者说是对某位球星的暗恋或是与学体育（重点是篮球）的男朋友有过一段恋爱经历，但最终分手。"投篮"是一个富于性意识的象征意象，在这里，患者将自己的潜意识欲望与现实生活中的具体情境和物象或是过去的某些经历和记忆糅和在一起，通过移情的作用得以宣泄。事实上，我们"在审美过程中，难以用具体形态来表现的某些事物被转化成具体有形的象征符号。我们必须认为这就叫具体化或知觉化。被转化出来的通常是一种主观状况、生活态度、某种一般的或特定的行为、某种情绪，等等"②。

---

① ［美］鲁道夫·阿恩海姆著，朱疆源译：《艺术与视知觉》，成都：四川人民出版社1998年版，第180页。

② ［美］西尔瓦诺·阿瑞提著，钱岗南译：《创造的秘密》，沈阳：辽宁人民出版社1987年版，第188页。

二、符号与图式

任何艺术都离不开内容与形式的统一，无论何种形式都必然反映一定的内容、含义或意味，不管这些内容是有意识的还是无意识的，也不管这些形式是具象的还是抽象的。我们承认，传统艺术家可能会在具象绘画中用内容来服务于形式探讨。但对于现代艺术家来说，越来越强调和倾向于形式对内容的支配和决定性作用。对弗莱而言，人的感情以视觉形式为中心，用英国形式主义美学家克莱夫·贝尔的话说，这就是"有意味的形式"。贝尔认为艺术的本质属性即有意味的形式，与艺术家所表达的内容无关。贝尔写道："在各个不同的作品中，线条、色彩以某种特殊方式组成某种形式或形式间的关系，激起我们的审美感情。这种线、色的关系和组合，这些审美的感人的形式，我称之为有意味的形式。"① 这是视觉艺术作品的一个共同品质。贝尔为了进一步阐明"形式"和"意味"的纯粹性和特殊性，又从否定的角度加以论述：其一，有意味的形式完全不同于再现现实生活的形式；其二，有意味的形式不同于一般人常说的"美"；其三，有意味的形式不同于现象的实在，而是同"物自体"或"终极实在"有关。在这里，所谓"形式"指的是艺术品的色彩和线条等要素所构成的纯粹形式，它不同于一般现实形式的地方在于它具有一种简化性，就是"把互不相干的细节转化成有意味的形式"。艺术形式是灌注了审美情感的形式，而不是其他的形式，这种灌注了审美情感的形式以其抽象性和非再现性区别于日常生活中的一般形式。而所谓"意味"则指的是消除了任何利害关系、不同于一般日常情感的审美情感。法国玛丽—诺斯·博丹内教授认为，"艺术是一种行为，是一种在与特定环境的关系中认同我们自己的手段。观看一件艺术品的任何行为，都含有对客体有序系统和观者有序系统之关系游戏的意味"。因此，观看这种行为就存在于一组有意味的形式复合体之中。博丹内还指出："艺术中创造出来的形式并不是对外在现实的客观模仿，但也不是营构形式的智力的非物质性结果。形式作为一种物质上呈现的东西就在那儿，其活生生的特质源于有意义的结构。"在艺术创作中，艺术家将自己的审美情感灌注到艺术形式之中，构成一定的艺术图式。因此，艺术图式不仅包含了人们的审美情感，还隐藏了许多无意识内涵和人们的心象。也许，"对于我们，最有趣的是试图把偶然的形状用作我们所谓的'图式'，即艺术家语汇的起点"。

我认为，我们可以将艺术创作的"图式"分为"有意识图式"和"无意识

---

① ［英］克莱夫·贝尔著，周金环译：《艺术》，北京：中国文联出版公司1984年版，第4页。

图式"。有意识图式呈现的是客观理性的、可感具象的形式，是一种"表层知觉"的再现；而无意识图式则是艺术家"深层知觉"的表现，是一种无意识形式语言和结构。从艺术创作的角度来看，在有意识图式中出现的错误与主动使用无意识和半无意识的机制之间出现的错误存在着极大的不同。知觉中的图式是掌握客观现象的结果，是同时认清客体的有代表性的特征的结果，这些特征似乎表现出知觉的"面目"（图式），即知觉整体化了的模式。在艺术创作中，有意识图式和无意识图式好像一个硬币的两面，它们可以各自独立，但又可以相互交叉、重叠和转化。正如英国艺术心理学家和画家斯蒂芬·纽顿所说："当艺术家游走于有意与无意之间时，他可能会在两者间制造一个相互穿插过渡的灰色地带。"也就是说，艺术家所创造的图式有可能模糊或超越有意识图式和无意识图式两者的界限。从格式塔完形心理学的角度来看，在某一艺术图式中可以使两者同时得到呈现，因为在同一艺术图式中可以同时呈现格式塔形式与非格式塔形式。斯蒂芬·纽顿指出："就绘画而言，格式塔或抽象的完形形式包括了意识和执意形式的方方面面，如外形、构图、秩序，以及根据直觉意识而创造的表面形式。也许，抽象的完形形式应该被看作有意识绘画的代表性语言。按照格式塔完形心理学的理论，所有的知觉意识和形式创造，都趋向于构成一个丰富而简明的结构。一个优秀的格式塔完形形式，具有和谐一致的外形，给人审美的愉悦感。与此相反，非格式塔的形式与率意形式相关，它没有鲜明突出、丰富一致的外形，但对画面空间的发展却十分有益，可以被看成绘画中无意识思维的代表性语言。"

从艺术语言的表现形式和风格上来说，图式可以分为具象图式与抽象图式。在现代主义艺术中，许多艺术家的艺术创作已经从传统的具象图式逐渐演变为抽象图式。

> 抽象化或图式化需要有想象力。因为这是对现实的一种变形。但是这种想象并不是把形象来作为形象的。即使运用形象也是为了从中抽象出某种图式。一条线代替了某种形象，但很明显这条线的符号与这个形象有关联，只需要保留这个形象的基本部分，从而把它转变为图形。这种基本图式与遗觉象相差甚远，后者再现现实，几乎如同照片。然而，由于儿童作品和精神障碍患者的艺术中常常见到图式的绘画，所以我们必须看到，这是一种比较原始的心灵活动的产物。也许它们是继发过程中最原始的形式。①

罗杰·弗莱在《英国绘画论集》中说："从某种角度来看，艺术的整个历史

---

① ［美］西尔瓦诺·阿瑞提著，钱岗南译：《创造的秘密》，沈阳：辽宁人民出版社1987年版，第260页。

可以总结为逐步发现种种形象的历史。原始艺术跟儿童的作品一样，是从代表概念的象征符号开始的。儿童画的面孔，一个圆圈就象征一个面庞，两点象征眼睛，两道粗线象征鼻子和嘴。逐渐地，这种象征的表现方法越来越接近于实际的形象。"因此可以说，抽象图式在很大程度上依赖于艺术家的想象力和创意，并通过各种图形和符号表达出来。因为"在图像艺术中，感官可以调整图像的作用，延伸到语言符号。在图像语言中，图像可以代表一种概念，比如烟斗的抽象图案可以代表男性的概念；高跟鞋的抽象图案同样可以代表女性的概念。两种概念的不同性质，完全是依靠不同图案的抽象性表达出来的。人们之所以能使这两个图案延伸到语言符号，完全是因为从一件事物联系到另一件事物的想象（感觉），这种想象涉及人的感官形式"[①]。

在瑞士语言学家索绪尔看来，"符号是一种表示成分（能指）和一种被表示成分（所指）的混合物。表示成分（能指）方面组成了表达方面，而被表示成分（所指）方面则组成了内容方面"[②]。像语言学符号的模式一样，符号学符号也是由被表示成分（所指）和表示成分（能指）所复合而成的，但它在内容层次上与语言学符号不同，许多符号学系统都具有一种其本质不是为了表现的表达内容：它们是每天都被运用的客体——在一种被诱导的方法中，被社会集团用来表现某些事物。符号与其意义是约定俗成的，没有内在必然性。符号总是在与其他符号的对立和差异中显出意义。别的符号有助于界定它的意义，并在其上面留下印迹。在场与不在场、存在与非存在都表现在同一符号中。法国哲学家雅克·德里达通过对视觉"在场"形而上学的消解来阐释视觉模仿："模仿复制在场，通过替换在场而补充在场，它使现在进入它的外部。在呆板的艺术中，外观是分裂的，它是在外面对外观进行复制。事物本身的在场已经暴露在外在性里，因此，它必定消隐并再现于外在的外观中。"[③] 而且，"无论是涉及表达还是表述的交流，实在与再现之间、真实与想象物之间、简单在场与重复之间的差异已经开始消失"。[④] 因此，摹本这个"不在场"兼有"不在场"和"在场"的双重身份。

胡塞尔在其《逻辑研究》中，把我们看作符号意义的创造者。他认为我们构造了符号的意义。我们通过"意义创造行为"而构造意义，而这种"意义传达行为"是在"意义充实行为"中实现自己和证实自己。符号本身在我们把自身的意向赋予它们之前是没有意义的。不过按照胡塞尔的看法，我们不能随意地改变我

① 钱家渝：《视觉心理学》，上海：学林出版社 2006 年版，第 66 页。

② ［法］罗兰·巴特著，董文学、王葵译：《符号学美学》，沈阳：辽宁人民出版社 1987 年版，第 35 页。

③ ［法］雅克·德里达著，汪堂家译：《论文字学》，上海：上海译文出版社 1999 年版，第 294 页。

④ ［法］雅克·德里达著，杜小真译：《声音与现象》，北京：商务印书馆 1999 年版，第 64 页。

们想要传达的意义的"本质结构"。他认为在语言中存在着一些不会变化或改变的本质意义，"意义结构"必须是稳定的和不会改变的。德国哲学家恩斯特·卡西尔认为，人类生活的典型特征，就在于能发明、运用各种符号，从而创造出一个"符号的宇宙"，即"人类文化的世界"。他指出：

> 人不再生活在一个单纯的物理宇宙之中，而是生活在一个符号宇宙之中。语言、神话、艺术和宗教则是这个符号宇宙的各部分，它们是织成符号之网的不同丝线，是人类经验的交织之网。
>
> 符号化的思维和符号化的行为是人类生活中最富于代表性的特征，并且人类文化的全部发展都依赖于这些条件，这一点是无可争辩的。
>
> 因此，我们应当把人定义为符号的动物来取代把人定义为理性的动物。只有这样，我们才能指明人的独到之处，也才能理解对人开放的新路——通向文化之路。①

卡西尔把艺术看作表现情感的一种特殊的符号形式。在他看来，传统美学中关于艺术是模仿还是表现的论证，都不能令人满意。不过，他又说："艺术确实是表现的，但是如果没有构型，它就不可能表现。而这种构型过程是在某种感性媒介物中进行的。"② 这就是说，艺术作为一种情感的表现，必须在媒介物中得到客观化之后才能完成。不过，这种构型和客观化是通过符号得以呈现的，因为"我们在研究人类学或宗教时将会发现，符号显然是一种臆造的形式，是主观情感的一种具体显现，它将模糊不清的情感转化为明确有形的东西。可以肯定，许多艺术的魅力，从其形态方面看，都是在不知不觉地创造这种象征性形式的过程中派生的"③。在苏珊·朗格看来，艺术作为一种特殊的符号形式，一种非逻辑、非抽象符号，具有人的主观情感的功能。然而艺术所表现的情感绝非个人的瞬间情绪，更不是纯粹的自我表现，而是艺术家所理解的人类情感。"表现"在朗格的艺术理论中也有特定的含义，那就是将情感呈现出来供人观赏，是由情感转化成可见的或可听的形式。它是运用符号的方式把情感转变成诉诸人的知觉的东西。所以说，"艺术，是人类情感的符号形式的创造"④。

艺术作品构成的特质在于它是一系列象征符号元素的复合体。前捷克斯洛伐

① ［德］恩斯特·卡西尔著，甘阳译：《人论》，上海：上海译文出版社 1985 年版，第 33～35 页。
② ［德］恩斯特·卡西尔著，甘阳译：《人论》，上海：上海译文出版社 1985 年版，第 180 页。
③ ［英］赫伯特·里德著，王柯平译：《艺术的真谛》，北京：中国人民大学出版社 2004 年版，第 38 页。
④ ［美］苏珊·朗格，刘大基等译：《情感与形式》，北京：中国社会科学出版社 1986 年版，第 51 页。

克符号学家莫卡洛夫斯基曾经说过："艺术品是在它的内部结构中，在它与现实和社会的关系中，在它与创造者与接受者的关系中，以符号形式呈现出来的。"他认为，艺术语言的安排有别于非艺术语言，主要在于为符号艺术要求而造成的组合的"变形"。当然这种"变形"不会超越符号本身的形式，它们依赖于创作主体的心理能量的作用。当代欧美著名艺术史学家、英国伦敦大学诺曼·布列逊教授指出："绘画是一门符号的艺术，但它所运用的那种特殊符号，尤其是它对身体的再现，都意味着它是一门与绘画之外能指的力量有不断碰触的艺术。"①

法国符号学家罗兰·巴特在《符号学美学》一书中写道："在符号学中，表示成分（能指）也可以被一种特定的事物所传达：这就是词汇。表示成分（能指）的物质化，使它更需要清楚地区别物质和内容：一个内容可能是不足取的（在内容的内容情况下）。因此，所有的人都可以说表示成分（能指）的内容永远是物质的（如声音、物体、形象）。在符号学中，我们将不得不处理不同种类的物质被综合在一起的复杂系统（如声音和画面、物体和文字等），把所有的符号都聚集在一起也许是适当的，因为在象征符号的概念之下——文字符号、绘画符号、姿态符号、雕刻符号都是象征符号，它们是被完全相同的物质所表现的。"②美国当代语言学家尼尔森·古德曼认为："任何东西都不会内在地就是一种再现。雕像之成为再现，是相对于符号体系的。某种体系中的绘图，在另一种体系中却可能成为一种描述；而某一有所指谓的符号是否是再现性的，并不取决于它是否与其所指谓的东西相似，而只是取决于在某一特定的图式中它与其他符号的关系。某一图式，只有在密集的情况下才是再现性的；而某一符号，只有在它从属于某一完全密集的图式或某一局部密集图式的密集部分的条件下，才是一种再现。这样一种符号，即便完全不指谓任何东西，也依然可能是一种再现。"③事实上，在艺术创作中，无论是再现还是表现，都是一种符号系统的综合体现。可以说，"任何一个符号都超越它自身而指向所有可能的符号，任何一幅图画也都是超越自身，而指向了所有可能的图画。艺术总是提醒我们所有的符号都只是符号，它们是随意的和暂时的；艺术总是证明着我们对符号的需要和我们关于符号根本不足的深层意识，证明着我们需要和符号有一种更加自觉的——解放的——关系"④。

---

① ［英］诺曼·布列逊著，郭杨等译：《视觉与绘画：注视的逻辑》，杭州：浙江摄影出版社 2004 年版，序第15页。
② ［法］罗兰·巴特著，董文学、王葵译：《符号学美学》，沈阳：辽宁人民出版社 1987 年版，第 36～37页。
③ ［美］尼尔森·古德曼著，褚朔维译：《艺术语言》，北京：光明日报出版社 1990 年版，第202页。
④ ［美］罗伯特·威廉姆斯著，许春阳等译：《艺术理论：从荷马到鲍德里亚》，北京：北京大学出版社 2009 年版，第 267～268 页。

　　我们知道，艺术既是文化的精华，又是文化本身的产物，因此，不同民族文化都会在相应的艺术创造中反映出不同的特性。然而，"每一种文化中都有着相似的视觉符号，虽然你或许能够很容易且毫不费力地辨认出这些图画是要象征什么动物，但是对于你的狗来说，它就完全不知道这些符号是要表达什么意思。符号所表达的意义往往是约定俗成的习惯，而不能通过观察符号长得像什么来判断它表示什么意思。我们已经习惯了符号的这些约定俗成的含义，以至于会产生错觉，误以为这些符号事实上看起来和它们所表示的动物是很相似的。但是不同的文化往往会用稍微不相同的约定俗成的符号来表示同一种动物"①。也就是说，同一种或同一种类型的符号在不同文化语境下所呈现出来的象征意义是不一样的，甚至完全相反。比如"卍"这个符号，也称为旋转十字，象征着太阳、四个基本方位、四个方向的风，也可象征自然界的四大元素和闪电，在北欧象征雷神索尔的锤子，还可象征佛陀或恶名昭彰的希特勒纳粹党。因此，"在谈及符号的意义和象征时，我们必须区分艺术品内的传统习俗的象征符号和艺术品作为整体所具有的象征性意义。对于前者来说，我们必须要去了解每一个特殊种族或地域群体的象征符号体系；就像我们必须不仅要从对艺术品直接的视觉考察出发，还要从独立的社会学、人类学知识出发来研究每一风格类型区域的特殊性一样"。因此，我们必须正确地理解艺术中的各种符号，因为"人类只能通过象征符号的中介来为自己表达事物。某些这种象征符号是理性的和知性的，就是说可以用明晰的、精确的术语予以定义；而其余的象征符号则是苏珊·朗格所说的情感象征符号，即那些既不能理性地定义又不能转述为概念的象征符号。在后一种情况下，客体只有通过象征符号才能被理解，别无他途"。所以说，"在艺术中，离开了象征符号我们将无法理解所象征之物；这样看来，艺术象征符号与其所象征之物之间的关系就变得越来越紧密了"。②

　　我们还必须注意到，色彩作为一种符号构成形式，在绘画中具有一定的象征含义，人们可以对不同的颜色给出不同的解释。1942 年，罗夏是第一个强调颜色和情绪关系的临床医生。这些都反映在他的墨迹中。他假设在情感生活中一个人对颜色的注意是很重要的。他认为，在回答墨迹测验问题时，如果没有提到颜色，是与感情的破裂有关。很多人也觉得颜色暗示了一个人情感上的不稳定。一些研究者做了很多调查，对绘画中的颜色给出各种解释。尽管他们不是都同意特殊颜色的解释，但都表示颜色的确代表某些特定的意义：感情、心情和这幅画的基调。英国语言学家弗斯收集的数据反映了颜色解释的深层含义。他觉得红色代

---

　　①　［美］马克·常逸梓著，王林译：《视觉大革命》，北京：金城出版社 2011 年版，第 179～180 页。
　　②　［美］简·布洛克著，沈波、张安平译：《原始艺术哲学》，上海：上海人民出版社 1991 年版，第 272～275 页。

表汹涌的感情或危险，蓝色代表能量，白色则代表压抑感情。此外，早期实践者和发展人员完成了颜色在绘画运用中的其他工作。他们最初的发现表明：（a）红色与愤怒有关；（b）黄色代表依赖性和幼稚的行为；（c）褐色和黑色都表示焦虑和压抑；（d）蓝色和绿色代表自制行为和自我约束。另外，来访者如果重复使用较浅的几乎看不见的颜色，实际上是想隐藏真实的感情。这些解释仅仅根据一些假设然后通过有限的研究和临床经验得出。因此，并没有确切的结论说明绘画中特定的颜色能代表对某一位来访者的准确了解。再者，个人的颜色体验仍然是情境性的。颜色具有很强的主观性。例如，当一个小孩选择一个特定的颜色——黑色，可能是因为这种颜色是当时唯一可用的，或者是因为它代表一个特殊的情景或者夜晚（而不是因为压抑而选择黑色）。同时，在不同的文化中颜色有不同的意思，因此治疗师应该注意到颜色运用关系中的文化背景，并且应该密切注意来访者选择特定颜色的原因，并分析这些问题。

现代艺术的代表人物康定斯基对于色彩的功能有着深刻而独到的见解。他认为每一种色彩都是一首独立优美的歌曲，令人心醉神迷。色彩直接影响心灵，可与观众建立情感上的联系，引起共鸣，或一种震撼人类灵魂深处的喜悦。比如，蓝色给人以平和之感，绿色给人以宁静之感，黑色给人以沉寂之感，紫色给人以冷峭之感，白色给人以纯洁之感，鲜丽的朱红则像火焰般恣意撩人，使人猛生兴奋昂扬之情；耀眼的柠檬黄给人以强烈的刺激，如同震耳欲聋的喇叭的尖叫声一样，叫人仓促不安，渴望能够尽早沉浸于绿色的宁静深处。总之，正如马克思在《政治经济学批判》中所指出的那样："色彩的感觉在一般美感中是最大众化的形式。"

在现代艺术中，许多抽象主义的绘画通过各种符号的组合得以呈现，并且充分发挥了色彩语言的象征性。康定斯基说过："现代艺术只能在符号成为象征时才诞生。"他努力地把一种形状和色彩的象征性语言固定下来。尤其是"在几何图式艺术里，形象成为一种抽象、一种思想；生动性变为秩序，具体化变为形式、对称、和谐"。这种几何图式的抽象表现形式在精神障碍患者的原生艺术中有较多的展现。

像一般语言一样，精神障碍患者的绘画语言具有多样性和复杂性，因为其中包含了物理性、生理性、心理性、个人性和社会性。事实上，原生艺术作品是通过一系列的符号组合而成的，其中的意义通过"视觉再现"而成为一种语言信息。比如，在精神障碍患者宋强画的一幅画《笛笔奏》中，画有一支带笛孔的圆珠笔，后面画有五线谱和跳跃的音符，富有创意。在这里，作者将笔、笛子和音符三种符号巧妙地组合在一起，将笔和笛子进行了替换，或者说将两者融为一体，形成了一种新的意象。而圆珠笔的柠檬黄色则加强了音乐的力度，观赏者似乎听到了从笛子圆孔中传出来的旋律。
在一般人看来，笔与笛子在用途和功
能上是完全不同的两个符号和概念，
笔是用来书写文字和描绘图形的，作
用于视觉，而笛子是用来吹奏音乐并
抒发情感的，作用于听觉，它们唯一
的相似之处就是在造型上都是细长的
圆柱体，但是，画者将两者抽象化、
符号化，并构成一种新的符号视觉形
式。这种将不同符号中的某些局部特

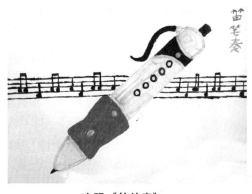

宋强《笛笔奏》

征的相似性进行类比、替换或组合，是精神障碍患者在绘画创作中一种常见的思
维模式和表现图式。

　　接下来我们来看一下女患者杨静波的绘画作品。在分析作品之前，我们先看
看她住院之前是一个怎样的人。我在与她的谈话中得知，她拥有大专学历，已30
岁，未婚，父亲是一位机械制图师。她留着长发，皮肤黝黑，目光呆滞。她曾经
在广东某职校读过三年中专，然后以文化成绩400多分、色彩83分、素描95分
的成绩考入广东某艺术设计学院，三年间学的全都是绘画和设计，她反复提到她
的几位老师的名字，吴向东、周之辉等，她还特别强调康健老师教过她的结构素
描。患者于2004年9月发病，多次住院治疗，被诊断为偏执型情感障碍，思觉失
调，时常出现妄想和幻觉。她在一份登记材料中自述："本人在精神上之所以造
成此种疾病有以下原因：我从小在校读书的态度偏向于认真、刻苦，父亲对我的
教育十分重视，尤其是文科类及绘画。但是，认真的态度对我产生另一种负面的
影响，造成我压力大、性格内向、执着。我对父亲十分尊敬，所以每当考试、学
校搞活动，自己都会尽全力争取拿出好的成绩来报答父亲，所以给自己造成很大
的压力，从而形成疾病。另外，父亲20年来都是从事工业类的模具设计工作，并
担任一家不锈钢厂厨具设计的技术科科长，这对我也有一定的影响，所以，我在
长期面对电脑设计中也形成了疾病。"接下来杨静波详细介绍了自己的学习和生
活经历："2004年9月至2007年7月在广东某职业技术学校装潢艺术设计专业学
习；2007年9月至2008年3月在某大型超市美工室工作；2008年3月至2010年
3月在广东某艺术设计学院视觉传达艺术设计系平面设计专业学习。2008年1月，
参加某电视台首届'音乐无国界，唱响您的歌'非专业外文歌曲电视录影大赛复
赛第四轮比赛。2007年参加某文化中心举办的'大众广场缤纷show'《说唱脸
谱》京剧戏曲活动。2008年9月至2009年1月在某青少年宫任书画助教。2010
年参加某电台主持人大赛的初赛。2010年10月至11月参加某电视台综艺频道

'心水保姆'栏目组工作。"望着眼前这位反应迟缓、目光呆滞的女子，我们实在无法想象她曾有那么丰富的经历，具有那么多的艺术才华。当然，她所说的这些，我们无法一一证实。关于她的家庭以及与父母的关系，她写道："虽然我父母因性格不合，在我19岁的时候无奈地分开了，但分开后，无论是母亲还是父亲，对我还是关怀备至。母亲为了让我有更好的发展前途，特意在邻近广州的某小区购楼，并帮我报考了广州某艺术职校。而我为了取得文凭以报答母亲，在校三年里，既在美术也在音乐、英语口语演讲等方面培养自己的特长，并在学校2007年元旦晚会上以'感恩的心'手语表演表达我对父母的孝心。三年的学习和锻炼奠定了我考大学的基础。24岁那年考上大学，2008年参加某电视台的英文表演，但正因为走入娱乐圈和舞台，投入表演，长期用脑，练琴练歌，使自己陷入了'情感障碍'。"杨静波戏剧般的人生和曲折的经历自然对她的绘画创作产生了一定的影响，在她的作品中，大都采用各种抽象的几何图案和色块来表现她的情感和愿望，甚至不厌其烦地重复同一类主题，描绘同一种符号或同一类型的符号极其烦琐。具体来说，杨静波的作品中的基本符号是心形（象征爱或爱情）、彩虹（象征理想和希望）、音符、太阳与月亮、向日葵、花朵与蝴蝶，有时还添加一些英文符号。这些符号的呈现无疑都与她以往的生活经历密切相关，或者说，她过去的生活经历和情感历程对这些符号的出现和图式的构成给予了积极而深刻的影响。这些符号在她的心象中一再被强化，从而无意识地投射到她的作品之中。在杨静波的一系列作品中，我们至少可以看到她的符号世界表达了五个方

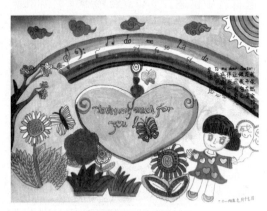

杨静波《星语心愿》

面的含义或"意味"：①表达父母对她的关爱以及她对父母和朋友的感恩之心。如，她在《星语心愿》中描绘了一个小女孩漫步在一个雨过天晴的环境中，乌云已经飘移，太阳露出了半个脸，绚丽的彩虹划过蓝天，像一段五线谱，上面跳跃着几个音符，演奏着她的梦幻曲。草地上花儿朵朵，美丽的蝴蝶四处飞舞，折射出她幸福的童年和欢乐的校园生活。画面的中央画有一个巨大的心形图案，上面用英文写着"非常谢谢您"，在两个气球上写有"感恩"二字，表达了她对父母的感恩之情。她写在彩虹上的"感恩的心，感谢有您，伴我一生，让我有勇气做我自己，花开花落，我依然会珍惜"，袒露了她真实的内心世界。②自己对艺

术的执着追求和对未来的憧憬、梦想和寄
托。如在她的《用"心"设计——色彩与
心灵》中，彩虹般的艳丽色彩象征着绘画
艺术，音符象征着音乐艺术，而心形象征
着她对艺术的追求和未来的梦想，这是她
对用"心"设计未来的美好愿望的表达。
③自己对过去舞台经历的深刻印象和记
忆。如在《心灵七色光》中，采用抽象的
符号和斑斓的色彩描绘了一个气氛热烈的
场景，像是一个歌舞晚会的迷幻般的舞
台，似乎是她对以往舞台经历记忆的无意
识再现。"舞台"的背景紫气弥漫、月光
四射，象征着神秘的夜空。她在画中写
道："走向未来，我们带着七彩梦，彩虹
的光彩，七色光，七彩光。"可见，这也
象征着她人生的一个舞台，充满着七色的
梦幻。然而，此刻的"舞台"上却空无一
人，没有表演，主角不在场，这意味着主
体的缺失，也许，这种缺失对她来说是无
意识的表现，因为这终究是她的"七彩之
梦"。④自己对大自然的热爱和向往。如在
她的《江南水乡》一画中，采用比较具象
的手法描绘了一片秀丽的自然风光。在画
的左上角，她提炼一首诗："借得西湖水一
圈，更移阳朔七堆山。堤边添上丝丝柳，
画幅长留天地间。"⑤自己对自身命运的关
注和对生命的追思。如在她的《掌印》中，

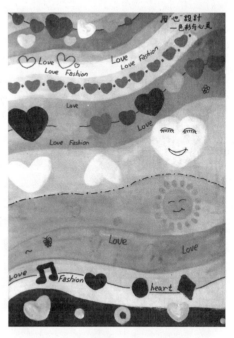

杨静波《用"心"设计——色彩与心灵》

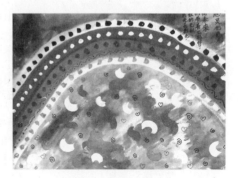

杨静波《心灵七色光》

她在自己的掌心上涂上各种各样的颜料，然后印在画纸上，这些手形符号不仅表
达了各种情感或情绪，而且暗示了一个人的生命过程。从色彩心理的角度来看，
绿色象征着生命和青春，黄色象征着活力和年轻，红色象征着热情、激情和爱
情，蓝色象征着理性和成熟，黑色象征着沉默、病变和死亡。画者的这些掌印表
达了她对自我的追寻和对生命的探究。总之，患者杨静波通过各种图形和符号的
组合所产生的意象，加上运用艳丽而强烈的色彩对比，形成了她自己独特的图
式。同时，也尽可能地抒发了她的情感，表达了她的梦想和愿望，揭示了她内心

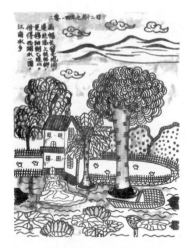

杨静波《江南水乡》

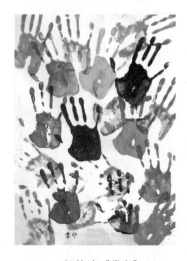

杨静波《掌印》

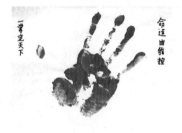

刘民欢《命运由我控》

的无意识表象。

我们已经看到，精神障碍患者的绘画创作大都与他们的个人生活经历有关，而且并不一定是通过具体的形象而是采用抽象的符号来表达他们内心的意象，这些符号的含义可以根据创作主体的不同而做出不同的解释。换句话说，在精神障碍患者所创作的原生艺术作品中，不同的符号和意象具有不同的含义，但是同一符号也可以包含两种或多种含义。关于对符号的感知和释义使我想起了一件往事。记得1982年，当时我正在美术学院上学，一个偶然的机会，我去广州参观一个意大利文艺复兴时期的著名画家复制品的展览，当时我穿了一件浅蓝色的花格子衬衫和深绿色的喇叭裤（当时的时尚款式），当我经过东方宾馆时，居然有人拉扯我要兑换外币，可能以为我是来自东南亚的华侨，进入免税的友谊商店，店员也对我异常热情，毕恭毕敬，使我受宠若惊。可是，当我回来后去湖南湘西写生的时候，发现一个挑大粪的老头穿着和我同样的衣服，而且非常得体合身，我不由得有些感叹。多少年之后我才明白，同一符号随着环境或其他文化因素的改变，其含义也会发生变化，也就是说，符号的含义不是单一的，而是不确定的，符号本身不是孤立的，它必将与其他符号相联系并由此而改变自身的含义。换句话说，符号的含义不是本身固有的，而是被给予的。比如，在杨静波的《掌印》中，画面上的掌印可以说是她自我的表达，也可以说是对人类生命过程的一种演绎，还可以说是对某件事情的拒绝和抗议，甚至还可以说是一种暴力的象征，因为一个人的掌印或指纹可以被赋予多种含义。如精神障碍患者刘民欢的绘画作品《命运由我控》，表达了他"一掌定天下"的野心和强烈的自我意识。可见，一个掌印符号居然可以引发出观赏者的各种联想和猜测。我记得有位诗人曾经说过："人，不过是掌心里的一小堆秘密。"

我认为，精神障碍患者个体所创作的原生艺术之所以没有统一的图式，是由于个体的差异（这种差异包括年龄、性别、受教育程度、宗教信仰、文化背景等）和对图像的认知能力的不同。但对于同一精神障碍患者来说，他所画的作品自始至终具有一定的模式和图式，这是由他的病理机制、情感经历和心理定向所决定的。比如，精神分裂症患者周晓秋的一系列简笔画就反映了一种自己独特的风格，他所表现的图式可以称为无意识图式。他 52 岁，未婚，初中文化程度。年轻时应征入伍，于当兵的第二年发生精神异常。主要表现为乱语、散漫、疑人迫害、行为紊乱、怪异、到处乱走、伤人毁物、失眠等。发病后曾多次被民政部门送往多家医院住院治疗，于 2001 年 3 月 12 日转入一家配套设施良好的精神康复医院。我对他进行绘画心理治疗时，他已有近 14 年的精神病史。当时他住院尚安心，与周围环境接触一般，生活相对懒散，对医护管理尚合作，未见明显异常表现，进食、服药、睡眠等情况尚可。不过，他对绘画表现出极大的兴趣，每次绘画心理治疗从不缺席。有一次他被护送到绘画心理治疗室，一连画了十多幅，而且每幅画都用笔极其简练，像儿童的简笔画，近乎抽象的符号，形成一种统一的风格和图式，但每一幅都有一个明确的主题，如《求雨》（表现求生的欲望）、《拉车》（一个人用绳子拉一辆大巴，隐喻人生的艰难）、《飞车》（一辆面包车从右向左而行，前面有一凹进的大坑，喻示人生道路上的危险和飞越）、《赌博》（与钱有关，几个男人和几个女人分成左、上、右排列，中间一个凹坑中有一个骰子，凹坑的左、上、右分别画着一个小人，喻示赌博如人生的陷阱）、《分苹（果）》（左边画一个圆圈，代表苹果，右边画两个扇形半圆，表示被一分为二的苹果，

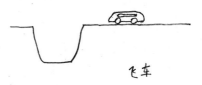

周晓秋《飞车》

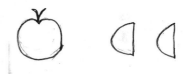

周晓秋《分苹（果）》

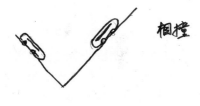

周晓秋《相撞》

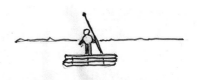

周晓秋《逆流》

喻示分割、分裂、分离)、《锁钱》（又与钱有关，一个上着一把大锁的箱子，里面存放着满满的一捆捆的钞票，左边画有一个酒瓶、一个杯子、一条鱼，似乎想表现对吃喝欲望的控制)、《逆流》（一个人撑着竹排在水面上移动，反映了他内心对命运或某种事情的对抗和逆反心理)、《相撞》（两辆面包车从斜坡上相对往下而行，即将相撞，道路形成一个"V"字，喻示了生命的危险和对死亡的恐惧)、《择刀》（三把不同形状的道具，表现了自杀的犹豫和暴力倾向)、《风势》（左边三根横线代表强劲的风向，右边三棵并列的树倒向右边，表现了大自然不可抗拒的力量)、《屋灯》（一间小屋，太阳高照，透过窗户，见到灯光，反映了画者被"囚禁"的痛苦)、《拾金不昧》（又与钱有关，画了三个元宝、两个小人。表面上反映了画者对金钱的淡泊观，实则揭示了画者无意识中金钱给他带来的伤痛)、《路不拾遗》（又与钱有关，左边一辆大巴驶过，地上落下三个元宝，右边一个小人走过，也许与他的个人经历有关)、《宴席》（与他的个人经历有关)、《众山》（将"众"字画成三座山，将文字符号的变形成抽象的视觉形象)、《游鱼》（三条鱼从右向左平行游动，左边是一把类似剪刀的器具，再靠左是一张由一排排的"X"组成的

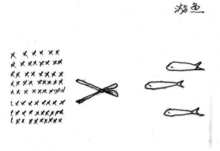

周晓秋《游鱼》

大网，喻示着自由游动的小鱼即将遭遇的危险以及未来悲惨的命运和归宿)、《钓鱼》[钓上来的鱼比持杆者大好几倍，但体形的大小并不意味着支配命运能力的大小，在这里，象征着权力（权威）的变形和对弱者的控制]。毫无疑问，患者周晓秋的这些作品采用各种极其简练而鲜明的符号反映出他内心世界的矛盾和冲突，并形成了他自己一种独特的视觉图式。他每次来到绘画心理治疗室绘画时总是无法安静下来，时常起来到处走动，还找我要香烟，我为了稳定他的情绪，递给他一支香烟，并给他点火，他吸了几口，然后坐下来继续绘画。我发现他有些坐立不安，思维跳跃性很大，具有明显的精神分裂倾向。

精神障碍患者是一个特殊的群体，他们所创作的原生艺术具有独特的符号体系。因此，我们必须从原生艺术中探究他们瞬息即逝的情绪和复杂的心理结构。不仅如此，我们还应该探究精神障碍患者在原生艺术中所创造的独特的图式，并从中找到一套独特的语法，这种由独特的语法构成的图式无疑是一种心灵、性情的图式，一种漂浮的心象的呈现，其中充满了想象、错觉、幻觉、隐喻和象征。

第三节　意识与无意识

一、理性与非理性

记得有位智者说过："在上帝眼中，人世是疯狂的。"

人是一种理性的动物。意大利文艺复兴时期的杰出诗人但丁认为，人之所以是理性的，是因为人与禽兽不同，人的本质在于天赋的理性和自由意志。但是，人毕竟是一种高级动物，一种具有思维和意识能力的动物，无法摆脱某些动物性的本能。因此，当非理性像潮水般袭来的时候，所谓崇高和伟大的理性往往不堪一击。然而，叔本华认为，人的本质不是理性，而是意志。在叔本华看来，人的认识不过是由非理性的意志所派生，并为之服务的工具。德国著名哲学家弗里德里希·威廉·尼采的"肉体的赞美歌"首先把他引向非理性主义，引向"反抗理智"。尼采在其著作《权力意志》中说："意识起着第二位的作用。它甚至是冷漠的、多余的，可能注定要消失而让位给最完全的无意识性。"梅洛—庞蒂断言："人不是理性的动物。理性和心灵现象并没有在人身上留下一个自我封闭的本能领域。"显然，梅洛—庞蒂旨在表明非理性在人的身上的重要性。法国哲学家勒内·笛卡尔却强调了理性对非理性的支配作用。他认为，心灵和肉体之间相互作用的中心是位于大脑底层中央的松果腺，其通过条件反射进行活动，是最完善的机器。但心灵和理性意志力能控制自发的本能和欲望所产生的影响。应该说，人是理性与非理性的对立统一体。

理性是一种自然发展出的高级的整体性，是人所具有的最明显的精神特征。一般认为，人的理性即是指人所特有的形成概念并运用概念进行判断和推理的一种抽象思维能力，它与人的意识、情感、意志等一般意识能力之间有十分明显的实质性区别，它是一种比人的一般意识能力更高的思维能力，但又必须在人的意识能力的基础上才能产生和形成。从动物的本能到人的欲望正是以意识为中介的，没有意识的参与作用，人的生物本能便不可能升格为人的欲望。另外，意识作为理性的一种前行形态决定了人的任何一种理性能力都必定要以意识能力为前提和基础，于是，意识便又构成了欲望和理性的中介。

不过，我们必须看到，非理性是一种巨大的力量，它不仅影响人的行为，也干扰和阻碍人的正常思维的运行和发展，甚至支配着人的命运。荣格指出："历史曾一而再、再而三地教育我们：与理性预期相反，在一切心灵转化过程中，非理性因素往往起着最为重要的，实际上是决定性的作用。"①

非理性的表现特征在于非逻辑和无意识。在我们现实生活中，许多话语与行为都会以非理性的形式体现出来。比如说，我在欣赏音乐《百万朵玫瑰》或《洛丽塔》时会不由自主地随着音乐的节奏不停地点头或摇晃。并且这种无意识的流露我可以在事后回忆起来，也许已经残留在记忆中了。而精神障碍患者所发泄的无意识是永远无法通过意识和回忆来知晓的。

人们往往将疯狂与非理性联系起来，但疯狂并不是非理性的产物，非理性不过是疯狂的外化形式之一。也许，"对于我们来说，'无理智的'只是疯癫的表现形式中的一种。但是，对于古典主义来说，非理性具有一种名义价值：它构成某种实质性功能。疯癫只有相对于非理性才能被理解。非理性是它的支柱，或者说，非理性规定了疯癫的可能范围"。福柯指出："总之，理性—疯癫关系构成了西方文化的一个独特向度。"②

疯狂并非排斥理性。事实上，"西方传统主义和人文主义，早在古代和中世纪，就揭示了人的理性与疯狂之间的互补性和共存性；而且，唯其如此人才彻底地显示出他本身的自然面目"③。西欧中世纪的一位基督教修会方济各会修士安格里卡斯认为，在人的肌体中，每一个器官都具有某种智力功能，脑是人的感觉发源地，"人的想象是在脑的前部形成，中部起理性的作用，后部则是记忆的所在"。他指出，疯癫是脑部的疾病，"躁狂症是因为脑的前室受到侵染，使人丧失了想象能力；恰如忧郁症是脑的中空受到侵染，使人失却了理性"④。福柯认为，精神病治疗学从一开始建立就是根据社会上的一部分人的利益需要，人为地将社会分为两大相互对立的范畴并以传统的理性主义为基础，将它的治疗对象精神障碍患者当成非理性的典型排除在社会之外，残酷无情地视之为异常。福柯指出："疯狂成为一种和理性相关的形式，或者毋宁说疯狂和理性之间的关系，永远具有逆转的可能。于是，任何一种疯狂都有可以判断和宰制它的理性。相对地，任何一种理性也都有它的疯狂，作为它可笑的真相。"⑤ 所以福柯认为，"在禁闭所里，疯癫与各种非理性共居一室。后者包围着它，确定它的最一般的真理。但是疯癫又遭到孤立，受到特殊对待，而显示其独特性，似乎它虽然属于非理性，但

---

① ［瑞士］卡尔·古斯塔夫·荣格著，孙明丽、石小竹译：《转化的象征——精神分裂症的前兆分析》，北京：国际文化出版社 2011 年版，第 6 页。

② ［法］米歇尔·福柯著，刘北成、杨远婴译：《疯癫与文明：理性时代的疯癫史》，北京：生活·读书·新知三联书店 1999 年版，前言第 3 页。

③ 高宣扬：《福柯的生存美学》，北京：中国人民大学出版社 2005 年版，第 195 页。

④ 余凤高：《智慧的痛苦：精神病文化史》，长沙：湖南文艺出版社 2006 年版，第 35 页。

⑤ ［法］米歇尔·福柯著，林志明译：《古典时代疯狂史》，北京：生活·读书·新知三联书店 2005 年版，第 45 页。

是它以一种特有的运动穿越了这个领域，不停地将自己与最乖谬的非理性极端联系起来"①。

有些心理学家认为，精神障碍患者最普通、最显著、最特别的属性就是表面的不合理性。精神障碍患者所表现的那些幻想都是虚妄的信念，那些幻觉都没有客观的真实。只看到这些外部现象、只注意表面的观察家仅能断定病根是精神障碍患者失掉领会理性的能力，这些古怪的现象之所以发生，只不过是因为他们的心已丧失循理而思的能力。然而，事实并非如此，有许多精神障碍患者的推理能力似乎是很高的，只要不直接涉及他幻想系统里的事情。文化史家福利德尔也注意到："有些癫狂的人能特别富于正确的论理，完整无缺，不犯错误。他们只是大前提弄错了。除此以外，便能用一种惊人的演绎能力、突出的聪明、非常锐利的思想，由这个大前提一步一步地往前推论。"这是说前提虽然错了，有不合理性，但他从这前提出发进行推理的过程是符合理性、合乎逻辑的。由此可知，在他的无理性中是包含着理性的，是无理性的理性。莎士比亚说过，"虽说这是发疯，然而其中自有条理"，"疯狂的人往往能够说出理智清明的人所说不出来的话"。维特根斯坦曾经诙谐地说，精神分裂症就是"我们的语言引诱了的理智"。

对于精神障碍患者的理性，英国哲学家洛克有更具体的说明："疯人们并没有失掉了他们的推理能力。"而且，"他们虽然借着狂放的想象把幻想认为实在，可是他们会由此合理地演绎下去。一个疯人如果想象自己是一个国王，则他可以凭着合理的推断，来需要人们的服侍、恭敬和服从；反过来说，如果他以为自己是玻璃做的，则他又会小心谨慎，只怕破坏了那个易碎的东西"。

非理性并非仅仅体现于精神障碍患者身上，在现代艺术创作中，非理性的因素起着十分重要的作用。德国浪漫派把艺术创作的直觉性、无意识性和非理性的思想发展到极点，从而架起了一座坚实的理论桥梁，使弗洛伊德、柏格森、克罗齐等人得以把主观性和生物主义作为创作过程的基础来加以宣传。比如，诺瓦利斯把创作的美学原则和神秘主义的原则直接地等同起来，认为"诗人诚然是在无知觉状态中进行创作的"。德国哲学家谢林认为，艺术作品作为"有意识的和无意识的活动的一种统一"——首先是对"无限的无意识"的理解，这正是艺术的基本特性。在确定艺术活动与科学的或工匠的活动的根本区别时，谢林首先强调艺术家的"绝对"自由。他认为，艺术家的创作意图和趣味不是植根于他的身外，而是植根于"本性的深处"。也就是说，作为创作的结果没有任何外在目的。在谢林看来，艺术创作摆脱了达到外在目的的必要性而导向"本性的深处"，这首先就使冲动和中庸、无意识和意识、压抑感和自由这些极性心理得到解决。正

---

① ［法］米歇尔·福柯著，刘北成、杨远婴译：《疯癫与文明：理性时代的疯癫史》，北京：生活·读书·新知三联书店 1999 年版，第 74~75 页。

如伊·纳尔斯基所指出的:"阵发的非理性的冲动气氛充斥整个谢林的美学。他的美学既与艺术的现实主义绝非一路,也与古典主义的清晰严整的逻辑大相径庭。"

叔本华也十分强调非理性因素对于艺术创造的重要性。在叔本华看来,本能决定着个人的积极性,并决定着个性活动的方向。他强调顿悟和灵感在艺术家创作中的作用,还十分重视艺术家的独立性,脱离现实的绝对自由以及和最高力量——世界意志的内在联系,从而一步步建立起创作的非凡性的概念。他直率地声称,理智活动只有在能够"为所欲为"的时候,才可能"达到非常的纯洁而成为世界的明镜"。叔本华相当广泛地运用了"艺术天才"这一概念,这种天才不借助理性和意志,只是鬼使神差地创造艺术。

弗洛伊德曾说,当我们的清醒头脑麻木以后,我们身上的童心和野性就会活跃起来,正是这种观点使得超现实主义者宣布艺术作品不能用清醒不惑的理智来创作。弗洛伊德认为,心理功能的两个不同模式之间存在着根本的区别,这两个模式是首要过程和次要过程。首要过程是指无意识或心理活动特征的模式,它显露出诸如象征化、移位、凝聚之类的技能。在弗洛伊德看来,首要过程以性本能的活动为特征,它使用有高度活动特点的性力,这种性力是自由无羁的。这个过程受享乐原则的支配,也就是说,来自首要过程的冲动执意要通过即刻的释放而在心理机制中求得对紧张的缓和。至于次要过程则是指它以自我为特征,包括逻辑、理性、语法,尤其包含了词语表达。次要过程的想法使用被束缚的性力,它具有结构、自我本能的活动等特征。次要过程受现实原则的支配,这使自我得以用适当的而非具有潜在危险的方法去缓和本能的紧张。正因为如此,意识和潜意识的界线愈来愈模糊,正如常态与变态、理性与非理性的界线说到最后也是模糊的一样。从理论上说,当我们说到意识的时候,本身就已意味着潜意识的存在,而说到潜意识当然也意味着意识的存在,因为只有自觉意识者才能有潜意识,没有自觉意识者根本谈不到潜意识。正如只有理性者才谈到非理性,没有理性者根本谈不到非理性一样。所以想把意识和潜意识严格地进行区分是不可能的。"这些界线与其说是实际地存在,毋宁说是想象地存在着;至少,我们不能够用手指,像在地图上指点国界一样地把它们指出来,艺术越来越接近到它的这一界线,就越会渐次地消失它的一些本质,而获得界线那边的东西的本质,因此代替界线,出现了一片融合双方的区域。"① 这一区域正是艺术创作的最佳机制所在。

在现代主义艺术中,许多艺术家热衷于表现他们的潜意识,通过抽象或具象的形式揭示他们内心的真实世界。贡布里希指出:"20 世纪艺术家在形与色的实

---

① [俄]别林斯基著,满涛译:《别林斯基选集》第 2 卷,上海:上海译文出版社 1979 版,第 441 ~ 442 页。

验过程中发现的那些形式和表现已经被公认为是出自艺术家'无意识'深处的物像。然而在我看来，这是天真的误解。心理分析讲的是，我们的意识心理和前意识心理总是要指导和影响我们对偶然事件的反应方式。墨迹是随机事件；我们对它有任何反应取决于我们的既往经历。事先谁也不能断言毕加索制成鬼脸面具的那张纸会在哪里撕破——重要的问题倒是毕加索为什么要把它保存下来。"① 美国艺术家杰克逊·波洛克曾经沉迷于超现实主义，"但是他逐渐抛弃了在他的抽象艺术习作中经常出现的那些怪异形象。他对因袭程式的方法感到厌烦以后，就把画布放在地板上，把颜料滴在上面，倒在上面或泼在上面，形成惊人的形状。他可能记得已经使用这种打破常规画法的中国画家的故事，还记得美洲印第安人为了行施巫术在沙地上画画。这样产生的一团纠结在一起的线条正好符合 20 世纪艺术的两个相互对立的标准：一方面是向往儿童般的单纯性和自发性，那就使人想起连形象还不能组成的幼小孩子们的乱画，与此相对，另一方面则是对于'纯粹绘画'问题有深奥的兴趣。这样，波洛克就被欢呼为所谓'行动绘画'或抽象表现主义的新风格的创始人之一。波洛克的追随者并不都使用他那么极端的方法，但是他们都认为需要听从自发的冲动。他们的画跟中国的书法一样，必须迅速完成。它们不应该事先计划，应该跟一阵突如其来的自行发作一样"②。这种自行发作在很大程度上由艺术家的无意识所支配，而且在其创作的作品中必然表露无意识的内容和意象。

　　瑞士表现主义画家保罗·克利在将幽默实验与艺术探索二者融为一体的方面表现得尤为突出，他的作品体现了艺术家是怎样首先按照纯形式的平衡与和谐法则去合成一个物象，让它成形。"他叙述了他笔下出现的形状是怎样逐渐给他的想象力提供了某个现实的或幻想的题材；在感觉到他已经'发现'的形象完成以后就能有助于而不是有碍于他的和谐时，他又是怎样遵循那些暗示前进。他的信念是，这种创造形象的方式比任何依样画葫芦的描摹都更为'忠实于自然'。他论述道，因为自然本身是通过艺术家去创造的；今天仍然活跃在艺术家的心灵之中，使艺术家的创造物茁壮成长的是一种神秘的力量，这种力量在过去形成了史前期动物的古怪形状和深海洋动物的神奇仙境。"③ 在他的作品《小侏儒的小故事》中，我们可以看到这个侏儒的神话般的变形，这个小人头可以被看成是上面那个较大面孔的下部。在这里，他好像梦幻一般随心所欲地玩弄形状，游戏般地

　　① ［英］E. H. 贡布里希著，林夕、范景中、李本正译：《艺术与错觉：图画再现的心理学研究》，杭州：浙江摄影出版社，1987 年版，第 432 页。

　　② ［英］E. H. 贡布里希著，范景中、杨成凯译：《艺术的故事》，南宁：广西美术出版社 2008 年版，第 333 ~ 334 页。

　　③ ［英］E. H. 贡布里希著，范景中、杨成凯译：《艺术的故事》，南宁：广西美术出版社 2008 年版，第 322 页。

涂抹色彩，几乎不受任何意识控制。因此可以说，"离开描绘可见世界的道路以后，艺术也许确已发现一片有待发现、有待分节的未知领域，正如音乐通过音响世界发现并分节了这个领域一样。然而这个内部世界——如果我们可以这样称呼它——跟视觉世界一样，同样难以转录下来。在艺术家看来，存在于无意识之中的物像跟视网膜上的物像一样，是神秘而无用的观念，根本不存在分节表示的捷径。无论把眼光转向何处，艺术家只能制作和匹配，只能从一种现成的语言中选择最相近的等效表达"①。

在超现实主义绘画和精神障碍患者的原生艺术作品中，无意识的意象是主要的表现内容。"人们普遍以为，无意识过程的结构毫无结构可言，甚至是一片混乱。但是，艺术作品的证据则表明其实不然。艺术的最基础成分是由深深的无意识作用形成的，并且可以通过一种复杂的组织形态展现出来，这种复杂的组织形态已经高于有意识思维的逻辑结构了。"② 在精神障碍患者的绘画创作中，通过自发性绘画来尽可能地达到一种无意识的创作状态表现得较为明显，可以说，自发性地绘画是精神障碍患者在原生艺术创作过程中的一大显著特征。比如，在一次对儿童精神障碍患者的绘画心理治疗中，精神障碍患者张俊伟（男，8 岁左右）情不自禁地在纸上画了不少混乱而奇怪的图形，在纸的下方画有一个像蛋糕形状的东西，我问他画的是什么，他说是大便，我感到有些吃惊，问他为什么要画大便，他说他也不知道，他以前看到的就是这个样子。可以说，这是我接触精神障碍患者以来第一次发现患者以大便作为绘画元素而入画，这无疑是他的潜意识的一种表露。

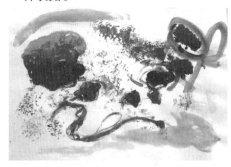

沈佳良《大便》

第二天，小精神障碍患者沈佳良（男，12 岁左右）居然也画了一幅《大便》，不过不是像张俊伟那样在诸多图形中描绘一堆大便，而是直接以大便为主题，他将土黄色的水粉颜料直接挤在画纸上，用画笔胡乱地涂开，然后用褐色在旁边画了一个大大的不规则的色块。他告诉我，大便是具有不同颜色的，而且拉得到处都是，我问他这些屎是谁拉的，他说是屁屁（皮皮，广东话，即婴儿）。他还在右上角画有一个马桶，里面盛满了屎，

———————————

① ［英］E. H. 贡布里希著，林夕、范景中、李本正译：《艺术与错觉：图画再现的心理学研究》，杭州：浙江摄影出版社，1987 年版，第 434 页。

② ［奥］安东·埃伦茨维希著，凌君等译：《艺术视听觉心理分析——无意识知觉理论引论》，北京：中国人民大学出版社 1989 年版，第二版序言第 9 页。

周围洒满了黑色及其他颜色的斑点，地上还有一条长长的蛇在蜿蜒爬动。他把大便与蛇联系在一起，一个是排泄物，从洞口出来的，另一个是钻入洞口的蛇，一进一出，构成了一种性的意象。这折射出他内心的矛盾、恐惧和厌恶心理。也许这种意象与他幼年记忆中留下的某些不可磨灭的印象有关，所以才得以通过无意识的形式呈现出来。接下来他用黑色、红色、蓝色和褐色调和在一张纸上胡乱涂抹，渐渐地形成了一匹狼的形象，他突然大声喊道："啊！狼来啦！狼来啦！"于是，他加上了一个黄色的眼睛及红色的舌头，画上粗壮的前足和后腿，表示这匹狼处于奔跑的状态。这无疑也是一种紧张和恐惧心理的无意识流露。精神障碍患者周新源在完全自发状态下也画了一匹大灰狼，表现出在视觉形象上的漂浮和意识的断裂，画面的造型、笔触和用色都十分混乱，与前者相似，表现了一匹狼奔跑的速度和力量。另一位小精神障碍患者郭劲松（男，9 岁左右）在绘画心理治疗时显得很兴奋，他用画笔蘸着各种颜料在纸上挥洒，形成无数色斑，然后用黑色胡乱涂抹，并用红色、黄色、绿色的小笔触加以点缀，具有抽象表现主义波洛克的画风。在画面的左边，他画了一条巨大的、竖着往上爬的蛇，我问他这条蛇为什么不是横着爬行，他说因为上面有好吃的东西。看来，他所画的这些符号与他的潜意识和欲望联系在一起，

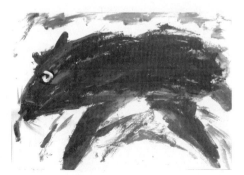

沈佳良《狼来了》

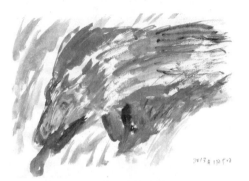

周新源《一匹狼》

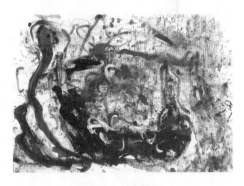

郭劲松《无题》

同时也反映出一种内心的恐惧。然后，他将颜料直接挤在纸上，用手指将颜料调开，用手掌在纸上拍打、涂抹，他觉得这样很好玩，并且哈哈大笑。在这里，值得一提的是，在西班牙画家米罗的超现实主义作品《哈里昆的狂欢》中，也画有一条竖着往上爬的蛇，还有各种各样的野兽、小动物、有机物，全都十分快活，

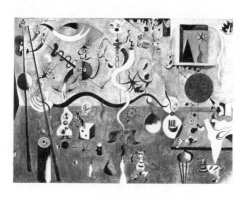

米罗《哈里昆的狂欢》

唯独人类是悲哀的。画家充分发挥了他的无意识和想象力，描绘了一种辉煌的梦幻形象。

由此可见，在原生艺术创作中，精神障碍患者的思维和意识是极其复杂和混乱的，由于意识的阀门已经失效，各种无意识的心象便会源源不断地浮现，并表现为一种非理性的色彩和图像。福柯指出："在疯癫中，灵与肉的整体被分割了，不是根据在形而上学上的整体的构成因素，而是根据各种心象来加以分割，这些心象支配着肉体的某些部分和灵魂的某些观念的荒诞的统一体。这种片段使人脱离自身，尤其是脱离现实。这种片段因本身的游离状态而形成某种非现实的幻觉，并且凭借着这种幻觉的独立性而把幻觉强加给真理。'疯癫不过是想象的错乱。'换言之，疯癫虽然从热情出发，但依然是灵与肉的理性统一体中的一种剧烈运动。这是在非理性层次上的运动，但是这种剧烈运动很快就摆脱了该机制的理性，并因其粗暴、麻木和无意义的扩散而变成一种无理性的运动。正是在这个时候，虚幻摆脱了真实及其束缚而浮现出来。"①正因为如此，在原生艺术中，精神障碍患者的漂浮的心象通过虚幻的、无意识和非理性的图像得以呈现。

一般来说，人的行为和对事物的看法受大脑和意识的支配，但人们始终无法把握隐藏在意识深处的那个真实的自我，因为它们在通常情况下处于一种被意识抑制的状态。正如康德所言："因此，我不了解真实的自己，而只是知道公开露面的那个我。如果意识到自己，也因此就更不了解自己……"在荣格看来，意识与无意识的关系体现在以下几个方面：其一，无意识作为从原始时代遗传下来的心理功能的体系，总是先于意识而存在。意识只不过是无意识的后裔而已。其二，无意识影响意识，意识的后面并不是绝对的空无，而是无意识心理。无意识从内部影响我们的意识，正如外部世界从外部影响我们的意识一样。其三，意识与无意识在心理机制上有着本质的不同。意识所容纳的只是个体在几十年经验中接触到的那些材料，无意识虽然不像意识那样清晰而集中，相反显得模糊、暧昧，但它的内容广泛得足以能够用最互相矛盾的方式同时容纳最杂乱的因素。因此，相对于弗洛伊德的个人无意识，荣格提出了"集体无意识"的概念。他承认或多或少属于表层的无意识无疑含有个人的特性，对此他称之为"个人无意识"，

---

① ［法］米歇尔·福柯著，刘北成、杨远婴译：《疯癫与文明：理性时代的疯癫史》，北京：生活·读书·新知三联书店1999年版，第84~85页。

但这种个人无意识有赖于更深的层次，这并非来源于个人经验，并非从后台获得，而是先天存在的。这一更深的层次，即为"集体无意识"。集体无意识的内容主要是"原型"。"原型"指的是那些尚未经过意识加工的心理内容，还是心理经验的直接材料。原型是人类共同的主题，它在神话、传说及梦中以象征的形式表现出来。荣格写道：在"人类灵魂……这种非凡的转变性的能力"中，超越功能显现了它自身；它斡旋于身体和灵魂之间。象征把意识和无意识内容结合在一起，通过它的中介作用促进了从自我到无意识的转换。换句话说，如同原型一样，个人无意识的幻想也用同样的方式体现在象征作用中。象征不仅可以导致理智的理解，而且可以导致荣格所说的"直接体验的理解"。荣格发现，只要对原型的象征意象进行分析，就可以探测出人们有意识与无意识的心理活动界限。他对许多精神障碍患者梦境中出现的象征意象进行分析，从中找出这些精神障碍患者心理问题的根源所在，从而帮助他们克服心理障碍，恢复健康正常的心态。

　　同样，在精神障碍患者的原生艺术中，我们可以发现各种象征意象的表达，这些意象往往表现为一种原始意象，即原型的呈现。正如荣格所说："实际上，精神病患者所构筑的替代现实的幻象确实和某些曾经具有现实功能的古老观念相类似。"荣格认为："神经症患者从未真正失去现实，只是对其加以篡改而已。而另一方面，对精神分裂症患者而言，现实已经完全消失了。"① 因此，他们处于一种幻觉和虚拟现实之中，处于一种无意识的状态之中，自我意识已经缺失。在他们眼中，现实已被虚幻的心象所取代，而绘画创作正是他们宣泄无意识、找回自我的最佳途径。奥地利著名艺术心理学家兼艺术家安东·埃伦茨威格说，在画家的创作过程中会产生一系列不可着意感知的直觉效果，所有知觉、理性和判断都无法把握这类效果。他说："艺术的结构由深层的无意识过程所决定，并会表现出一种复杂的组合关系，这种组合比有意识有逻辑的表层结构更为重要。"事实上，不管是视觉还是听觉，都需要意识和理性来支配和引导，但是，非理性和无意识往往像一种干扰的电波侵入其中，导致理性的正常路径。可以说，记忆与内悟、视觉记忆能力都会影响到精神障碍患者的原生艺术。他们的作品有些是记忆之物的转录，因此需要一种表现记忆的能力。

　　我们说，精神障碍患者的原生艺术创作在很大程度上取决于一种独特的心理现象，那就是安东·埃伦茨威格所说的率意形式，它先天就属于另一个层次的知觉，那是心理发展早期或源生层次上所具有的心理结构的层次，这是艺术创造所依赖的心理层次。斯蒂芬·纽顿认为它具有"精神"的内涵。因为"这种层次的知觉更具有流动性和扩散性，也更加晦涩不明。与表层知觉不同的是，处于深层

　　① ［瑞士］卡尔·古斯塔夫·荣格著，孙明丽、石小竹译：《转化的象征——精神分裂症的前兆分析》，北京：国际文化出版社2011年版，第121~122页。

的率意形式的知觉还会与知觉的其他层次相重叠，而且混沌一片，像是一股乱流，而不是层次分明、纹理清晰。这是一个无意识的层次，它使用'抽象'的语言，层次不明、纹理不清，换言之，率意的抽象形式是一种无意识的心理语言"。原生艺术正是由这种心理语言所建构的。总之，随心所欲，随意而为，随意而变，随心而画，这就是原生艺术创作的基本法宝。因此，自发性成为我们对精神障碍患者进行绘画心理治疗和艺术实验的一项基本原则。

二、秩序与混乱

也许，许多人在欣赏某些原生艺术作品时，会对画面上混乱不堪的线条、图形和胡乱涂抹的色彩感到惊讶或疑惑，难道这就是我们所说的艺术吗？人们习惯的审美向度及思维模式在原生艺术面前不堪一击，被彻底粉碎了。我曾经在一家精神病医院遇到一个康复科书画室的男护士，平时他自己也喜欢操练毛笔字，似乎对艺术有所了解，他平时也负责精神障碍患者的艺术心理治疗的辅导工作。但有一次，当我在挑选和甄别精神障碍患者的原生艺术作品时，他底气十足地质问我："请问黄教授，是不是越是乱画的就越好？"我无法向他做出详细的解释，只能淡然一笑。因为他是按照传统的审美思维来审视作品的，他的审美基本出发点本身已经偏离了原生艺术所指向的审美轨道和目标。

那么，我们不禁要问，穴居野人的绘画和幼稚天真的儿童的涂鸦都是在乱画吗？难道不能称之为艺术吗？在一般人看来是乱涂乱画的某个形象被儿童称为"一个人""一只狗""妈妈"等，其实都是画者企图使他的涂抹符合自己心理中的图像。根据精神分析学派亨利·劳温菲尔德的观点，所谓乱涂乱画体现了人的发展中最重要的一个阶段，"表明了思维的发展由仅仅是知觉转变到了想象阶段"。

在传统绘画中，无论是构图、造型还是色彩都会给人以井然有序、和谐统一的感觉，这种简洁单纯的结构证实了完形心理学的理论。英国诗人、艺术批评家和美学家赫伯特·里德爵士指出，一些现代绘画产生了"使目光错乱"的效果，这与完形心理学理论是矛盾的。传统绘画用良好的完形排斥了"使目光错乱"的东西；呈现在观众眼前的是一种简洁有序的图形，它们立即引起了观众的注意，因而成为注意的稳定中心。

完形心理学认为，"一切形体知觉和一切形体创造都服从于一种趋向，即观察和创造出尽可能简洁单纯的结构来。眼睛作为一种感觉器官，只会记录下一片没有组织的、乱七八糟的斑点拼凑；而大脑则把明确的构造加在这些混乱的东西上，我们把这些看作我们周围的形体和形状"。因此，"即使我们周围的形状确实是一片混乱，大脑也会投射给它们一些秩序。从一团乱糟糟的色点中，眼睛（更确切地说是大脑）会挑出一些能适合于某种图案的东西，或是一些可以被解释为人体或动物形体的东西来。我们凝视一团浮云、一团将熄的余烬、一块皱巴巴的树皮时，很容易把这种形式幻觉投射在它们上面。如果形体材料已经具备某种秩序，大脑也会把一种更好的秩序投射在它们上面"。①

事实上，知觉过程是一种形成知觉概念的过程，因为人们的知觉总是在寻求一种秩序和有规则的图形，当我们看到一个正方形、圆形或三角形等形状，会觉得它们好像真实地存在于刺激物之中。但是，"当我们离开这些规则的人造形状，转而去观看周围的风景时，我们看到的是什么呢？那密集的树林和灌木丛，看上去是一种相当混乱的景物，其中可能会有某些树干和树枝，会显示出一种确定的方向，类似这样的景物就容易吸引眼睛去注意它。一棵树或一团灌木丛的整体轮廓，往往会为眼睛提供一种易于理解的球形或圆锥形，也可以粗略地提供树叶的质纹和绿色的色彩。然而，在这片风景中还有许多东西是眼睛不能立即把握的。也就是说，这混乱的全景，只有被看作一种由清晰的方向、一定的大小及各种几何形状和色彩等要素组成的结构图式时，才能被真正地知觉到"。对于那些按惯常的思维方式考虑问题的人来说，感觉只能局限于具体物，而不能形成概念，概念的形成是由高级的抽象思维能力完成的。

通常情况下，人的眼睛倾向于把某一个刺激式样看成现有条件下最简单的形状。斯宾诺莎指出，人们应该坚定不移地相信，秩序就存在于事物本身，虽然我们对这些事物本身及其本质一无所知。"因为事物本身就是按秩序排列的，当感官把这种排列呈现给我们时，我们就能够极容易地把它们想象出来，而一旦想象出来之后，就很容易把它们记住。在这种情况下，我们就说这些事物中有着良好的秩序；在相反的情况下，我们就称这些事物有着不好的秩序或混乱的秩序。"②

知觉寻求一种秩序，而艺术在秩序与混乱之间创造一种视觉图式。阿恩海姆指出："艺术首要达致的是一种认知功能。我们所获得的关于我们所处的这个环境的全部知识都是通过感官得来的；但是我们通过眼睛、耳朵和触觉器官所接收的意象远不是关于事物的本性及其功用之能够得到轻易解读的图表。一棵树是一个混乱的视觉意象，一辆自行车或者一群正在行走的人也都是如此。因此，感性知觉不能局限于对刺激接受者感官的意象的简单记录。知觉必须寻求结构。事实上，知觉即是结构的发现。结构告诉我们什么是事物的组成成分，它们通过哪种

---

① ［奥］安东·埃伦茨维希著，凌君等译：《艺术视听觉心理分析——无意识知觉理论引论》，北京：中国人民大学出版社1989年版，第29~30页。

② ［美］鲁道夫·阿恩海姆著，朱疆源译：《艺术与视知觉》，成都：四川人民出版社1998年版，第54~65页。

秩序进行相互作用。一幅绘画或一件雕塑正是这样一种对结构的探寻的结果。它是艺术家知觉之经过澄清、强化并富于表现性的对应物。"在这个空间中,"形状作为一个对象不可能与其概念是同一个东西。对象的特征并不被用作认识的替代物,而是被用来创造一个刺激和暗示的系统,亦即一个只能由感知该系统的意识所建构的平衡和意义的系统。……形状不再是有着客观有效性的无动于衷的组合,而是意识的一个事件,它感知到形、环境和主体生存方式之间张力关系的意义系统。简而言之,造型艺术中的形状等同于某种与世界的关系,或是这种关系的物质性替代。经由物质媒介或风格媒介,艺术创造了一些本原性的张力系统和视觉样式,对知觉来说,它们起到了存在之表现和平衡冲突的功能"①。

　　德国现象学美学家莫里茨·盖格尔运用现象学理论对艺术作品和审美对象进行了区分,认为艺术作品的物质性实在不属于审美现象的领域,审美对象是审美主体对艺术作品意向性活动的产物,审美价值就存在于审美主体与审美对象的意向性关系之中。据此,他确定美学研究的对象既非艺术的物质实体,也非主体的主观心理反映,而是审美价值。他认为,审美价值的第一层次便是形式价值。虽然,艺术作品不是审美对象,但它是构成审美对象的实在性基础。因为没有艺术作品的实在,就无法进行审美关系的建构,对审美价值的研究也就无从谈起。在他看来,形式主要是平衡、对称、比例、节奏、和谐以及声音、色彩、线条等外观形式。他把这种形式称之为"节奏韵律"或"和谐律动",它在整个审美价值系统中具有基础性的意义,是艺术实在得以存在的条件。盖格尔举例说,假如将一盒装有红色和绿色的弹子散落在桌子上,它们只会显得乱七八糟,没有表现出任何魅力,但如果将这些弹子根据某种节奏韵律模式排列起来,把它们摆成正方形和长方形,或把它们全部排列成相互交叠的线,这样,一个有秩序的整体就从一片混乱之中产生了。这个简单的例子说明,"和谐律动原理所具有的特殊意味,就存在于它把秩序和连接方式赋予事物这个事实之中。这种和谐律动就存在于这种赋予事物秩序和连接方式的功能之中——这就是它最原始的审美意味"。盖格尔还指出:"作为一种关于秩序的原理,这种和谐律动观念阐明了它对于艺术作品来说所具有的某种基本意味,因此,我们不必花多少力气就可以理解它所导致的主要心理效果。"盖格尔强调,"这就是节奏韵律的秩序所具有的第一种心理意味:对于自我来说,它改变了那可以赋予秩序的东西,使之从一团异己的混乱的东西变成了一种可以自我把握的东西"。当然,这种心理功能的意义并不仅仅存在于艺术领域之中,盖格尔认为,"知识和审美经验都以它作为自身存在的基础。知识也是建立在人们这种使自己成为客观世界的主人的冲动基础之上。只不过从

---

　　① 〔美〕鲁道夫·阿恩海姆等著,周宪译:《艺术的心理世界》,北京,中国人民大学2003年版,第103~104页。

理智的角度来看，知识用来征服客观世界的途径手段不是感知上的领会，而是概念上的理解。……当我们在把那些混乱一团的事实分解为秩序和节奏韵律法则的过程中获得成功的时候，我们就逐渐从理智上把握了世界"。①

如前所述，现代艺术"使目光错乱"起来。诚然，由于19世纪末新艺术运动的兴起，人们的审美观念发生了巨大的变化，各种现代主义艺术流派相继出现，逐渐改变了人们传统的视觉模式，从而破坏了古典美学中的视觉秩序。例如，维也纳分离派画家古斯塔夫·克里姆特在绘画风格上采用大量简单的几何图形为基本构图，采用非常绚丽的金属色，如金色、银色、古铜色，加上其他明快的颜色，创造出非常具有装饰性的绘画作品，在当时画坛引起了很大的震动。马蒂斯把艺术看成一种游戏，运用大胆的色彩、简练的造型，使作品具有强烈的装饰性趣味。马蒂斯试图通过颜色起到光的作用，达到一种表现空间的效果，并且采用既无造型也无明暗的平涂以及简化的构图，在表达与装饰之间，即动人的暗示与内部秩序之间，达到绝对的一致。他在创作《舞蹈》一画时，把模特带到地中海岸边，他认为这件作品跟地中海给他的喜悦情绪紧密相连，画中蓝色的背景，寓意着仲夏八月地中海蔚蓝的天空，一大片绿色让人想起青翠的绿地，人物的朱砂色则象征着地中海人健康的棕色身体。在这幅狂野奔放的画面上，舞蹈者似乎被某种粗犷而原始的强大节奏所控制，他们手拉着手围成一个圆圈，扭动着身躯，四肢疯狂地舞动着，表达了一种狂欢的原始意象。

西方现代主义艺术家对传统的美学原则产生了质疑，同时对视觉形式的秩序与混乱的关系进行了深入的探讨。毛里斯·德尼在《新传统主义的定义》中指出："一幅图画——在其成为一匹马、一个裸体女人或某种奇闻轶事之前——说到底是一个涂满了以某种秩序安排的色彩的表面。"因此可以说，"当一幅绘画再现了这里的一个人、那里的一座房子、那里的一片树林——它们都是没有经过统一的、杂乱无章的、相互之间没有联系的东西——的时候，情况就不是这样；只有把这种客观对象组织起来，使它们变得富有节奏韵律——这可以使我们以最统一的领会去洞察和理解最混杂的东西——我们才能领会它们"。但是，对我们而言，难道自我洞察和把握客观对象真的是和谐律动秩序的最终目的吗？如果是这样，"那么，理智知识和审美感知就会处在同一个平面上，因为就它们通过有秩序的连接方式把握客观对象的趋势而言，它们是相似的"②。因此，现代主义艺术家力图超越客观对象的有序组合与安排，从而达到一种真实的情感和内心的抒发。雅克·巴隆在谈到一些超现实主义艺术家在布雷顿家里聚餐时说："通常我们在饭后进行游戏活动。一个偶然的话题，甚至一个动作都能引发一个荒谬的举

---

① ［德］莫里茨·盖格尔著，艾彦译：《艺术的意味》，北京：华夏出版社1999年版，第147~148页。
② ［德］莫里茨·盖格尔著，艾彦译：《艺术的意味》，北京：华夏出版社1999年版，第150页。

动。比如某个人无意中拿起一张纸和一支笔，一边谈话一边在纸上胡乱地勾画纵横交错的线条，全无绘画之意。我们在他的这些混乱不堪的线条中识别出一只鸟或一个舞女的形象。布雷顿便说：'如果我们都这么画那该多么有趣呀！'……"

在欧洲抽象表现主义绘画中，从1948至1950年曾出现过一个被称为"眼镜蛇集团"的短命的抽象绘画群体，他们像超现实主义画家那样，也致力于直接表现无意识的而且通过理智控制的情绪和意象，但他们并不绝对排斥现象的出现。他们所运用的某些主题或人物造型通常取自儿童艺术、民间艺术、原始和史前艺术。他们极为敬重法国艺术家杜布菲和福特里埃，年轻的北欧画家在他们的风格基础上将画面的色彩表现得更加艳丽、刺激，动势更加强烈，构图更加混乱。如眼镜蛇集团中的丹麦画家阿斯格·约恩的绘画结合了各种庞杂的内容，对神话和巫术极感兴趣，善于广泛运用各种含义的象征形象化符号。约恩用色极为大胆，所用颜料大多是未加稀释的原色以及黑色、白色或绿色，他狂乱地用颜色涂抹、挥洒、滴注。不过，有趣的是，建立在这种摇摆不定的运动中的色彩和线条有时也能使混乱的画面产生一定程度的秩序感。而另一位生于比利时布鲁塞尔的眼镜蛇集团的创始人之一阿莱钦斯基的创作吸收了保罗·克利的联想心理学和德国北方的表现主义的传统，同时还吸收了精神障碍患者、儿童和原始人的绘画表现手法。他的绘画作品中既有某些形象的成分，又有动感强烈的笔触，从而创造出一种抒情的狂乱和激动不安的效果。他创作的动机更多的是源于微观世界的有机体的秩序感，同时也构成了紧密交织的整体结构。我们可以看到他的画面上布满了紧密相依而同时又互相自由组合的抽象符号，这些抽象符号在很大程度上是无意识的产物。

前面我们已经探讨过无意识在艺术创作中的作用，同样，埃伦茨威格也十分强调无意识表现和完形自由表现的重要性。他认为，在一个艺术客体中我们通常看到的是一种表面的秩序，而在这个秩序下面有一种隐蔽的秩序。因此，他认为有两种根本不同的知觉类型：对深层秩序的知觉和对表层秩序的知觉。表层知觉受着完形的限制，深层知觉有着摆脱完形的自由。埃伦茨威格说，艺术中的完形自由知觉是无法表达的、没有秩序的、未经分化的、模糊不清的。传统的艺术家一旦形成明确的概念后就立即忘掉了完形自由知觉的景象。表面知觉和深层知觉进行着隐蔽的、意识不到的斗争，这使表面的完形知觉更加活跃，并增添了艺术的魅力。埃伦茨威格认为，在心灵的更深处还发生着无意识的审视。在没有秩序的知觉内容中有一种操作模式明显地在起作用，那就是他所谓的"综合"。艺术家或观赏者对于整个对象有着一种综合的把握。他放弃精确的视觉形象去体验一种不清楚的整体景象。他说："一种不可思议的综合景象能够在对整体结构的把握中变得精确清晰起来，其中的各种成分可以相互交换。"

不少现代主义艺术家热衷于从儿童艺术、原始艺术和精神障碍患者的艺术中汲取养分或寻求新的创作元素,力求在表现形式上有所突破。在他们看来,那些作品从某种程度上反映了人类的最原初的精神状态和本质特征。因为"儿童作品中展现的某些形式,与原始艺术和某些技术不太熟练的成年人的作品形式,有着相似的地方。从心理学的角度来看,艺术形式在某一文化中的发展过程,很有可能是从某些一般普遍性的简单形状开始,然后逐渐向复杂的形状进行过渡的过程。原始艺术中所出现的某些风格,是不能用缺乏技术或尚欠成熟的概括能力来加以解释的"。正如阿恩海姆认为,"这些风格往往是由那些具有悠久传统的手工工艺经过长期锤炼的结果,是由做这些手工工艺锻炼出来的敏锐的视觉观察力和手的熟练技巧创造的。这些作品充分显示了对那些对称的、具有简单几何式样的图形的偏爱。但是,这样一些图形实际上仅仅是一些最为基本的图形。这种现象清楚地证明了,即使儿童的形象概念达到了高度复杂的水平,他们在创作时却仍然只运用事物的少数几个基本特征"①。这足以说明艺术的表达并不是对客观对象的简单模仿和复制。因此,我们可以说,"一个艺术形象不仅仅是知觉活动的产物,同时又是再现活动的产物。所谓再现,也就是在某种刺激物中重新发现形象的过程;而所谓知觉一个物体,不过是把投射在视网膜上的未加工的刺激材料加以组织的过程。而要对知觉的结果加以再现,就必须运用某种特定的媒介物去创造出某种与知觉结果相对应的形象。也只有把这个再现过程考虑在内时,才能解释儿童画中的简化现象。虽然知觉开始于那些简化的、完整的特征,但是不可否认,在某一年龄阶段的儿童,只能注意事物的某些个别细节,所以画出的画也就只能突出某些比较鲜明的特征"。事实上,"在儿童时代,人已经建立起解决知觉和欲望意象之间冲动的基本机制。儿童的素描看起来就像是他对所感知的世界的稚拙的再现。但这种稚拙性不能说明一切。……创造和表现自己的欲望受制于物质媒介和文化媒介,儿童的产品首先就是各种创造的表现。视觉样式所包含的生物学上和机体上的东西,并不亚于所包含的心理上的东西。随着进入知觉行为,整个躯体都沉浸在创作活动中,把握到的东西越多,联通身体、视觉样式与文化环境的意义结构的联系就越紧密"②。

儿童绘画中的某些表现特征类似于原始艺术是不足为怪的。事实表明,人类在原始阶段创造的艺术,大多是由简单的几何图形构成的,但这并不等于说,原始艺术品就是一些简单的几何图形。"事实上,原始艺术既不是产生于单纯的好

---

① 〔美〕鲁道夫·阿恩海姆著,朱疆源译:《艺术与视知觉》,成都:四川人民出版社1998年版,第177页。
② 〔美〕鲁道夫·阿恩海姆等著,周宪译:《艺术的心理世界》,北京:中国人民大学2003年版,第104~105页。

奇心，也不是产生于创造性的冲动本身。原始艺术的目的，并不在于去产生愉快的形象，而是把它作为日常生活中的重要实践工具或超凡的力量，有时甚至还把它当成了性交中的真正配偶。"这些图像在旧石器时代的造型艺术中都有所反映。

应该说，几何图形是对客观对象的抽象和简化，无论是儿童艺术、原始艺术，还是精神障碍患者所创作的原生艺术，简化是一个十分突出的重要特征。其实，在绘画中的表现形式和风格的简化并非人们常说的简单，并不是指某一个式样中只包含着很少的几个成分，而且成分与成分之间的关系很简单。在这里我们所说的"简化"，其反义词便是"复杂"。所以在"艺术领域中，'简化'往往具有某种对立于'简单'的另一种意思，被看作是艺术品的一个极为重要的特征。典型的儿童画和真正的原始艺术一样，大都因为运用了极为简单的技巧，而使它们的结构整体上看上去很简单。然而，那些风格上比较成熟的艺术便不是这样了，即使它们表面上看去很'简单'，其实却是很复杂的"[①]。

19 世纪瑞士幽默家和素描家鲁道夫·特普费尔强调用简练的线条来描绘对象，他认为，"线画纯粹是一种约定俗成的象征符号。正因为如此，一个孩子也许还难以看懂一幅自然主义的绘画，却能很快地理解线画。而且，使用这样一种简约样式的艺术家，总是可以相信看画的人能补充他略而未画的东西。在一幅精细完整的画中，一出现空白省略就令人懊恼；根据特普费尔和效法他的人的惯用手法，那些省略表现形式上被当成叙事手法的一部分来理解"。特普费尔所要寻找的是心理学者称之为表情的"最小线索"的东西。他主张采用先验结构的方法去探寻它们的性格和灵魂。"特普费尔徜徉于美学领域，最终更加坚持一切艺术符号的程式性特征，断定艺术的本质是表现，而不是模仿。"[②] 特普费尔说："胡抹乱画，看看会有什么效果。"他的这种方法的确已是公认的扩展艺术语言的手段之一。现代艺术大师毕加索并不承认他是在进行实验，他说："我不是寻找，而是发现。"他嘲笑那些想理解他的艺术的人："人人都想理解艺术，为什么不设法去理解鸟的歌声呢？"显然，绘画艺术是难以用语言来"解释"清楚的。

阿恩海姆对于绘画的"简化"形式问题提出了自己的看法：

> 形式主义的绘画，一直被认为是那些患有精神分裂症的病人的杰作。在这类画中，那些装饰性的几何图形被精确而又耐心地制作出来。这方面的一个最明显的例子，便是舞蹈家尼金斯基在住精神病院的日子里所画的那些抽

---

① [美] 鲁道夫·阿恩海姆著，朱疆源译：《艺术与视知觉》，成都：四川人民出版社 1998 年版，第66 页。

② [英] E. H. 贡布里希著，林夕、范景中、李本正译：《艺术与错觉：图画再现的心理学研究》，杭州：浙江摄影出版社，1987 年版，第 431 页。

象画。如果我们仔细地研究一下与这些抽象画相对应的精神状态的话，就会发现，处于这种精神状态的病人，一定燃烧着一种想要脱离现实的欲望和情感。……在这些病人中，自然的形式和意义所提供的感觉源泉已经被阻塞了，生动的情感也枯竭了，只有这些自然物体的组织形态仍然保持原状，因此，那种向简化生成的趋势，便在思想真空里毫无阻碍地展现了出来。这种自由展现的最终结果，便是将秩序全然抛弃，对于观念和经验痕迹的处理，也不再按照它们在现实世界中那种有意味的相互联系加以组织了。最后创造出的唯一的东西，便是单纯形式上的相似和对称，以及在外部表象相似的基础上的那种"视象双关"（即那些互相之间内容不相同，而只有外表相同的事物组成的混合物）。①

　　可见，这种简化的形式之所以出现在精神障碍患者的绘画中，是因为他们失去了对自然有序现象的知觉能力，而只剩下过去的一些经验片段和痕迹，他们无法正确有序地把握现实世界中物象的客观特征，在他们的眼中，一切都是混乱不堪的、不完整的、残缺的，甚至是颠倒的。而这正是他们与我们一般人在知觉上的根本区别。当代著名的存在主义心理学家、精神病学家莱恩指出："精神正常和精神错乱，是由两人之间联系或分裂的程度来决定的，在这两人之中，有一人被公认为是精神正常的。"他认为："把一位患者判断为精神病，其关键因素在于，判断和被判断双方之间存在分裂，缺乏协调。"② 而荣格认为，精神病症本身就是自性化过程的产物，是个人心灵的一种必经的发展历程。他说："由于一些障碍，如持续的过失、教育的失误、不良的体验、不合适的观点等，一个人面对生命的困境会产生畏缩……"这些让人深感挫败的经历会扰乱个人的性情，使他无法用成熟的方式来有效地调节自己的精神生活，因为个人此时的经验往往是不真切、不完整的。精神病症状就像梦一样，可以被看成是个人对自己生活状况的一种寻找意义的主观反照、一种在混乱不堪的经验中追求合理秩序的努力。

　　也许，在一般人看来，精神障碍患者的绘画作品像他们的思维和行为那样没有

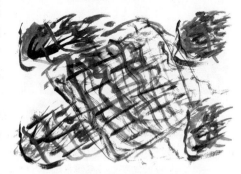

刘克强《无题》

---

　　① ［美］鲁道夫·阿恩海姆著，朱疆源译：《艺术与视知觉》，成都：四川人民出版社 1998 年版，第 180～181 页。

　　② ［英］R. D. 莱恩著，林和生译：《分裂的自我》，贵阳：贵州人民出版社 1994 年版，第 24 页。

秩序、不合逻辑、令人费解，甚至一塌糊涂。的确，"在精神分裂症患者的画中，有时构图是混乱的，因此显得杂乱无章。或者是另外一种情形，存在着一种极其呆板的秩序感，显示出绝对严格的对称性，这种僵硬的对称性也许与精神分裂症患者具有强迫性的、墨守成规的行为特征大有关系"①。如在精神障碍患者刘克强的一幅作品中，表现的便是混乱不堪的图形和含混不清的意象。

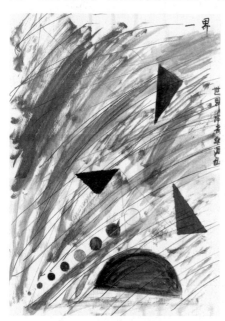

陈平《自然空间》

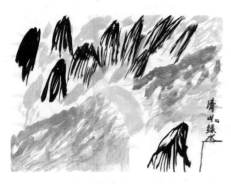

陈平《山水》

在一次绘画心理治疗中，我发现一位男性精神障碍患者陈平总是自言自语，他说自己进来之前记忆力和其他能力都是好好的，但进来之后都不行了，反而被弄得神经兮兮的。他十七八岁，上过高中，发病前对事物的看法比较主观，多愁善感，而且多疑敏感。住院以后，患者无明显诱因出现精神异常，表现为胡言乱语、注意力涣散，且具有强烈的被害妄想，总是怀疑别人针对、陷害他，整天疑神疑鬼，认为周围的人都要对自己不利，吃饮要家人试吃后才吃，认为家人在里面下毒，不喝家里的水，要到外面买水喝。时有幻觉和幻听产生，说听到有很多人讲话的声音，在议论自己，晚上睡眠差，个人生活懒散、无规律，间有发呆、自笑、自语。出现上述情况后曾在重庆市某精神病院住院治疗，被诊断为"精神分裂症"。患者病情反复，意志活动减退，容易被激怒，时有大吵大闹、胡言乱语、自言自语，有伤人自杀、毁物行为。他觉得自己非常了不起，认为自己发明的东西能挣大钱，自己能看透别人大脑中所想的东西，但他又认为自己没有实现理想，活着没什么意思。他边说边在纸上胡乱地涂鸦，他告诉我，这个世界和宇宙是混乱的，由点、线、面所构成，

---

① ［美］艾伦·温诺著，陶东风等译：《创造的世界——艺术心理学》，郑州：黄河文艺出版社1988年版，第380～381页。

所以只能这样"乱画"。他说要表现一种自然的力量与速度，于是他画了一辆奔驰的轿车，周围画了许多斜线，表示汽车奔跑的速度，还说前面的颜色要深，后面的要浅，具有远近和空间的概念。此外，陈平还画了一幅山水画，画中有一条激流滚滚的大河，河面上架有一座桥，四周围绕黑色的山脉，但空寂无人，一切处于一片动荡和混乱之中。他还给坐在他对面的一位女精神障碍患者画了一幅写生"肖像"，人物夸张而变形，虽然用笔混乱，但他刻意强调了女性乳房的性别特征。显然，精神障碍患者在绘画过程中，并不受理性和意识支配，而是随自己的直觉和感觉运笔涂色。"要知道，当人们乱涂乱画的时候，思想往往集中在某些思想线索上，而眼睛和手却被知觉形象引导，做出一种不受理念和经验所制约的动作。又加之几何形状的相互生殖性，几经重叠和累积之后便形成了一个组织得很奇妙的整体。但是，在绝大多数情况下，这种整体仅仅是各种成分偶然遭遇的结果。"①

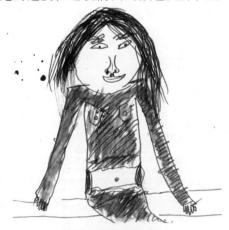

陈平《肖像写生》

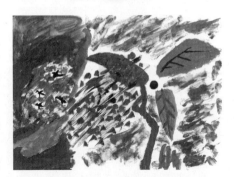

刘建伟《大风》

另一位男性精神障碍患者刘建伟的画风也有陈平作品的类似之处。他22岁，未婚，于3年前无故出现精神异常，表现为时有发呆，站立一处不动，看见熟人亦不打招呼；间有自言自语，内容含糊不清，不主动叫人，行为怪异，不主动料理个人生活，晚上难以入睡；偶见怪异动作，比手画脚；偶见伤人毁物行为，行为冲动。出现上述情况后，曾在某市精神病院住院治疗，被诊断为"精神分裂症"，药用DPA、维思通等抗精神病药物，病情好转后出院。后来由于未能坚持服药，病情反复并逐渐加重，家人恐其病情加剧，送来医院求治。经精神检查，患者意识清晰，定向力存，接触言语被动，多问少答或不答，时有发呆，注意力涣散，自知力缺失，意志活动减退，社会功能受损，情感欠协调。在他的画《大风》中，画有一棵残留三片大树叶的树，其他的小树叶都被一阵突如其来的狂风吹得漫天飞舞，左边有几只仓皇逃脱的小鸟，树上的鸟

　　①　[美]鲁道夫·阿恩海姆著，朱疆源译：《艺术与视知觉》，成都：四川人民出版社1998年版，第181~182页。

窝已被狂风刮走，黑色的太阳在树叶中显现。画面的构图和图形都十分混乱，但表达了作者被一阵大风（喻指精神疾病）吹过之后失去温暖的家园的痛苦心理和躁狂情绪。

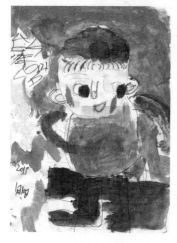

孙小东《警察》

患者孙小东显然患有躁狂症，他的心智混乱，数学近乎幼儿园水平，甚至连简单的乘法口诀也出错。他在绘画时显得忐忑不安，经常大声喊叫，对颜色缺乏认知感，如红色和蓝色是什么都难以辨认，他只能在纸上胡乱地涂鸦。他告诉我，由于他家附近的一间"士多店"的一个男生骂他是"醒更"（广东的地方方言，意指"神经病"），他感到非常气愤，于是操起一把一尺多长的砍刀跑到"士多店"打砸，他的"麻麻"（广东方言，妈妈）急忙上前劝阻，慌乱之中，他没砍到对方，反而砍伤了"麻麻"的腿部，于是，他被送来了这里。在一次绘画心理治疗中，孙小东画了一个手持手枪的"警察"，并在两腿之间画了一个长长的阳具，说是在

撒尿，并且在阳具周围画了许多长长的毛，说他已长大了，长出了很多毛，整个人像极度夸张和变形，色彩也是胡乱涂抹，以红色和黑色为主，可以说是一幅完全自发性的原生艺术作品。他一边绘画一边对我说，他老爸很快会来接他回家过春节，他已经18岁了，已经长大了，可以参军了，所以他要回家参军，还要上大学、当记者，他回家后就结婚，娶媳妇，他说他的女朋友很漂亮，但很忙，就是不到这里看望他。他说他很喜欢唱歌、唱卡拉OK。我叫他唱一支歌来听听，于是他扯着嘶哑的喉咙唱了几句"世上只有妈妈好，有妈的孩子像块宝……"。他说他14岁时曾在一家歌厅做事（当服务生），不知为什么，没几天就被老板赶出来了（他也没说为什么），老板应该给他两三百元的报酬，但当时只给了他50元，说到这里，他显露出非常气愤的神情，突然提高嗓门说"老板太欺负人了，欺负一个小孩子算个屁"。据了解，孙小东，17岁，未婚，小学文化，于2014年5月开始出现精神异常，表现为胡言乱语，语无伦次，行为怪异，生活懒散，夜眠欠佳，胃纳一般，未曾治疗。近一个月来上述症状加重，无目的来回走动，时常跑到亲戚家，影响到别人，认为有人跟踪自己、鄙视自己、加害自己，家人担心他病情加重，送其入医院治疗，被诊断为"精神分裂症"。英国精神科医生安东尼·斯托尔从个体心理病理学着眼，认为"分裂型的人的主要特点是：冷淡、冷漠、自视甚高、疏离他人。这种特性可以突然爆发为狂暴的攻击行为。斯托尔

说，所有这一切，不过是爱受到压抑时的一种复
杂面具"①。这些特征和暴力倾向在患者孙小东
的身上具有明显的反映。同样，这些特征在他的
绘画作品之中也有不同程度的反映。在他的一些
作品中，不仅图形混乱，而且人像也是极其夸张
和被肢解的。如他的一幅画《风景》中，画有
一座黑色的小屋，太阳落到了地上，而且是不完
整的。画面极其简练，但红与黑的强烈对比造成
了一种内在的对抗和矛盾心理。在他的一幅画
《金发女孩》中，线条和色彩都很混乱，女孩的
脸部变成了圆形，只有一只眼睛，找不到鼻子，
而嘴巴画在脸部以外的左边，涂成蓝色，躯体严
重变形，而且把两只乳房画成尖刀形的，暗示了
性与暴力的内在联系。在另一幅画《女孩》中，
人物也被极端扭曲，眼睛里露出惊恐的眼神，或
是怒目而视，表现了一种与他人的疏离感。这些
人像的变形和解体从另一方面暗示出作者内心的
暴力倾向。

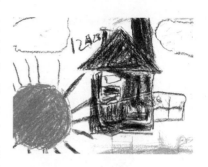

孙小东《风景》

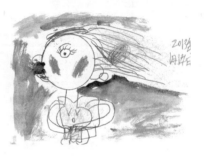

孙小东《金发女孩》

　　一天上午，患者李小倩来到绘画心理治疗
室，一直坐在那里发呆，我问她为什么不画画，
她说不知道画什么，我告诉她可以画她昨晚做的
梦。说到梦，她似乎有些兴奋，情绪开始好转起
来。她说她会经常做着同一个梦，梦见有一群人
在追赶她，她拼命地逃跑，后面的人不停地追，
她不停地跑，跑啊跑，最后跑到了一个死胡同，
无路可逃，正在这一紧张的刹那就突然醒来了，
发现身上出了一身冷汗。这个梦从小做到现在，
一直没有停止过。她还时常梦见许多房子在移
动、在分离、在拆散，甚至在天上飞来飞去。她
还告诉我，她的父亲是汽车修理工，已经过世，
母亲是一家庭主妇，平时打些散工。她被外婆抚
养大，也是被外婆送进这里来的。之前她在广州

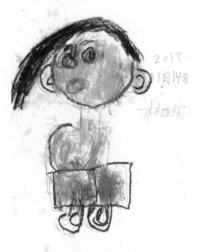

孙小东《女孩》

---

① ［美］罗洛·梅著，冯川译：《爱与意志》，北京：国际文化出版公司1987年版，第5页。

做事，我问她具体做什么工作时，她含糊其辞，避而不答。我没有继续问下去。她痴呆地坐着，沉默起来，似乎没有睡醒，处于迷糊状态，但当她开始动手画画，却表现出特别惊人的创造力，一连画了两幅彩色涂鸦作品，并试图采用颜料

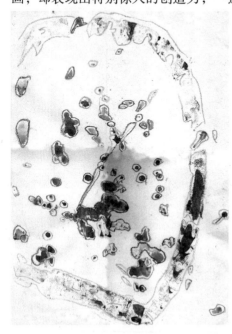

李小倩《无题》

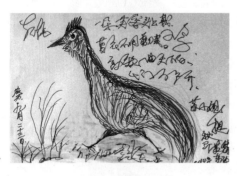

何一秋《红色母鸡》

的不同表现技巧。接下来，她在一张 8 开的水彩纸上画了许多十分凌乱的不规则的符号，并用油画棒蘸上水彩颜料在上面滚动，形成五颜六色的图案，我走过去问她画的是什么，她告诉我，她在画里面看到了一只小狗，我当时并没在意也没有发现什么。几天之后，当我再次看到这幅画时，果然从杂乱的图形中发现了她所说的小狗，而且是一只棕色的哈巴狗。

一天下午，来了一位"老人"何一秋，身材矮小，皮肤黝黑而干瘪，虽然只有 57 岁，但满脸皱纹，显得非常衰老。他是一家玻璃厂的工人，高中文化，已婚，但夫妻关系一直较差。患者自 2014 年 9 月 5 日从老家回来后，表现出呆滞、精神不集中，自称头痛，夜间睡眠差，半夜起床把灯全都拉亮，称"一片光明"。后来又逐渐出现喃喃私语的症状，注意力不能集中，于 2015 年 9 月 8 日被家人带来求诊，表现出躁动不安、敌视他人、称人害己、情绪激动，故入院治疗，经初步检查，被诊断为"精神分裂症"。他是第一次参加绘画心理治疗，以前也从来没有画过画，但热情很高，情绪显得有些亢奋，他说要画一只鸡，我给了他一张纸让他试试，不一会儿他就画完了，拿给我看，他用红色的彩笔画的，鸡的形象几乎占据了整个画面，线条极其混乱，完全是自发性地绘画，上面还写了一首诗，字迹极其潦草，他说此诗是苏东坡的妹妹写的，落款"苏小妹"。我想再试试他，看能否挖掘一下他的潜能，叫他第二天再来继续参加训练。第二天，何一秋的左上口袋里插着一瓶冰红茶饮料，兴冲冲地走进来，坐在桌前，我递给他一张纸，问他今天想画些什么，他说要画一匹

马，我开导他："能不能画一些你生活中印象最深的东西？"他想了想说，对"文化大革命"的印象最深，我说能不能具体一点，他说就画红卫兵斗地主和"牛鬼蛇神"。于是，他画了一幅批斗地主的场面，他一边画一边举手高呼："打倒地主！打倒'牛鬼蛇神'！"不一会儿，他便画完了。我接过来一看，画面十分混乱，而且构图塞得满满的，中央画了一个跪着的"地主"戴着高帽子，两旁站着持枪的民兵，"主席台"上的"贫下中农"正在进行声讨和控诉"地主"的滔天罪行，台下挤满了愤怒的群众，太阳高照，意味着当时"革命"的"正能量"如日中天，远处画有一座矮小的瓦屋，交代了当时"批斗"事件发生的乡村背景。虽然此画在表现技巧和造型方面都很欠缺，但这种表现"文革"题材的作品在精神障碍患者的原生艺术创作中还是第一次出现，可见，对

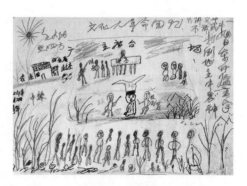

何一秋《斗地主》

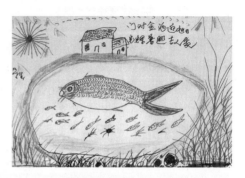

何一秋《年年有余》

那段荒诞历史的回忆对这位精神障碍患者来说也是十分强烈而深刻的。患者通过混乱的线条和图形还原了压抑在他心底多年的一种心象。接下来，何一秋画了一幅他老家的池塘，四周长满了野草，池塘里画了一条红色的大鲤鱼，周围有许多小鱼在游荡，池塘的远处有一两间矮小的瓦屋，说是他的老家，这也许是他对童年的回忆。他将此画取名为"年年有余"，他在画中写道："门对金池近旭日，光辉普照吉人家。"此画用笔简练，线条混乱不堪，而且，鱼与房屋的大小对比反差很大，并没有按照现实生活中的实际景观去描绘，完全是自发性地画画，这是精神障碍患者在原生艺术创作中的一种典型表现。

对过去生活经历和印象的描绘是精神障碍患者原生艺术创作的一大主题。一位来自广州的患者王飞英用油画棒画了一幅《珠江之畔》，这显然是他过去生活中的记忆之一。画面的线条与色彩混乱不堪，整个构图都填得满满的，楼宇和珠江桥消隐在一片混乱之中，难以分辨，但可看出作者是自发地绘画。接着，他用油画棒画了一幅《变形金刚》，金刚的四周被粗黑的线条框了起来，隐喻着不管变形金刚多么善变，都逃离不出这黑色的监禁，暗示了他自己目前的处境，表现出他内心的闭锁和痛苦的挣扎。

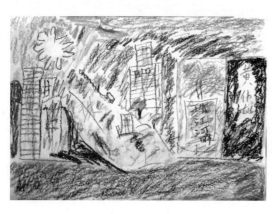

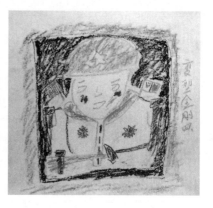

王飞英《珠江之畔》 王飞英《变形金刚》

精神障碍患者范润芝有一些绘画基础，她告诉我她曾经学过素描，画过石膏几何体静物。她随手画了一幅人物速写，造型比较准确，可见她没有说谎，不过她从来没有使用过颜料绘画，我让她尝试一下色彩画，画她过去经历中印象最深的事情。于是，她画了一幅《课堂》，可能是描绘她童年时的记忆，画面的情景一目了然，老师在讲台上讲课，学生坐在课桌前认真听讲，黑板的两边写有"好好学习，天天向上"的标语，表现了"文化大革命"时期的课堂气氛。不过，画

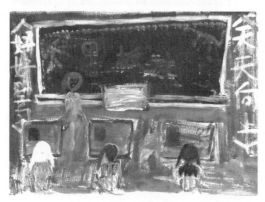

范润芝《课堂》

面以红色、褐色或黑色的基调构成，颜料也未经调和，直接涂抹在纸上，甚至将锡管里的颜料直接挤在纸上，然后用笔涂开，显得凝重而厚实、笨拙而草率，将整个空间压缩在一个平面上，具有抽象表现主义的画风。在这一混乱不堪的画面上，褐色和黑色暗示出作者内心的焦虑和压抑，尤其是通过红色与黑色的强烈对比，揭示了画者内心的痛苦与矛盾。

不过，有些精神障碍患者的作品并不描绘什么具体的内容或情景，也不具有任何深刻的含义，只是即兴之作而已，我们也不必去探究更多的意义。如精神分裂症患者孙剑光的一些作品便是这样。孙剑光，19岁，小学文化，未婚，其父已去世，病前性格内向。患者于2013年无明显原因逐渐出现精神异常，表现为：孤僻少语，生活懒散，经常自言自语，胡言乱语，时有发呆，经常有幻听，认为周围人用异样的眼光看自己，认为有人对自己不好，要加害自己，行为冲动，经常发脾气、摔东西、无目的到处走

动、失眠等。出现上述症状后曾在当地医院求诊，具体诊断不详。病情好转不明显，于2015年5月份到医院门诊求诊。服用 Rispalil 后，病情有所好转。因患者不能坚持服药，一个多月来，患者反复出现上述病情，因家人担心其病情恶化，再次送往医院求诊、住院治疗。经精神检查，患者意识清晰，语量一般，接触被动，多问少答，注意力欠集中，反复无常，可引出言语性幻听及关系妄想、被害妄想，无自知力，情感反应欠适切，易发脾气，意志活动减退，生活懒散，与周围环境接触差。他在画画过程中，总是自言自语，说到他的画将被展出，他很高兴，说到时一定要叫他去观看，还要邀请胡主席（指胡锦涛）来参观，他说他早就认识胡主席，而

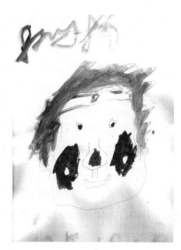

孙剑光《人像》

且与他很熟悉，胡主席曾收养他一个多月，他很久没有见到胡主席了，很想念胡主席。于是他挥笔画了一幅人像，用笔十分草率，面部造型夸张而变形，也许这就是他眼中的"胡主席"。这种妄想和幻觉是精神障碍患者的一个显著特征，自然会在他们的作品中得到反映。

对人像进行夸张和变形在原生艺术中是一种十分普遍的现象。如精神障碍患者文贤斌（10岁左右）画了一个变形的人像和一些图形，蓝色的脸，黄色的身体，背景画有房屋和大树，画面的线条和色彩都十分混乱，完全是自发地画画。精神障碍患者马一禾（9岁左右）同样画了一个变形的人像，但画的是红头发、黄色的脸蛋、蓝色的身体，画面同样混乱不堪。

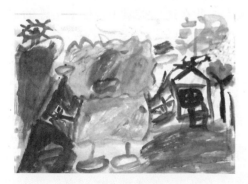

文贤斌《蓝脸人》

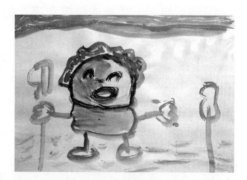

马一禾《红发人》

我们已经看到，在精神障碍患者的原生艺术创作中，无论是表现抽象的图

形、符号还是具体的物象，无论是描绘他们的幻想和幻觉还是以往生活中残留的模糊印象，也无论画的是人像还是风景，大都采用夸张和变形的手法来进行描绘，而且画面的形象怪异而荒诞，构图杂乱无章，线条和色彩也是混乱不堪，自然界的有序表象被一堆无序的线条和图形所取代；但是，这种无序的图像恰恰反映了画者真实的内心，由于疯狂而产生的漂浮的心象已不再可能还原于现实生活本身。正如福柯所说："疯癫在各方面都使人们迷恋。它所产生的怪异图像不是那种转瞬即逝的事物表面的现象。那种从最奇特的谵妄状态所产生的东西，就像一个秘密、一个无法接近的真理，早已隐藏在地表下面。这是一个奇特的悖论。当人放纵其疯癫的专横时，他就与世界的隐秘的必然性面对面了；出没于他的噩梦之中的，困扰着他的孤独之夜的动物就是他自己的本质，它将揭示出地狱的无情真理；那些关于盲目愚蠢的虚浮意象就是这个世界的'伟大科学'；这种无序、这个疯癫的宇宙早已预示了残忍的结局。"① 当代法国心理学家 G. H. 拉克曾从心理学的角度出发，把绘画分为"客观的现实主义"和"心灵的现实主义"两种。这是不无道理的，因为对于精神障碍患者来说，当他发作时，他的意识往往会与客体不相一致，使他心灵中的现实变为非客观的现实。但这种"心灵的现实主义"正是精神障碍患者天才绘画的最大特征。

三、性、生命与死亡

性是人类的生命之源，也是文学艺术创作永恒的主题。在福柯看来，"性"是同生命、死亡、社会生活以及权力运作密切相关的重要因素。他认为，从比沙、萨德到弗洛伊德，最重要的发现就在于把性的问题推进到它的极限，推进到我们意识的极限、法律的极限和语言的极限，并在这些极限中，探索了性的本质，考察了死亡。

性欲与生俱来，是人的一种自然欲求，它作为人类本能的一种表现形式，是无法消除的，外在所施加的各种压力和文明的钳制只能将它压制到潜意识中去，但它仍然无时无刻不在寻找发泄的渠道。精神分析学认为，性欲只有三条出路：在与异性或同性的性交往中，经由升华的途径使之转化于科学和艺术创造中，还有就是精神病。如果前两条途径没有可能，那么，长期的性压抑只能导致人患精神病。

然而，自文明社会产生以来，人的性欲一直处于一种被抑制的状态。荣格指

---

① ［法］米歇尔·福柯著，刘北成、杨远婴译：《疯癫与文明：理性时代的疯癫史》，北京：生活·读书·新知三联书店1999年版，第19页。

出："每当本能受到抑制或压抑，便会因受阻而退行。更准确地讲，假如性欲力受到抑制，最终就将发生退行，在此过程中，性能量从这一领域回流，从而激活其他领域的功能。通过这种方式，能量转换了形态。还是以华昌地族土人的仪式为例：他们在地上挖出的坑极可能是一种母亲生殖器的喻象，因为当男人被禁止看女人的时候，他的爱欲便转回到母亲身上。然而，由于必须不惜一切代价避免乱伦，地上的挖出的坑便起到了一种母亲替代物的作用。"荣格提出，"把从出生到产生性的最初清晰表现之间的这个阶段称为'前性阶段'，通常情况下，这一阶段是在1岁到4岁之间，和蝶类的蛹期好有一比。其特点是，或多或少地混杂了来自营养摄取阶段和性阶段的各种因素。一些心理退行会直接退回到原性阶段：根据经验判断，精神分裂症和癫痫造成的退行似乎皆是如此"。因此可以说，力比多的退行是一种可能重现早期本能潜意识状态的危险的退行，"其危险潜藏于那些众所周知的'心灵之灾'——人格的分裂（灵性的失落）和意识的减弱，二者都会自动地强化潜意识的力量。这种情况造成的结果不单对原始人来说是危险的；在文明人身上也可能引起心理紊乱、癫狂和各种心理流行病"。因此荣格认为，"力比多的受阻导致本能的积聚，从而造成形形色色的心理越矩和偏离常规的情形。其中，性方面的扰乱是颇为常见的"。所以荣格断言："凡人进入'玄牝之城'，太容易有去无回。"①

事实上，"在现代社会迅速发展进程的压迫下，每个人自身与他人的隔阂正在令人恐怖地扩大。当隔阂的鸿沟无法填补的时候，就会产生各种类型的精神病：精神分裂症、偏执狂、神经官能症、歇斯底里症等。其实各种性受虐狂实际上就是那些被虐待的自身无限膨胀的产物。人们错误地将性受虐狂当成一种'性倒错'。其实，许多性受虐狂的性功能都是正常的。他们的行为是受到整个社会虐待的结果。大量的医学临床经验证明：性受虐狂是由极端忧虑所造成的。他们当中的绝大多数都有过受反复诬蔑和歧视的经历"②。弗洛伊德断言："无论我们的分析始于何种病案、何种症状，最后我们肯定会回到性的经历方面。""因此我提出我的观点，即在每一例歇斯底里症的最深处，都有一次或多次未成熟的性经历。这些经历发生在童年的早期，但是可以通过精神分析的方法跨越岁月在脑海中重现。"

西欧文艺复兴时期的费利克斯·普拉特对精神病有过深入的研究。他在1605年出版的著作《实用医疗手册》（*Praxeos Medieae Opus*）中对躁狂症有细致生动的描述：

① ［瑞士］卡尔·古斯塔夫·荣格著，孙明丽、石小竹译：《转化的象征——精神分裂症的前兆分析》，北京：国际文化出版社2011年版，第124～329页。
② 高宣扬：《福柯的生存美学》，北京：中国人民大学出版社2005年版，第201页。

没有发作的时候，他们的语言、行动有时也比较稳重，但是更多的情况下就变得粗暴，他们在言辞举止上都会以粗野的表现来表达他们内心的冲动。随后他们就会有鲁莽、猥亵、可怕的行为，会大声呼叫、诅咒发誓，还会怀有一种兽性的欲望干出各种事来，其中有些是人们在任何情况下都觉得不堪入目的，这种兽性行为甚至会像一头牲畜。他们中的一些人寻求性的满足特别强烈。我曾见到一位地位高贵的主妇就出现过这种情况，她在各个方面都是最令人尊敬的，但是她却以最卑劣的语言和姿态邀请多位男人和几只狗与她性交。

荣格曾经描述过他为一位患精神紧张性抑郁症的妇女进行治疗的例子：

由于她有轻微的精神病，所以我对她表现出来的大量歇斯底里症状并不感到惊诧。在治疗的开始阶段，当她向我讲述自己的一次非常痛苦的经历时，她陷入了一种歇斯底里的像是做梦的状态，明显表现出性兴奋的所有迹象（有足够的证据表明，处于上述状态中的她已经完全意识不到我的在场）。性兴奋发展到后来，她开始手淫，同时伴随着一个奇特的动作：她用左手食指一直按住自己的左侧太阳穴，剧烈地转动，仿佛要在那里钻出一个洞似的。过后，她对刚才发生的一切完全没有记忆，而经过再三诱导，我也找不到她那种奇特手部动作的因由所在。尽管可以把这种举动简单归结为吮手指、掏鼻孔或掏耳朵等行为转移到太阳穴位置的表现，从而将其视为类似于手淫的行为，但她给我留下了深刻的印象，令我觉得十分重要。①

荣格认为："事实上，对许多病例来说，现实已经全然消失，以至于在患者身上没有表现出丝毫心理适应的迹象。"因为现实已被深埋在潜意识内容之下。"我们不得不承认，患者包括爱欲兴趣在内的一切一切的兴趣都已完全熄灭，只残存几点余烬，与之一道消失的还有人与现实之间的整个联系。假如力比多真的只是性的欲力，那么太监的情形又将如何？他们被割去的器官正是'力比多'兴趣的寄托之处，但他们也并不一定患上精神分裂症。……如果一个人试图单纯以爱欲的退行来解释精神分裂症状态下人与世界的疏离，那么他将无可避免地陷入典型的弗洛伊德式套路，把性观念夸大到膨胀的地步。于是他便只有宣称人与世界间的一切关系实质上都是性的关系，如此一来，性这个概念就变得过于宽泛而含混，从而失掉了任何意义。当下时髦的所谓'精神性欲'正是这种概念膨胀的

---

① ［瑞士］卡尔·古斯塔夫·荣格著，孙明丽、石小竹译：《转化的象征——精神分裂症的前兆分析》，北京：国际文化出版社 2011 年版，第 123 页。

明显表征。然而在精神分裂症状态下，人已经在现实中失落得太多，将其仅仅归因于严格意义上的性概念是远远不够的。人的'现实功能'已经缺少到了如此严重的地步，以至于某些根本不可能具有性色彩的本能力量也告缺失，因为现实绝不仅仅是一种性功能，任何一个有理性的人都不会坚持这样的主张！退一步讲，这种主张即便是真的，那么神经症患者的力比多内倾岂不是必然要导致和精神分裂症患者相似的脱离现实的症状吗？但实际情况远非如此。正如弗洛伊德本人曾经指出，性力比多的内倾和退行，其最坏的结果也不过是神经症，而不至于导致精神分裂。"因此，在荣格看来，"精神分裂症患者的现实功能缺失并没有带来性欲的增强，而是创造了一个带有显著古旧特征的幻想世界。不可否认，在精神分裂症病例中，特别是在最初的发病阶段，有时可能出现强烈的性扰乱，尽管这种症状也同样经常地出现在任何一种强烈的情感体验中，如恐慌、愤怒、宗教狂热，等等。在精神分裂症或患者的心中，古老的幻想世界代替了现实，这丝毫不能表明现实功能本身的性质；它只能证明那个众所周知的生理事实，即当一个人近期的系统遭到损坏时，它就很可能被更原始的、早被废弃的古老系统所代替"①。可见，性欲在精神障碍患者身上有时会激发出强烈的性幻想，并转化为一种性的原始意象。

其实，精神障碍患者的性幻想和幻觉与他们过去的性经历密切相关。我在一所精神病康复医院进行绘画心理治疗时，曾经听一位医生介绍，在医院的病人中，有一个精神分裂症患者具有强烈的处女情结，在他结婚之前尚未知道新娘是否是处女，但在新婚之夜进入洞房时突然发现新娘并非处女，觉得她的女阴被别人玷污过，感到十分肮脏、十分恶心，于是夫妻分床而睡，经常争吵，他不愿意碰到妻子的身体，有时无意碰到妻子都会去反复洗手，甚至闻到妻子的味道都会产生强烈的不适之感，最后连见到妻子的面容都会用衣袖捂着鼻子。再后来，虽然离婚了，但他时常会产生幻觉，在自己的房间里也能嗅到妻子的气味。后来他就被送进了这家医院。

在我们的现实生活中，性的本能欲望往往通过梦的形式得以宣泄。微精神分析学明确指出："每个人的每个梦的隐意都充满着过激与性。过激是伊德自身所固有的，因此，它比性还要原始，属于伊德欲望；性则属于共冲动，构成潜意识中复现表现与情感的主体，停留于个别欲望之中。所以，伊德欲望的现实主要表现为过激，而个别欲望的现实却总是带有性的色彩。……任何一个梦都可以揭示出多种多样的性行为……所有可能和不可能的、可以想象的与难以想象的性行为都自由自在地活动于我们的每一个梦中，其表现形式精巧而讲究：受虐—虐待、

---

①　[瑞士] 卡尔·古斯塔夫·荣格著，孙明丽、石小竹译：《转化的象征——精神分裂症的前兆分析》，北京：国际文化出版社 2011 年版，第 117～121 页。

观淫、裸露、轻碰他人、身体摩擦、恋物、水中做爱、手淫、同性恋、异性恋、多目标恋、乱伦、恋儿童、恋老年人、恋动物、恋尸、食人肉、恋粪……还不包括由此生成的无穷尽的组合形式。无论人是否愿意,梦天然充满多种性活动。可以说,全面的性活动是梦不变的共冲动法则。"① 然而,艺术与梦有着极其类似之处,正如弗洛伊德所说的那样,艺术像孩童们的游戏,"是一种崇高的白日梦,一种温和的麻醉剂,一种让人从现实逃进虚境的幻想"。不过,性的意象在艺术创作中往往通过一种中性的情势暗示出来。文艺复兴时期法国最杰出的人文主义作家拉伯雷在涉及僧侣们的性感时曾说:"在一个大寺院中,即使是尖塔的阴影,也象征着生殖力。"荣格曾经说过:"同整个远古时代的原始人一样,今天的原始部族也习惯于到处运用男性生殖器作为某种象征,但是他们从来就没有把作为礼仪象征的男性生殖器与普通的阴茎混为一谈。在他们的眼里,这种具有象征意义的男性生殖器,代表着一种富有创造性的力量,它不仅能使人类生长繁殖,而且能够使人恢复健康,用莱曼的话说,'这是一种超自然的力量'。"

弗洛伊德从精神分析的角度分析了人们产生幻想的根源。他曾经指出:

> 我们可以从幸福的人从不幻想说起,只有不满足的人才幻想。未得满足的愿望是幻想背后的驱动力;每一次幻想都包含着一个愿望的实现,改善了不满足的现实。这些促发幻想的愿望根据其人性别、性格和环境的不同,又有变化;但它们可以被简单地划分为两大组。或者是野心的愿望,其人得以高抬自身,或者是性欲的愿望。

就男女性别而言,弗洛伊德指出,年轻女性的幻想几乎悉尽为性欲所支配,其野心一般也包藏在对性的渴求之中。对于男性,则是野心与性欲并驾齐驱。这种欲望和幻想在艺术家身上体现得更为强烈。弗洛伊德往往赋予艺术家以比科学家更强大的洞察力,这从象征而言意味着艺术家具有更强大的性能力,因为他们知道某个秘密。弗洛伊德的确认为艺术家具有特别强大的性冲动,他们"拥有一把万能钥匙,能轻而易举地开启所有女性的心扉,而我们却束手无策地站在设计古怪的铁锁面前"。他发现"艺术活动的起源之一"是"过分强烈的亢奋之升华"。"从本源而论,艺术家是一个躲避现实的人,因为他们无法容忍摒弃原始本能满足的要求";艺术家"受到本能需求的驱迫,这种需求太过喧嚣了"。他提出,"一位节制情欲的艺术家是难以想象的;而一位节制情欲的年轻知识分子则毫不稀罕。年轻的知识分子能够凭借禁欲升华自己的内聚力,而艺术家的创作很

---

① [瑞士]方迪著,尚衡译:《微精神分析学》,北京:生活·读书·新知三联书店1993年版,第157~158页。

可能强烈地受到其性体验的刺激"。因此，在弗洛伊德看来，艺术家要么是现实的预言者，要么就是快乐原则——从而也是性满足——的化身。换句话说，艺术家既是享乐主义者，又是真理的追寻者。他认为，性欲是艺术创作的基础并支配着艺术家的命运及其创作的某些特质。因为，"性欲乃是无意识的主要储蓄所，而在艺术中所进行的心理能量储备的兑换主要是性能量的升华，即性能量脱离直接的性目的而变为创作。无意识的和受排挤的，即和我们的道德的、文化的以及其他的要求不协调的欲望和愿望永远是艺术的基础。因此，被禁止的欲望便借助于艺术在艺术形式的欣赏中得到满足"[①]。

　　毫无疑问，像许多艺术家的情色作品一样，在精神障碍患者的原生艺术中也有不少性主题和性内容的描绘，他们采用具象或抽象的形式来表现他们的性幻想、性意识、性感受和性体验，但由于意识的阀门已经失控，潜意识乘虚而入，因此他们所描绘的性意象更多的通过隐喻和象征得以呈现，表现为一种原始意象，即原型。

　　前面我们已经几次提到过精神障碍患者宋强的绘画作品，那么，他究竟是一个怎样的人？有过何种生活经历和情感波折？其实他的过去十分简单，54岁的宋强至今一直未婚，1972年，他21岁，当时与一位他认为非常优秀的女性恋爱，最初他俩十分恩爱，也十分愉快，但后来因各种矛盾而分手，使他精神上受到巨大的打击，遂发病。女友后来嫁给了一位澳大利亚华人，现已移民，他23岁在一家制药厂的研究所上班，工作轻松，工作之余他喜欢看书。他带病工作了20多年，38岁时住院至今。他和父母的感情良好，有一个姐姐，经常来探望他。宋强住院以来对绘画和陶艺产生了浓厚的兴趣，并在创作中总是表现出自己独特的创意。他通常是在创作之前预先构想出自己想要描绘的主题，其中也有一些作品

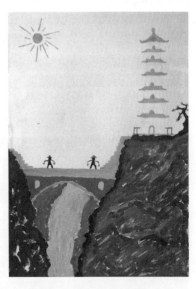

宋强《桥与塔的韵律》

不乏性意识的表现。比如，他画的一幅画《桥与塔的韵律》，在两座陡峭的山峡之间驾着一座桥，桥下的江水激流滚滚，十分凶险，桥上行走着两个挑着担子的人，在右侧的山峰上立着一个金光闪闪的宝塔。右上角画有一个红色的太阳，并

　　① ［苏联］列·谢·维戈茨基著，周新译：《艺术心理学》，上海：上海文艺出版社1985年版，第94～95页。

画了一些太阳的光射线。整个天空没有上颜色，也许在他的潜意识里是一片虚无。画面构成元素十分简单。但是他为什么取这么一个标题？难道仅仅是表现宝塔（竖立）与桥（横贯）的对比关系，以及宝塔与桥处于同一环境的和谐关系？还是为了表现人与自然以及与宗教信仰的矛盾冲突与和谐关系？显然，宝塔是宗教信仰的象征，也是阳具的象征。而桥隐喻人生道路上必须经过的许多艰难险阻，何况是一座在悬崖峭壁之间、滚滚急流之上的桥。因此，此画可以从两个层次来分析：一个分析的层次是，在画者的内心，一个人为了信仰或自己始终如一追求的理想化目标可以历尽艰难，甚至铤而走险。但是他在桥上画的是两个人，而且并没有明确行走的方向，是从宝塔那边走向左边？还是从左边走向宝塔那边？或许我们又可以有两种猜测，一是为了信仰或理想而过桥（后经询问作者本人证实，是从左边走向宝塔那边），或已经获得了信仰和理想的支撑和动力而过桥（从右走向左边），而且，两个人的肩上都挑着担子，隐喻都肩负着沉重的使命，影射了作者承受着巨大的心理压力。另一个层次是，宝塔是阳性和阳具的象征，而江流是阴性或阴道的象征，过桥也恰恰隐喻性交，而且，这两人过桥之后，还需进入一个岩洞才能到达宝塔之地，而岩洞恰恰是阴道的象征，进入岩洞意味着性交之举。我们还注意到，在构图上，宝塔（阳具）与河流（阴道）的错位，形成一种强烈的对比或对应关系，意味着性行为的失败或已成为过去，或根本就不可能发生，这或许在他的潜意识里与过去那段失败的恋情（或性爱）不无联系。因此可以说，此画采用具象的表现手法表达了一种抽象的性交意象，更确切地说，表现了人与自然的融合，体现出作者强烈的生命意志和压抑在内心多年的性交的幻想和欲望。

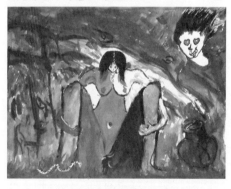

王景青《女人的诱惑》

精神分裂症患者王景青在进监狱前曾有抢夺他人钱财的前科，在一次伙同同伴对他人进行报复行为时，致对方一人中枪死亡。发病诱因不详。他时常产生幻觉和妄想，在派出所时，曾看见墙上不断蔓延的蜘蛛网。他曾认为自己能呼风唤雨，也认为自己被脑电波所控制，容易产生恐惧、焦虑的感觉。在他的作品《女人的诱惑》中，一个头小、乳房和下半身比例夸大、性器官刻画细致的裸女蹲在草丛中小便，背后的山泉涓涓流淌，隐喻了一种性交的意象，而围绕在女人四周的凌乱背景则投射出画者有关性的纷纭意象，一个垂涎的男子，几只偷窥的眼睛，一条爬向女人的蛇和一个破裂的花瓶，象征地表现了作者对性的强烈渴望和对女人不贞的负性评价。

在王景青的另一幅作品《等待爱人的归来》中，一只羽毛鲜艳夺目、身形高大的雄鸡占据了整个画面的一半，这既是作者心中的自我意象，也可将鸡头视为阳具的象征，一个女子手捧果实正站在村口等待爱人的归来，这是他身处囚境幻想回家一刻的情景。蝌蚪状的浮云（象征精子）、飞泻的瀑布（隐喻性交或射精）、圆润的山坡（象征乳房或阴阜），以及左边粗大的树干和由树叶构成的椭圆形，反映了作者内心强烈的性冲动和性交的意象。

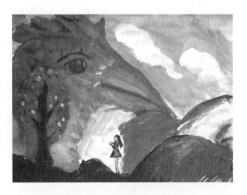

王景青《等待爱人的归来》

在患者林德华的作品《火山灰》中，深沉的颜色形成火山口，层层堆叠的火山灰覆盖了火山。灰暗而沉闷的色调表现了作者内心的压抑，对火山口的描绘象征了女性的性器官，表达了作者强烈的性冲动。同样，在囚犯和精神障碍患者程一民的画《幻觉》中，画面上方两个女性乳房和下方一棵象征阳具的椰树，投射了服刑环境中一个囚徒强烈的性渴望。

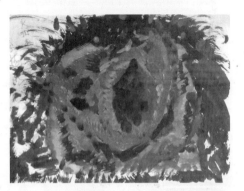

林德华《火山灰》

我们知道，艺术创作的魅力就在于可以激发人们无限的想象力，引发迥然不同的遐想，而性幻想就是其中之一。应该说，性的驱动力和性幻想的确在抽象艺术中占有一席之地。古斯塔夫·荣格的一个学生写道："象征符号的历史显示，任何一种事物，无论是自然或是人为的，都蕴含象征的意义；抽象的造型自然也是如此。因为，整个宇宙就是一个潜在性的象征符号。"汉斯·阿尔普在 1917 年曾说："我终于将这些形式进一步地简化了，在椭圆形的律动中结合了它们的精华，以象征身体的形成与蜕变。"阿尔普的这种主

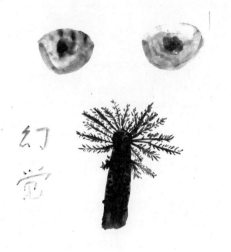

程一民《幻觉》

张，为非具象的情色作品开启了先河。纯粹的图像元素像曲线、圆形、弧线等，即使是十足抽象的，也无疑可以是非常情色的。伊夫·克莱因指出："象征主义是所有形式的升华和各种才能的基础，因为正是通过象征的方程式，才使各种事物、行为和兴趣等同于性本能幻想的主题。"这些性幻想和性象征在精神障碍患者的原生艺术中也有充分的表现。

当我刚进驻一家大型精神病专科医院，在一次对患者进行绘画心理治疗时，发现一位显得文静、躲（注意这个"躲"字，含有不合群、缺乏与同伴沟通、有意回避之意）在一个角落里的精神障碍患者刘美华正在埋头绘画，据她自己所说，她以前是学管理的，曾在英国留学5年，读了3年大学，回国后自己创办了一家培训机构，补习中学生的英语及代办学生出国留学手续。她长得丰满白皙、眉清目秀，身高在1.65米以上，看上去只有二十三四岁，但她告诉我她已经31岁，我感到有些惊讶。她说从小就喜欢画画，还参加过绘画比赛，获过奖，还参选过空姐选拔赛。她曾经生活在一个幸福的家庭，父亲是一位工程师，母亲是一

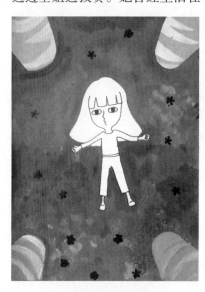

刘美华《白桦林中的小女孩》

位国企职工，现已退休。刘美华在绘画过程中表现得十分认真，在她的一幅作品中，采用了竖构图（她的前几幅作品也是竖构图，这在患者中是比较少见的，一般都是倾向于采用横构图，对构图横竖的偏好是否与病人的心理意向有关呢？还是只是一种无意识的选择？），画面的正中央画了一个长发披肩的小女孩（注意：头发没有扎起来，或者之前是束着的，后来被解散），两只手臂向外张开，两只脚叉开，仿佛是摆在床上的一个"大"字，意味深长。小女孩睁着两只大眼睛，露出惊恐的神情，似乎见到了某种威胁向她袭来。此外，画面的四角画有类似导弹或阳具的图形，从四个方向一齐伸向中央的女孩，而女孩是那么柔弱、那么孤立无援，这一切到底意味着什么？显然，这里充满了性爱的成分，或者说，强暴即将发生或已经发生，而且明显带有轮奸的意味。从精神分析的角度来看，这极有可能是患者自己过去遭遇的一种无意识的泄露。她将整个背景平涂为黑色，暗示了事件发生的时间：黑夜，同时象征着恐惧和死亡。在黑色背景的下端点缀了不少暗紫色的花形图案，暗示了事件发生的环境：草地或树林。但她画得极慢，用色单一，喜欢将颜料在调色盘中反复调和，而且在画面上基本上是平涂颜色，小女孩只用线条勾勒了轮廓，没有上颜色，这

幅画当天没有完成。两天后，刘美华继续画她那幅表现小女孩的作品，她将以前的黑色背景全部涂成了紫灰色，而且色彩调得很均匀，在上面隐隐约约可以看到一些表示花草的淡紫色笔触，然后在下半部分印有一些黑色的小小的花形图案，但人像仍然没有上色，也许是无意识地让她空缺在那里，成为一个虚白的影子、一个无法清晰重构的虚无缥缈的印记、一个不堪回首的印记。在那从四角伸出来的导弹形的空白，她涂上了灰蓝色，我走过去问她画的是什么，她告诉我是白桦树，这个女孩走在一片白桦林中。那么，她为什么画的是白桦林而不是其他树林，会不会具有什么其他特定的含义？如果像她自己说的那样，我们可以顺着她的思路来进行分析，这很容易使我们想到一首十分流行的爱情歌曲《白桦林》，描述了一个少女在白桦林中苦苦等待心上人从战场归来的故事，而这种等待是遥遥无期的，付出了她一生的代价，这似乎可以反映出画者曾经经历过情感上的创伤，在遥遥无期地盼望和等待她曾经深爱过的但已经失去或分离的恋人或情人的到来。但我实在看不出那个图形画的是树，因为没有任何树枝和树叶，我原以为是从底部观望所看到的因透视变形而形成的高楼大厦，但绝没有想到是她所说的树。接下来她在上面画有一些深色的斜纹，或许对她来说是表现白桦树树干的特征，但在我的眼里，却越来越像四个坚挺的阳具了。我认为，此幅画具有非常重要的精神病理学、性学及艺术的研究价值。于是，我给这幅画取名为"白桦林中的小女孩"。不过，接下来的几天她再也没有来参加绘画训练，后来主管医生去找她谈话，希望她能来参加活动，但她不愿意，说不希望她的作品参加展出，不希望有人知道她进过精神病院，看来她的理智处于比较清醒的状态，病情正在逐渐康复。

　　在这里，我不禁想到了蒙克的那幅油画作品《青春期》，画中那个全身起着鸡皮疙瘩的少女坐在床沿，用一种笨拙惊慌的姿势把她的性器官遮掩起来，与此同时，她自己的阴影在她身后的墙上扬起，仿佛一个肿胀的阳具，像《白桦林中的小女孩》一样，表现了一位少女即将遭到强暴时一刹那的情景。所不同的是，《青春期》中的女孩用双手护着私处，两腿夹紧，而《白桦林中的小女孩》中的女孩四肢张开，显得孤立无援，虽然流露出惊恐的眼神，但已毫无抗拒之能力。蒙克几乎难以把女人看成社会生物，他视她们为自然力，不是吸血鬼就是原始母亲，都是些亘古不变的生殖力偶像。在蒙克看来，性除了繁殖意义之外，本来就具有毁灭性。而且他

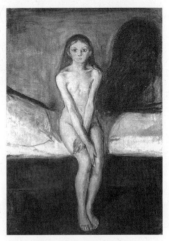

蒙克《青春期》

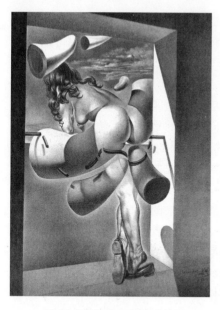

达利《年轻处女被她自己的贞洁所破坏》

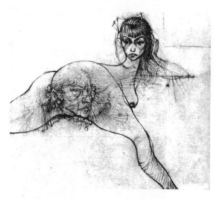

贝尔曼《素描》

把爱情想象成雄螳螂与雌螳螂之间的一场雌螳螂必输无疑的斗争。他的这种女性观无疑成为《青春期》的创作动机和潜在因素。因此，他笔下的女性在强奸的幻想和女人作为吞噬者的幻象之间摆动。

此外，我们还可以联想到达利的油画《年轻处女被她自己的贞洁所破坏》，表现了一个具有欢快情调的人体解剖式梦幻图景，斜靠在窗子上的裸女的躯体变成了许多男人性器官状的东西，而这些阴茎状的东西从她的臀部后面直指其女阴，她的贞洁即将遭到强暴。而《白桦林中的小女孩》中的那些所谓的"白桦树"显然与此画中的这些阳具图形极其相似。在德国艺术家汉斯·贝尔曼的作品中也有类似的变形，例如他1968年画的《素描》表现一位趴着的女郎，分开大腿向观众展示其女阴，但在女阴部位隐约出现一个男人头像，并在她身体的许多部分都有可以被看成男子的性器官的轮廓，她那下垂的乳房可以被看成一对睾丸，她的臀部像是龟头的形状。贝尔曼的作品似乎传达出这样的感觉，即在这样的变形过程中，女性被强暴。她躯体的离散也象征着她的贞操被破坏。贝尔曼曾说："从未有人好好地思索，作为性客体的女性形象到何种程度上由渴求她们的男人对她们的认知决定的，而到了最后，一连串的阳具形象投射会逐渐自女人身体的某一部分延伸而至她的全身：女性的手指、手臂、双腿成了男子的阳具——男人的阳具成了女人丰满的大腿之下的穿着丝袜的结实双腿；略微弯曲的脊柱下，两片卵状圆股的臀部上的阳具；自直伸的颈子下长出或自由晃荡的双乳也是；到了最终，一整个女人，无论是挺直身子坐着、戴帽不戴帽，或直直挺立着，都成了阳具……"

事实上，在许多现代主义艺术家的作品中，都有类似的性意象的描绘，而且从如何表达性意象的形式上做了各种各样的尝试和探索。安格莉卡·穆特修斯和吉勒斯·内雷在《情色艺术》一书的结尾写道："我们可以将逢塔纳在画布上所划下的刀痕视为女性的阴部，甚至可以将之视为强暴的证据。类似的效果亦可见于哈同在深色的手套上制造出的白色直线裂缝。克雷斯·欧登柏格的作品中，冰淇淋明显代表男性特质，而汉堡包则象征着女性特质。此外，我们还可

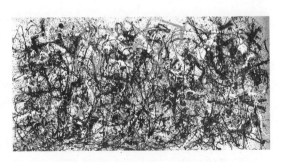

波洛克《秋天的节奏——编号30》

以将美国抽象表现主义绘画大师杰克逊·波洛克的作品《秋天的节奏——编号30》视为一个超大号射精的成果。如同美国心理学家威廉·赖希在《高潮的理论》（*Theory of the Orgasm*）中所说，行动绘画是一种不折不扣的性高潮行为、一种尽情倾泻体液的能力。"①

　　所以说，无论是表现关于性的主题或生命意识，还是表达死亡意识的艺术作品都离不开形式的呈现，无论是具象的还是抽象的形式，形式在很大程度上制约了所表达的内容和表现的力度。正如美国建筑师路易斯·沙利文所说："形式出现于形式之中，而另一些形式又从这些形式中产生和繁衍出来。一切都相互关联、相互交织、相互网结、相互联系、相互混合。它们外渗和内透。它们没完没了地摇摆、激旋、混合和漂流。它们形成、它们重组、它们消散。它们应答、协调、吸引、排斥、合并、消失、重现、融合和显现。或缓或疾，或温和或粗暴——从死亡进入生命，从生命进入死亡，从安宁进入运动，从运动进入安宁，从黑暗进入光亮，从光亮进入黑暗，从悲伤进入喜悦，从喜悦进入悲伤，从纯洁进入污秽，从污秽进入纯洁，从生长进入衰败，从衰败进入生长。"

　　也许，对于一般人来说，死亡意味着生命的完结，是对生命的否定。因此，死亡被排除于生活之外，不属于生命，并令人产生恐惧。斯多葛学派哲学家塞内加认为，人不应该只是到了临近死亡时才思考死亡。人生的任何时候都应该沉思死亡，沉思通过努力使自身完美化的途径，时时刻刻设想自己面临死亡。在荣格看来："生命的至高点可以通过死亡这一象征得到体现，此乃人所共知的事实，因为任何超越自身的成长都意味着死亡。"② 福柯认为，对于死亡的看法，实际上就是对于生活的一种态度，因为死亡本来就是生活和生命的一部分，是生命的特

---

　　①　［意大利］安格莉卡·穆特修斯、吉勒斯·内雷：《情色艺术》，科隆：塔森出版社1999年版，第194页。

　　②　［瑞士］卡尔·古斯塔夫·荣格著，孙明丽、石小竹译：《转化的象征——精神分裂症的前兆分析》，北京：国际文化出版社2011年版，第308页。

殊表现形式。生命离不开死亡，就好像死亡也离不开生存一样。死亡既不是与生活绝对相对立的阶段，也不是存在于生命之外的神秘冥界。福柯指出，在人的一生中，没有任何一个生活事件不是同死亡联系在一起。实际上，死亡时时刻刻存在并渗透于生命之中，构成生活一个不可分割的组成部分，就好像生存本身也隐含于死亡，并延伸到死亡一样。因此，从某种意义上来说，人唯有通过死亡才能真正认识自己和自己的生活。

毫无疑问，死亡属于人的内在本性，是人的生命的自然倾向。从精神分析学的角度来说，所有的人都有返回或重复先前经验的倾向，这是发自人的内在本能的事情。弗洛伊德认为，这种倾向是一切有机的生命体内在固有的天性。重复生命历程的先前阶段就意味着死亡。一切生命本来就是来自非生命，来自死亡，来源于已经不存在的历史。生命只有返回死亡，回到它的源泉，才能获得重生，才能像尼采所说的那样，在死亡中，或通过死亡实现生命无止境的"永恒回归"，从而真正地把握生命的最高价值。尼采曾以幽默的言辞揭示了只幻想生存、惧怕死亡的太阳神崇拜者的悲情。崇拜酒神的尼采并不稀罕梦幻中的良辰美景，他所向往的是在醉意浓烈不醒的狂欢中走向无底的死亡深渊，因为只有在那里，创作的能量才最大限度地发挥出来。

死亡是人的本质特征的外在显现，意味着肉体的消亡。然而，在福柯看来，"生与死，就其本身而言，从来都不是纯粹的肉体问题"。死亡与生命的不可分割性，首先表现为它的随时可能性。福柯指出，死亡是生存中最常遇到的事情，人随时都可能死亡。由于死亡构成生命中最可能出现的事情，所以它比别的事物更加具有现实性。福柯一再强调死亡的不确定性和不可预测性，他认为，死亡的这种性质最集中地表现了生命本身的特征。福柯认为，死亡作为生命的起源和归宿，比生命更接近历史。或者，甚至可以这样说，死亡来自历史，又返回历史，它简直就是历史的同义词。

福柯不仅从历史的角度来看待死亡，还将死亡与疯狂联系起来一起考察。在福柯看来，舍此不能达到精神上的迷狂状态，不能导致自觉理性主体的"消解"，不能实现理性与非理性之间的勾连。那么怎样才能靠近死亡？这就必须勇敢地接受疯癫——或醉酒，或吸毒，或进入销魂的性爱高潮，或参与有生命危险的政治斗争，总之必须像尼采教导的那样去过"危险的生活"。福柯认为，我们"尊敬疯癫并不是要把它解释成不由自主的、不可避免的突发疾病，而是承认这个人类真相的最低界限，这个界限不是偶然的，而是根本性的。正如死亡是人类生命在时间领域的界限，疯癫是人类生命在兽性领域的界限"①。对于福柯来说，精神病

---

① 〔法〕米歇尔·福柯著，刘北成、杨远婴译：《疯癫与文明：理性时代的疯癫史》，北京：生活·读书·新知三联书店 1999 年版，第 73 页。

诊疗所只是把"空间""语言""死亡"三种因素结合在一起的一种神秘的游戏场所。所谓"空间",就是把精神障碍患者集中在一个受严密监视和控制的空间中;所谓"语言",指的是精神病医生玩弄语词游戏,把本来正常的精神状态说成"疯狂";所谓"死亡",指的是整个精神病诊所的医疗制度及其实践,建立在对死者尸体解剖的基础上。福柯认为,现代精神病治疗学是以新的死亡概念为基础而建立起来的。这个新的死亡概念是由比沙奠定的。在比沙看来,"死亡"并不是如同传统医学理论所说的那样是一个"点",或者更确切地说,是一个生存的终点,而是一条模糊不清的"线":人在这条"线"上来来去去地不断穿越,使死亡本身也同样伴随人穿越于生命之中。正是在这个意义上说,每个人都不可避免地要在一生中一再遭遇死亡。由此可见,所谓"死亡",就是人在一条不确定的生命线上来回运动中与其自身反复遭遇。严格地说,人的死亡并不是某一个生存时空点上固定地一次发生的事件而是在其一生中不断遭遇的事件。所以,人的一生就是不断遭遇死亡的时空展示过程。他指出,死亡是同生命同时并存、相互交叉而且它可以说就是生命本身多元的和暴力的一种形式。人的昏迷状态、吸毒时的妄想状态以及疯狂时的癫狂状态都是死亡的各种表现形式。在这种状态中,人遭遇难以忍受的精神窒息,使自身感受到异于常规的状态。

微精神分析学将生命冲动纳入死亡冲动之中,阐明情欲与死亡的关系,提出了一个对死亡冲动较为严谨的解释,其核心思想表现为"虚空恒在规律是死亡冲动的基础",而"死亡冲动是返回虚空的倾向","死亡冲动同时是强大的伊德和无——能量的原型"。但死亡冲动远远不是造成"死寂"的熵的趋势,恰恰相反,"死亡冲动是生命之源泉"。因此,瑞士著名心理医生、精神病学家西里维奥·方迪认为,"死亡冲动以具有创造力的虚空为动力,它不属于死亡,在伊德振荡的心理物理组织化过程中起着根本性的作用。现在,我们终于明白情欲和死亡之间的关系有多么密切:死亡冲动孕育生命冲动。更确切地讲,生命冲动始终潜存于尝试群组和心理物质实体中,当死亡冲动在尝试群组和心理物质中造成的虚空达到一定程度时,生命冲动就会自发地、以突触结合的形式从死亡冲动中涌出。换言之,生命冲动是死亡冲动反跳的偶然结果,从心理物质角度看(甚至可以说从心理生物角度看),死亡冲动的反跳如同一个不连续的爆发力,它消除一切暴露虚空、返回虚空的可能。这种冲动啮合告诉我们:生命冲动是逃避虚空的倾向。没有死亡冲动,就没有生命冲动;前者是永久不变的,后者则是暂时的、相对的。生命冲动是死亡冲动的一个变量,死亡冲动以虚空恒在规律为动力,它永远是二者中最重要的一个"。因此,从微精神分析学角度看,严格地说,死亡冲动应该被称为死亡—生命冲动。"所以说,发明家和精神分裂症患者都是超敏感型人,换言之,在二者身上死亡冲动的表现非常强烈,而且二者都对空虚具有很强的亲和力。"①

此外，微精神分析学还探讨了"象"与生命—死亡冲动的关系。微精神分析学认为，"象是一种心理过渡现实，它完全不同于醒觉图像（即处于非睡眠状态时产生的图像，如：感觉图像、遗觉图像、精神恍惚、幻觉、幻想）、入睡图像和睡醒时的图像或梦象（梦的显意）"②。西里维奥·方迪博士指出："象的基础部分纯粹是可能的，维海尔很形象地称其为'存在于人体内部的一块宇宙碎片'，简而言之，象是具有遗传整体功能的、复现表象与情感的动力集合体。微精神分析学提出的这一新定义，揭示出了象的神秘作用。象，先于个体发育—系统发育的复现表象与情感，产生在本我和潜意识中，它使个体发育—系统发育的复现表象与情感服从于伊德遗传的能量规律和死亡—生命冲动的虚空瓣阀，象是虚空的最后一道心理屏幕。在这一屏幕以外，一切心理生物和心理物质的结构化活动都将停止。因此，只有在某些特殊情况下，才能感知象，例如：噩梦、精神失常（包括正常人自发的或由酒精或毒品等引起的暂时的失常）、癫痫、临终、性高潮和长分析。这些情况和试图与象建立联系进行的主观努力所造成的后果完全一样，在这种状态中，人能够超越象，最终融入原始虚空。"简言之，"象就是死亡—生命冲动的心理能的综述"。③

我们常说，生命是文学艺术永恒的主题，其实，死亡与疯癫也不例外。在莎士比亚的作品中，疯癫总是与死亡和谋杀为伍。死亡不仅是创作主体的生命的印证，还是创作的对象和表现内容。因为，"历史、艺术、语言和符号以及人类文化本身，实际上既含有可以不断自我更新的生命力，又是死亡的载体和替身。死亡总是通过历史、艺术、语言、文字和符号等文化生命体，试图同生存对话。所以，人生时刻同历史、艺术、语言、文字和符号打交道，并通过它们同时与生命和死亡对话"④。

既然"死亡—生命冲动"在精神障碍患者身上表现得如此强烈，那么，这种生命—死亡的冲动在他们所创作的原生艺术中必然有着十分突出的反映，可以说，强调生命意象和死亡意识的表现是原生艺术的一个重要特征。比如说，在患者林玉惠画的一幅画《破茧》中，一条春蚕在食桑叶，右边有一条春蚕从蚕蛹中钻出来，下面画了一只飞舞的彩蝶，表现了从蚕到蝴蝶的蜕变过程，这是一种

---

① ［瑞士］西里维奥·方迪著，尚衡译：《微精神分析学》，北京：生活·读书·新知三联书店1993年版，第178页。

② ［瑞士］西里维奥·方迪著，尚衡译：《微精神分析学》，北京：生活·读书·新知三联书店1993年版，第116页。

③ ［瑞士］西里维奥·方迪著，尚衡译：《微精神分析学》，北京：生活·读书·新知三联书店1993年版，第116～120页。

④ 高宣扬：《福柯的生存美学》，北京：中国人民大学出版社2005年版，第529页。

"先死而后生"的过程，凸显了画者强烈的生命意志和死亡意识，表达了她对未来的良好愿望。此外，也隐喻自己像一条春蚕被囚禁在蚕蛹里（喻指病房），希望有一天能破茧而出，获得自由。

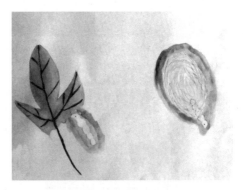

林玉惠《破茧》（局部）

前面已经提到，陈敏是一个极富绘画天赋的患者。在一次绘画心理治疗中，她画了一个少女的头像，描绘了一个正常与非正常、常人与精神障碍患者的综合体。在这幅富于创意、被她自己取名为"被伤害的女孩"的画中，她试图表现人的两面性、生命与死亡的矛盾冲突等复杂心理。她将少女的头像分为两半，左边的大脑是正常人的脑髓，右边的大脑则是机械的、受人控制的；左边的脸部表情是正常的、健康的、美丽的，右边的脸部表情则是丑陋的、阴暗的、精神病变的。而且，脸部没有鼻子，意味着没有呼吸和生命，我问她为什么不画鼻子，她说机械人是被人操控的，不用鼻子呼吸。为了表现人物正常与不正常、健康和病变的矛盾冲突的意象，她在人像的左、右半部分分别进行了特别地处理，充分发挥了她的丰富想象力。如在左脑采用绿色，象征着生命，在上面以灰白色画出脑髓的形状，表示健康人、正常人的大脑，而在右脑涂以深褐色，并画有纵横交错的管道和齿轮，表明

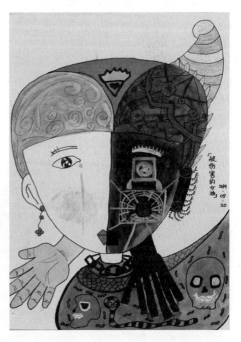

陈敏《被伤害的女孩》

大脑已经病变，被机械化了；左边淡黄色的脸部泛着红晕，明快而艳丽，而右边紫色的脸部画有一只蜘蛛和一张蛛网，象征着人永远生活在一张无形的社会之网、人际之网中，没有自由，处处受到这张网的束缚和困扰，并在人的脸上和心里打下深深的印记。而且，蛛网是以方形向四周扩散的，连蛛网也变形了，被机械化、规范化了。可见在她的眼中，社会是如此阴暗和严酷，人永远无法摆脱这张错综复杂、令人恐怖的网。女孩的左耳饰以漂亮的花形耳坠，右耳却长满了毛发，像蜈蚣的长腿。而脸部的左半部分是一个美丽少女的形象，一抹黛眉，小巧

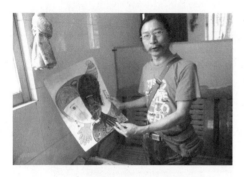

**本书作者黄灿在向采访记者
解说原生艺术作品**

鲜红的嘴唇，水汪汪的大眼睛，但是，眼睛里流下了一串痛苦而伤心的眼泪。我们观赏的目光从左到右，发现那个美丽可爱的小姑娘不见了，由正常转向不正常，由健康转向病变，由自由转向桎梏，由自然转向机械和麻木。她正处于被囚禁之中，脖子上牢牢地套着粗大的锁链，彻底失去了自由。此外，小姑娘的两只手是从脸部伸出来的，左边是一只正常人的手，右边是一只机械人的手，布满了线路和机械零件，而每只手都长有 6 根手指，暗示了她超越常人的特殊性。在她右边的头顶长满了尖尖的小角，还长了一个巨大的角，但不是尖形的，类似于一个巨大的阳具。在小姑娘的身体上有一条眼镜蛇在蠕动（具有性的意味），四周爬满了蛀虫和蛆虫（与恶心联系在一起），还有两个骷髅（正面和侧面各一个），象征着侵害、恐惧、病变和死亡。值得注意的是，人像的额头上画有一个橘红色的、类似发际的倒三角形，下面嵌有一颗闪闪发亮的钻石。一般来说，倒三角形是女阴的象征，而倒三角形与钻石两个元素合起来具有辟邪的意味，因为在民间巫术中，女阴具有驱魔辟邪的功效，如民间流行的避火图和以阴门阵来驱逐侵敌，而红色

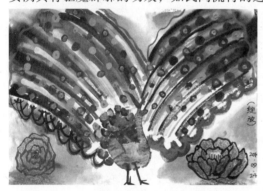

陈敏《绽放》

本身也具有警示、危险和辟邪的意味。总的来说，这幅作品无论是从创意和想象的发挥上，还是从造型和线条与色彩的构成上，无疑是非常优秀的。而且，在视觉形式和色彩构成上有着明快夺目、对比强烈的特点，类似于西班牙象征主义画家杰昂·米罗以及保罗·克利的绘画风格。在训练结束之际，陈敏终于画完了这幅《被伤害的女孩》。我问她下一幅画打算画什么，她说不知道，还没有想好。我提醒她说："你可以画你童年的回忆啊，也可以画你与同学们一起开派对啊！"谁知她对我大声咆哮："我不愿意回忆我的童年，因为我的童年是悲惨的。"她停顿了一下，问我是否知道她是得什么病进来的。我说不知道。她郑重其事地告诉我是"公主病"，我笑着说："可能是'小姐病'吧。"第二天，陈敏来到绘画心理治疗室，画了一幅孔雀开屏的画，她为之取名为"绽放"。画面色彩绚丽、七彩斑斓，洋溢着热情和欢乐的气氛，给

人一种诗意和梦幻般的感觉，似乎在演奏着一曲生命的赞歌。

　42 岁的男性精神障碍患者袁一江具有本科学历，曾任银行信贷部经理，经历了短暂婚姻和离异带来的痛苦。1999 年发病，诊断为双相情感障碍，住院已有 6 年了。当时无明显诱因出现行为反常、情绪不稳症状，表现为兴奋、话多，夸夸其谈，认为自己有能力，能胜任单位的领导职务，后逐渐出现情绪低落的症状，少言少语，主动性差，不与他人交流，人际关系逐渐变差，逐渐疑心变重，认为单位同事故意针对自己，并因此恐吓同事及领导，行为冲动，伴有消极观念和情绪。这些病理症状在他的作品中表现为一种对生命的冲动和对死亡的恐惧。在他创作的《生命的煎熬》中，一具痛苦流泪、咬牙切齿的男人的头颅被搁置在一个十字架上，十字架是古代执行死刑时的一种刑具和处决方式，常作为苦难和信仰的象征，而且十字架上的骷髅更加深了死亡的意象。四周描绘了跳楼、撞墙、上吊、喝沐浴露等几种自杀的意象，整个头颅被锯齿状钢条贯穿，脸庞四周已被锯得残缺不全，表现出患者内心如刀割般的痛苦。左右色彩对比强烈的脸谱，可能隐喻着患者内心中冲突与矛盾的煎熬。

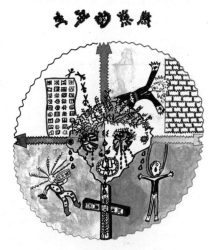

袁一江《生命的煎熬》

　在精神障碍患者苏小妮的作品《喷泉与花篮》中，淡蓝色的花篮里盛开着粉红色的花朵，左边是一面深褐色的高墙，花篮置于左边的墙角，喷泉从右上方倾泻下来，一滴滴晶莹透亮的水珠像喷射出的精液那样飞流而下。在这里，我们可以看到其中至少包含着三种隐喻：一是开在墙内的花（隐喻作者自己被关在精神病院的高墙内）渴望雨水的

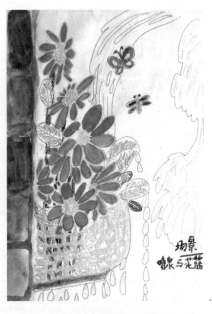

苏小妮《喷泉与花篮》

浇灌和滋润，否则就会枯萎，甚至死亡，反映了作者对自由的渴望和生命的欲求。二是虽然花是美丽的，但它的生命是脆弱、短暂的，只是昙花一现，表达了

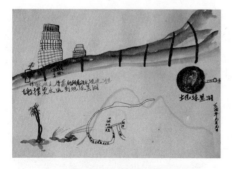

陈大明《宇宙黑洞》

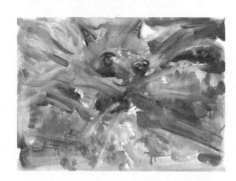

姚立伟《生命与死亡》

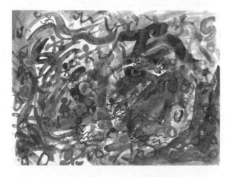

叶佳欣的《生命的舞蹈》

一种将美丽、自由、生命、死亡融为一体的意象。三是花作为女阴的象征，包含了强烈的性意识，作者恰恰选择了喷泉而不是其他的浇水方式，而喷泉与射精的意象紧密联系在一起，所以很明显，在这里，作者压抑的本能欲望得到了宣泄，表达了作者渴望性交的愿望。

在精神障碍患者陈大明的一幅画《宇宙黑洞》中，上半部画了一条被污染的河流，上面有一条载着垃圾的船（象征女阴或子宫）正在驶向"地球黑洞"（女阴的象征）。画面的下端画有一个排污的"示意图"，图形像一条蛇伸向"地球黑洞"，具有隐晦的性交意象。也许，在作者的潜意识中，河水是生命和母亲的象征，正如荣格所说："一切的生物都和太阳一样，自水中升起，傍晚时又沉入水中。人类生于泉水、河流、湖泊和海洋，死后要去冥河，在那里开始生命的'夜海之航'。死亡的黑色水域恰是生命之水，因为死亡冰冷的拥抱就是孕育新生命的母亲的子宫，正如大海吞噬了太阳又将其再度诞出一样。"[①] 在陈大明的这幅画中，各种符号和图形意味着生命的病变和遭受侵害，一切将归于空虚、沉寂和"地球黑洞"，象征着生命的毁灭和死亡。

在精神障碍患者姚立伟的画《生命与死亡》中，猫本来是安静和温顺的，此时却变成了一只吹须瞪眼、正发出愤怒咆哮的猫。愤青的唾沫变成了血色的污迹，画作投射了画者破坏性的情绪反应以及对死亡的冲动。

而在精神障碍患者叶佳欣的画《生命的舞蹈》中，画面以丰富的色彩作为基

---

① ［瑞士］卡尔·古斯塔夫·荣格著，孙明丽、石小竹译：《转化的象征——精神分裂症的前兆分析》，北京：国际文化出版社 2011 年版，第 187 页。

调，笔触热情奔放，看似杂乱的色彩后面隐约可见各种舞蹈状的人物。从此画可以看出画者目前虽混乱但又有点躁狂的精神状态，从而爆发出生命的激情和心灵的狂舞。

精神障碍患者（囚犯）李大康的画作《魂》以深沉的褐色为基调，左下角的漩涡象征画者的灵魂正处于混沌的状态，上升的旋风象征画者的灵魂受到冲击而超越躯体，似乎受到了死神的召唤，最后突然看到了灵光的闪现，到达一个黑白迷离的世界。画作表现了画者无法从自己曾犯下的恶行中走出来的强烈负罪感和灵魂出窍的濒死感。

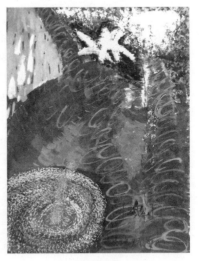

李大康《魂》

我们在前面提到过的患者周晓秋重复地描绘那些山、路、车、船、鱼、动物、水果等题材和图形，似乎已形成一种思维定向，再也想不出其他的形象和主题。他曾在军营里生活过，也许这些绘画内容与他的军旅生涯有着千丝万缕的联系，反映了他过去一些模糊的记忆和纷乱的印象。但是，在他的大部分作品中，表现的都是关于生命与死亡的主题和意象，如有一幅描绘自杀的作品，画有一栋高楼和一栋矮楼，一个人站在高楼上准备往下跳，名为"跳高楼"；在另一幅表现自杀的作品《抱石跳河》中，画有一个人抱着一块大石头跳入河中，反映了画者的生命意识和死亡冲动。在作品《河水结冰》中，画有三辆大巴在结冰的河道上行驶，如履薄冰，随时都有掉进去的危险。在一幅名叫《相碰》的作品中，画有两辆相对而驰

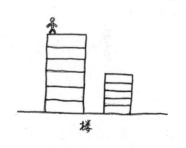

周晓秋《跳高楼》

的大巴即将相撞，而右边的一辆车在后面的道路有一个凹下去的大坑，意味着没有退路，只能往前行驶，表现了一刹那间生命的毁灭。

一天下午，在短短的时间里，周晓秋连续画了十多幅作品，其中，在作品《加高》中画一张断了脚的桌子，用绳子捆着木棍加高，使桌子达到平衡，暗示了生命的伤残和自救。同样，在作品《断脚过门》中，画了一个断腿的残疾人走出大门，虽然他腿断了，但还是要走出这道门，表达了一种强烈的生命意志。作品《盗米》描绘一只猫和一只老鼠一起偷米，猫居然和老鼠"同流合污"。在这

里，"米"是人生存的基本需求之食物，而"偷米"意味着损失和侵害，即构成对生命的威胁。有"偷"就有"藏"，在作品《藏玉》中，画有一只玉鸟藏在三层围住的箱子里，并加上一把大锁，反映了画者自我保护的防御心理。他在一幅画《避雨》中，画了一个"V"形楼，雨水密密麻麻地下着，一个人躲藏在楼角下避雨，表现了逃避危险的本能和防御心理。在《睡觉》和《坐地》两幅作品中，前者画有两张床，一个人睡在床上，一个人睡在地上；后者画了三把椅子和三个人，而这些人却都坐在地上。这两幅画有一个共同点，那就是表现了作者的死亡冲动，因为睡觉意味着灵魂可以脱离肉体漂浮起来，就像人死去了一样，而人死后要长眠于地下，床和椅子的空缺意味着人的不在场，人在本应该存在的地方消失了，而转移到了地上或地下，构成了一种死亡意象。在《解剖活鱼》中，画了三条鱼和一把刀，表现了人的残忍和对自然生命的伤害，描绘了从生命到死亡这一过程。而在《放鱼》中，画有一个人站在码头，往水里放生四条鱼，我问他为什么，他说不好吃就放掉。在他的作品《挖河救人》中，画有一条弯曲的河，河岸上站着一个人，正在拯救一个濒临死亡的生命。在作品《飞鸟撞山》中，画有三只鸟飞向一座金字塔形的"山"，意外的死亡即将来临。在作品《称苹（果）》中，一个磅秤上放着一个巨大的苹果，而在苹果上伏着一只小鸟，隐

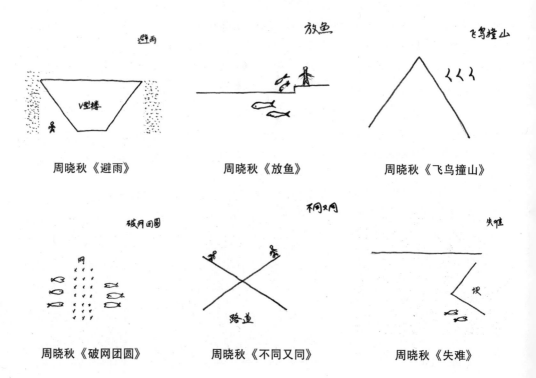

周晓秋《避雨》　　　　周晓秋《放鱼》　　　　周晓秋《飞鸟撞山》

周晓秋《破网团圆》　　周晓秋《不同又同》　　周晓秋《失难》

喻了生命的不可承受之重。在作品《破网团圆》中，左右各画了三条鱼，中间三排并列的"X"，代表渔网，表现了作者希望冲破一切困难和阻力达到与亲人团聚的良好愿望。当然，也可能会鱼死网破，导致生命的毁灭。另一幅作品《合并》也表现了渴望团聚的心态，两个球分别从斜面滚下，即将滚到一起，具有力学中运动和速度的概念。但两个球一旦相撞也可能引发爆裂和毁灭。值得注意的是，周晓秋画了一幅作品《不同又同》，画面上有一个十字叉，代表道路，有两个小人各自在斜坡上从上往下走，喻示着这两人从不同的道路将走到同一个十字路口，但可能又将

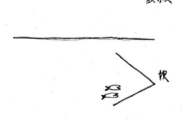

周晓秋《获救》

分道扬镳，各奔东西，相同的道路不同的人生方向，决定不同的命运，极富哲理性。另有两幅相对应的画，都是画有两条鱼在水中游向水坝，其中一幅是两条鱼游向水坝的死角，撞上石坝，名为"失难"；另一幅则是表现两条鱼顺利地游向水坝的出口，获得新生，名为"获救"。这两幅画具有一定的连贯性，表现了一个共同的主题——"生存还是毁灭？"同样的环境、同样的方向，由于不同的道路、不同的选择，造成了不同的命运，表现出强烈的生命意识，富于哲理性，而这种貌似理性思维的意向是通过作者无意识的本能冲突形式演绎出来的。总的来说，周晓秋的思维是跳跃性的，呈现出一种非逻辑的"逻辑"，一种非理性的"理性"，他的心象总是在生命、死亡、灾难、获救之间反复穿行，在痛苦、绝望和希望的交织之中不断挣扎。此外，这些作品每一幅都有一个明确的主题，并通过各不相同的题材和内容表达出来，也隐藏着一种内在的联系和一致性，因为这些主题基本上是矛盾与冲突、破坏与毁灭、生命与死亡的意象表达，作者用极其简练、近乎抽象的线条和符号组合构成了一系列蕴含着生命意识和死亡冲动的图像，从而揭示了他复杂而痛苦的内心世界。

由此可见，精神障碍患者的原生艺术为我们展示了一个神奇而美妙的世界，他们通过丰富多彩的绘画形式反映了人类在特殊生存状态下的思维和自我意识以及精神病变的心理结构，揭示了人类最原初的精神本质。他们从潜意识出发，对性、生命与死亡等意象进行了自己独特的描绘，宣泄了自己内心压抑已久的欲望。事实上，无论是我们所谓的正常人，还是被我们视为异常的精神障碍患者，都具有作为人的基本需求和欲望，当这些欲望得不到满足时就会寻找其他的发泄渠道，而艺术创作仅仅是其中之一，但恰恰是这种伟大的艺术创造力从一个侧面塑造了现代文明。正如德勒兹所说："欲望不仅是个人而且是整个社会发展的动力。"

人的欲望是无穷的。然而,"主体的欲望是对他人的欲望"。这里的"他人"不是一个实在具体的事物和人,而是一个具有象征意义的"他人"。因此,欲望具有了象征性的意义,对于我们理解精神障碍患者所创作的原生艺术中的某些图式和意象来说,尤为如此。

第三章　解析与重构

人们在观赏一件艺术作品时往往习惯于探究其背后所隐藏的含义，因此，对于绘画的视觉分析向来是审美和艺术理论研究的重要课题。而对于精神障碍患者的原生艺术的观赏和解读更是我们必须关注和解决的问题。那么，我们究竟应该如何观赏精神障碍患者的艺术作品？如何对其进行比较合理和科学的解析和重构？的确，对于精神障碍患者的原生艺术的解析无论是对于精神病理学还是艺术心理学以及艺术和美学理论的探索都具有十分重要的意义。首先我们必须完全抛弃传统的审美观念和美学原则及普通的思维模式，然后从一团错综复杂而混乱不堪的线条和色块、不和谐的色调和支离破碎的图形中摸索所谓"含义"的出口。因为他们所创作的作品的主要特征表现为可见性与不可见性、具象与抽象、隐喻与象征、模糊性与不确定性的内在矛盾所建构的视觉图式，而且是一种自发的无意识的表达。虽然许多艺术家的创作同样体现出这样的风格或图式，但在精神障碍患者的绘画作品中是一种几乎不可逾越的独特的风格或模式。因为它们不是依靠先在的形式，不是依靠具体的可见的客观物像，而是依靠仿佛偶然出现在精神障碍患者脑海中的图形。这些图形是地地道道地由他们创造出来的，每一个图形和符号的生命都是他们自己赋予的，是一种漂浮的心象的再现。可以说，对精神障碍患者的原生艺术的解析与重构无异于经历一次精神迷宫的探险和人类灵魂的洗礼。

第一节　可见性与不可见性

对于普通大众来说，在欣赏一幅艺术作品的时候，首先想到的是它画的是什么？表现了什么主题？为什么要这样画而不那样画？是表现了美还是丑、善还是恶？是真实的还是虚幻的？在这里，我必须明确地说，对于任何艺术作品的欣赏和解读并不在于你看到了什么，作品本身描绘了什么物体、人物和现象，表达了什么样的具体含义，而在于观赏者对于作品的感受和体验。胡塞尔认为，"我们习惯于注意事物的物质、思想和价值，而不是这些东西在其中被察知的心理的'经验行动'。这个'行动'在'反思'中显示出来，而且，对每个经验都可做一番这样的反思。我们关心的不是事物本身、价值、目标和功用等，而是这些东西在其中'展现'的主观经验"。

德国哲学家伽达默尔针对视觉图像语言指出："画家语汇中惯用的对'主题'的表现就能图解这主题。如同抽象的一样，主题也能说具体的——作为主题，从本体论的角度看，它无论如何都是非材料性的，……主题以令人信服的方式获得了一个统一体，而且，艺术家把这个统一体塑造成了一个感知的统一体，完全就像接受者把它理解成统一体一样。"可以说，人们往往是根据自己的主观经验来观赏和解析一件艺术作品的。也就是说，人们在观赏一件艺术作品时往往遵循一种共通的习惯和规律。阿恩海姆指出：

> 在科学中，当我将所有存在的现象都归纳在一个共同规律之中时，就会获得最完美的知识。艺术中发生的事情其实也是如此。最成熟的艺术品，能够成功地使其中的一切成分服从于一个主要的结构规律。在完成这一步骤时，它并不是将现存事物的多样性歪曲为千篇一律性，而是通过将各种不同的事物相互比较，使它们的差别性更加清晰地显示出来。①

不同的艺术作品具有不同的表现风格和审美形式，如果在欣赏一幅艺术作品的时候，按照一种惯常的模式去追问作品所表达的主题或含义，这是徒劳无益的。因为：

> 伟大艺术家的成就之一，就是他在作品中提供了一些变更着的结论，这在微妙的平衡中举足轻重。如果你的作品太单调，人们会按照"看——分类鉴别——掉头而去"的过程，迅速、机械地转向别的对象。换一种情况，如果作品含意隐晦曲折、艰涩难懂，人们又无法对它做出结论，同样也会敬而远之。而真正伟大的艺术作品的特征就是它向你提供足够的刺激，让你做出一些零碎的结论，但又不足以使你一目了然，下了结论就扭头离去。有时候你听人说："我喜欢这一幅，因为我每看一次，都能发现一些新的东西。"我敢说这里所谓的新东西不仅仅是艺术家已经表达的含义，更多的是他所含而未发、由观众自己从以往的经验中得出的含义。艺术作品具有的含义越是长久地保持这种能牵动你以往经历的弹性，你就能不断地从作品中体会到闪烁着的新的含义。②

---

① ［美］鲁道夫·阿恩海姆著，朱疆源译：《艺术与视知觉》，成都：四川人民出版社1998年版，第631页。

② ［美］卡洛琳·M.布鲁墨著，张功钤译：《视觉原理》，北京：北京大学出版社1987年版，第13页。

我们还必须注意到，在进行艺术作品欣赏和分析时，艺术家或观赏者对某一作品所做的有意识的和合理的解释，"应该被看作一种事后的理想化，也就是某种程度的自欺，向自己的理性所做的某种程度的辩解，一种事后想出来的解释"。因此可以说，"全部解释和批评的历史，作为读者不断给某一艺术作品加进明显含义的历史，就无非是不断以自己的方式变化着的理想化的历史"。①

毫无疑问，我们处于一个分析的时代，在后现代文化语境下，一切都在分化，一切都在分崩离析，呈现多元化的形态，艺术的观念和表达形式亦是如此。正如美国艺术理论家凯瑟琳·库赫指出："在我们这个时代，艺术的特征表现在如下方面：破碎的外观、凌乱的色彩、零散的构图、消解了的形与破碎的形象。对分解的一贯强调不同寻常地牢固。然而，分解并不意味着缺少规则，而是表明了某种新的规则，因为分解之后便是重构。艺术家之所以要打碎他的材料，其目的在于以一种意想不到的关联来重构。"② 艺术创作的过程是如此，艺术欣赏和解读亦是如此。我们在观赏一幅艺术作品时，并不仅仅是对画面形象和物体简单的知觉、认识和理解，也不仅仅是对过去记忆的唤起和经验的检测，而是审美主体对作品的再创造过程，是对作品的解析与重构。按照潘诺夫斯基的图像学理论，首始，我们在画面的线条与色彩所构成的纯粹形式及其自然对象（如：人、动物、植物、房屋、家具等）中寻找作品的主题，"这种被视为第一性或自然意义载体的纯粹形式世界，可称之为艺术母题的世界"。然后是对作品主题的领会，进一步对作品内容进行理解，"在这一认知过程中，我们将艺术母题和艺术母题的组合（构图），与主题或概念联系在一起。因此，被视为'第二性或程式意义'载体的母题就可以被称为图像；这种图像的组合就是古代艺术理论家们所说的发明，我们则习惯称之为故事和寓意。这种对图像、故事和寓意的认定，属于狭义图像志的领域。我们常常随意地谈论'相对于形式'的'主题'，但事实上，此时所谈论的大多是与美术母题所表现的第一性或自然主题的领域相对应的属于第二性或程式主题的领域，即被图像、故事和寓意表现的特定主题或概念的世界"。这一阶段主要是对画面的可见形式和形象进行图像志分析，通过各种符号和物象所传达出来的信息，对艺术母题加以正确认定。这也就是我们经常所说的"画的什么""表达了什么含义"。可以说，这就是对作品可见性的解读。但是，当图像不是在传递具体或个别的人物与对象概念，而是表现信仰、奢华和智慧等一般性

① ［苏联］列·谢·维戈茨基著，周新译：《艺术心理学》，上海：上海文艺出版社1985年版，第89页。

② ［法］米歇尔·福柯等著，周宪译：《激进的美学锋芒》，北京：中国人民大学出版社2003年版，第218页。

抽象概念时，它们被称为拟人化或者一般意义上的象征。因此，寓意不同于故事，它的定义来自与拟人化或象征的组合。然而，我们要全面而深刻地理解和解析一件艺术作品，就必须要把握其内在意义或内容，"就得对某些根本原理加以确定，这些原理揭示了一个民族、一个时代、一个阶级、一个宗教和一种哲学学说的基本态度，这些原理会不知不觉地体现于一个人的个性之中，并凝结于一件艺术品里；不言而喻，这些原理既显现在'构图方法'与'图像志意义'之中，同时也能使两者得到阐明"。① 这一过程属于图像学解释阶段，其解释基础是综合直觉，修正解释的依据是一般意义的文化象征史。潘诺夫斯基认为，图像学是一种源于综合而非分析的解释方法。如果要找出艺术作品的内在意义，艺术史学者就必须尽可能地运用与某件艺术品或某组艺术品的内涵意义相关联的文化史料，去检验他所认为的那件艺术品的内涵意义。因此，我们这种对内在意义的探寻的目的是要对艺术作品的不可见性进行揭示和阐释。

那么，我们应该如何观赏精神障碍患者的原生艺术？如何对这些作品进行具体的分析和有效的解读？一方面，原生艺术作为创作主体的一种创造性活动的结晶——艺术作品，具有一切绘画作品所具有的一般表现形式和基本特征；另一方面，原生艺术具有不同于一般绘画的特殊性，这种特殊性是由创作主体（精神障碍患者）的特殊性所决定的。在通常情况下，精神障碍患者所创作的各种形象、符号和元素在作品之内被表达出来，它们更倾向于表达一种内在的意义。罗兰·巴特在《文本的快感》中写道："显然，图像将欲望本身作为模仿的对象的情况是经常发生的；但是，这一欲望又是从来不会逃离出画框之外，逃离到图像之外去的；它在各个人物性格之间进行循环，假如这图像有一个观众的话，那么，这个观众始终是低于虚构的作品的。"

我认为，观赏精神障碍患者的原生艺术的关键是观赏主体采用什么样的目光去"看"，一种目光意味着一种态度、一种审美趣味、一种价值取向。当然，目光不是单一的，也不具有一种普遍的模式，观赏的目光是多元的，不一样的目光对同样的作品会获得不同的感受，得出不同的评价，做出不同的解构。可以说，精神障碍患者的原生艺术具有可见性与不可见性的特征。也就是说，精神障碍患者所创作的原生艺术作品中所显示的并非其真正要表达的，在很大程度上只是其内心世界的一种投射。我们观赏一幅精神障碍患者的画，往往看到的只是一些表面的图像：混乱的线条、变形的人像或物体以及或灰暗或对比强烈的色彩；也就是说，我们看到的是画的本身的形式抑或其所表现的视觉形象，但我们没有"看"到作品本身，没有发现这些可见形象背后的不可见的深层含义。

----

① ［美］欧文·潘诺夫斯基著，戚印平、范景中译：《图像学研究：文艺复兴时期艺术的人文主题》，上海：上海三联书店 2011 年版，第 3 ~ 5 页。

尽管我们强调图像中意象的可见性，但我们更重视意象背后所蕴含的深刻寓意或曰隐喻，因为"视觉的意象是一种感觉或者说是一种知觉，但它也'代表了'、暗示了某种不可见的东西、某种'内在的'东西。它同时可以是某种事物的呈现和再现。意象可以作为一种'描述'存在，或者也可以作为一种隐喻存在"[①]。用罗兰·巴特的话来说，"再现是构成，但它们也是非构成"。

一般情况下，我们所观赏的艺术作品大都是通过具体、直观和生动的形象来呈现的。也就是说，通过具象艺术的形式来表现就是艺术的可见性。当我们观赏荷兰画家彼埃·蒙德里安的作品时，那些被分割的色块和由横线与竖线构成的图形否含有性的成分？如果按照洛斯的主张：横线代表的是平卧的女人，直线代表的是男人，那么我们也许可以认为，蒙德里安的几何构图画面具有浓烈的色情意味，这就是艺术的不可见性。

保罗·克利在 1920 年写道："从前，我们曾经喜欢表现大地上的可见之物，那些我们或者喜欢看或者本来喜欢看的东西。而今天，我们揭示可见之物背后的现实，以此来表现这样一个信念，即可见的世界跟宇宙的关系不过是一个孤立的案例，还有更多其他潜在的现实……"因此我认为，可见性是目光作用的结果，目光在获得可见性的同时，意味着对不可见性的揭示的开始。汉斯·约纳斯曾说："自从希腊哲学的时代以来，视觉一直被拥戴为最优秀的感官。高贵的思想活动——理论，是以主要源自视觉领域的隐喻加以描述的。"可以说，视觉在观赏艺术作品时具有一种原始的作用。因为它代表着整个观赏过程的感官，而且是最具客观性和客观化的感官，它能对观赏对象做出揭示"真相"的考察。在日常生活中，我们经常说"我看到了""我知道了"，似乎"看见"也就是"知道"。但是事实的真相并非如此，尤其是在观赏原生艺术作品的情况下，我们所"看见"的只是可见性的形象和符号，而不可见性往往表现为潜在、被遮蔽的东西，一幅描绘男女生殖器或性爱场面的作品也许并不单纯是表现性本身，或许隐含着性之外的象征和意义。

在这里，目光的作用得到了充分的体现，观赏主体的目光的在场意味着观赏客体的价值能够得以实现。相对于平面图像来说，其前提是两维的物质存在，且其图像的构成内容和形式是可见性的，那么，它必然引发人们观看的欲望，正如米歇尔·弗莱德所说，绘画的目的就是让人观看。而观赏主体在场的代表特征就是观赏目光的审视。目光并不仅仅是"看"，并不单单是视觉，"在这里，目光不

---

① ［美］勒内·韦勒克、奥斯汀·沃伦著，刘象愚等译：《文学理论》，南京：江苏教育出版社 2005年版，第 213 页。

仅仅是对象的视觉，也是构成对象的主体视觉"①。

阿恩海姆曾经指出：

> 每一件艺术品，都必须表现某种东西。这就是说，任何一件作品的内容，都必须超出作品包含的个别物体的表象。然而，对表现所下的这样一个定义，未免太笼统了，因为它把"表现"的范围无限扩大，几乎包括了所有类型的"传递"。在通常情况下，人们还常常使用"表达"这个词，例如说"某某人表达了他的见解"之类。但是，艺术中所说的"表达"，就比较特殊了，因为它"表达"出来的东西必须能够产生某种"经验"。而要做到这一点，就要用一种十分活跃的"力"去构成表达时使用的知觉式样。②

人们普遍认为，"表现"是指透过某人外貌和行为中的某些特征，对其内在情感、思想和动机把握的活动。具体来说，"既可以在人的面部表情、身体姿态和手势中集中表现出来，也可以在人的谈吐、衣着、房间布置方式和运笔动作中表现出来，还可以进一步从人们发表的见解或对于某一事件所做的解释中表现出来"。但是，这种定义不仅没有把那些不表现内在精神活动的表象和行为包括在内，也没有把理性从艺术形式中间接推断出来的东西也包括在表现性范围之内。人们大都相信，"某一事物的表现性质，并不是这件事物的视觉式样本身所固有的，人们从中看到的东西，仅仅起到了从他们的记忆仓库中唤出知识和情感的导火线的作用，这些知识和情感一经被唤出来之后，就立即被移入这件事物之中。这就是说，视觉式样与人类赋予这个式样的表现性并不是一回事"。

事实上，表现性存在于艺术作品的结构之中。因为"一个视觉式样所造成的力的冲击作用，是这个式样本身固有的性质，正如形状和色彩也是知觉式样本身的固有性质一样"。在艺术作品的观赏中，"事物的表现性是艺术家传达意义时所依赖的主要媒介，他总是密切注意着这些表现性质，并通过这些性质来解释自己的经验，最终还要通过它们去确定自己所要创造的作品的形式"。阿恩海姆认为，一件艺术品的表现性内容既不存在于创作者本人所经验到的心理状态之中，也不存在于观众在观赏作品时所进行的想象中。他指出："一件艺术品的实体，就是它的视觉外观形式。按照这样一个标准衡量，不仅那些有意识的有机体具有表现性，而且那些不具有意识的事物—— 一块陡峭的岩石、一棵垂柳、落日的余晖、

---

① ［法］米歇尔·福柯著，谢强、马月译：《马奈的绘画》，长沙：湖南教育出版社 2009 年版，第147 页。

② ［美］鲁道夫·阿恩海姆著，朱疆源译：《艺术与视知觉》，成都：四川人民出版社 1998 年版，第604～605 页。

墙上的裂缝、飘零的落叶、一汪清泉，甚至一条抽象的线条、一片孤立的色彩或是在银幕上起舞的抽象形状——都和人一样，都具有表现性。在艺术家眼里，这些事物的表现价值有时甚至超过人体。"所以说，"一切知觉式样都是能动的。……表现性的唯一基础就是张力。这就是说，表现性取决于我们在知觉某种特定的形象时所经验到的知觉力的基本性质——扩张和收缩、冲突和一致、上升和降落、前进和后退等。当我们认识到，这些能动性质象征着某种人类命运时，表现性就会呈现出一种更为深刻的意义；而且，在涉及任何一件个别的艺术品时，我们也都会不可避免地涉及这种深刻的意义"。①

视觉样式的表现性取决于观看主体的知觉力，而且构成了解读作品的前提条件。在贡布里希看来，"绘画是一种活动，所以艺术家的倾向是看他要画的东西，而不是画他所看到的东西"②。贡布里希指出："一种投射，即一种读解，一旦在我们面前的物像中找到锚地，要把它去掉就困难多了。这在读解画谜时是一种司空见惯的经验。画谜一旦解开，就很难恢复甚至不可能恢复到我们搜索答案时它们给予我们的那种印象。"③ 那么，"画家应该拿什么做实验，而他又为什么不能满足于在自然面前坐下来尽其所能去描绘它呢？答案似乎是，因为艺术家已经发现了他们应该'画其所见'这个简单的要求是自相矛盾的，所以艺术已经莫知所从。……我们记得原始艺术家的习惯做法，例如他们怎样用简单的形状去构成一张面孔，而不是描摹一张实际的面孔；我们还经常回顾埃及人，以及他们在一幅画中表现他们所知而非表现他们所见的手法。希腊和罗马艺术赋予那些图式化的形状以生气；中世纪艺术接着使用它们来讲神圣的故事；中国艺术使用它们来沉思冥想。这些场合都不要求艺术家去'画其所见'。直到文艺复兴时期才开始形成'画其所见'的观念"。然而，自西方现代主义艺术兴起以来，更多的艺术家开始在创作中抛开他们眼中的所见之物，而力图去表达他们的主观经验、情感和潜意识，亦即追求艺术形式的不可见性。诚如贡布里希所说："……我们清楚地认识到为什么 20 世纪的艺术家不满足于简单地表现'他们的所见'。他们已经是那样清楚地认识到隐藏在这个要求后面的许多问题了。他们知道想'表现'现实的（或想象的）东西的艺术家并不是从睁开眼睛向四外观察入手，而是从运用色彩和形状以及构建所需的形象入手。我们之所以常常忘记这个简单的道理，是因为在以前的大多数画中，每一个形状和每一种色彩碰巧只表示现实中的一种事

---

① ［美］鲁道夫·阿恩海姆著，朱疆源译：《艺术与视知觉》，成都：四川人民出版社 1998 年版，第 605～635 页。

② ［英］E. H. 贡布里希著，林夕、范景中、李本正译：《艺术与错觉：图画再现的心理学研究》，杭州：浙江摄影出版社，1987 年版，第 101 页。

③ ［英］E. H. 贡布里希著，林夕、范景中、李本正译：《艺术与错觉：图画再现的心理学研究》，杭州：浙江摄影出版社，1987 年版，第 269 页。

物——一些棕色的笔触表示树干，绿色的点子表示树叶。达利让每一个形状同时表示几种事物，这种方式可以促使我们的注意力集中于每一种色彩和形状的多种可能的意义——其方式很像一个成功的双关语可以促使我们认识到词语的功能和它们的意义。"①

心理学的实验证明人类有这样一个共同的心理特点：当观赏者看到表现真实世界的画面时，他一定还想看到想象世界的东西，因此构成了视觉的原理和方式。图像要达到表现的要求，必须有真实世界和想象世界的融合。在中国传统绘画中，我们经常可以看到在图形的部分与部分之间出现大块大块的一无所有的空白区域，以产生以少胜多、以一当十的效果。如在中国山水画中，正是通过空白的处理来使那些有限的物象产生宇宙般的广阔无垠性。按照格式塔心理学，当不完全的形呈现于眼前时，会引起视觉中一种强烈追求完整、对称、和谐和简洁的倾向。换言之，会激起一股将它"补充"或恢复到应有的"完整"状态的冲动力，从而使知觉的兴奋程度大大提高。然而，如何将它们恢复到完整形态的活动是十分复杂的，这起码要涉及一种匹配活动，即想象中的这一图形的完整形式同现存的残缺不全的部分所暗示的可能图形之间的匹配。

兴起于20世纪60年代的极简主义以最原初的物自身或形式展示于观赏者面前为表现方式，意图消弭画者借着作品对观赏者意识的压迫性，主张艺术作品不是作者自我表现的方式，采用简单平凡的四边形或立方形消隐具体形象传达意识的可能性，开放作品自身在艺术概念上的意象空间，让观赏者自主参与对作品的建构。也就是说，极简主义仅仅为观赏者提供极少和有限的可见性元素和形式，让观赏者参与其中以揭示其不可见性。奥透曾说："不仅有一种绘画，画面上'几乎一无所有'，什么也没画，它给人最强烈的印象不仅在于其风格特征上的最少的笔触和最少的表达手段，而且有许多绘画，尤其是那种与冥思相关联的作品，它们给人的印象是以空洞作为主题的。要想理解这一点，我们就得回想一下神秘的'一无所有'和'空洞'，……以及以'消极的赞美诗'的形式而实施的妖术和咒语。'空洞'与黑暗一样，是虚无的，它只是一个去掉了'这个'和'这里'的虚无，只有这样，才能使'整个它物'有可能成为实际。"在这里，所谓"虚无"可以理解为一种"象外之象"，它包容和催生万物，是一种无限的空间，具有不可见性。

我认为，观赏艺术作品的可见性到不可见性的转换过程始于目光，穿过联想，止于象征。任何一件艺术作品所隐含的主题都具有一定的普遍性，艺术家可以用多种具体的形象和情景把它再现出来。同样，观赏者通过联想可以毫不困难

---

① [英] E. H. 贡布里希著，范景中、杨成凯译：《艺术的故事》，南宁：广西美术出版社2008年版，第313~329页。

地将它与这无数具体的形象和情景中的任
何一种联系起来。而由此引起的种种联想
往往带有纯个性色彩。这种联想极容易背
离原作品的含义，并不符合原作品的含
义。布洛克曾经说过："把一个柠檬放在
一个橘子旁边，它们便不再是一个柠檬和
一个橘子，而是变成了水果。"事实上，
一件事物与另一件事物发生联系，所产生
出来的效果其实是双重的。它不仅显示了
诸事物间的相似性，还鲜明地突出了它们

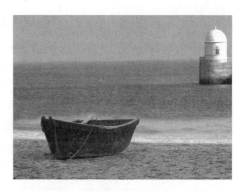

黄灿《待渡》（2010 年）

各自的个性。艺术家通过使所有不同的对象都服从于一个共同的风格，而把一个
整体创造出来。在这样一个整体中，每一个对象的位置和作用也都被清晰地显示
出来。歌德曾经说过："美就是自然的秘密规律的显现，如果没有人去把这种秘
密规律揭示出来，它就永远是不可知的。"① 我的影像作品《待渡》展示在观赏
者眼前的是一幅非常单纯而寂静的图像，其中并没有对性的任何描绘——只是一
片平常的风景。但留给观赏者以丰富的想象，搁浅在岸边等待摆渡却无人问津的
孤舟会使人联想到女阴，而茫茫海洋中遥远的白色航塔也会使人联想到阳具。这
样，本来与性没有多大联系的物象在观赏者的目光里奇妙地产生了一种性的意
象，或者说是一种带有情色意味的观赏空间。沉寂的画面隐藏着欲望的骚动，具
有一种复杂而隐晦的象征意义，搁浅的孤舟与远方昂然挺立的白塔在沉闷和压抑
的背景上构成了一种具有张力的视觉关系，冲击着观赏者的目光和心理的底层，
观赏者似乎已经感受到了性的压抑、等待、痛苦、迷茫以及男女两性之间的距离
与矛盾，而这种距离感隐藏着一种吸引与对永恒结合的期待和渴望。在这里，观
赏者的目光和联想的统合起到了极其重要的作用，它不仅综合了画面的各种结构
元素，使沙滩、大海、天空、孤舟以及航塔的可见性得以实现，还揭示了可见性
以外的不可见性。正如卡特琳娜·佩雷所说："不可见物不再意味着不可表象物，
而意味着非可见物、隐藏物。于是，画面可以展示不同而又真实的空间，每个人
都可以从自己的角度看，作为观赏者的我们也可以有自己的看法。这是真实空间
中的一个真实物。"② 也可以说这是一种"象外之象"。

然而，在精神障碍患者的原生艺术创作中，所描绘的往往表现为一些简单的

---

① ［美］鲁道夫·阿恩海姆著，朱疆源译：《艺术与视知觉》，北京：中国社会科学出版社1984年版，
第 636～637 页。

② ［法］米歇尔·福柯著，谢强、马月译：《马奈的绘画》，长沙：湖南教育出版社2009年版，第
122 页。

图形、抽象的符号、混乱的构图、残缺不全的形象以及模糊不清的意象，这些都是画面的可见性元素留给我们的整体印象。但是，由于他们的思维具有涣散性，其心理结构有异于一般的人，具有自身的特殊性，他们所描绘的是一种漂浮的心象。因此，我们从他们的作品中所看到的只是一种内心的表象，也许，你看到的是一只猫或一条狗，但其真正想表达的并非如此。所以我们只有从这些可见的表象之中揭示出那些不可见性，那些才能真正反映其内心世界的真实含义。

在一家精神病医院的绘画心理治疗室里，那位带黑色圆框眼镜的女研究生精神障碍患者陆佳坐在桌前发呆。我走过去问她想画些什么，她说自己也不知道，我问她以前是否学过绘画，她说只在中学课堂上学过。我对她说："你可以画你生活中最难忘的人、最感兴趣的事，画你周围的所见所闻。"她点点头，似乎有些领悟。我放心地离开了。不一会儿，我走了过来，看到她画了一列由广州开往深圳的"和谐号"列车，但车头是平直的，我告诉她车头应该是弧线形的，是子弹头形状的，她点点头，在车头前加了一条弧线，但已顶到画面右边的边缘，也就是说，这趟"人生"的列车只能永远地停滞在那里，已经没有前进的空间，没有前途，也没有回头路，如果启动列车，面临的只有遭遇撞壁，或落入万丈悬

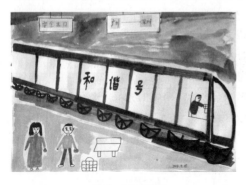

陆佳《和谐号》

崖，或人车俱毁。这种潜意识的表达是通过列车与人生轨迹的意象转换来完成的。第二天，陆佳继续创作那幅《和谐号》，开始涂上颜色，并画了一男一女站在站台上正在候车，女性穿着长长的袍子，严实地裹着身体，不像是旗袍，两人拉开一定的距离，互不相干，互不理睬，毫无联系。但令人奇怪的是，这两个人的手里拿着同样大小和颜色的小包，她当时画的时候并没有想到要有所区别，这也许暗示着这两人曾经有着某种联系和瓜葛，但现在已经分离，站在同一个站台上，希望分道扬镳，各奔前程。可见，所谓的"和谐号"似乎并不和谐，那只是一种乌托邦式的期待和梦想罢了。虽然他们仍在等待，仍对未来寄予希望，但保持着距离，这种距离感表现了她内心对男女亲密之情的淡漠和疏远，表现了作为个体的人与他人之间的疏远感，这显然与她缺乏亲情的个人经历有关。站台上，除这两人之外空无一人，我曾建议她多画一些各种姿势或各种职业特征的人物，但她没有画，倒是画了一条靠背长椅，但仍然没有人来坐，这种空缺和等待，也许对她来说，是一个永恒的情结。或许，她希望将自己的亲情（包括父爱与母爱）的失落感、精神上的打击和痛苦都让这趟"和谐号"列车带走，但她无

能为力。列车上，她只画了一个司机，我曾建议画一些车厢里拥挤的人群，但她没有画，仍然是一片空白。或许她希望乘上这趟列车，但列车的前面已经没有前进空间，等待它的仍然是灾难和毁灭。也许，她的痛苦和忧伤只能永远地留在站台，她只能永远地遥遥无期地生活在精神病院的围墙之中，只能永远处于希望与毁灭的痛苦的矛盾和挣扎之中。看来，她也许又是一个为爱情或情感矛盾而"发狂"的牺牲品。

陆佳告诉我，她的父母早已过世，没有兄弟姐妹，她是被广州市残疾人联合会送到这里来的。她曾在某技术学院读本科，学的是园艺专业，毕业后工作过一段时期，之后又考上了某农业大学的硕士研究生，学的是农业昆虫与害虫防治专业，英语水平六级。她想让我帮她找份工作，她说只有找到工作才能被允许离开这里。她还郑重其事地给我留了一个她舅舅的手机号码，希望一旦有消息便与她舅舅联系。我对她不幸的经历深表同情。一天下午，陆佳画了一幅画《不一样的经历》，描绘一男一女（或许曾是情侣和夫妻，或许毫不相识）乘坐一个氢气球飘游在蔚蓝色的天空，旁边有朵朵白云在移动和几只小鸟在自由自在地飞翔，但他们拉开距离，各自背向，眺望远方。

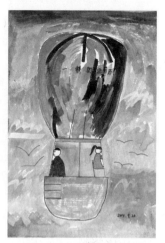

陆佳《不一样的经历》

他们虽然处于同一个飞船，被无奈地"捆绑"在一起，但过去都曾有过各自不同的经历，而正是这种"不一样的经历"造成了他们的疏离和背向，也导致了他们对未来有着各自的人生目标和方向，但残酷的现实使他们身不由己，既然乘上了这个飞船，就没有回头之路，只能向上升腾，无法返回地面，或者只能永远地停滞在空中，定格为永久的痛苦的记忆。而四周美好和自由的景色，也只能观赏，不可企及，也无法将自己置于其中，因为一旦跳出飞船，只有坠毁和死亡，这恰恰反映了画者对情爱和人生的焦虑、迷惘、希望而苦闷的矛盾心理。显然，我们在分析作品的意图时，不仅要对具体的人物形象和某些细节进行考察，还必须对人物所处的环境特征加以细究，因为"意图原来是把锋利的剃刀：环境以一种我们无法消除的实际需要附着于形式和色彩。如果形式与色彩的特点不要求或不表明那些环境，我们就不援引它们"①。

在精神障碍患者陈敏画的画《最美的女孩》中，描绘了一个穿红裙子的时尚女孩，她烫着金黄色的卷发，扎着两条小辫子，大大的方形的眼睛放射出电光。

---

① ［英］巴克森德尔著，曹意强等译：《意图的模式》，杭州：中国美术学院出版社 1997 年版，第159 页。

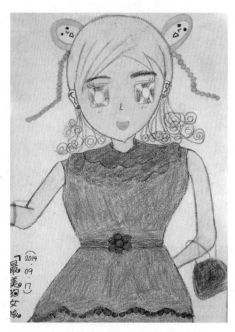

陈敏《最美的女孩》

当时我看她画画时，以为她只是想模仿一些卡通漫画的图式，因此并没在意，但后来发现，在那个"最美的女孩"的头顶上竟然有两个小人，这使我立即想到了神话中那个有三头六臂的怪物。但她在这里显然不是想画一个披着美丽外衣伪装的恶魔，而是想表现一个自我分裂的女孩，或者说是她自己的真实写照，这个女孩虽然外表美丽，但终究是个病人，备受精神痛苦的折磨。或许在她的心里，有三个自我在作祟，而且相互争斗，互不相让，在控制着她的精神区域和心理活动，使她痛苦万分。而女孩那放电的眼睛也流露出精神恍惚的神情。在这可见的形象背后，作者表现了一种隐秘而复杂的人格结构，因为人具有"混合的本质"和"相互冲突的元素"。正如英国19世纪初期伟大的浪漫主义诗人拜伦在诗歌《唐璜》中所说："每一层的皮肤都意味着一个人——我本身是两个或三个人。"

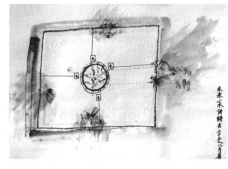

陈大明《救人》

在精神障碍患者陈大明的一幅画《救人》中，描绘了一帮黑社会分子在围攻一个碉堡。这是一个表现暴力的场面，他告诉我，碉堡里躲藏着另一帮黑社会分子，而且绑架了对方的人质。碉堡的外围是非常坚固的高墙，而且布满了带电的铁丝网，碉堡、外墙加上铁丝网等于有三道屏障，而外墙只有一个入口，里面的人可以从四个方向对敌人进行射击，而外面的人只能从一个方向进行扫射，但可以扔炸弹，使围墙内四处开花。画面表现的正是战火猛烈、双方僵持不下的场面。从表面上看，这是一场普通的"黑吃黑"的打斗，外面的人想打进来救出人质，而里面的人想冲出去消灭对方。但是，仔细探究，便不难发现此画的可见元素至少可以提供两个方面的含义：第一，我们可以认为，外围墙喻指精神病医院，碉堡喻指病房，碉堡里的人喻指患者、医生和医务人员，围墙外的人喻指患者的亲戚朋友，而所谓"人质"是作者的心理投射，喻指他自己。也就是说，患者被"围困"在医院，急切希望出院，希望家人把他接走，甚至不惜通过暴力的方式。第二，从较深的层次上来说，围墙象征着囚禁和监狱，按照福柯的观点，精神病院如同一座监狱，是对患者人身自由的一种禁锢，他们被监控、规训，生活在权威话语的阴影之下，然而，哪里有压制哪里就有反抗，画中的意象反映了权力与反抗这一矛盾冲突，也许暴力只是解决问题的一种粗暴手段之一，但并不是唯一的方法。当然，这只是患者的一种幻象表现而已。

我们还应该注意到，精神障碍患者在绘画过程中对色彩的选择和运用具有一定的含义。从色彩心理学的角度来说，紫色象征着神秘、热情、温和、隐晦、忧郁、高贵、深沉、成熟、浪漫以及端庄优雅。在许多时候，精神障碍患者李小倩喜欢选择紫色颜料画画，我问她为什么使用紫色而不用红色或其他颜色，她说自己喜欢紫色，因为"紫色代表丰富多彩的生活"。在一次绘画心理治疗中，她在纸上用浅蓝色颜料画了三个圈

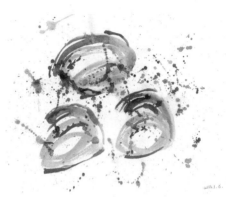

李小倩《无题》

圈，并用大红色颜料勾勒了一下，然后用画笔蘸满红色颜料向画面挥洒了不少混乱的斑点，蓝色和红色通过视觉的调和作用形成了一种紫色的视觉印象。我问她画的是什么。她说是一个"晶"字，上面洒满了鲜血。"晶"字本来象征着太阳的光辉、纯洁和美好，很容易使人联想到"水晶之恋"，而且，紫水晶亦代表着爱情。也许在作者的潜意识之中存留着过去一段美好而浪漫的恋情，但可能已遭到不幸的亵渎和伤害。此外，"晶"字在网络用语中可以理解为一个骂人的词，因为由三个"日"字组成，所以这里面也有可能包含着一定的性意味。但这个字又与鲜红的血"纠缠"在一起，而流血意味着暴力和伤害，所以更耐人寻味。我当时问她为什么这么画，她说："你自己猜想。"那么，你猜想她画的是什么含义呢？事实上，在一些抽象和混乱的图像中，我们仍然可以发现隐藏在其表象背后的创作意图和作者漂浮的心象，揭示可见形象背后的"真相"。由此可见，"真相"的发现成了一个揭露、展开或者剥除的过程，成了一个由可见性到不可见性的转换过程。所以说，观赏意味着探索与发现，观赏的目光就像一把犀利之剑，企图戳穿所观对象之"谜底"——不可见性。

可以说，原生艺术中所表现的形象和事件并非处于"客观的事实"意义上的物理—生理—心理的状态，而是具有一定的时间性、充分的表现性和丰富的可能

性的内涵，能使我们的感官刺激和内心激荡的意象。在一件原生艺术作品中，如德勒兹所说，"应该有某种东西从图式中呈现"。也就是说，应该形成具体的"意象"（而未必是具体的"形象"）落实在画布上，通过画面的可见性揭示不可见性的可能性，而这种不可见性是通过观赏者的联想和作品中各种意象的象征元素的建构得以实现的。

从某种意义上来说，绘画的价值在于"表现超验之物的图像指向感情和想象的不可见世界"。

第二节　具象与抽象

在传统绘画艺术中，艺术创作表现为对客观对象和事物的再现，艺术家往往通过描绘具体的外在形象去表现相对抽象的心理状态以及隐藏在图形背后的内在含义。例如，弗洛伊德曾对达·芬奇的名画《圣母、圣子与圣安娜》进行过十分有趣的分析，试图发掘达·芬奇的恋母情结。

在我们看来，所谓"具象艺术"，就是法国写实主义画家古斯塔夫·库尔贝在 1861 年的《现实主义宣言》中所理解的"具体"艺术，即一种有着真实和现存事物的非幻觉形象的再现性艺术，它与一般意义上的想象性艺术和抽象艺术形成对照。

当一件艺术品是"再现的"时，它就含有外在于它自身的世界中的事物的视觉信息，和它们的色彩、形状、结构等信息。这一点正是把一件作品称作再现的意义所在。在传统上，人们一直就理所当然地认为：一切绘画艺术的重要作用在于传递关于世界本来面目的信息，以及关于虚构想象的世界的信息。很久以来人们就这样不言而喻地设想——虽然可能不是艺术家们自己——被传达的信息的准确和完整，再现和被再现对象之间一致的精确，都是完美的再现艺术的一种标准。因此，一个艺术家能骗取观赏者相信他的作品不是一种再现，而是它所再现的对象的本质，那么他的技艺就会赢得最高赞誉。

我们说，对这种世界事物的语义信息的充分再现是具象艺术的本质特征，但是，如果我们有意将这种语义信息的数量减少或范围缩小，将语义信息转换为符号信息时，就已经开始转向或接近抽象了。因此，可以说，抽象艺术是符号信息的充分表达。随着 20 世纪初现代主义艺术的兴起，人们对语义信息的兴趣逐渐减弱，而对符号信息的关注日益加强。"一件绘画艺术作品不会再被认为是一种再现，仅是一面镜子——清晰的或变形的——通过它，人们看见被描绘的世界的一个截面，而被认为是一件特意制作的人工制品，人们凭它本身的质量去认识它。"而且，"当语义信息被缩减到一旦超出便不可能认出作品的主题的程度时，唯一必需的是把注意力集中到符号信息上，即集中到艺术媒介的感觉和表现性特质及其结构上，虽然即使如此，媒介仍旧可能保留有表现性性质，使人联想到艺术家在外部现实的某个方面中所看到的表现性性质。可以说，这外部现实正是艺术家构思作品的出发点"。① 然而，还存在着另外一种情况，那就是一件艺术作品的抽象性因素的产生并不完全依赖于语义信息的缩减，而是完全脱离语义信息，成为一种独立于那些本身没有语义含义和情感色彩等因素的符号信息结构。德国画家利贝曼在《绘画中的想象》中指出："艺术家的象形文字越近乎对大自然的感觉印象———一切艺术都不过是象形文字而已——就越需要花费想象力去设计它们。"20 世纪下半叶美国最重要的艺术批评家克莱门特·格林伯格举了一个著名的例子，一个没文化的俄国农民走进一个艺术博物馆，看到一幅毕加索的画和一幅列宾的画，他肯定会喜欢列宾的画，而看不懂毕加索的画，"我们甚至假设他无力猜测有教养的观众在毕加索那儿发现的某种伟大艺术的价值"。什么是"某种伟大艺术的价值"？格林伯格在这儿指的是"抽象"，"它们不是直接或表面地出现在毕加索的画中，而必须通过观众丰富的感觉对造型质量做出充分的反应来投入其中"。

　　那么，我们应该如何来界定抽象艺术？哈罗德·奥斯本指出："'抽象'通常也用作一种总括的描述性术语，指许多不同种类的艺术中所有那些不传达或意在不传达外在世界信息的艺术作品。人们还用另一些术语来表达同样的意思，如'非再现性的''非形象性的''非客观的''非传统的'等。"但是，对某些具体作品界定时判断是否具有抽象意味是很模糊的，也是有所区别的。"实际上，批评史和艺术史的语言中所使用的'抽象'这一术语及其同一语，都是无规律的，没有固定的原则。只有在注意力为作品传达的信息不完整所吸引的特殊情况下，我们才倾向于称一件作品为抽象的。"比如，有些作品既不是更多的抽象，也不是较少的抽象，还有些作品与被再现的事物之间不存在任何关系，因为作品不再现它本身之外的任何事物。事实上，"每一幅再现性的绘画，即每一幅传达了语义信息的绘画，在对对象的详细描绘方面有某种程度不完整的意义上，都是抽象

---

　　① ［英］哈罗德·奥斯本著，阎嘉、黄欢译：《20 世纪艺术中的抽象和技巧》，成都：四川美术出版社 1988 年版，第 236～238 页。

的"。①

　　西方现代艺术中呈现的非理性色彩和非审美（甚至尚丑）色彩使人们感到迷惑不解，抽象艺术的崛起向传统的具象艺术提出了严峻的挑战。20 世纪初期的三位最重要的抽象艺术家，马列维奇、蒙德里安和康定斯基，都不认为抽象艺术与自然有什么联系，贬斥装饰性的审美形式。俄国画家马列维奇所表现的是一种纯粹而呈几何图形的抽象画，他称其为"至上主义"，因为它代表着绘画与现实的最终决裂并标志着绘画进入了纯粹思维的崇高领域。"至上主义"所打着的旗号和宣言是这幅画，该画似乎——而且依然似乎——标志着绘画逃离其描绘功能的最远距离。马列维奇说："在至上主义看来，自然物像的表面本身是无意义的；本质的东西是感觉——在本质上完全独立于产生它的世界。"形式产生于感觉，感觉又独立于世界，它是表面世界之外的东西。蒙德里安也认为，艺术家只有完全放弃主观情感和想象，才能实现"纯粹现实"的再现。蒙德里安不把艺术视为目的，而视为达到目的——澄清精神——的一种手段。在某种层次上，他所有的绘画都有关于解开精髓与属性之间的两相纠葛，以他对现实的体验阐明何属、中心何属边缘之问题。他是一个超然物外的形式主义者，想努力达到一种纯粹的美学和谐状态。② 康定斯基认为，艺术作品是一种内在需求的外在表现。"所谓'内在需求'，是指无言的洞察力、不可言传的直觉、基本的喜怒哀乐，以及构成'精神生活'的所有一切。"他在《论艺术中的精神》（*Concerning the Spiritual in Art*）一书中，"强调纯粹色彩的心理效应，强调鲜红色能够怎样像号声一样地使我们动心。他相信以这种方式在心灵与心灵之间进行交流是可能而且必要的，这个信念鼓舞着他展出了那些企图创作色彩音乐的第一批作品，那些作品实际上开创了后来所谓的'抽象艺术'"。③

　　阿恩海姆在《抽象语言与隐喻》一文中指出："抽象表现常常被确定为一种对经验原始材料所实施的'外科术'。"④ 在抽象艺术作品中，艺术家所要表达的物体已转化为线条、空间和色彩，阻扰了观赏者，使他们无法以具象的角度去感知艺术家所刻意隐藏的实体，获得的只是某种有意味的形式或某种含蓄而隐晦的性意象。他认为，"抽象是将一切可见形象感知、确定和发现为具有一般性和蒙

---

　　① ［英］哈罗德·奥斯本著，阎嘉、黄欢译：《20 世纪艺术中的抽象和技巧》，成都：四川美术出版社 1988 年版，第 32～36 页。

　　② ［澳］罗伯特·休斯著，［澳］欧阳昱译：《新的冲击》，天津：百花文艺出版社 2003 年版，第 237 页。

　　③ ［英］E. H. 贡布里希著，范景中、杨成凯译：《艺术的故事》，南宁：广西美术出版社 2008 年版，第 317 页。

　　④ ［美］鲁道夫·阿恩海姆等著，周宪译：《艺术的心理世界》，北京：中国人民大学 2003 年版，第 61 页。

征意义时所使用的必不可少的手段。或许我可以将康德的论断做出另一种表述：视觉没有抽象是盲目的；抽象没有视觉是空洞的"①。事实上，西方现代主义艺术的兴起和发展使"抽象艺术走到了极端。抽象艺术家的想象力摆脱了从外部世界获得的视觉形象特征，旨在表达纯粹的内心世界。比如保罗·克利用一条直线表示一次旅行。……抽象艺术倾向于脱离开形象而靠纯粹的想象。然而任何视觉形象总必须是视觉的。想象不能真正完全地脱离形象，必须要达成一种妥协，创造出一种与视网膜经验没有联系的或几乎没有联系的形象。这样的艺术作品就是一种纯内心过程的外在体现。它可以由最不合常规的形式组成，什么也认不出来（像波洛克的作品）；另外，它也可以用非常对称的几何形状来构图，像皮特·蒙德里安画的那样"②。

　　毫无疑问，对于艺术作品的观赏和阐释，完形心理学为我们提供了一个有效的视角和理论依据。但是，埃伦茨维希认为，完形心理学研究了表层知觉，但只注重分析艺术作品的具象形式因素，只研究能为理性把握的有意识成分，因此，它只能对传统的艺术进行有限的阐释。而艺术作品同时还包含着大量的非具象形式因素，也就是无法为理性把握的无意识成分，它们在作品中发挥着同样重要的不可或缺的作用，并且在现代艺术（尤其是抽象艺术）和一部分原始艺术中占据着主要的地位。当然，埃伦茨维希所谓的"具象"不等于一般意义上的具体，而是指可以为意识把握的完形范围内形式的状态或过程，而"非具象"也不等于一般意义上的抽象，而是指仅仅可以为深层知觉把握的完形范围外形式的状态或过程。埃伦茨维希指出："在一定程度上，艺术家的工作仍然属于一种'原发'过程，它只提供深层心理非具象形式材料的特征；而向它投射更具象、同时更具美感的结构则是公众的事情。艺术家无法硬性规定公众对他的作品未来的'被动'欣赏；他呈现给公众知觉的是非具象材料，它们本身并不适于具象的表层知觉，艺术家是在有限范围内激发具象过程。因此，公众可以随心所欲地向艺术作品投射新的具象结构和新的理性意义。"③　可见，无论是具象艺术还是抽象艺术，也无论是有意识图式还是无意识图式，都离不开艺术家和观赏者的知觉过程的作用。既然绘画的主题或含义是由基本的知觉式样传达出来的，那么，不再描绘任何自然物体的抽象艺术也能像具象艺术那样把现象和存在的本质揭示出来。当然，"'抽象艺术'并不是由'纯粹的形式'构成的，即使它所包含的那些简单的线

---

　　①　［美］鲁道夫·阿恩海姆著，郭小平、翟灿译：《艺术心理学新论》，北京：商务印书馆1994年版，第77页。

　　②　［美］西尔瓦诺·阿瑞提著，钱岗南译：《创造的秘密》，沈阳：辽宁人民出版社1987年版，第297～298页。

　　③　［奥］安东·埃伦茨维希著，凌君等译：《艺术视听觉心理分析——无意识知觉理论引论》，北京：中国人民大学出版社1989年版，第18页。

条，也都蕴含着丰富的含义，因而也都具有象征性；但是，这些抽象的线条所提供的，也不是抽象的概念。还有什么能比它所包含的那些色彩、形状和运动更为具体的呢？它既没有局限于去表现人的内心生活，也没有局限于去表现人的无意识。因为对艺术来说，所谓外部世界与内部世界、意识与下意识之间的区别，都是虚假的。在艺术中，人的心灵运用一切有意识和无意识的能力去接收外部世界的信息，并给这些信息赋以形状和解释。这就是说，如果无意识的领域不与感性物体联系在一起，就永远也不可能进入我们的经验；同样，如果外部世界没有内部世界的参与，如果有意识的领域没有无意识领域的参与，它们同样也无法把自己呈现出来。但是，外部世界和内部世界的本质，最终都应该归结为力的作用"①。

在艺术创作中，"一些艺术家不是把自然外观的表现性特质分离并且意在用色彩把它们再现出来，而是把注意力集中在绘画要素本身，集中在'虚幻的'线条、形状、色彩和画面形象的平面上，并且像使用建筑材料一样，把这些要素运用于表现性的结构，而不是完全地用于非传统的结构。注意力的这种方向变化就是表现性抽象的根源"②。在这样的作品中，图像本身不能达到抽象性，它要靠形式达到抽象性。一个图像是否起作用，关键在于它是不是具有抽象性。图像在绘画作品中，能使静的图像呈现出动的形态，从一个静止的世界中呈现出一个继续发展的世界。

在许多人看来，绘画中的形象的变形总是与抽象联系在一起的。在马蒂斯的许多运用了装饰和抽象手法的画中，也包含了某种程度的变形。但是，值得我们注意的是，具象绘画中的变形描绘并不完全意味着抽象，但毕竟有着十分密切的联系，正如哈罗德·奥斯本指出："虽然抽象与变形在原则上截然不同，但实际上，要在两者之间划出严格的界限，或者要知道什么时候作品所传达的信息被看作是'不正确的'，什么时候作品表现了一种新的、具有个性特征的观察现实的方法和艺术家独具的视觉方式，都是很困难的。事实上，变形起着很多与抽象相同的作用。……变形既被用来强调被描绘对象的某些表现性特征，也正是通过语义方面的错误，被用来强调一幅具有表现力的画中的某些形式要素——如形状和色彩，变形的一种更加微妙深奥的用法（通常和一定程度的抽象结合在一起），是用来强调一种视觉隐喻的。"③因此，"变形可以说是背离规则的几何和谐的结

---

① ［美］鲁道夫·阿恩海姆著，朱疆源译：《艺术与视知觉》，成都：四川人民出版社1998年版，第633页。

② ［英］哈罗德·奥斯本著，阎嘉、黄欢译：《20世纪艺术中的抽象和技巧》，成都：四川美术出版社1988年版，第144页。

③ ［英］哈罗德·奥斯本著，阎嘉、黄欢译：《20世纪艺术中的抽象和技巧》，成都：四川美术出版社1988年版，第49～50页。

果。从广义上讲，变形可以说是无视自然界中特定的比例关系。或者说，变形总是以非常普遍而又相互矛盾的方式存在于一切艺术之中"①。

在具象艺术中，一个形象的塑造取决于众多技术的因素，观赏者即使对技术一无所知，也可以根据基本的生活经验来判断形象的"真伪"，如果有情节的话，还会根据社会经验和知识来进行阅读。但是，面对一件抽象艺术作品，这些经验和知识都不再在判断中起作用，直觉的感受是判断的基本条件。我们被形式所感动，就在于形式的表现作用于我们的心理感受，产生愉快、温馨、压抑、悲怆的感觉。而首先还在于，我们对形式有反应的能力，对大多数观赏者而言，看不懂往往是最基本的反应。因此，许多人习惯于在欣赏一幅绘画作品时，一开始所提出的问题就是这幅画表达了什么含义、那些图形到底是什么意思。但是，精神障碍患者所创作的原生艺术并不完全符合这种审美意识和审美态度，因为，许多精神障碍患者的作品并不描绘具体的物象，而是通过抽象的形式表现出来，具象对他们来说只是一个抽象的符号，或者说，是通过具象的描绘来表现一种抽象的观念和意象。

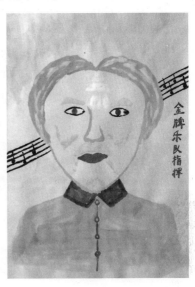

宋强《金牌乐队指挥家》

尼古落朱斯·康斯坦塔斯·西乌尔莱昂利斯是立陶宛一位怪诞的艺术家，大约在 1908年，他因丧失理智、精神错乱而死。他有时被人们认为是表现"有声的音乐"的抽象绘画的先驱。他从 1905 年开始进行绘画创作，期望能够在画中表达他无法用音乐表现的超自然的观念。他把自己的绘画看作抽象的音乐构图，线

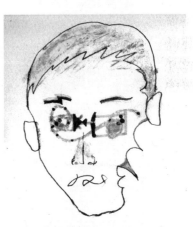

郭运才《人像》

条代表旋律、色彩层次代表音高、曲线代表速度等，并且他把它们叫作赋格曲和奏鸣曲。在我所接触的精神障碍患者中，宋强也希望通过绘画的形式来表现音乐

---

① [英]赫伯特·里德著，王柯平译：《艺术的真谛》，北京：中国人民大学出版社 2004 年版，第10 页。

的意象。比如，他画了一幅名为"金牌乐队指挥家"的画，描绘了一个黄头发、黄眉毛、蓝眼睛，带着两片黄色胡子的头像，他告诉我这是一个外国人，但穿的是中国古代的男装。他在背景上画有五线谱和音符，意味着所画的人物是一个音乐指挥家，画面色彩简练而明快，充满了欢乐的气氛。

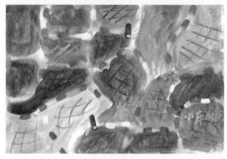

杨晓云《小车时代》

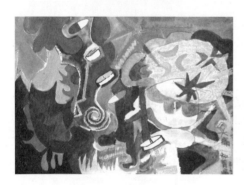

苏小妮《头疼·胃痛》

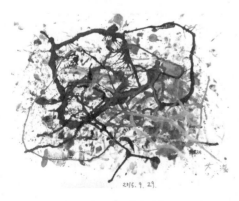

程一民《头痛》

在精神障碍患者郭运才画的一幅人像中，脸部和五官严重变形，残缺不全，这种无意识地对形象的夸张和变形将人抽象化，隐喻着人的精神病变与人格的缺陷。

精神障碍患者杨晓云采用比较抽象的形式画了一幅名为"小车时代"的画。画面涂满了五颜六色的色块，构图比较混乱，不仔细看，还真看不出她画的是些什么。当她写下画名时，我们才恍然大悟。原来她画的是一座城市里挤满的小轿车，仿佛是一幅交通线路图。公路弯弯曲曲，盘根错节，红色、蓝色、绿色、黑色的小车列队而行。此画的特色在于作者采用点、线、面等绘画元素的自由组合达到了一种综合的抽象效果。

而在精神障碍患者苏小妮的作品《头疼·胃痛》中却是另一番情形。在这里，作者要表达的不是某种具体的形象，也不是现实生活中的可见事物，而是自己身体所产生的一种无形的感觉和情绪，这就决定了只能采用抽象的形式来表现。于是，她用线条勾画出各种奇形怪状的图形，然后填上富于装饰性的色彩。不过，我们仍然可以从中发现一些类似于大脑、胃、面部嘴巴、血滴、药丸等图形，还有一些尖状物和旋转扭曲的图形，正是这些变形和抽象的符号表现了头疼和胃痛所造成的痛苦难受的感觉和意象。画面运用艳丽而对比鲜明的色彩，造成一种强烈的视觉冲击力，加强了由疾病所带来的痛苦和矛盾的感觉。作者完全出于一种自发性的描绘，充分表达她的无意识领域的纷乱表象，呈现出一种有意味的形式，具有一种纯粹的审美价值，且在表现形式上具有类似于米罗的画风。这是作者的一种漂浮的心象、一种心灵的映像。

精神障碍患者程一民的作品《头痛》同样用抽象的形式和符号来表现他头痛的感觉，画面中蓝色和黄色的不规则线条交织成一个环形的网状结构，中间夹杂着许多红色的纷乱的彩点，表现了画者头痛时的那种强制性和思维没有头绪的痛苦体验。

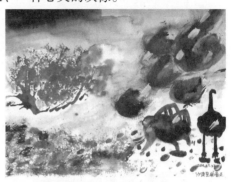

陈敏《沙漠里的春天》

2014年9月22日下午，我照常来到绘画心理治疗室，患者们都在安静地绘画。我突然发现陈敏没来，于是目光四处搜索，发现她在另一个活动区域与几个女患者在一起玩麻将，而且玩得十分起兴，于是我走过去叫她过来参加训练。她一开始有些不满的情绪，但她坐下来几分钟之后便开始行动起来。她采用独特的方法（用报纸搓成一团，然后蘸着颜料绘画）画了一幅既抽象又具象的画面，色彩斑斓，对比强烈，天空的渲染恰到好处，右下角画了一只鸵鸟和一只无法辨认的动物，我问她画了些什么，她说画的是《沙漠里的春天》。画面的左边燃烧着火焰，被淡蓝色的烟雾

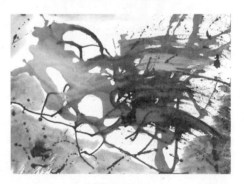

陈敏《奔》

所围绕，左上角的黑暗意味着死亡的来临，而从右上角出现的不连贯的深色图形像一个阳具（带有明显的龟头和两个睾丸的阴囊，意味着生命的进入）直奔而下，"切断"了冬天渗透春天的门栏，而左下角已是鲜花盛开，右下角是一片生命的绿洲，喻示着春天的到来，生命的复苏。此画表达了她内心世界沉睡已久的激情，荒芜的沙漠渴望春天的来临。她说画画需要灵感，当时她之所以去玩麻将，是因为缺少灵感，没法绘画，后来受到我的启发才产生了这幅作品。

一天以后，陈敏来到绘画心理治疗室，似乎心情不错，她说刚才在音乐心理治疗室唱了几首歌曲，情绪比较激动，她一边挥舞着画笔一边扭动着身体，在纸上涂抹着各种颜料。我走过来，问她在画什么，她说不知道，她沉默了一会儿说，可能是一个人或一匹马或一只羊在向前奔跑，还有一些扭曲的铁丝在缠住它的腿。因此她将这幅采用特殊技法构成抽象的作品取名为"奔"。我仔细一瞧，

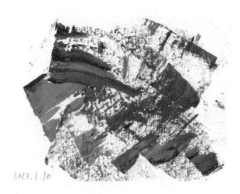

刘建伟《无题》

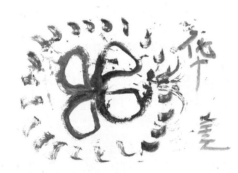

李小倩《华美》

果然看到，画面的左上角有一个羊头似的图形在翘首往前奔跑，下面还有几条富于动感的腿，右边有黄色、绿色、红色三个类似马尾巴的图形，加强了"羊"奔跑的速度和力度。尽管如此，但"羊"始终无法摆脱脚下的羁绊，反映了作者希望挣脱被监控和被束缚的苦闷心理。

精神障碍患者刘建伟画画的方法非常独特，他在未经指导的情况下，先将颜料挤在调色盘上，然后用硬纸片将未经调和的各种颜料以很快的速度涂刮在画面上，造成了一种爆炸和板块破裂的感觉，画中一小块绿色（象征着生命）也被严重损害和污染（象征着生命的病变），反映了作者内心的动荡和狂躁的激情，以及生命受到伤害的痛苦心理。

在精神障碍患者李小倩画的作品《华美》中，用笔十分简练而抽象，看上去像是旋转的电扇，又像几片黑色的花瓣，四周的小花瓣也开始凋零，意味着生命的枯萎和病变。在李小倩的《作品1号》和《作品2号》中，采用非常抽象的手法表现了两个相类似的五彩缤纷的空间，前者在画面中央画了一个红色的心形图案，然后用各种颜色的线条和笔触在心形上面胡乱地涂抹开来，直到那颗"心"消隐在一堆混乱不堪的彩色线条之中，"心"已被烦扰和痛苦所缠住，或者已经破碎。

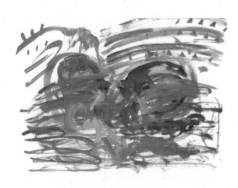

李小倩《作品1号》

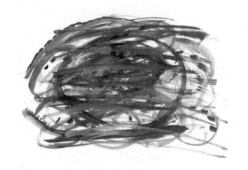

李小倩《作品2号》

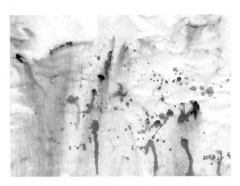

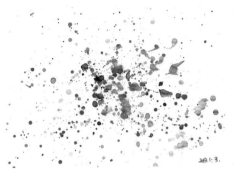

李小倩《斑点－1》　　　　　　　　　李小倩《斑点－2》

在后一幅作品中，同样用各种彩色线条十分流畅地在画面上"天马行空"，大都采用弧形和圆形的曲线构成，造成一种鲜血喷射的感觉。虽然这两幅作品的色彩都十分鲜艳，对比强烈，富于动感，似乎洋溢着一种热情欢快的气氛，但实际上隐藏在这些华丽的形式背后的是画者精神上的极度混乱和人格的病变。她在创作这两幅作品的过程中，一边哼着小曲一边快速地挥舞着画笔，似乎处于一种狂迷的状态，而在她的画笔下谱写的是她的心灵狂想曲。与此不同的是，在李小倩的另外两幅抽象作品《斑点－1》与《斑点－2》中，表现得十分冷静，而且十分简练，前者只用了黑色和浅红两种颜色，她先将画纸平放在桌面上，用水把纸面打湿，然后用笔蘸着颜色用力甩在画面上，再立即把纸竖起来，让颜色在水的作用下自然而然地往下流淌。整个画面给人一种虚幻、空灵而模糊的意象，就像墙上的斑点，或是她封存已久的模糊的记忆，更确切地说，是她隐藏在心底的一种漂浮的心象。在《斑点－2》中，她没有事先用水打湿纸面，而是直接将颜料滴落在画面上，产生一种偶然的图形，这些斑斑点点似乎从虚幻的空间中突然冒了出来，在你的眼前游移和晃动，我们可以把它们看作撒落一地的糖果，也可以看作斑斑血迹，不过更多的是给人留下种种猜测，似乎刚才发生过什么事件，可能与色情和暴力有关，事情刚刚过去，我们看到的只是一种事后"残像"，或许，根本什么也没有发生，发生的只是斑点是如何形成的这个过程。或许，只是画者无意中给我们留下的一个悬念或"圈套"，因为画者的心象本来就是十分神秘的。

　　不管怎么说，我们在精神障碍患者的原生艺术中所看到的抽象形式或由抽象元素构成的各种意象已经远远超乎我们的想象，因为在很大程度上，他们已经无法准确地把握客观世界的具体物象，他们生活在纯粹自我的世界里。不过，并不是说精神障碍患者的艺术作品总是采用抽象的手法来表现的，也有一些是通过具象的手法来完成的，具有相当的现实性。弗兰克斯·泽弗·梅塞克米特是18世纪的雕塑家、精神分裂症患者，他以自然主义的手法雕塑肖像，试图揭示一种特定的情感，尤其是愤怒与嘲笑的特征，然而，他的那些肖像雕塑作品，似乎是在研究脸部的肌肉，而不是在表现情感。这种表现力的缺乏或许是因为精神分裂症压抑了这类情感，发现这类情感过于可怕而不敢正视。①

从某种意义上来说，"所有艺术本来就是抽象的。因为，审美经验除去附带的装饰与联想之外，也只不过是人体和人脑对虚构或自在的和谐的一种反应罢了。艺术有其内在的秩序；艺术依赖于数的运动；艺术是受尺度制约的块体，是一种探求生命节奏和捉摸不定的东西"②。

第三节　隐喻与象征

一般人对于艺术作品的观赏往往先入为主，仅凭自己的主观经验和知识结构去解释及评判该作品具体表达了什么主题、描绘了什么内容、是美还是丑、是善还是恶，这是很难达到观赏效果的。事实上，对艺术作品的观赏，包括对图像、影像和文本的观赏与阅读，是观赏主体对观赏客体的感受、理解与解读。赫伯特·里德说过："的确，艺术作品可能会唤起我们的某些物理反应，使我们意识到节奏、和谐、整体以及那些触动我们神经的物理特征的实际效用，但它们往往更趋于宁静平和，而不是焦虑波动。就心理而论，如果我们一定要把那种心灵的反应状态称作感受的话，这种感受完全有别于艺术家在创作过程中所体验与表现的那种感受。因此，将这种感受称作一种惊奇或赞叹的心理状态是比较贴切的，要不，称其为一种认知状态也许更客观、更精确些。"③ 这种认知状态表现为一个复杂的视觉过程和心理过程。

首先，对艺术作品的观赏是一个视觉过程，作用于人的直观、感觉和知觉，然后才是一个认识和心理过程。而对作品形式的感觉和感知具有十分重要的意义，因为它们已经决定了以后即将发生的心理过程。在康德看来，审美方面的基本经验是感性的，而不是概念的；审美知觉本质上说是直觉，而不是观念。对康德来说，"无目的的合目的性"（即形式的合目的性）是对象表现在审美表象中的形式。不管对象可能是什么（物体或花朵，动物或人类），它都不是根据其有用性、其可能服务的目的、其"内在的"终极性和完整性来表象和判断的。在审美

---

① ［美］艾伦·温诺著，陶东风等译：《创造的世界——艺术心理学》，郑州：黄河文艺出版社1988年版，第381页。

② ［英］赫伯特·里德著，王柯平译：《艺术的真谛》，北京：中国人民大学出版社2004年版，第20页。

③ ［英］赫伯特·里德著，王柯平译：《艺术的真谛》，北京：中国人民大学出版社2004年版，第194页。

想象中，对象恰恰被表象为缺乏所有这样的关系与性质的，表象为完全就是它本身。也就是说，审美形式本身比作品所表现的具体内容更具有审美价值。

其次，观赏艺术作品是一个极其复杂的心理过程，其中观赏者的观念、意识、情感、联想、记忆发挥着重要的作用。在观赏过程中，必须对观赏的对象——艺术作品的形式与内容进行全面的认识和感悟，"无论在什么情况下，假如不能把握事物的整体或统一结构，就永远也不能创造和欣赏艺术品"。而且"当原始经验材料被看作一团无规则排列的刺激物时，观看者就能够按照自己的喜好随意地对它们进行排列和处理，这说明，观看完全是一种强行给现实赋予形状和意义的主观性行为"。更为重要的是，我们的观赏不是被动的反应，而是主动的、具有推动艺术创作过程的功能。事实上，我们欣赏一件艺术品的过程是一个再创作的心理过程。也就是说，我们所谓的欣赏已不是还原被欣赏的作品，而是用自己的眼光去观赏它、试图理解它、评判它的过程，也是一个对作品的各种元素和符号进行重新排列组合的过程。一件作品只有通过观赏才能完成。因此，在观赏的过程中，必须对观赏的对象进行形式与内容的全面认识和感悟，"无论在什么情况下，假如不能把握事物的整体或统一结构，就永远也不能创造和欣赏艺术品"。此外，我们还必须看到，民族文化对艺术观赏予以一定的影响，因为，"没有一个从事艺术的人能够否认，个人和文化是按照它们自己的'图式'来塑造世界的"。①

对艺术作品观赏的心理活动主要体现为一个联想的过程，因为，观赏的"视觉实际上就是一种通过创造一种与刺激材料的性质相对应的一般形式结构来感知眼前的原始材料的活动。这个一般的形式结构不仅能代表眼前的个别事物，而且能代表与这一个别事物相类似的无限多个其他的个别事物"②。因此，观赏者并不仅仅看到了画面上的具体内容与形式，诸如色彩、线条、结构或人物、风景、事件场面等，还看到了由这些内容和形式构成的意象、隐喻与象征，这些都是通

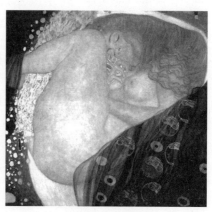

克里姆特《达娜厄》

过观赏者的联想才得以实现的。比如，我们在观赏艺术作品时便可以通过各种具

---

① ［美］鲁道夫·阿恩海姆著，滕守尧、朱疆源译：《艺术与视知觉》，北京：中国社会科学出版社1984年版，引言第5～6页。

② ［美］鲁道夫·阿恩海姆著，滕守尧、朱疆源译：《艺术与视知觉》，北京：中国社会科学出版社1984年版，第55页。

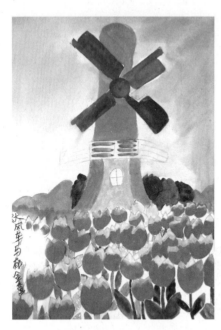

苏小妮《大风车与郁金香》

体或抽象的图形化符号获得各种意象。克里姆特在创作艺术作品时经常将自己的意图隐喻于神话之中。他在《达娜厄》中以神话题材描绘出天神射精和女性性爱中的狂喜状态。该作品的巧妙之处在于，宙斯金黄的精液洒下，并汇聚流入熟睡的美女粗大的两腿之间。他以高超的随意手法处理图像的邪恶之处——这里实际上隐含着强暴之意。这种隐藏在图像背后的不可见性正是通过象征的形式来表达的。

在精神障碍患者的原生艺术作品中，许多意象都是通过隐喻和象征来表现的。比如，患者苏小妮画的作品《大风车与郁金香》，色彩艳丽，形象突出，一目了然。如果我们仅从画面表层形象上来看，无疑是一幅充满阳光和快乐的秀丽风景画。不过，如果我们透过画面的形式来分析，下半部分画满了大红色的郁金香，象征着女阴，而挺立的风车在空间中占据了大半边的位置，其圆形塔象征着阳具，具有明显的性交意味。其实，性的隐喻与象征不仅出现在自然物象中，而且出现在我们的言谈之中。荣格说过："如我们所知，日常言谈中性隐喻随处可见，它们经常被应用到与性毫不沾边的事情上；反之，性的象征也绝不意味着使用者必定是出于情欲的本意。作为最重要的本能之一，性是引发众多情感的首要原因，而这些情感因素对于日常言谈具有持久的影响。"①

我们再来看看患者刘媚的作品。她今年32岁，高中文化，已婚，于1999年8月发病。在读初中的时候，她感到精神压力很大，许多事情想不开，在上高中时发病入院，被诊断为"精神分裂症"。18岁的时候，她曾去北京做销售员工作，后因自行停药，病情复发。父母十分关心她，与她的感情很好。她画了一幅《红河谷》，用色十分大胆，暗红色的河流自上而下，而不是一般人所习惯画成横向而流，像血淋淋的腥红的阴道，周围是褐色的岩石，上面点缀了一些绿色的嫩草。这些色彩和图形后面隐藏着一种强烈的性意识，可视为女阴原型的象征。

原生艺术的语言表现形式是多元的，对它们解读的功效也是依赖于其隐喻和象征的意象得以实现的。正如艾柯所说："一个隐喻之所以能够被创造出来，是

---

① ［瑞士］卡尔·古斯塔夫·荣格著，孙明丽、石小竹译：《转化的象征——精神分裂症的前兆分析》，北京：国际文化出版社2011年版，第14～15页。

由于语言在无限的指号过程中组成了一个转喻的多维网络，所有的关联（首先）被把握为语义域内部的邻近性。"在患者陈大明所画的一幅画《山景》中，他也将河流画成纵向的，似乎想表达"黄河之水天上来"之意。他采用类似于中国传统绘画中的大泼墨手法，描绘了一条处于山峡之中的河流，而且河中有一个人划着竹筏直流而下，两边山峦起伏，树林茂盛，气势非凡。不过，在茂密的山林中隐藏着两座小屋，而通往它们的石梯之路形成了一个巨大的阳具形状。从精神分析的角度来看，河流象征着阴道，房屋和船象征着子宫，而划船隐喻着性交；从整个画面的景观来看，象征着一个长满浓密阴毛的女阴。在这里，巨大的女阴与隐藏其中的巨大的阳具构成了一种独特的性爱意象，而且与大自然合二为一，反映了天人合一、生生不息的生命理念，将性爱彻底地诗意化了。

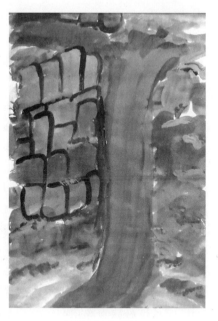

刘媚《红河谷》

显然，以上这种通过对于自然景观的描绘来隐喻和象征人类的某种行为、某种观念、某种意象在精神障碍患者的原生艺术作品中是十分常见的。事实上，"人脑智慧的无限灵活性决定了隐喻使用的可能性；这种可能性证明人脑具有感知和同化新经验的容量——将新经验感知和同化为对已有经验的补充，

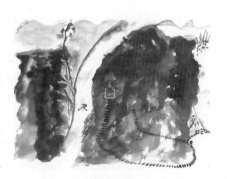

陈大明《山景》

在完全不同的现象之间找到对等并用一种现象替代另一种现象。假如没有这种持续的替代过程，那么根本谈不上有语言和艺术，甚至谈不上有真正的文明生活"①。阿恩海姆说过："在由隐喻所产生的完整结构里，那些在现实标准上看分离和仍保持分离的成分，在外观特性的标准上则是统一的。于是，隐喻从现实情境中蒸馏出生活的较为深层和基本的方面，唯其如此，艺术才创造出现实的形象。"②

---

①　范景中编选：《艺术与人文科学：贡布里希文选》，杭州：浙江摄影出版社 1989 年版，第 62 页。

②　[美] 鲁道夫·阿恩海姆等著，周宪译：《艺术的心理世界》，北京：中国人民大学 2003 年版，第 75 页。

卡西尔在《人论》一书中曾经指出："语言就其本性和本质而言，是隐喻式的；它不能直接描述事物，而是求助于间接的描述方式，求助于含混而多歧的语词。"① 英国伟大的诗人雪莱也说过，人类的语言在本质上都是隐喻，而一个隐喻就是一首"浓缩的诗"。英国修辞学家理查兹认为，隐喻是人类"语言无所不在的原理"，是我们运用语言中的一种普遍现象，人们的日常生活中充满着隐喻，几乎每三句话就可能出现一个隐喻。而且，隐喻不仅是一种语言现象，还是人类的一种思维方式。隐喻从根本上讲是一种思想之间的交流，语境之间的互相作用。"人的思维是隐喻性的，它通过比较而进行，语言中的隐喻由此而来。"可以说，"隐喻思维是人类最初基本的思维方式"。② 它不仅能够创造新的意义，而且为理解事物提供了新的视界，因此，"隐喻无所不在，在我们的语言中、思想中。其实我们的概念系统就是建立在隐喻之上的"。德国哲学家黑格尔在论及语言与隐喻的关系时指出："每种语言本身就已包含无数的隐喻。它们的本义是涉及感性事物的，后来引申到精神事物上去。"③ 事实上，原始人类的思维主要表现为一种神话思维的形式，这种形式也就是一种前逻辑的隐喻思维，因而原始人类所使用的语言带有极为强烈的隐喻色彩。也就是说，人类语言在最初出现的时候大都具有隐喻性，没有隐喻，一种语言就不成为语言。正是在这种意义上，英国著名科学哲学家玛丽·海西提出了"一切语言都是隐喻的"这一著名论断。当代语言学家雷科夫和哲学家约翰逊在认知科学背景下对隐喻进行了研究，他们认为，"隐喻的本质是根据甲事物来理解和体验乙事物"，"人的概念是通过隐喻建构起来的，人的活动是通过隐喻建构起来的，因此，语言也是通过隐喻建构起来的"，"隐喻不仅仅是一种语言现象，人的思维过程大体上也是隐喻性质的"。同样，尼采也认为，隐喻性的解读在人的思维和语言中普遍存在，在语言创立之初事物与人的关系就是通过隐喻建立起来的。因此，隐喻不仅是语言的实体，而且体现了人与世界打交道的过程，他说："我们的大脑神经所接受的刺激，首先转换为感觉，这是第一层面的隐喻！感觉再转换为声音，这是第二层面的隐喻！"显然，对于尼采来说，所有的言语都是隐喻性的。

当然，隐喻离不开知觉，但隐喻并非知觉的结果。"当我们说隐喻，是着重于原来事物与隐喻事物之间所存在的相似性；当我们说具体化或知觉化，指的是通常用更概念或更抽象的方式所想到的内容被赋予了一种形象。"④ 那么，究竟什

---

① ［德］恩斯特·卡西尔著，甘阳译：《人论》，上海：上海译文出版社1985年版，第140页。

② ［德］恩斯特·卡西尔著，于晓等译：《语言与神话》，北京：生活·读书·新知三联书店1992年版，第12页。

③ ［德］黑格尔著，朱光潜译：《美学》，北京：商务印书馆1979年版，第31页。

④ ［美］西尔瓦诺·阿瑞提著，钱岗南译：《创造的秘密》，沈阳：辽宁人民出版社1987年版，第189页。

么是隐喻？隐喻在视觉艺术中是怎样体现的？《美国传统辞典》（1976 年）解释说："隐喻就是指一个词从它本来所指的对象，转到它通过含蓄的类比而可能指的对象，如生命的黄昏。"至于视觉隐喻，美国当代著名美学家诺埃尔·卡罗尔认为，"视觉隐喻是视觉形象的一个子集——构成符号的各个要素通过知觉被认识"。一般来说，视觉隐喻至少应包含视觉形象、再现对象和内容（即视觉形象与再现对象对应的结果）三个部分。正因为所有的视觉形象都包含形象和对象，所以它必然也包含隐喻内容。而这种隐喻内容的含义是难以确定的，因为在不同语境下的隐喻会产生不同的含义。德国当代语言学家哈拉尔德·魏恩里希认为，隐喻是语境中的隐喻，"一个隐喻——认真说来这是唯一可能的隐喻定义——是一个语境中的一个词，语境决定了这个词不是它本身的意义，而是别的意义"。事实上，一切符号都是隐喻性的。"简而言之，隐喻是在一定的语境下为了表达隐喻使用者的意图基于概念系统的跨域映射所实现的语言使用。"① 因此，"任何一个语词的真值……都取决于其语境"。由此看来，对精神障碍患者的原生艺术的解读至少存在两种语境：一是精神障碍患者所依赖的社会文化语境（宏观语境），二是绘画作品本身所构成的意象和符号的有机组合而构成的语境（微观语境）。原生艺术中的隐喻往往描述一种高度主观化的特殊语境，缺乏与客观实在世界的自觉关联与适应，具有显著的弥散性和隐晦性。

对于精神障碍患者来说，由于精神病理机制的作用，他们的思维紊乱、意识模糊，他们所看到的世界是一个混乱而颠倒的世界，因此，隐喻在他们所创作的原生艺术作品中有着非常明显的体现。比如，患者陆佳画了一个小女孩行走在花丛中。她告诉我，她想表现一个小女孩看书看累了，停下来在赏花。她将此画命名为"忙里偷闲"，一般人可能会由于画名的引导，觉得这是一幅画名与内容完美结合的作品，一目了然。但是，我们必须看到，在这个场景（语境）的背后还隐藏着更丰富和更深刻的含义。小女孩的身后画有一颗粗大的千年老树，隐喻着"知识之树常青"，但这棵大树没有分叉的树枝，也没有茂盛的树叶，上面只有一片像帽子一样的树叶，从整体上看像一个巨大的蘑菇，也像一个巨大的阳具，而且在树干的右边画了一个唯一的核桃形的树节，很像女阴（将女阴画在阳具上在日本的春画中也出现过，或许隐喻阴阳合一）。这些图形和符号的组合，隐喻一种性的意象，映射出一种强烈的生命意志和求生本能。此外，一本巨大的书（书上用英文写着"book"）被抛在树后的乱草丛中，隐喻她学业的荒废，但她为什么将一本书画得那么大，比小女孩还要大？也许在她的潜意识里，书本或读书是她人生中最重要的无法割舍的事情。虽然，如今她已将书本远远地抛在身后，学

---

① 林宝珠著：《隐喻的意识形态力》，厦门：厦门大学出版社 2012 年版，第 5 页。

业已离她远去（她曾攻读硕士研究生），但她试图去探寻美好的人生，享受人生

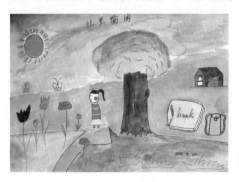

陆佳《忙里偷闲》

的幸福。她走到了一个分岔路口，似乎有些茫然，命运将把她引向何处？没有答案。小女孩穿着短裙，漫步在花丛之中，几只蝴蝶自由自在地飞来飞去。这种美丽的自然风光、美妙自由的生活环境对身处精神病院封闭式的围墙之中的画者来说，只是一种虚幻的景象，或者说是一种美好的寄托与希望。而那颗粗大的老树像一座天然的屏障（一个图形化符号可以有多种含义和象征），将她与书本（隐喻知识与学业）完全隔离，要绕过这棵大树并非易事，她再也不可能回到从前。在树后的远处，有一座矮小的房子，但红色的大门已经关闭，那或许是将她"遗弃"的家（她的父母已双亡），这个曾经温暖的家正在离她远去，正在渐渐地从她的生活和记忆中消失。这使人想起美国水彩画画家怀斯的作品《克里斯蒂娜的世界》，一位患

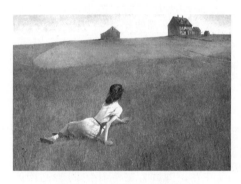

怀斯《克里斯蒂娜的世界》

有小儿麻痹症的少女在一片杂草丛生的荒野中朝着远处的一座房子艰难地爬行，表现了一种渴望回归家园的意象。而在陆佳的这幅画里，小女孩却是离开家园，走向生死未卜的远方，隐喻着画者永远处于一种被驱逐出精神家园的焦虑之中，怀有一种被流放的痛苦和无奈感。

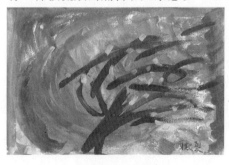

杨晓云《撕裂》

荣格在《心理学与文学》中认为，伟大艺术家的奥秘在于从无意识中激活原形意象，艺术本质上超越了艺术家个人的东西，与其个人生活无关；弗洛伊德则主张到艺术家个人的隐私中去寻找、解读伟大作品的奥妙。在患者杨晓云的《撕裂》一画中，她用粗犷的线条、疾飞的笔触和灰暗而凝重的色彩，描绘在一阵狂风的吹刮中，一棵大树被吹得向右倾斜，树枝断

裂，树叶飘飞，隐喻画者曾经经历过的一段情感或恋情受到伤害和"撕裂"，使

她痛不欲生。

美国约翰斯·霍普金斯大学医学院精
神病学教授及情绪疾病中心主任凯·雷德
菲尔德·贾米森博士认为，"躁狂期的画
作往往比较感性，充满了自然现象中的动
态和明亮的描绘，比如，火焰、瀑布和风
景；与之相反，在抑郁期所画的画，则相
对缺乏构思和动态，通常呈现出死亡或是
衰败的主题。躁狂期的画作多是出于冲动
而迅速完成的，往往有一种激动或漩涡式

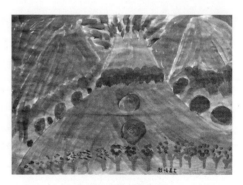

刘亦芬《激情爆发》

的特点；而抑郁期的画作则相对比较少，画得较慢，也较缺乏想象力"①。在躁狂
抑郁症患者刘亦芬的作品《激情爆发》中，她用鲜艳刺眼的红色画了一座巨大的
火山，在顶端的火山口喷射出熊熊火焰，巨大的火球（或被烧红的岩石）从山顶
滚落下来，左右各三个，中间只有两个，我问她为什么中间只画两个，她说她也
不知道，就是这个样子。在火山的两侧各画有一座长着郁郁葱葱的树木的青山，
她说这样可以产生对比。在山脚下画有一片绿色的草地，还有一些小花，但随着
岩浆的落下，渐渐被烧焦，隐喻着生命受到巨大的威胁，死亡即将来临，生命即
将毁灭。她自己将此画取名为"激情爆发"，这本身是一种隐喻，因为激情爆发
隐喻生命燃烧的火焰。她说自己经常激情爆发，她需要爆发激情，但在这里，激
情与死亡联系在一起，激情爆发之后便是死亡。此外，我们还可以从画中发现另
外一种隐喻，在火山两边的青山像两只乳房，也可看作女阴（阴阜）的象征，凸
立的火山象征着阳具，中间那两个火球隐喻睾丸，而火山的喷发隐喻射精，这些
元素恰恰构成了一种性交（或乳交）的意象，而性交恰恰又与生命（生殖）和死
亡（毁灭）紧密相连。法国思想家乔治·巴塔耶认为，当人们面对存在的孤独困
境，死亡和性具有超越人与人之间的隔阂鸿沟，和异己他者融和成一体的交流、
"沟通"能力。而且，性与死亡这两种沟通途径息息相关，因为生物的繁殖与死
亡紧紧相扣是不容否定的事实。如某些生物在交媾繁衍时注定要丧命。他在著述
中一再强调性行为本身与死亡的相似性。"爱的极致冲动是死亡的冲动。此说法
没有任何矛盾：性交的过度与死亡的失控只能透过彼此相互了解。"②因为，性交
高潮时必有的失控令人联想到死亡；相对地，死亡的念头也在性欢中扮演着一定
的角色，而色情总是与死亡联系在一起的。巴塔耶曾经指出："在性焦虑中有一

①　[美]凯·雷德菲尔德·杰米森著，刘莉华译：《天才向左，疯子向右》（上），杭州：浙江人民出
版社2013年版，第107页。

②　[法]乔治·巴塔耶著，赖守正译：《情色论》，台北：联经出版2012年版，第95页。

种死亡的忧郁，一种对死亡相当模糊的恐惧，但是我们永远也无法从这种忧郁中解脱出来。"① 在巴塔耶看来，人类的存在决定了对一切性欲的恐惧。

我们论及隐喻，不可能不说到象征。隐喻与象征的关系十分密切，隐喻是象征的基础，象征是隐喻的体系化。隐喻与象征在某种程度上是吻合的。但是，二者的不同主要体现在三个方面：象征指向观念，隐喻指向具体的事物；象征的意义是理性的、自在的，隐喻的意义则是关联的、经验的；象征追求主体的完整意识，隐喻则重在主体的具体感受与体验。

在西方哲学传统中，人类被认为是兼具智慧和理性的动物。精神分析学家瑞克福指出："象征作用是心灵的一种普遍的能力，它建立在知觉之上，能够被用来……自我防御，也可以用来自我表现。"另外，卡西尔对人的定义提出的主张是：人是具备象征能力的动物，正因为我们人是群体生活的生物，会运用象征并且也是常常被象征所控制；在我们的行为以及精神生活中，象征的创造和运用是独具特色的，而且具有核心的地位。

在人们的内心世界里，有一些感受是人们不愿意直接表述出来的。这时他们通常用象征意象来表达自身心理与精神上更深层次的直觉反应。也许，"对大多数人而言，象征意象太深奥了，对其探秘犹如痴人说梦。其实，人们在日常生活中随处可见大量的象征意象，它们不仅仅是心理医生对患者进行心理分析治疗的依据，就是在孩子们信手涂鸦中也少不了象征意象"②。

象征是通过意象的表达而得以构成的。象征意象的产生，有时是人们内心无意识地自然生成的表达方式，而这些表达方式又不能完全用文字来表述，正如荣格所说："这是对人类思想与情感的持久挑战，由此可以解释，为什么以象征意象为特征的作品能够使人那么心动，那么令人久久难以忘怀……"象征作用是组织经验、创造或形成意义框架的一个重要的心理机制。离开象征作用，就无从谈及意义的生成。心理学家把读解绘画问题归类于他们所说的"象征材料的知觉"，而对于艺术家来说，"除非已经学会了怎样在一种先验图式的框架内区分和理解对象，否则对它的观察将是毫无意义的。……制图员首先试图把墨迹进行归类，使之符合某种熟悉的先验图式。例如，他可能会说，它是三角形的；或者说，它看上去像一条鱼。在选择了近似地符合这一形式的先验图式之后，他将继续对它进行调整。例如，注意到这一个三角形的顶端是圆的，或注意到这条鱼的尾巴上长了个辫子。从这些实验中我们认识到，模仿是通过先验图式和矫正有节奏的循环运动而实现的。先验图式不是一个趋向于'简单化'的、'抽象'的过程的产物，它代表着最初的相似的松散的范畴，而后逐渐变得紧凑以适合于它打算生产

---

① ［法］乔治·巴塔耶著，刘晖译：《色情史》，北京：商务印书馆 2003 年版，第 68 页。

② ［英］戴维·方坦纳著，何盼盼译：《象征世界的语言》，北京：中国青年出版社 2000 年版，第 2 页。

出来的那种形式"①。

弗洛伊德把对象征意象的分析作为了解人类内心活动的重要手段，把它们作为人类性压抑象征的表现，或是其他可以界定的精神活动内容。比如，在弗洛伊德的眼中，凡是直立起来的或是可以穿透某物的东西，都是阳具的象征。反之，凡是能被进入或被插入的物体，都是女阴的象征，如：从教堂的尖顶到台球球杆之类的凸起物均代表阳具，而从洞穴到手袋等凹陷物则代表女阴。对于弗洛伊德来说，象征是无意识的动机、冲突的替代性表达。然而，在荣格看来，弗洛伊德眼中的象征意象，只是具体表现已知的有形物体的符号。所以，尽管有些象征意象很明显地表示性欲，但我们应该从中找出其隐喻的精神力量等更宽泛的含义。

在分析心理学体系中，象征表示一种心理功能，荣格将这称为超越功能，这种功能斡旋于对立面之间以及不同心理状态之间，具有过渡与转换的作用。对荣格而言，超越的功能是最重要的一种心理功能。他写道："它是一个自然的过程，一种源于对立面张力的能量的显现，并存在于一系列自发出现在梦和幻觉中的想象事件。"荣格指出，"所谓象征，是指术语、名称，甚至是人们日常生活中常见的图像。然而除了它传统的明确的含义之外，象征还有着特殊的内涵，它意味着某些对我们而言模糊的、未知的、被遮蔽的东西"。荣格认为，象征的实质"由无意识的内容组成，这些无意识内容走向我们，而意识不可能掌握其含义"。他说："象征不是一种用来把人人皆知的东西加以遮蔽的符号。这不是象征的真实含义。相反，象征借助于与某种东西的相似，力图阐明和揭示某种完全属于未知领域的东西，或者某种尚在形成过程中的东西。"荣格强调心理能量的精神性和超越性，强调象征意义。心理能量的流动是以象征作为中介的，没有象征，就没有心理能量的流动。也可以说，心理能量的流动本身就是象征的作用。

荣格深入探索象征的意义，发现了象征中所蕴含的人类的精神力量，并提出了"集体无意识"和"原型"等概念。他认为，个人无意识由许多单独的或片段的记忆（对事物的感知、经验与被压抑的欲望等）汇聚而成。这些支离破碎的记忆通常是人们在自己梦境中的体验，或是从某些记忆瞬间的闪回中偶然得到的。而集体无意识包含的则是普遍存在于人类头脑中的原始意象。这些原始意象不可能汇集起来变成有意识的心理活动，它们只能形成各种象征意象，即原型。所谓"原型"，指的是一种普遍的由继承而来的心理模型，它构成了无意识。它总是集体的，即至少对整个人类和时代来说它是共同的。

原型象征对人们的心理整合有着重要作用，通过象征可以寻找到人的自性。荣格指出："象征是对某种难以界定因此捉摸不透的事物的模糊的措辞，通常具

---

① ［英］E. H. 冈布里奇著，周彦译：《艺术与幻觉》，北京：工人出版社 1988 年版，第 72～73 页。

有多种含义。而符号的含义总是固定的，它或者是一件已知事物已成惯例的缩写，或者是某种公认的指示方法。因此象征具有大量相似的变体，其变体数量越多，客体投射出来的意象就越清晰完整。"①

荣格认为，梦所使用的语言是象征和隐喻，即把梦理解为具有目的性内涵的象征，是一种基本的意义构成方式。戴维·方坦纳把梦大致分为三类：第一层次的梦是没有任何象征意象的梦。这类梦多与过去及现在的一些个人体验以及自己比较关注的日常事务有关。第二层次的梦中出现象征意象，而且传递某种信息。这些梦大多与个人身体方面的状况有关，也和个人的性心理与性行为有关。第三层次的梦是最深刻的梦，也即荣格所说的源于集体无意识的"大梦"。梦中出现的象征意象蕴含着我们自身精神生活的要义，这种精神上的需求远远超越了身体、情绪和性欲的简单需求。这类梦含有大量的原型意象，例如曼陀罗、太阳轮、十字架、莲花，其内涵跨越了不同种类的文化传统，表现了人对形而上的超越性的追求，反映了做梦者清醒生活中精神性的终极关怀。

在拉康看来，语言的本质就是一种符号化的象征性结构，而象征就是用别的东西来代替真实存在的过程，"这个'别的东西'完成了象征从而使其成为语言。要使从实用解放出来的象征物成为从现时现地解放出来的词语，区别不在其声响的质地，而在于它的飘逸的存在。在这个存在中象征获得了概念的永恒性"。因此拉康认为，所谓象征，即用具体、个别的事物或符号代指抽象、普遍的结构。拉康强调主体不是在说而是在被说，"人能言谈，但那是象征使他成为人"，而"象征的本质只是一种不在场"。因为在象征性语言中，人作为一个鲜活的生命和一个当下的存在，被符号化而成为一个永恒在场的概念。

象征作为一种符号化的语言在艺术创作中起着至关重要的作用。史毕尔莱因说："在我看来，象征的起源似乎是情结力争分解融入思维的普遍整体当中的结果。……由此，情结被剥夺了它的个体特征。……这种存在于每个情结中的分解或转化的倾向是诗歌、绘画及一切艺术形式的源头。"美国神学家保罗·蒂利希认为，象征的结构总是指向自身之外的对象。也就是说，在艺术作品中，象征并非指画面所表现的具体可见的形象，它已经超越了画面表象本身。在贡布里希看来："任何象征或符号都能被想象为帮助心灵获得一种真理的细微迹象的助手，而这种真理本身是我们无法完全掌握的。我们不应该固守我们之所见，而应该在沉思中超越它。"贡布里希在谈到怪诞图像时写道："艺术家不仅被允许，甚至还有瓦萨里等文艺复兴作家和他们一道，去尽情地在这些'没有规则的绘画'中展示他们的奇想和创造力。那些莫名其妙的形状、怪兽和怪异的杂交物，都是艺术

---

① ［瑞士］卡尔·古斯塔夫·荣格著，孙明丽、石小竹译：《转化的象征——精神分裂症的前兆分析》，北京：国际文化出版社 2011 年版，第 107～108 页。

家自称在暇日不承担责任时想象出来的产物。如果把任何一幅这类图像孤立起来，或把它们放在一座庄严建筑物里的显眼之处，那么，任何人都有权去寻找其中深藏的象征意义。怪诞图案会变成一种象形文字，吸引人们去解开它的谜义。"① 因此可以说，象征的构成只有通过想象的作用并且在想象的基础上才能取得：投射与内投射，在场与不在场，还有知觉的幻想，等等。

贡布里希在《象征的图像》一文中写道："我们习惯于把图像的两种功能（再现功能和象征功能）截然分开。一幅画可能再现了可见世界中的某物，如一位手执天平的女子或一头狮子，它可能象征了某种理念。对于熟悉图像的程式意义的人来说，手执天平的女子象征着正义，狮子则象征着勇敢，或大英帝国或任何一种在象征常识中通常与这一兽中之王有关的概念。只要我们仔细想想，我们便会发现，画里可能还有另一种象征，一种不是程式性的，而只与个人有关的象征，通过这种象征，一个图像可以变成艺术家意识或无意识心理的表现。"② 因此可以说，象征的形成是一个过程，它需要心理的意识和无意识两者的相互结合：没有意识的形成，无意识就得不到认识；如果跟无意识相分离，意识就会缺乏营养。所以荣格认为，为了心理平衡和心理健康，无意识与意识必须完全地相互联结在一起，齐头并进地发展。如果它们相互分裂，就会导致心理的纷乱、失调。

应该肯定，眼睛对艺术作品的观看，实际上是一个视觉过程，又是一个心理过程。因为，"视觉实际上就是一种通过创造一种与刺激材料的性质相对应的一般形式结构来感知眼前的原始材料的活动。这个一般的形式结构不仅能代替目前的个别事物，而且能代表与这一个别事物相类似的无限多个其他个别事物"③。因此，观赏者并不仅仅看到了画面上的具体内容与形式，诸如色彩、线条、结构或人像、物体等，还看到了由这些内容和形式所构成的意象与象征。因为这种意象和象征是通过观看才得以实现和完成的。可以说，"象征是以一个可见的事物来表现一个不可见的现实。我们必须考虑象征的两个维度：一是它具有某种具体的、可感知的、物质的、外在的形象；二是它能够显现某种普遍的、超越具体感知的、不可见的、内在的精神上的意义。我们解释象征，就是要寻求在可见的东西之中隐含着的不可见的现实，寻求两者之间的整体联系"④。

在隆布罗索看来，"疯子所画的画是被扭曲、原始、模仿、重复、荒谬、奇

---

① ［英］E. H. 贡布里希著，杨思梁、范景中译：《象征的图像——贡布里希图像学文集》，上海：上海书画出版社 1990 年版，第 37 页。

② ［英］E. H. 贡布里希著，杨思梁、范景中译：《象征的图像——贡布里希图像学文集》，上海：上海书画出版社 1990 年版，第 215 页。

③ ［美］鲁道夫·阿恩海姆著，滕守尧、朱疆源译：《艺术与视知觉——视觉艺术心理学》，北京：中国社会科学出版社 1984 年版，第 55 页。

④ 尤娜、杨广学：《象征与叙事：现象学心理治疗》，济南：山东人民出版社 2006 版，第 77 页。

异、古怪、淫秽及象征等特点塑造出来的（象征是其中最重要的因素）"①。因此，在精神障碍患者创作的原生艺术中，我们很容易找到不少象征图像或象征元素和象征意象。因为，他们在很大程度上与现实世界失去了关联，而生活在一种纯粹自我的状态中。因此，"在精神分裂症患者的画中很少能发现有关现实主义的描写手段。例如，画物体时不加边限以至于它们似乎与空白的画面融为一体。形体支离破碎，互相割裂，手臂在纸的这一边，手则画在另一边。全然无透视的法则，以至于将物体画得近小远大，空间关系有时候解体。在色彩的使用上与对象实际上的色彩相差很远，在那里谁想寻找现实的风景画或静物画是徒劳的，那类作品传达的是自然世界的形式。替代这一切，精神分裂症患者倾向于捕捉他们的'内心体验'，他们对对象的关注仅仅由于它们能被用来作某种象征而已。这些作品固然真实地反映了心理，但没有真实地反映自然界的现实"。应该说，"精神分裂症患者的艺术给人印象最深的是它的'诱人的奇特'的特征。虽然还不知道病人是否实际上是在描绘他们自己的幻觉，但其作品的内容是怪诞的，并且看起来是在表现常人完全陌生的经历。作品之所以不可理解，原因之一是因为其中用了只有本人才知道的独特性的象征。作品中充塞着看起来是神秘的、具有难以理解的象征性意义的东西"。②

　　精神分裂症患者吴水生，32 岁，小学文化，未婚，病前性格内向。于 7 年前无明显原因开始出现精神异常，表现为：自语乱语，生活懒散，经常到处乱走，讲话内容难以理解，经常吵闹、骂人、发脾气，乱摔东西，夜间睡眠差。出现上述症状后曾在当地医院就诊，又到某华侨医院住院治疗，诊断及用药情况不详，经治疗后病情好转，因出院后未能坚持服药，病情时好时坏。于 2007 年 10 月到医院门诊求诊，被诊断为"精神分裂症"。药用奋乃静及 rispalol 等。经治疗后病情好转出院，但是，由于患者近一年来未服药，所以，慢慢又变得话多，胡言乱语，讲话内容难以理解，有时说神道鬼，到处乱走，吵闹，夜眠差，家人劝之不听，并有伤人毁物行为，家人难以管理，遂送往医院求治。经精神检查：患者意识清晰，语量较多，接触被动，多问少答，讲话散漫，东拉西扯，基本无法进行有效交谈，未引出明显幻觉及妄想等，无自知力，情感反应欠适切，经常吵闹、大叫，病理性意志活动增强，行为冲动、紊乱，与周围环境接触差，日常生活自理差。在进行绘画心理治疗过程中，可以看出他具有躁狂症倾向，坐立不安，不停地说话，他说自己曾经做过一些小生意，摆过地摊，贩卖过水果、蔬菜、鱼肉等，一心想发大财，后来生意失败，导致睡不着觉，就来到了这里，到了这里后

　　① ［英］罗伊·波特著，张钰等译：《疯狂简史》，长沙：湖南科学技术出版社 2014 年版，第 153 页。
　　② ［美］艾伦·温诺著，陶东风等译：《创造的世界——艺术心理学》，郑州：黄河文艺出版社 1988 年版，第 381～382 页。

晚上才能睡着觉。他画了一条大金鱼，涂上红色，写上"鲤鱼跳龙门"，虽然画的是一条单纯的鱼，但所取的画名并不是人们所想的寻求事业上的发展，开创一片新的天地，而是隐喻他自己目前生活在一潭"死水"（喻指病房）中，希望克服阻力，跳过龙门（喻指医院），奔向一种自由自在的生活，这显然是对自由生活向往的象征。至于画一条在水里游动的鱼，或许与他病发后反复玩水有关，或许与他曾贩卖鱼肉有关。此外，他还画了一把宝剑和缠绕在剑上的一条蛇，名叫"屠蛇剑"。在画中，宝剑顶天而立，而蛇缠绕在剑的上面，并没有被斩断。按照精神分析学的理论，剑和蛇都是阳具的象征，具有明显的性意味，暗示了作者对性的焦虑、抵触，甚至恐惧的情绪，这也许与他以往不幸的性经历有关。

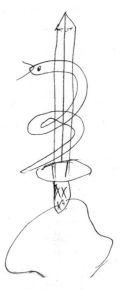

吴水生《屠蛇剑》

　　精神障碍患者蒋志明，42 岁，初中文化，已婚。患者于 1992 年开始出现精神异常，表现为失眠、乱语、易发脾气、冲动、打骂家人、自夸、乱花钱等，诊断为双向性情感障碍，曾 11 次住院治疗。患者认为家人对他不理解，相处不好。他说他的伯父曾毕业于广州美术学院，在一所学校当美术老师，后来伯父开广告公司，发了大财。他还能说出像黎雄才、关山月等著名画家的名字，不可小觑，但他自己画得一塌糊

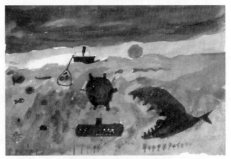

蒋志明《海底世界》

涂，完全缺乏对物象和形体的认识能力和表现能力。他画了一个幅画《海底世界》，画中描绘了一片大海黄昏时的景象：夕阳西下，天空集聚着乌云，太阳即将落入海中，一艘渔船在海面上漂浮，海底有一个鱼雷和一艘潜艇，一只巨鲸张开长满牙齿的大嘴冲过来，试图将潜艇吞没。四周还画有一些小鱼、水草、珊瑚、海礁石。在这里，海面上象征着他以前的生活空间，他的人生就像驾着一艘渔船在风口浪尖上漂泊，起伏不定，但终究乌云压顶（象征危机四伏，灾难即将来临），夕阳陨落（象征人生希望的破灭）。而海底则象征着他现在的心理世界。这是一个黑暗、混乱和险恶的空间，虽然有些小鱼在四周自由游动，但鱼雷和潜艇（象征暴力）对它们的生命构成了威胁，作者希望排除这种隐患，于是画了一只巨鲸（喻指他自己）企图吞吃它们，这里可以看出他具有明显的暴力倾向，反

映了他充满矛盾和痛苦的内心世界。

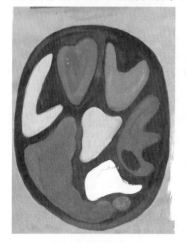

刘美华《爱》

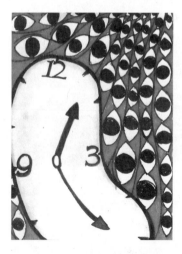

刘美华《人生的时钟》

精神障碍患者刘美华的作品《爱》中，画了一个椭圆形，里面是用已经变形的"LOVE"几个英文字母错落有致构成的图案，而不是有规律的排列组合，表达她对"爱"的特殊感受，但她所表现的色彩是深沉灰暗的，基本由深蓝色、浅蓝色和灰色组成，连心的图形也由人们常见的红色变成了蓝色，而"爱"被围困在这封闭、狭小而压抑的蓝色空间里，反映了她对"爱"的畸形、变异、冷漠、消极、烦恼，甚至抵触和矛盾的情绪与感受。也许在她看来，"爱"象征着压抑、扭曲、痛苦和病变。在刘美华一幅自己取名为"人生的时钟"的作品中，画了一面时钟，像萨尔瓦多·达利《永恒的记忆》中的钟表那样扭曲和变形，指针指向下午一点半，而整个背景是在红色衬托下的无数双睁大的眼睛，从右上角放射出来，不规则地拼置在一起，每一只眼睛是相对独立的，又似乎与其他眼睛相互对视、窥探，而所有的眼睛都直视观众，表现出惊讶和恐惧的神情，似乎发现了一个另类和异物，而不是正常的"人"。画面的构图和造型十分简洁，色彩单纯，红与黑的强烈对比造成了一种视觉的张力，加剧了内在的矛盾冲突。显然，在她的意识或潜意识中，时钟与眼睛构成了人生的主要元素，而人生是扭曲的，正在急转直下（时钟是人生的隐喻和象征）；在人生的旅途中，她感到有无数双眼睛在围绕着她，每时每刻都在盯着她、监视她，使她无处藏身，所有的隐私暴露无遗，表现出作者对人生的压抑、恐惧和厌倦心理。显然，眼睛已经不再是再现的表象，而是权力和监视的象征，正如贡布里希所说："象征化和再现化的差异只是用法的不同，上下文的不同，隐喻的不同。……它们都是以事物的相似性为出发点的。在这里，一些像眼睛一样的物体能够代替眼睛，因为把它们放在那里，头盖骨就会突然地'看'着我们。"[1] 在这里，我们似乎可以看出具有存在主义的象征意味，正如萨

---

[1] ［英］E. H. 贡布里希著，林夕、范景中、李本正译：《艺术与错觉：图画再现的心理学研究》，杭州：浙江摄影出版社，1987年版，第129页。

特指出，"他人就是地狱"。在他的"目光下"，他可能把我变成物。人类之间的关系以感受他人的眼光为中心而不断运转。被他人"注视"证实了一个人的存在，同时自己的自由也被他人威胁。他人的"注视"对我有着一种根本的剥夺性和否定性。他人的"注视"使"我不再是环境的主人"，我和我的世界一起被他人的"注视"剥夺了。也许，这才是刘美华真实的内心体验。

由此可见，在精神障碍患者的原生艺术中充满了各种各样的象征符号和象征意象，当然，我们如何去发掘、理解和解读这些象征的意义，是因人而异的，这取决于我们的"象征态度"。荣格指出："一种东西是不是象征，主要取决于正在对它进行观察的意识所持的态度。比如，取决于它是否把一个特定的事实不仅视为事实本身，而且视为某种未知事物的表现。因而，一个人完全有可能建立起这样一个事实，这个事实对他自己并不显示出任何象征意义，但对另一个人却可能具有深刻的象征意义……"因此，把某种特定的现象当作象征，这种态度可被称作象征的态度。象征态度意味着在显明的现实背后探究隐藏的现实，并在对未知、隐藏的现实的反映中观察显明的现实。象征唤醒我们久远的记忆，唤醒我们的期待，期待着把象征的新义同化到我们的自我意象之中。象征是心理最深层的本体存在，是意义的本体结构。对象征的体验使我们获得一种不可言说的真实的体验。我们感到幸福充实的时候，就是活在象征里。人可以通过象征使自己的世界明晰、丰富，即人可以创造自己。

从某种意义上来说，象征是想象作用的结果，而想象规定着人如何知觉并反应"现有的"世界。正如英国哲学家大卫·休谟所说，我们感知到的世界，绝大部分都是一种想象性的结构。这种结构是我们观看世界的方式，只是我们没有意识到，这种方式其实是心理的或文化的基本现象。社会现实是心灵的创造，心灵又是创造的结果，而象征是参与这个创造过程的重要因素。想象不是概念，不是普遍理性的作用，而是与个人生活史的创造一样具有个人性和独特性。象征不是一个物，也不是物的指示符号。"象征可以生成事物"，它是心灵的一个基本结构，是心灵的一种运作方式。应该说，象征满足了人通过表达其生存的形形色色的细节而浓缩并综合他内心过程的需要。

第四节　模糊性与不确定性

我们在这里所说的模糊性与不确定性首先体现为艺术创作机制的一种特性，继而表现为作为物化的艺术作品符号形式的特性，然后体现为观赏主体对审美客体——艺术作品的审美特性。可以说，这种模糊性与不确定性贯穿于艺术创作和艺术欣赏之始终，影响着艺术作品的构成及其解读。

艺术创作和欣赏活动是人的感觉、知觉、记忆、表象、情感、想象、理解等一切心理机制综合作用的过程。具有创造力的艺术家在创作过程中不仅仅是为了逃避焦虑、神经病或者危险，也要逃避既定的或所谓正确的秩序体系。也就是说，"他处在通常的概念秩序中而感到有毛病和缺欠，或者由于它不满而产生出其他什么动机。因此，他让自己的一部分精神活动回到无定形认识阶段，回到一个模糊不定、含混不清的大熔锅，同时进行着和先后发生着各种意料不到的变化"。S. 阿瑞提指出："在有创造力的人当中，这种内觉认识处于一种不确定的活动状态，这是在寻找一种形式，一种有着确定结构的组合。当某种合适的形式被找到以后，这种活动多多少少就进入制作阶段，变成一种创造产品了。在有些情况下这种创造产品保留着内觉的特征。……抽象艺术中的色、线、形也许并不是再现任何自然存在的事物，而是企图表现艺术家心中的内觉生活。"不过，在有些时候，"有些内觉的片断会以梦的形式出现，或呈现为易于把握的形象，这样就能立刻被创造性地表达出来。有时则呈现为一种悬浮不定的状态，然后出现一种模糊、朦胧的意念"。但是，"内觉的内容并非有意的计划和安排，这些无意中出现的内容似乎是由于偶然，并且事后创造者在意识清醒的时候或者我们所有的人通过欣赏与品评可能觉得还很不错。然而，内觉的内容实际上是由过去的经验、当前的无意识情感以及神经细胞组织的相互结合所决定的"①。可以说，内觉是以无意识的状态产生并且围绕着这些意象的，而绘画艺术作品是对内觉的一种有形的、外在的、图形符号的表达。

德国美学家席勒把审美称为游戏，他认为艺术活动如同游戏，是身体器官过剩精力的发泄，这种游戏冲动介于感官的、自然的、动物本能的，或人们所说的情欲冲动和伦理及道德冲动的中途。游戏的人（包括创作者和观赏者）看到有生命的自然的对象，在这个幻想的活动中，单纯自然的必然性让位于精力的自由确定，精神自然而然地和自然融合，形式和材料融合。被现代艺术史称为"非形式主义"的代表安东尼·塔皮埃斯的作品采用现成物材料质感和随意性绘画综合的表现手段，通过"物化"的过程，转化为审美的形式来作为表达思想的方式。法国当代艺术史家夏吕姆指出，塔皮埃斯艺术的宗旨在于探向一个有机的、无定型的、暧昧的和前人未曾达到的世界。他用一种来自中国和日本传统的单纯肢体的表达方式，运用大量粗糙物质的强烈表现力量，找到了他的艺术归属。在塔皮埃斯那些如同涂鸦的画作中，不时会出现可辨识的形象、字母和数字，盘绕在缭乱的笔触中。事实上，"现实是多么频繁地给予我们类似的不完整的物象，给予我

---

① ［美］西尔瓦诺·阿瑞提著，钱岗南译：《创造的秘密》，沈阳：辽宁人民出版社 1987 年版，第 78～82 页。

们各种令人迷惑的涂鸦画谜"。因此，塔皮埃斯将他的这些涂鸦意象视为对人类集体无意识"墙上书写"的反省。他曾在 1969 年对法国画商、艺术批评家米歇尔·塔皮耶说："成年人戏剧性的苦痛经历，以及与我同年龄的人们的残酷幻想，他们在如此众多的灾难之中仿佛深陷在自身的激情中，就像将他们自己刻在我周围的墙壁上。"塔皮埃斯的作品充满着某种模糊性和不确定的可能

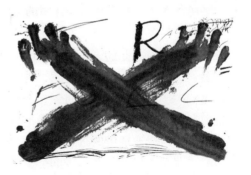

塔皮埃斯《Foll》

性，正如他本人所说："所有的艺术都不失为一种游戏、一项陷阱，来让观众重新认识和接受，从那里观察塔皮埃斯如何一气呵成地以 X 形记号横跨整个画布，或用其他的线条取代它原本的真实性来代表一个物体。"

绘画给我们的感官所提供的信息总是含糊不清的，如画面上的一个墨点可能暗示一个人，也可能暗示一棵树，因而只有由观赏者根据平时所积累的知识进行补充，才有可能把二维的一面理解成三维的真实空间。按照贡布里希的观点，人们知觉一幅画，既需外在的投射作用，又需根据知识原则的主观想象的补充。我们看到的是我们期待看到的东西。贡布里希指出："没有一个出发点、一个起初图式，我们就不能掌握滔滔奔流的经历。没有一些类目，我们就不能把我们的印象分门别类。……如果图式松散而灵活，那么可能证明这种初始的模糊性不仅没有妨碍，而且还有帮助。"① 事实上，无论是对物象的观看还是对艺术作品的观赏，在很大程度上都取决于我们的目光，不同的目光会使事物产生不同的变形。因为，在"能指"即物象或作品本身不做任何改变的情况下，"所指"却仿佛发生了强烈的核聚变反应，爆发出无穷的能量。而且，目光也不是随意可以产生的，它具体体现在人们的心理结构和经验体系中。

在许多情况下，每一幅绘画作品都向观赏者展示多种概念和含义，图像所表达的事物和形象往往是模棱两可的，具有多种属性。在观赏艺术作品时，由于作品的可见性与不可见性构成的矛盾，导致了视觉和意识的模糊性与审美意象的不确定性，而模糊性与不确定性恰恰是原生艺术的表现特征之一，也是观赏欲望的根源。我们想要去探究它，窥视它，揭示它，了解它的真相。比如，一幅以泳衣为诱惑的女体作品利用暗示表现性的意象，这就是似露非露的游戏。然而，这只局限于这种模糊性的形式：被动的观看者对露与藏的迟疑。事实上，对于男人来

① ［英］E. H. 贡布里希著，林夕、范景中、李本正译：《艺术与错觉：图画再现的心理学研究》，杭州：浙江摄影出版社 1987 年版，第 253、105 页。

说，欲望存在于大脑，它取决于其观看的方式。而且，应该看到这种欲望观点与由裸露引起的兽性的反射兴奋是多么势不两立。相反地，它在吸收这种含混性时是积极的和有创造性的，把所有裸露的东西和以此形成欲望的东西看作原材料。如何做到这一点？通过美的过滤。对于观赏女性的裸体，尚—马利·勒·克雷古欧指出："她们一丝不挂的时候，身体就像是象征符号，肉欲冻结了这些女子，让她们有了性感的姿态，同时又遥不可及。她们永远摸不着，就像那些未获满足的热情被天神变为星星的远古仙女。"显然，这种观赏的感觉就是一些美学家所认为的"我说不出的什么"。布乌尔斯在探讨这个问题时指出："意大利人总是把任何事物都看成是神秘的，并在任何场合中总是说，我说不出的什么。"萨尔韦尼解释说："这个好的鉴赏是我们时代产生的一个名词，它似乎飘忽不定，没有固定和确实的位置，只能回到我说不出的什么，回到命运和巧智的验证上。"费霍奥在《我说不出的什么》中写道："不仅在大自然的很多创造品中，人们发现除根据理性理解的完美之外，还有很多其他的神秘的完美的种类，它们增进鉴赏，同时又折磨着理性，情感使人了解得很清楚，但从理性上又解释不清楚，因而要表明它们的时候找不到词语和概念来确切地表明他的思想；因此，人们常说，我说不出的什么使人高兴，使人爱，使人着迷，也就是说找不到对这个自然的神秘更为清楚的揭示。"其实，在观赏一件艺术品的时候，这种"我说不出的什么"的感受并不是意大利人或前人所独有的，在我们今天的现实生活中也经常遇到这种情况。你观赏一件作品，感到十分惊奇、十分陶醉，甚至十分狂喜，并发出由衷的赞美，但是，当被问到它为什么美、到底美在哪里，你又说不出一个所以然来，这并不表示你无知，也并不意味着你陷入了鉴赏和知性审辨的混乱之中，在很大程度上这是由于你的目光所及而产生的惊奇而兴奋的心理所致，你"说不出的什么"正是那些你所明确看到的"可见性"的东西之外的"不可见的"东西，而这些"不可见"的东西确实"在场"，也确实"存在"，但它们不是作为观赏的客体而存在，而是作为审美的、想象的表象而存在，只是你看不见，你观赏和审美的目光、审辨而理性的目光看不见，因为它们在与你的目光直击、浏览、交织和互动之中已经跳出了框外，它们在画面之外游移，是由你的联想、记忆和幻想所构成的，所以，你在惊叹和赞美之余自然会有"说不出的什么"。这种情况在观赏精神障碍患者的原生艺术时尤为突出，因为许多原生艺术作品大都采用含蓄、隐晦和象征的创作手法，其构成元素和符号表现出一种模糊性和不确定性。从这个意义上来说，观赏艺术的主要特征之一就是"我说不出的什么"，那些在画外游移的意象与你潜在的、突然被唤醒或突然爆发的某种冲动、某种意识和某种意象偶然相遇，不谋而合。事实上，你虽说不出什么来，但你已经感受到了，并心领神会，可谓"物与神游"。

　　显然，在观赏一件艺术品时，潜意识与非理性起着一定的影响甚至是支配的作用，而想象与幻想是观赏的桥梁。帕拉韦奇指出："对美的追求者来讲，为验证他的认识，人们推论不出他认识的东西事实上是否如他在心灵中想象的东西，也推论不出他是否通过类似的观念或活跃的直觉努力以审辨的行为来估价它的存在。但美的鉴赏作为美，不是由这样审辨的行为产生出来的，而是由视觉和活跃的直觉产生出来的，它能够停留在我们心中，消除掉信仰的欺骗。"正像我们在半睡半醒之中，尽管知道自己在做梦，可还是高高兴兴地沉溺在甜蜜的梦中。观赏是一种愉悦的体验，但所观赏的毕竟不是真实的情景和形象，而是艺术家创作的审美意象，或许是艺术家的梦想，观赏者在这种"境遇"下，只能与梦同享。爱迪生曾把想象的快感和可见物那里产生的快感或从可见物那里抽出的观念所产生的快感等同起来，这个快感不像感官快感那么强烈，也不像智慧的快感那样精确细腻。不管怎么说，对观赏艺术来说，从"可见性"的东西那里获得的快感和从"不可见性"的东西那里获得的快感同样是十分重要的，因此，艺术的模糊性是观赏者获得快感和作品意义产生的重要契机和具体表现形式。

　　那么，我们如何挖掘隐藏在图像背后的意义所生成的模糊性？具体来说，在某件艺术作品中，所谓的模糊性可以分为四个层次或四个方面。第一表现为创作思维上的模糊性，主要体现为创作主体的无意识和非理性的表达。第二表现为视觉形象（画面构成元素）的模糊性，这主要体现于表现技法上的不确定性，体现在超脱边界精准性的束缚；物象本身实在的形象在艺术表现中显得模糊起来。第三表现为审美意象的模糊性，即所谓的"模糊之影"，也可以理解为"象外之象"的模糊性。因为"我们在看作品时往往会投射一些作品实际上并没有的外加意义，实际上我们必须这样做才能使作品活起来。模糊之影，即象征的'开放性'，是任何真正艺术品的重要组成部分。……要明确区分有所表示的成分和无所表示的成分是不可能的。艺术随时向新的解释开放，如果这些解释合适，我们就永远无法知道它们与原意的一部分离得有多远"①。第四表现为主题与风格所呈现的模糊性。比如：

　　　　一件艺术作品的形状和颜色与构图基本式样一致的程度是属于风格的问题。某些风格追求近乎几何精确性那样的忠实，而另外一些风格则爱流连于解释的多样性之中，正是它们忠实程度的复杂性决定了它们所特有的性格。如果说模糊是指能提供出不限于一个解读，而这个解读又是排他的、占统治地位的，那么这些倾向于解释多样性的风格就不是模糊的，它们是一个主题

　　① ［英］E. H. 贡布里希著，杨思梁、范景中译：《象征的图像——贡布里希图像学文集》，上海：上海书画出版社1990年版，第35页。

的同时变量。①

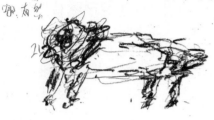

李有才的作品

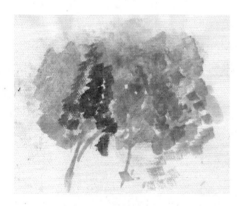

古跃进的作品

至于我们所说的"不确定性"只是对"模糊性"的一种延伸，或者说是由"模糊性"而引起的一种结果。它并不针对艺术作品的形式和形象，主要针对其所表达的意象及其含义。但这些意象和含义往往是通过隐喻和象征来表现的，因而具有难以判断的不确定性。圣·托马斯曾经把"事物"缺乏明确意义与隐喻联系起来，他认为，由于狮子的某一种类似，它可以指基督，由于它的另一种类似，它又可以指魔鬼。因此，由模糊性与不确定性导致的读解必然是多义性的。当我们观看一幅有模糊物像的作品时，无法确定所画的是兔子还是鸭子，是树木还是石头。我们游移在多种形象或图式的转换之间，摇摆不定，因此，我们对"物像的这种解释离不开一种尝试性投射，一种一经击中就使物像变形的试射"。比如，我们在精神分裂症患者李有才的一幅作品中，很难从那些凌乱的线条中分辨出何种动物，是牛或马？还是狗或一头狮子？无法确定。同样，在精神分裂症患者古跃进的一幅作品中，我们也无法确定其描绘的形象和含义，那些五彩缤纷的色彩描绘的是一片树林或一串葡萄？还是一片庄稼或一幅地图？还是一段模糊和褪色的记忆？

我们还必须看到：

不同的人看到的是不同的东西。……作品中某些特定部分被表明是在一个三角形或圆形中聚合起来的，而与其他部分分离开来。人们用对角线穿过图画空间从而指出那些相距很远的元素之间的关系。很多时候这种示范并不足以使旁观者信服；他并没有看到人们要求他看的东西。对于他来说，图像以别的方式组织起来。这并不是"解释"方面的差别，不是说一切观赏者所

① ［美］鲁道夫·阿恩海姆著，郭小平、翟灿译：《艺术心理学新论》，北京：商务印书馆1994年版，第415页。

感知的意象还是相同的；而是说不同的感知者会感知到不同的图像。①

　　事实上，对精神障碍患者的绘画作品中的隐喻与象征的解释和说明并不总是由创作者本人给出，而通常是由观众来具体完成的。由于象征具有高度浓缩性，因而具有模糊性和不确定性。弗洛伊德认为，象征指代一个潜意识的或深度心理学的事件，它可以使人顿悟并发生人格转变。而且，精神障碍患者作品中的隐喻和象征所具有的不确定性和模糊性，是由创作者本身的特性决定的，但对观赏者来说，因为"一千个读者就有一千个哈姆雷特"，所以会做出各种各样的演绎和阐释，不可能有一个统一的标准答案。所以说，精神障碍患者的原生艺术作品中的隐喻与象征的所指意义对观众的理解和体验是不尽相同的。观者可以从自己的角度，凭自己的经验和审美偏好将意念和情感投射于观赏对象之中，诚如贡布里希所说："观看者跟画布隔开一定距离就会削弱他的辨别能力，造成一片模糊，这就调动起他的投射能力。只要某些区别性特征足够有力地突出于画面，而且没有对立的信息入目破坏印象，那么画布上各个模糊不清的部位就会成为一幅可供投射的屏幕。"②

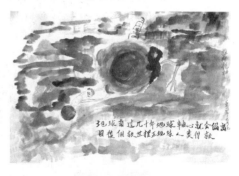

陈大明《天体运行》

　　在精神障碍患者的绘画作品中，有两个比较突出的现象让人难以理解：一个现象是画中的图形、文字、数字或乐谱被有趣地糅杂在一起，如患者陈大明的一些作品，这种图形的不确定性和文字含义的模糊性造成了观赏者理解作品的阻碍和困惑；另一个现象就是有些病人创造一个完整的体系来解释宇宙的活动，如果不了解其全部体系，就不太可能解释某一件作品。如患者陈大明在作品《天体运行》中表现了他的时空观和宇宙观。此画描绘了由于天体运行而导致地球偏离了轨道，后来被人纠正过来，从而挽救了人类生命。画面图形和色彩相当混乱而模糊，文字的描述也不十分确定，让观赏者产生各种各样的联想。尽管如此，该作品仍然表现了作者对宇宙与人类生命、生存与毁灭的形而上的思考。

　　患者李志坚，男，22岁，画画时一直沉默寡言，他读完高二就辍学了，住进

---

　　①　［美］鲁道夫·阿恩海姆著，郭小平、翟灿译：《艺术心理学新论》，北京：商务印书馆1994年版，第412页。

　　②　［英］E. H. 贡布里希著，林夕、范景中、李本正译：《艺术与错觉：图画再现的心理学研究》，杭州：浙江摄影出版社，1987年版，第262页。

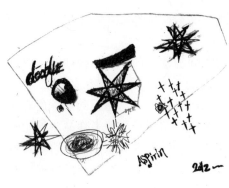

李志坚《无题》

医院才十多天。他说，有一次与他的奶奶上山游玩时，不巧迷路了，在山里瞎转了两天，晚上睡在海边的一个破屋里，当家人找到他的时候，已是全身脏乱不堪。后来他就被送到了这里。他觉得周围的人对他不好，他认为这是有原因的。有一次他与同学去山上野炊，买了许多饮料，当他到达时，同学们都已将食物和饮料吃完了，一点也没留给他，他很生气。他平时大量地抽烟喝酒，夜眠差。在一次绘画心理治疗中，他画了一些几何图形和曲线，并用英文写了一款游戏的名字——"奇迹"，他说他曾玩这款游戏两年之久，这款游戏在他的记忆中十分深刻。但在这幅画中，我们所看到的好像是一幅天象结构图，那些简单的图形是神秘的，其含义是模糊和不确定的，也许只有"天"知道了。

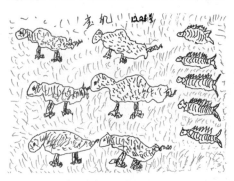

梁卫民《动物》

患者梁卫民，男，51 岁，已婚。患者初中毕业后，于 1978 年入伍到北京铁道部队当兵，1979 年在一次施工中头部被砖头击中，当时眼部出血，未进行处理，后来逐渐出现精神异常。每天长时间卧床，睡眠、记忆力差，不能参加军训，行为紊乱，被部队护送回家。主要表现为：言语较多，但家人不能明白其意思，时常发呆，动作迟缓，易激惹，脾气暴躁，曾多次出现伤人毁物行为；夜间睡眠差，到处乱走，不听从劝解，无故自笑明显。1980 年曾到惠阳退伍军人精神病院住院，期间曾出现双手震颤、两眼发直症状，动作迟缓呆滞，因病情反复曾多次长期在惠阳住院治疗。4 年前转到海丰老区人民医院住院。2012 年 1 月 4 日出院后，能坚持服药，病情尚稳定。2012 年 12 月，因未服药再次发病，出现睡眠差，无故自笑明显，胡言乱语，认为神明要害他，讲起以前的琐事。认为自己无用，认为自己要再娶妻，脾气暴躁，随地大小便，把大小便拿来吃，到处乱走，不听劝解，家人发现其精神病复发而送往医院治疗，被诊断为"精神分裂症"。在梁卫民画的作品《动物》中，简练的线条和色彩以及短促、密密麻麻的斑点，描绘了一种十分罕见的怪兽，或许是两栖动物，或许来自外星球，至于到底是画的什么，恐怕连生物学家也无法考证出来。也许，这种稀奇古怪的动物只有大脑受损的人才能幻想出来。

　　患者黎俊生，男，16 岁，小学文化，未婚。其生母患有精神病，后出走，现与父亲、继母等人同住。患者于 2012 年 9 月无明显原因地开始出现精神异常，表现为：自语发呆，乱叫，反复摇头，比手画脚，打拳，讲话东拉西扯，难以理解，无目的到处乱走，时有吵闹，不听劝说，夜眠差，时大声怪叫。出现上述情况后曾送往医院门诊求治，服用利培酮等药后病情稍有好转，但患者不能坚持服药，致使上述情况加重，反复吵闹、玩水、打拳等，动作行为令人难以理解，认为家人不关心自己，有人加害自己，说要烧房子，殴打家人，夜眠差。因家人担心其病情加重，于是再次将其送往医院求治，收入住院，被诊断为"精神分裂症"。在黎俊生的一系列画风相似的作品中，他采用混乱的构图和简单的符号表达了一种模糊的意象。如《作品-1》，似乎画的是一片水域，一条横向的波浪线代表水

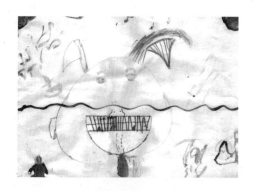

黎俊生《作品-1》

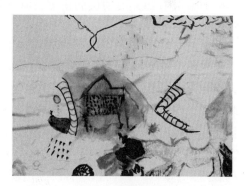

黎俊生《作品-2》

面，一个巨大的人头或水怪的头部的一半露出水面，睁着黄色发光的眼睛，张着碗状的嘴巴，牙齿锋利。左下角画有一个小人，而右上角画有一个象征女阴的图形，至于作者到底要表达什么含义和意象是十分难确定的。在他的《作品-2》中，可以看到一些鱼的变形符号，还有一条潜藏在水底的金龙，在画面的顶端有乌云和雨点，还有两条线延伸并交叉在一起，似乎是钓起一条小鱼，同时也象征一个女阴符号。其中，作者所表达的意象模糊而含混，如果一定要对此进行分析的话，我们不妨把鱼视为女阴的象征。在中国传统文化中，龙是权威、权力和男性的象征，传说汉高祖刘邦的母亲刘媪梦与龙交合，

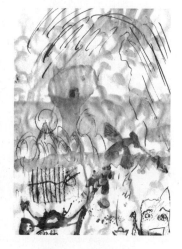

黎俊生《作品-3》

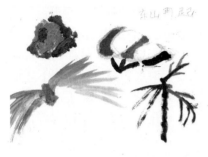

刘建伟《东山再起》

怀孕生下了刘邦。而龙又是蛇的美称，蛇是阳具的象征。龙能翻江倒海，呼风唤雨，而"云雨"则是性交的象征。可以说，画面的这些元素和符号构成了一种性交的意象，但这种解读仍然是不确定的。在黎俊生的《作品－3》中，画面的形象更是混乱不堪，难以辨认，黄色的图形似乎是一个外星人，右下角画有一个头上长角的人像，旁边有一个类似元宝的图形，左下角有一个不知名的动物，还有一道铁栏栅，

象征对自由的禁闭。红色的雨水成抛物线状地落下，金黄色的圆形图案像树叶一样纷纷飘落。至于作者想要表达什么含义显然是难以确定的。患者刘建伟的作品《东山再起》，虽然有明确的主题，但所表现的符号是十分抽象的，其含义也是十分隐晦和模糊的。

患者夏秋生，男，25岁，文盲，未婚。病前性格内向。患者自幼智能低下，生活不能自理，近4年来动作怪异，经常打自己的耳朵，无故吵闹、哭泣、砸毁家中物品和公共设施，经常流浪在外，夜不归宿，有时捡一些没有用的物品回家收藏，生活懒散。出现上述症状后曾先后多次送院求治，被诊断为精神发育迟滞伴发精神障碍。药用奋乃静等，症状好转出院，由于回家后不能坚持服药，病情时好时坏，最后一次住院是2011年3月，出院为2012年1月，由于出院未能坚持服药，于2012年3月23日再次出现上述症状，家人无法管理，于是再次送他到医院求治。夏秋生的一系列统一风格和图式的作品，都采用十分简练的线条自由地勾勒出各种不规则的图形，然后用"Z"形的符号自由组合成各种图案，他的所有作品都是由这两个元素的组合模式所构成，而且画面极其抽象而单纯，我们几乎无法从中发现类似或接近现实生活中可以替代和象征的具象元素，因此更加难以判断和确定他所要表达的真实含义。我曾多次问他画的是些什么，他的回答总是很含糊，不知所云。他的《作品－1》和《作品－2》都是由一些几何图形和彩色线条组成的，很难探究其中的含义，但《作品－2》的右边画有不少"Z"形符号，我们猜测是患者幻听中的声波符号的表达，这声波来自于左边的抽象图形。如果再仔细看看他的《作品－3》和《作品－4》，也许可以发现，其中似乎有一些暗示女性身体器官的符号，而由"Z"组合的图形喻指阴毛，尤其在《作品－4》中，中央的凹形明显象征阴道，而右下角也画有象征乳房的图形。在《作品－5》中，这种性的象征意象表现得更加明显，我们可以发现画有阴道、子宫、臀部（或乳房）、阴毛和阳具（处于左下角）的象征符号，但这些图形都是

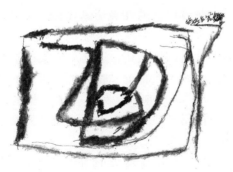

夏秋生《作品－1》

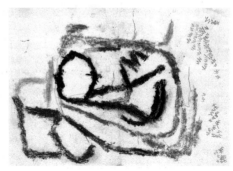

夏秋生《作品－2》

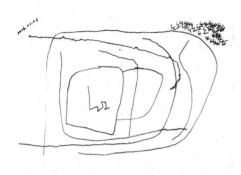

夏秋生《作品－3》

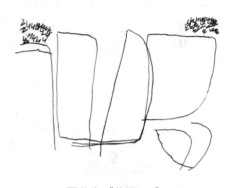

夏秋生《作品－4》

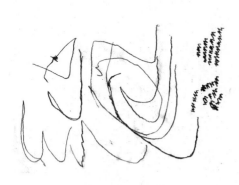

夏秋生《作品－5》

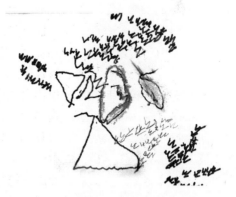

夏秋生《作品－6》

支离破碎的而且是错位的，其意象也是模糊的。在《作品－6》中，图形更加抽象化，但其中两个三角形可以视为女阴的象征，中间用铅笔画的竖立的图形为阳具的象征，其右边还有一个象征女阴的符号，上面胡乱书写的"Z"代表阴毛，表现了一种非常隐晦的性交意象，甚至可以认为隐喻了一种"4P"的性爱场面，

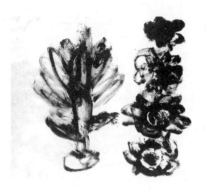

莫树茂《无题》

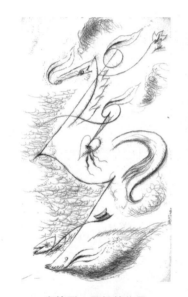

安德烈·马松的作品

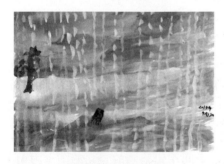

蒋志明《雨中的吻》

这也许与画者以往的性经历密切相关。从某种意义上来说，这一系列极端抽象的作品像是一首首性爱的赞美诗，表达了人类的本能欲望和生命的本质特征。在患者莫树茂的作品《无题》中，同样表现了一种模糊的意象，左右的图形纯粹出于无意识地自发绘画所产生的偶然效果，像树？像花？又什么都不像，我们无法确定图形的所指，但却具有朦胧的性隐喻和象征。在这里，我们发现，这种无意识的表现方法、抽象形式和象征意象与法国超现实主义画家安德烈·马松的一些作品的表现风格极为相似。如在马松的一幅作品中，以十分简练的元素表现了象征阳具、女阴、乳房和阴毛的符号，构成了一种性的意象。但在精神障碍患者夏秋生的作品中，这种性的意象表现得更抽象、更隐晦、更模糊、更充满原始的激情。

由于精神障碍患者的这种心象是漂浮、不确定、模糊的，甚至是混乱的，所以他们的画面上所显示出来的物象也是模糊、不确定的，甚至是混乱不堪的。所以说，这种所谓的"模糊性"与"不确定性"不仅是心理、思维向度的，而且是投射于作品客观化的结果。患者蒋志明在《雨中的吻》中表现了一种朦胧的意象。他在画面上涂抹了一片蓝色的天空和绿色的草地，然后用白色画了许多点状下垂的雨点，草地上画有一对恋人相拥在一起，人物极小，只见一蓝一红的两个图形粘在一起，也许代表着男女两人，根本看不出是两个人，倒像是一对小鸟。在他另的一幅描绘红军爬雪山、过草地的作品中，人物像蚂蚁一样地爬在山的边缘，在草地上横着排成一线，红旗已插上山顶，敌人的飞机在天上轰炸，黑色的炮弹倾泻下来。画面

虽然主题比较明确，但在表现形式上一片混
乱，形象也是模糊不清的。在蒋志明的一幅
同样构图的作品中，风雪已停，太阳高照，
白色的雪山变成了深绿色，天上的飞机变成
了飞碟，从飞碟底部放射出一道白光，经他
解释，说是飞碟要把地上行走的人一个个吸
上去，于是他在白光里的半空中画了一个小
小的人形，表现了他丰富而奇特的想象力。
但是，这幅画，他究竟想要表现什么呢？画

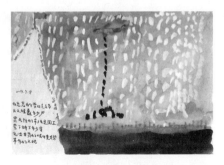

蒋志明《爬雪山》

面上这些图形和元素所构成的意象是模糊不清的。如果不经他自己解释，观赏者
几乎看不出所以然来。但他自己的解释同样很难真实地反映他内心的心象。

　　人们往往认为，文艺复兴、古典主义
的艺术是清晰的，而巴洛克、印象主义则
是模糊的。事实上，在任何艺术作品中都
隐藏着潜在的模糊性，只是有时候根据不
同的表现形式而发生不同的变化。瑞士著
名的美学家和美术史家沃尔夫林说："与
巴洛克的有意识的模糊性不同的是在文艺
复兴时代，有一种无意识的模糊性，这种
模糊性显然与巴洛克有关系。"这就表明，
艺术作品中存在的模糊性具有"有意识的

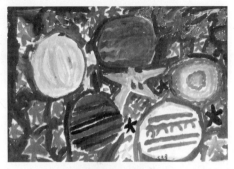

刘亦芬《唔个蛋》

模糊性"与"无意识的模糊性"之分，而在精神障碍患者的原生艺术作品中所显
示的恰恰是这种"无意识的模糊性"。我们注意到，精神障碍患者在绘画的过程
中表现出不同寻常的特征。他们往往不假思索地拿起笔就画，而且下笔时毫无约
束和规则，常常将一个图形或一抹颜色一直延续到画纸的边缘。另外，在画画的
过程中，尽管一开始并不清楚应该怎样确切地去描绘什么，而只是将自己喜欢的
颜色和图形涂抹出来，因此，患者通常称自己不是有选择地去创作，而是身不由
己地这样画。例如，患者刘亦芬画了一幅作品'唔个蛋'，她先在纸上无意识地
画了5个圈圈，然后涂以艳丽斑斓的色彩，画面极其混乱，图形十分模糊，意象
含混不清，我问她画的是什么，她说自己也不知道，但看到左边的圆形像水果
（梨子还是香瓜？难以确定），右边的圆形像鸡蛋，她就说："那就叫'唔个蛋'
吧"。这个画名也让人一头雾水，难以捉摸。

　　在一次绘画心理治疗中，患者陈敏从卫生间打来一盆水，然后用手沾水涂抹
在画纸上，让纸浸湿，用四支画笔沾上四种不同的颜料握在手中同时挥洒在纸

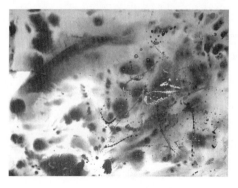

陈敏《神风》

上，形成各种五颜六色的图形和色斑，产生一种非画笔所能达到的特殊视觉效果，她将此画取名为"神风"。我当时拍案叫绝，并拍摄了此画创作的全过程。但是，我们如何来观赏这幅抽象作品？这些模糊而混乱的图形和色彩到底表现了什么？或许会让人联想到远古人类留下的原始洞穴中的壁画，又像一幅俯瞰航拍的卫星地图，或是一群牦牛在草原上奔驰，刮起一阵旋风。当然，我们还可以按照作者的思路，看到的是一阵"神风"吹过，万物苏醒，春意盎然。总之，不管是表现的哪一种意象都是十分模糊的，其含义也是多元的、不确定的。

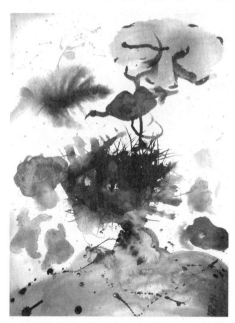

陈敏《无题》

此外，精神障碍患者陈敏还画了一幅非常抽象的《无题》，她用各种颜色挥洒在画纸上，然后用画笔勾勒线条并进行点缀，形成各种奇特的图形，呈现一种模糊的意象，令人费解，让人产生各种联想。一切都在漂浮，使人恍如梦境，天空有各种各样的精灵在游荡，但不是一般的动物，中间那个黑色的"动物"瞪着晶莹闪亮的眼睛，好像还伸出灰色的舌头在试图吸吮着什么，而大地好像一个女性的乳房，象征着大地母亲滋生万物，是生命的源泉。

在精神障碍患者李小倩的一幅《无题》中，几乎找不到我们以往经验中或现实生活中可以类比的元素和符号，比陈敏的《无题》更抽象、更具模糊性和不确定性，但包含了更丰富的含义。画面所呈现的抽象图形可以想象为一条飞舞的龙，也可以看作一只兔子或一个正跪着伸着手做某事的人，而画面的中央似乎显示出一只斜目而视的大眼睛，如果我们再仔细地观察就会惊讶地发现，右上的图形是女阴的象征，而右下的图形则是阳具的象征，这两个图形加上中央类似眼睛的"黑洞"（象征阴道）构成了一种模糊的性交意象，反映出作者强烈的生命意识和性交意念。当然这是作者一种"无意识的模糊性"的呈现，也是其漂浮的心象的艺术表达。

　　由此看来，在精神障碍患者的原生艺术中所出现的象征符号和象征意象是模糊和不确定的。因为，"象征与它所代表的东西有着内在的关联，二者不可分割。这一点使它与符号区分开来。符号作为一种能指，有着固定且约定俗成的所指，尽管符号具有一种纯粹的指示某物的表征功能。而象征作为能指，其所指却是未知

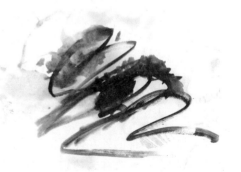

李小倩《无题》

的、不确定的。即符号总是比它所表现的概念的内蕴要少，象征则代表着某种比其显明的、直接的意蕴要多的含义；象征的标志就是意义的盈余性和多样性，而且，多数意义都是隐蔽的，我们永远无法穷尽它的丰富的意义可能性"①。

　　总的来说，精神障碍患者的漂浮的心象决定了原生艺术的模糊性与不确定性。

---

　　①　尤娜、杨广学：《象征与叙事：现象学心理治疗》，济南：山东人民出版社 2006 版，第 78～79 页。

第四章　艺术与疯狂

艺术是精神的外在体现，疯狂是精神的特殊病变。美国存在主义心理学家罗洛·梅说，艺术家和精神官能症病人仿佛是人类心灵的"雷达站"，它能感觉到既定社会秩序早期的倾斜，他们都是"背负时代重担"的人，在重担的压力下，精神障碍患者只是消极地瘫痪，而艺术家则以其特有的洞察力，从混乱中理出一个新的秩序。正如精神病学泰斗雅斯贝尔斯曾指出的，"寻常人只看见世界的表象，而只有伟大的精神障碍患者才能看见世界的本源"。

纵观人类艺术发展史，并通过对某些伟大艺术家及其作品加以考察，我们便不难发现，精神病理机制在艺术创作中发挥着极其重要的作用，并且两者之间存在着一种内在的、必然的因果关系。尽管这两者各自属于两种完全不同的文化现象，但都来自于同一母体——即人类自身，都是人类精神状态、思维运动、心理活动及其表达的一种显示。尤为重要的是，古今中外许多天才人物都与疯狂结下了不解之缘，从某种程度上来说，疯狂造就了天才，但天才并不就是疯子。但我们并不能排除疯狂与创造力之间的内在联系，尤其是对于艺术家来说，疯狂是艺术创作的一种最佳状态，也是原生艺术产生的基本动力。因疯狂而创造，因为疯狂，所以才有了原生艺术。原生艺术不仅对精神障碍患者的康复具有特殊而积极的心理治疗效应，而且具有极高的艺术观赏价值、心理学和精神病学研究价值；不仅对西方现代主义艺术的演变和发展有极大的影响，而且对传统的审美观念和审美意识中的"沉疴痼疾"予以强烈的冲击和振聩，可以说具有革命性的意义。

第一节　精神病变与艺术创造

一、疯狂的艺术家

在我们现实生活中，"有一种人看来似乎有非同寻常的能力来抵挡——或者甚至可以说是偏爱——巨大数量的杂乱和浑浊：创作力强而又多产的艺术家、作家和科学家。对这些人的研究说明他们可以从一般人认为纷杂混乱的刺激中创造出非凡的、新的含意。任何领域里的改革者，正因为他们非凡的本质，一般的秩序和规则不能满足他们对含意的要求。他们代之而创造出自己形式的含意。这样，在那些墨守成规的人眼里，他们成了'疯狂的艺术家'和'疯狂的科学家'"①。

　　长期以来，人们认为艺术家与普通人截然不同，我们时常会听到一些有关伟大作家、画家和作曲家在"疯癫"中苦苦挣扎，却因此获取独特体验和创作灵感的故事。而且，在许多人看来，天才都有些疯狂。因为，有一些被称之为天才的作家、歌手、诗人、哲学家、艺术家都是疯子或者爱酗酒，易怒，肆意挥霍，以自我为中心，孤独，受过性骚扰，有躁狂抑郁症，有自杀倾向等。比如贝多芬、莫扎特、安徒生、康德、巴尔扎克、凡·高、蒙克、叶赛宁、庞德等人身上的天才被认为与某种精神上的疾病有充分的联系。英国小说家弗吉尼亚·伍尔芙一生共写了 12 本小说，为英国文学打开了新的进程。然而，她一生中都在经历着精神障碍的情绪波动，她写信给别人探究精神错乱的原因，并试图控制自己的疯狂举动。有一天她听到了脑子里的"声音"，害怕再一次变疯。于是，她在口袋里装满沉重的石头，然后走向了激流滚滚的河中。当我们阅读她的作品时，似乎可以感到，字里行间，创造力和天赋都无可逃避地表现为疯狂和心灵上的痛苦。

　　1882 年 1 月 25 日，弗吉尼亚·伍尔芙出生在英国伦敦海德公园门 22 号，其父是文学家兼评论家。自幼受其父影响很深，她的许多作品与早年经历有关。她的母亲生有 3 个孩子，继母生有 4 个孩子，这个九口之家，两群年龄与性格不合的子女经常发生一些矛盾与冲突。而伍尔芙同父异母的两位兄长对她倾注的太多的"热情"给她留下了永久的精神创伤。她一生中多次精神失常，母亲、父亲相继病逝给她带来难以承受的打击。她的小说《达罗威夫人》中即充满了对病态幻觉的真实生动的描绘。她和伦纳德（一名政治家和经济学家）的结合，使她的婚姻生活与文学事业紧密地联系在一起，没有其夫的帮助与支持，她也许成不了伟大的作家之一。她少女时期遭受的精神创伤（其同父异母的兄长奸淫过她），使她成人后非常厌恶甚至弃绝性生活，更不愿生儿育女。她的丈夫尊重她的意愿，和她保持着没有性爱的夫妻关系。她把艺术看得高于一切，不过，她每完成一部作品常会出现病兆，性格多变的她经常在脸上显现出内心的痛苦。好在，她患病期间，她的丈夫对她体贴入微，使她深受感动，"要不是为了他的缘故，我早开枪自杀了"。1941 年 3 月 28 日，精神上再也无法承受巨大压力的她写了遗书后投河自杀。

　　实际上，具有艺术天才的精神障碍患者并不是个别的。历史上最著名的画家之一，荷兰的后印象派画家凡·高就是患有严重躁狂抑郁症的精神障碍患者。在

①　[美] 卡洛琳·M. 布鲁墨著，张功钤译：《视觉原理》，北京：北京大学出版社 1987 年版，第 7 页。

凡·高的作品中，明显可以看出他患有精神病的特点。如他不同时期所画的自画像，就显示出他因精神病所引起的风格上的重大改变，也暗示这位伟大艺术家走向疯狂时的竭力挣扎。他的其他一些作品，也同样表现出精神病特征。特别是1889年6月画的《星夜》（*Starry Night*），意大利艺术史家利奥奈洛·文杜里分析说：凡·高作为一个精神障碍患者，他"所看见的夜空就是一个奇特的月亮、星星和幻想的彗星的景象；它所给人的感觉就是，陷入一片黄色和蓝色的漩涡之中的天空，仿佛已经变成一束反复游荡的光线的一种扩散，使得面对自然的奥秘而不禁战战兢兢的芸芸众生，顿时生起一股绝望的恐怖"。尽管凡·高从印象主义中吸取了不少养分，但"凡·高感到，由于屈从于他们的视觉印象，由于除了光线和色彩的光学性质以外别无所求，艺术就处于失去强烈性和激情的危险之中，只有依靠那种强烈性和激情，艺术家才能向他的同伴们表现他的感受"①。

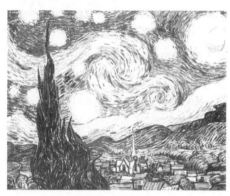

凡·高《星夜》

1889年5月8日，凡·高来到离阿尔25公里的圣雷米，自愿住进圣保罗精神病院接受治疗。那时，医生允许他白天外出写生。他的病情时好时坏，在神志清醒且充满情感的时候，他就不停地绘画。同年6月，也就是他住院一个月后，他画了《星夜》这幅画。这幅画中的村庄就是圣雷米。

凡·高继承了肖像画的伟大传统，这在他那一代的艺术家里是鲜见的。他对人充满了激情的爱，使他不可避免地要画人像。他研究人就像研究自然一样，从一开始的素描小品，一直到1890年他自杀前的几个月里所画的最后的自画像都是如此。他如实地表现出疯人凝视的可怕和紧张的眼神。一个疯人，或者一个不能控制自己行为的人，无论如何也不能画出这么有分寸、技法娴熟的画来。不同层次的蓝色里，一些节奏颤动的线条，映衬出雕塑般的头部和具有结实造型感的躯干。画面的一切都呈蓝色或蓝绿色，深色衬衣和带红胡子的头部除外。从头部到躯干，再到背景，所有的色彩与节奏的组合，以及所强调部位的微妙变化，都表明这是一个极好地掌握了造型手段的艺术家，仿佛凡·高完全清醒的时候，就能记录下他精神病发作时的样子。

自画像是凡·高生活与创作、人生与艺术旅程的真实记录。正如凡·高自己所说："我想强调的是，同一个人有多样的自画像。与其追求照相般的相似性，

---

① ［英］E. H. 贡布里希著，范景中、杨成凯译：《艺术的故事》，南宁：广西美术出版社2008年版，第309页。

不如深入地发掘相似处。"从 1880 年献身绘画
艺术到 1890 年自杀身亡，凡·高短暂的 10 年
艺术生涯里，以其强烈的创作欲望和超人的勤
奋刻苦，创作了 2 000 余幅作品，其中就有 43
幅自画像。

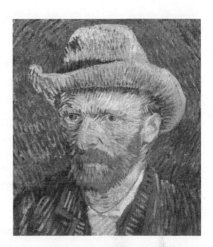

凡·高的自画像本身没有太多的故事情节
和叙事内容，因此，我们要探求它的深层内涵，
必须从他的生活经历中寻找答案。凡·高的出
生是他父母心灵的慰藉，他被取名叫文森特，
在他出生的一年前死于难产的哥哥也叫文森特。
弟弟提奥四年后出生，这个时候凡·高就开始
有忧郁症，可能是长期的忧郁而导致精神受创，
或是家庭遗传，抑或是其他原因造成的。不过，

凡·高自画像 –1

凡·高在病情发作间隙还能画画，他有几幅伟大的作品就是在发病和恢复那段时
间创作的。青少年时代，由于家庭经济窘困，凡·高不得不离开家门谋求合适的
职业以便将来过上正常人的生活，他曾在书店、画廊等地方工作，还在阿姆斯特
丹大学学过神学，当过传教士。直至 1880 年，28 岁的他才拿起画板开始他的艺
术梦想，又因为年龄较大前景不被看好，甚至连长期给他做模特的妓女都拒绝和
他一起建立家庭。

1886 年 2 月，凡·高来到美丽的塔希提
岛，在那里认识了后期印象派画家高更，并
成为好友。在那里，凡·高完全沉迷于绘画
艺术的创作之中，他不假思索地画着，从来
不曾拥有过这么强烈的感动和激情，仿佛绘
画是他的一个脾气不太好的情人，他为她疯
狂，也为她倾注了一切：金钱、时间、热情、
健康以至生命。他拼命地购买颜料，迫不及
待地把它们泼在画布上，然后迫不及待地订
制各种画框，以欣赏这些作品完成之后的样
子。他终于找到他的阳光，可是这阳光也深
深地灼伤了他。两年后，他变得躁狂而充满
幻觉，医生们称之为"日射症"。1888 年 2

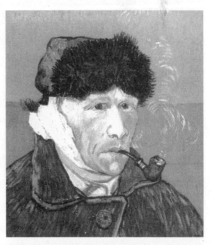

凡·高自画像 –2

月，凡·高赴法国南部普罗旺斯的阿尔，住在阿尔加萨咖啡馆，同年 5 月迁入拉
马丁广场上的"黄房子"。凡·高很快爱上了这儿。猛烈的阳光和刺目的麦田使

他变得"疯狂",他的创作也进入了巅峰。虽受法国印象派和日本浮世绘的影响,但他的作品仍然极具个性,这源自其独特的视角和敏感的性格。他热爱大自然,热爱生命,他不满足于只是理性地"模仿事物的外部形象"(凡·高语),而要借助绘画"表达艺术家的主观见解和情感,使作品具有个性和独特的风格"(凡·高语)。同年10月,凡·高主动邀请高更来阿尔一起写生,但是执拗的凡·高因为对艺术的不同理解而经常与高更争吵,甚至大动干戈,这可贵而"罕见"的友谊在高更的愤然离去中撕裂。同年12月23日,在凡·高与高更的一次争吵中,凡·高一怒之下割下了自己的左耳,将血淋淋的耳朵装进一个布袋里,跑到一个妓女那里,递上去说道:"这是我送给你的礼物。"因此,凡·高第一次住进了圣雷米的精神病院。

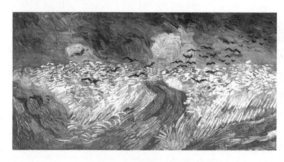

凡·高《麦田上的乌鸦》

次年2月初,凡·高再次被送进医院,他认为有人要给他下毒。2月27日,他又一次被送进医院,这一次是毫无根据的。阿尔市警察局根据市长收到的一份有80多人签名的请愿书下令把他再度监禁起来。整整一个月,凡·高始终保持沉默。他在内心认为自己是无罪的,可是,没有人能够证明他不会因此而伤害别人,他自己也不能够,这使他忧心忡忡。他开始痛苦地承认自己的疯癫病,并把它归结于给自己造成极大伤害的生活方式。他安慰自己,许多艺术家都有疯癫病,这是无可置辩的事实,因为他们的生活使他们神魂不安。1890年5月,积重难负的凡·高终于因癫痫再次发作而被送往圣雷米精神病院。同年7月27日,孤独的凡·高在巴黎城外瓦兹河畔的奥弗尔村一片金黄色的麦田里,画完《麦田上的乌鸦》之后,举枪自杀。

毫无疑问,我们可以从凡·高的绘画作品中明显地看到他的病情对艺术创作产生了很重要的影响。1885年,在他33岁时,他最初显露出精神病症状,这时他已创立了鲜明的风格。从1888年起,他的病情开始严重,他曾写道:"我越是神志分裂,越是虚弱,就越能进入一种艺术境界。"的确,他的病情影响了他创作的情感强度和速度。从1884年到1887年的情况看,他平均每年画4幅画。而在1888年他画了12幅。后来在他的病首次急性发作的那一年,他画了46幅。这数量在第二年只是稍稍有些下降,他画了30幅,在他生命的最后半年中,他仅画了7幅。凡·高很清楚地意识到自己绘画的这种速度,并把它视为一种资本:"这是我的力量所在。"我们还必须注意到,凡·高的病情不仅影响他创作的数量，还影响其质量。他注意到自己绘画风格中具有一种新的表现力："一反如实的复制，我大胆地使用色彩，以便更有力地表现自己。我夸张地处理金黄色的头发，偏向于橘黄、铬黄和淡暗柠檬色……我想以这样一种风格来画，使每个观赏者都获得绝对的清晰的印象……我以极大的努力创作一些未加仔细描绘的作品，以画笔来创造一些别的什么，不是用别的，仅仅是改变笔触而已。"很明显，凡·高病后的艺术风格更加倾向于非现实化，在他的作品中，树开始成为盘旋上升的火焰，色彩变得更加明亮而非自然化；他的笔触愈来愈鲜明，被描绘的形状相较之下反倒黯然失色；一些几何形状如半圆、圈状、螺旋形，加上色彩强度的增加，被用来表现他充满了主体意识的精神状态。这些给予他的作品一种从未有过的视觉张力和心灵震撼力。

纵观凡·高的一生，他生而孤独，活着孤独，也因孤独离去，我们不难理解他的自画像上镌刻着孤独的印痕。成熟时期40多幅自画像绝大多数是半身像，没有一张全身像，这也能揭示艺术家的孤独和渴望与他人建立交往。可以说在艺术史上，没有哪一位艺术家如此频繁地审视自己并真实地描画自己，其数量之多，目光之坚定自信绝无仅有。画了十年的画没有一幅作品售出的事实更加剧了凡·高的这种孤独。

与孤独为伴的另外一个主题构成凡·高自画像的精神内容，那就是"自信"。经过不懈的艺术追求，凡·高强烈地发展着对于自己和艺术的自信。另一方面，凡·高的自画像是对梦想中成功的幻想。弗洛伊德在研究艺术创作心理时认为，所谓的创作心理，其实就是"幻想"。这种"幻想"始终出现在凡·高的自画像中，自画像成为精神拯救或自身外化最为生动的方法，他的确也因此而耗尽了生命的全部。

当凡·高的癫狂发作时，他有非常可怕的幻觉，被忧闷和仇恨所包围。他会啃吃绘画颜料，一连几个小时在房间里踱来踱去，或长时间地保持一个姿势。据他说，就在这种意识模糊时刻能看到未来那些画的印象。至于他发作的原因，至今医学界也尚无定论。据夏娃·普兰特在《抓取》里描述，从凡·高鲜艳的绘画色彩里推断出他患有颞叶性癫痫症。也就是说，凡·高的癫痫属于复合式部分性发作，即精神运动性发作。发作前常有历时数秒的先兆，包括各种幻觉和错觉，病人会闻到实际并不存在的难以形容的气味，或看到并不存在的星光、图案、人物以至复杂的景象，也可以体验到严重的思维和情感的障碍。隆布罗索认为，癫痫病可能与艺术创造有关，因为"艺术创造中出现瞬间的间歇和意识经常的突然缺失，其特征就是癫痫"。因此，凡·高的每次发作，那些怪异的幻觉和荒谬的心境便能将他引入艺术的"梦境"。虽然从《国际疾病分类》第十版起，癫痫已不再归入精神疾病之列，但癫痫引起的精神障碍仍属精神科处理范围。关于凡·

高的病态，除了癫痫，还有人提出是酒精中毒、烟草滥用、适应障碍、抑郁症、洋地黄中毒、松节油中毒、美尼尔氏症、营养不良、性病所致精神障碍等。还有一种认为由铅中毒所致的说法源自他的绘画颜料之中含有极高的铅成分。此外，凡·高经常大量饮用酒精浓度极高的苦艾酒，也可能是导致精神错乱的一个原因。我们能从凡·高的绘画作品中发现他有时会情绪激动，但大多数时候意志消沉。他语气悲伤，并且经常有自虐和自杀倾向，情绪非常消极。凡·高的病态就和他的画一样，永远有着浓重、神秘和与众不同的色彩。凡·高在信中说："许多画家变成疯子竟是事实；至少可以说，生活使人变得精神恍惚。如果我使自己重新以全部精力从事绘画的话，多么好啊！但是我总是要发疯的。"他还说："一些人尽管疯了或是病了，还是喜爱自然，这些人就是画家。"这是他的信念，他甚至深信，他自己如果真的成了疯子，那么，"我愈是疯癫，就愈是艺术家"。

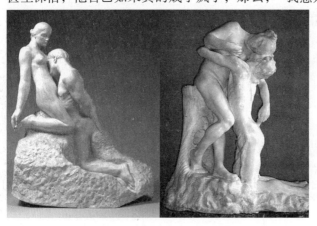

罗丹《永恒的偶像》与卡米尔《沙恭达罗》

无独有偶，在法国美术史上，也有一位才华横溢但最终走向疯狂的艺术家，那就是被人们称为"罗丹的情人"的天才女雕塑家卡米尔·克洛岱尔，她出身名门，自幼表现出非凡才能。1883 年，漂亮而极富雕塑才气的卡米尔闯进了法国雕塑大师罗丹的生活，成为他的情人、学生、模特儿。此时罗丹已是举世闻名的大师，但 43 岁的罗丹与 19 岁的卡米尔一见如故，两人一起分享艺术和生活的乐趣。在他们的作品中，各有一件"双人小像"，彼此惊人地相似，这便是卡米尔的《沙恭达罗》和罗丹的《永恒的偶像》。这两件作品都是一个男子跪在一个女子面前。但认真来看，却是他们各自不同角度中的"自己与对方"。在卡米尔的《沙恭达罗》中，跪在女子面前的男子，双手紧紧拥抱着对方，唯恐失去，仰起的脸充满爱怜，与此同时，女子的全部身心已与他融为一体，这件作品很写实，就像他们情爱中的一幕。但在罗丹的《永恒的偶像》中，女子完全是另一种形象，她像一尊女神，男子跪在她脚前，轻轻地吻她的胸膛，倾倒于她，崇拜她，神情虔诚。罗丹所表现的则是卡米尔以及他们的爱情在自己心中的至高无上的位置。一件作品是入世的、血肉的、激情的；一件作品是神圣的、净化的、纪念碑式的。将这两件雕塑放在一起，就是 1885 年至 1898 年最真切的卡米尔与罗丹。

　　但不幸的是，卡米尔后来遭到了罗丹的抛弃。和凡·高一样，卡米尔最终精神崩溃。当罗丹的作品获得极高声誉的时候，她却在法国南方亚威农的蒙德菲尔格精神病院里度过了生命中的最后 30 年。

　　凡·高和卡米尔最终都成了世所不容的疯子，但凡·高今天已是美术史上的重要章节，他的《向日葵》《麦田上的鸦群》甚至他的疯癫都为后人顶礼膜拜，而卡米尔砸碎了自己所有的作品，一无所有地隐没在背弃她的情人显赫的声名之后。凡·高的苦难是金黄的，而卡米尔的苦难却是阴郁不堪的，在她还算年轻的时候，她便进了疯人院，在那里度过漫长的余生。可以猜测，她的灵魂也许早已死去，在她的情人弃她而去的那一刻就已疯癫。

　　与疯狂的凡·高一样，蒙克也是个精神障碍患者。也许正如心理学家们所表明的，艺术家确实存在潜在的精神病的倾向，而艺术创作则有助于防止潜在的精神错乱表面化。蒙克的精神分裂症使他的作品充满了超乎正常思维的表现力。

　　蒙克虽出身名门望族，但童年的生活十分不幸，他的母亲在他 5 岁时因肺病去世，年幼的蒙克由父亲单独抚养。其父患有精神疾病，他向孩子们灌输了对地狱根深蒂固的恐惧观念，他一再告诉孩子，如果他们在任何情况下以任何方式犯罪，注定就会被投入地狱，没有任何宽恕的机会。蒙克的一个妹妹在小时候就被诊断出患有精神病，蒙克自己也体弱多病。1877 年，他姐姐同样因肺病离开人世。蒙克成年后，他的父亲与弟弟也相继去世。这一连串的打击对他是深度的精神折磨，因此，死亡烙印在他年轻而敏感的心灵深处，这大概就是蒙克的作品呈现压抑且悲观的原因。1908 年秋，蒙克的焦虑变得越来越严重，最终导致精神分裂，被送进丹尼尔·贾可布逊博士的诊所接受住院治疗。蒙克在晚年说道："病魔、疯狂和死亡是围绕我摇篮的天使，且持续地伴随我一生。"

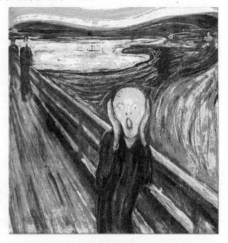

蒙克《呐喊》

　　1885 年，蒙克前往巴黎。他的作品开始显示出法国画家的影响，一开始是印象派，接着是后期印象派，然后是新艺术造型。蒙克的绘画尽管风格上是后期印象派的，但在主题上却是象征派的，蒙克的绘画带有强烈的主观性和悲伤压抑的情调，他对心里苦闷的强烈的、呼唤式的处理手法对 20 世纪初德国表现主义的成长起了主要的影响。他的作品大都涉及生命、爱情、恐惧、死亡和忧郁等主题。《呐喊》（也译为《尖叫》，创作于 1893 年）是蒙克最著名的代表作，被认为是存在主义中表现人类苦闷的偶像作品。画中的那个人是谁？是蒙克本人吗？蒙克是这样描述的，当时他正跟两个朋友在一条路上徜徉：

> 我很累，而且有病——我站下来眺望一座峡湾——太阳正在落山——云彩呈现红色——像血液一样——我觉得有一股东西流过大自然——我以为我听到了一声呼喊——我就画下了这幅画——把云彩画得就像真正的血液一样。色彩在呼喊。

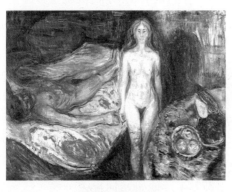

蒙克《马拉之死》

画面充满着诡异的气氛：居于画面中心的人物，变形的面容近似骷髅，双手捂着耳朵，似乎在恐怖地呼喊，自身却已融化在这变形的世界里。似梦似真之间，表达了画家内心的真实感受。

另一方面，蒙克的一些作品充满了性的苦闷和压抑的情调。在他的笔下，经常可以看到一个乳房微隆、身材瘦弱、有些病态的少女，而其阴部显目而肥大，阴毛浓密乌黑。如他的《马拉之死》，画中一个僵直的男性裸体横躺着，一个几乎也是僵直的毫无表情的女性裸体竖立着，其阴部被过分夸大，阴毛乌黑夺目，几乎成为整幅画面的视觉焦点，这正好凸显作者所喜好的男与女、爱与死的主题，表现了情欲给人生所带来的悲剧意义。

蒙克的一生处于焦虑和疾病之中，备受精神痛苦的折磨。他在日记中写道：

> 我的一生都耗费在一个无底深渊的边缘散步，从一块石头跳到另一块石头上。有时候，我试图离开我那条狭窄的小道，加入生命旋转的洪流，但我总是觉得被不可遏制地拖向这道深渊的边缘，而我将在那儿散步，直到我最终坠入这个深渊之中。从我能回忆的时候起，我有一种深深的焦虑感，我试图用艺术来表现这种感觉。没有焦虑和疾病，我就像无舵之舟一样。

日本艺术家草间弥生，曾经患有精神分裂症，躺在床上觉得天花板在旋转，强烈到感觉眩晕，她控制不住自己，接着就会感到很沮丧、很焦急。如今，她独处时，依然有着相同的困扰。时至今日，人们对于她的精神状况依然不得而知，唯一确定的是，她依然住在精神疗养院里。

草间弥生大多数的时间是在精神疗养院里休息、创作，游走于艺术家和精神障碍患者两种身份之间。草间弥生曾经表示："如果不是为了艺术，我应该很早就自杀了。"在长期被认为是精神异常的放逐者之后，草间弥生现在被视为日本现存最伟大的艺术家。2009 年 6 月，英国《泰晤士报》评出 20 世纪最伟大的 200 位艺术家，她名列其中。当记者问及她为何在艺术上获得巨大的成功时，草间弥生说："我坚持了一生的圆点艺术，也算人生圆满了。其实，任何一棵树，能去浇灌数十年，注定都会成为参天大树的！"

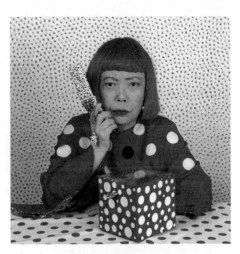

草间弥生和她的作品

　　1929 年，草间弥生出生在日本长野县一个富裕家庭。不幸的是，她有先天遗传神经性视听障碍，犹如隔了一层圆点状的网，模模糊糊地看世界。母亲对她说："要是你能把看到的圆点都画出来，那你的眼睛也就好了。"于是，她拼命地画她看到的圆点网，希望能治好自己的病。然而，她的眼睛看到的依然是圆点的网状世界，但是，她渐渐地迷上了绘画，特别是画圆点。中学毕业时，她选择了京都市美术工艺学校。毕业之后，她回到家里废寝忘食地画画。然而，她的母亲并不希望女儿成为一名艺术家，所以就毁掉了她的画布。正当她举步维艰之时，她的才能得到了精神病医生西丸四方的欣赏，她的画被其购买，还被介绍给一位研究凡·高的画的艺术研究者。当她知道伟大的画家凡·高也患有精神分裂症时，她更加不理会任何人对她的指指点点，只是埋首绘画。

　　28 岁那年，她前往美国纽约学习绘画，经过多年的努力和艰苦的奋斗，她的成名作《无极的爱》诞生了。她用小圆灯泡和大面镜做反射，视觉幻象变化万千，形成了与往常不一样的艺术效果。一向名不见经传的画坛小卒开始受到评论家的追捧。她的雕塑作品《南瓜》在香港拍卖到 272 万港元，刷新了雕塑作品的拍卖纪录。

　　如今，草间弥生已经 80 多岁了。由于疾病的特殊原因，草间弥生自小被万千圆点的幻觉缠绕，这些视觉幻象演变成她日后的创作灵感，不少作品因而充斥着重复和堆积的图案。此外，草间弥生小时候家里后园种植南瓜，在战争时跟家人以此为食粮；南瓜会让她想起童年生活，所以她爱以南瓜为创作主题。黄底黑点的《南瓜》是于 2007 年创作的，属于最经典的版本之一。《南瓜》本身反映艺术家童年的回忆，而黄色表皮上满布的黑色圆点，更为观者带来视觉上的强烈冲击。

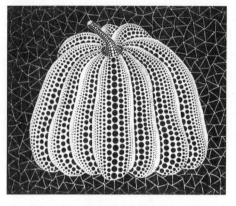

草间弥生《南瓜》

草间弥生的创作被评论家归类到相当多的艺术派别，包含了女权主义、极简主义、超现实主义、抽象表现主义、原生艺术、波普艺术等。但在草间弥生对自己的描述中，她只是一位"精神病艺术家"（obsessive artist）。从她的作品中可以看到，她企图呈现的是一种自传式的、深入心理的、性取向的内容；草间弥生所用的创作手法则有绘画、软雕塑、行为艺术与装置艺术等。

在美术史上，许多画家因为艺术而疯狂，因为疯狂而创作。法国画家杜米埃曾在一所精神病院里待了4个月，另一位法国画家莫里斯·郁特里罗曾在18岁的时候入院治疗，而且是在医院里开始了他的绘画生涯。风格独具的俄国画家、象征主义大师米哈伊尔·弗鲁贝尔也是其中之一，他晚年由于疯狂而进入精神病院，最后双目失明，54岁时抑郁而死，在精神病院里了结终生。他画中的天魔、圣母、天使、妻子和无名女孩，都有一双空茫的大眼睛，一见难忘。

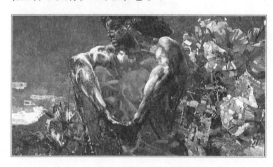

弗鲁贝尔《安坐的恶魔》

弗鲁贝尔原是俄国彼得堡大学的学生，后来在彼得堡美术学院随契斯恰柯夫学画。此后又作为乌克兰美术史家普拉霍夫的助手，曾参与基辅一座12世纪教堂的修复工作。弗鲁贝尔的艺术具有独特的面目而与众不同，因而画坛对他的评价众说纷纭：巡回画派评论家斯塔索夫认为他偏离了社会内容，追求纯形式趣味，说他染上了"颓废"艺术色彩；而谢洛夫则说他对俄国陈陈相因的艺术是一个突破，他独辟新径，是民族新绘画的开拓者；列宾也认为他是一位非凡的天才。然而，弗鲁贝尔却是一位病态的天才，他的出生虽然不算贫寒，但从小跟着在军队服役的父亲四处驻守，颠沛流离，阅历丰富，从而磨炼了一颗跃动的心。他沉迷于绘画，很早就显示出绘画天赋，但常常不修边幅，囊中羞涩，有一副具有罗曼蒂克神经质的艺术家的模样。唯有在艺术中，他才能如鱼得水，游刃有余。他那病态的天赋也通过这些浪漫而瑰丽的画作展现出来。孤独而郁闷的弗鲁贝尔痛苦一生，与世无交，只能在他的画作里发泄和解脱，他无法获得世人的理解，只能借助艺术来表现。弗鲁贝尔创作的《安坐的恶魔》是莱蒙托夫的散文诗《天魔》的插图。莱蒙托夫 15 岁时开始写这首恶魔长诗，直到去世才完成。《天魔》是写天使反抗上帝的神话故事：天使因刚愎自用，不受上帝宠信而被贬黜为魔鬼。魔鬼仰慕人间的幸福与爱情，但他对人间的一切不可企及。他愤懑之余，诱劝人们抗拒上帝，揭露它的伪善，终使自己成了天国的仇敌。画家依据诗人的诗意，形象地塑造了这位对天上人间充满疑虑痛苦的恶魔。他神情阴郁，虽全身充满力量，却成了不为人间和天国所容的双重孤独者，处在无限的寂寞之中。这个形象具有深刻的思想深度和形象的力量，是对专制权力的反抗和对自由渴望的象征。

俄罗斯杰出的现实主义风景画大师、巡回展览画派的成员之一伊萨克·列维坦也是个躁狂抑郁性精神障碍患者。人们发现，列维坦很少画人物，更多的是画风景画。因为他非常害怕和仇恨他人，也很难与他人交往，他很难控制自己的情绪，经常处在忧闷和绝望之中，并有多次打算自杀的经历。当摆脱忧郁状态之后，他又变得格外兴奋，像小孩子一样淘气。年复一年，这两种状态的间隔时间变得越来越短。不过那几张最阳光灿烂的风景画都是在极度抑郁的状态下画的。从医学上可以解释为：画家在绘画时，有起到镇静作用的内啡肽注入血液中。《索科尔尼克的秋日》是列维坦唯一一幅有人物的风景画，正是那张尼古拉·契诃夫所描写过的

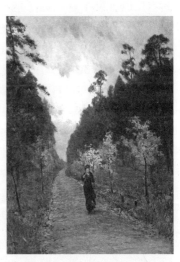

列维坦《索科尔尼克的秋日》

作品。从此以后，他的画面上再也没出现过任何人物，取而代之的只有树林、牧场、雾霭中的春风和俄罗斯的破旧小木房。这些小屋都默默无声、孤零凄凉，它们就像当时那些沉默无言、孤寂冷清的沦落人一样。

瓦斯拉夫·尼金斯基是 20 世纪初在俄罗斯享有"最伟大男演员"称号的杰出艺术家，在他短暂而辉煌的舞蹈生涯中，尼金斯基成功地塑造了《天方夜谭》《埃及之夜》《仙女们》《蓝色上帝》等剧目的主要角色。在舞台上，他能够以最轻盈、最动人的技巧，跳出最具难度的舞步。在编导上，他的代表作《牧童的午后》和《春之祭》已成为现代芭蕾的经典。但令人遗憾的是，在 1918 年，不到30 岁的尼金斯基患上了严重的精神分裂症，从而退出了舞台。

事实上，以 20 世纪的艺术家来说，患精神病的现代著名画家还有很多很多：加拿大艺术界著名的"七人团"（Group of Seven）成员、以描绘西海岸印第安人

和该地风景而闻名的画家埃米莉·卡尔是精神障碍患者，患有神经衰弱、疑病症、转变性歇斯底里和精神分裂症。对第二次世界大战后的抽象表现主义艺术产生过重大影响的美国画家马克·罗思科也是精神障碍患者，他最后在发疯中结束了自己的生命。著名作家弗吉尼亚·伍尔芙的 8 个兄弟姐妹中，有 7 个都是精神障碍患者，包括她的姐姐——"布卢姆斯伯里团体"的重要成员、著名英国画家范尼莎·贝尔。英国画家路易斯·韦恩从 57 岁时开始，他的生活和艺术都表现出精神病的迹象。他创作的 4 幅猫的画像，后 3 幅分别是他患病的早、中、晚期的作品，与另一幅，即他更早时候所画的猫大不相同。2007 年，《纽约时报》称墨西哥艺术家马丁·拉米雷兹"简直是 20 世纪最杰出的艺术家之一"。拉米雷兹的艺术成就如此卓越，除了他的画作中那些叫人着迷的线条和图像的重复，还在于他的全部作品都是在精神病院里完成的。拉米雷兹是墨西哥移民，在美国大萧条时期陷入困境，历尽磨难；在被诊断患有精神分裂症之后，他在精神病院里度过了生命的最后 30 年，1963 年离开人世。

至今为止，人们对精神障碍患者普遍缺乏一个科学的认识，往往将其与"傻子"联系在一起。拉康在 1932 年发表的博士论文《论偏执狂性精神病与人格的关系》中对他所处时代的整个精神病学以及经典代表人物都提出异议。他主张，精神病并不是一种弱智现象，而且它们是得到建构的，并且是借助于言语活动来得到建构的。还有一种现象，人们往往容易将精神病（psychosis）和精神病性（psychoticism）混为一谈。"精神病实际上就是精神失常的疯狂状态；精神病性体现的是人格特质，可以成为精神病的潜在征兆。那些有高度精神病性的个体在创造力方面的才能十分突出。但处于精神病发病期的个体却没有能力从事需要有创造力的工作。在这个时期，患者几乎是完全没有生产能力的。"因此，从某种意义上来说，艺术家与疯子的基本区别在于，"疯子不能彻底区分现实和想象。最具创造性的人既可以区分两者又可以将两者整合，他们具有极强创造力——是想象人"①。毫无疑问，现代那些最著名的艺术家、作家和音乐家中有很多人在跟抑郁症或躁郁症等精神疾病做斗争。在这些与病魔做斗争的人中，有些甚至因为他们在艺术方面的杰出成就而家喻户晓。

二、艺术创作与精神病理因素

虽然我们并不认为艺术家就是疯子，但艺术创作与精神病态之间的确有着明

---

① ［英］丹尼尔·列托著，朱子文、冯正直译：《崩溃边缘——发疯、创造力和人类的天性》，重庆：重庆出版社 2010 年版，第 203 页。

显的联系。那么，艺术与疯狂的距离到底有多远？

当我们认真地考察艺术家与精神病的关系之后，可以发现一个基本事实：在各种类型的精神障碍患者身上存在着一种共同的倾向——错觉、幻觉、无意识、高觉醒、自动性、白日梦、力比多压抑与冲动等因素，而这系列因素恰恰是艺术家在创作过程中所不可缺少的并表现得尤为强烈的内在契机和动力。正如贡布里希指出："只有再现病理学（pathology of representation）才能给我们一定的见识，看透那些使得艺术大师们能那么自信地去运用再现的机制。"①

按照精神分析学的观点，精神障碍患者的艺术是对原始思维或非理性思维回归的结果。这种解释在精神分析理论家恩斯特·克列斯的著作中得到了证明。根据克列斯的说法，当健康的人做梦时，暂时会回归到原始思维过程中，原始思维是那些梦具有奇奇怪怪的特征的原因，例如浓缩，在梦中两个相互对立的事物会融合（男人的身子会有女人的脑袋）；置换，在这种情形下，梦中的图像象征着本来很不相同的东西（一间房子象征某人的身体也象征子宫）。不过，这些与原始思维过程相同的方面也有可能产生戏谑和双关的效果，并且创造出艺术的奇迹和作品。但是，这种对原始思维的复归只是暂时的，并且总要为自我所节制，自我进行着最终的控制，它不允许每个人疏忽个人内心和外界现实的界限。这么说来，精神分裂症患者也有着原始思维过程的复归，但这种复归既不是暂时的，也不服从于自我。因为精神分裂症者的自我是不完整的，因而不能辨别幻想和现实的区别，并且他们把原始意象视为现实的如实反映。由于这一原因，精神分裂症患者的艺术想象是如此的古怪。

弗洛伊德也认为："一切艺术都是神经病性质。"艺术创作活动总是伴随着艺术家的某种疯狂的幻觉流动，总是直接依靠他们深层心理的自动创作。柏格森从深层心理角度提出的"先验直觉"（metaphysical intuition），就是一种完形范围外的幻觉，它能把知觉叠置起来。他说："当我把注意力指向内心，去深思我自身的时候……我首先察觉到了（如同凝结在表层一层外壳一样）从物质世界来到内心的一切知觉。它们清晰明确，并置在一起或是彼此能够并置在一起，往往使自己构成对象……可是，当我使自己从表面退向中心……我发现了一种截然不同的东西。在那些棱角分明的结晶和那层僵硬的表层下，有一种连绵不断的流体，它和我见过的任何流体都无法相比。其中的各个阶段相继呈现，每一部分都承前启后。其实，它们没有一个是开始部分，也没有一个是结束部分，但是所有都在彼此渗透。"按照柏格森的见解，一切创造性思维都始自一种流动不定的幻觉状态，这种状态与直觉十分相似，后来的理性观念也是从这种状态中浮现出来的。柏格

① ［英］E. H. 贡布里希著，林夕、范景中、李本正译：《艺术与错觉：图画再现的心理学研究》，杭州：浙江摄影出版社1987年版，第89~91页。

森很蔑视这些理性观念，他通过抑制理性观念，竭力使自己停留在完形范围外的创作幻觉的沉思冥想之中。正是在这种幻觉的支配和作用下，艺术家创造了伟大而永恒的艺术。

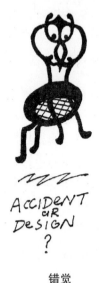

错觉

冈布里希在他的《艺术与幻觉》一书中写道："随便什么时候任何模模糊糊像脸的东西进入我们的视觉范围，我们就会进入活跃状态，对之起反应。我们都有这种感受，当生病或疲劳启动了我们反应的触发器时，墙纸上的一个图案突然会像咧着嘴盯着或瞟着我们的可怕的人。英国幽默画家佛迦斯借助于实用性的家具巧妙地利用了我们看面孔的这种倾向，客观地说，这张椅子并不十分像任何已知的相貌，但由于我们有在他设计过程中与他会合的这种倾向，使他发现自己偶然地制造了一张脸。……在我们的情感中，一个窗户可以是一只眼睛，一个壶可以有一张嘴。"[1] 这种现象在心理学中被称为"投射"（projection）。正如将一个熟悉的形象投射到一片模模糊糊相似的云的形状上，我们心理的这种倾向在现代精神病学中被作为一种诊断的工具。

由于感知错幻的作用，艺术家在其作品中往往表现出一些怪诞而扭曲的形象，而且带有很大的非理性成分，使一般人的意识一下子无法捕捉到隐藏在其作品背后的象征和隐喻含义。古罗马的戏剧大师塞内加声称，要写出震撼世人的杰作，那就必须把头脑的清醒状态换成一种适应于写作的精神状态，过于强悍的理性对于艺术创作极为有害，它会扼杀想象力，而想象力对于艺术创作来说是必不可少的。只有在那种所谓不太正常的状态中，人的想象力才可能开始活跃，通过幻觉，将自己感受到的各种意象进行重新组合，构成新的形象和意境。在西班牙画家戈雅于1792年大病耳聋之后所创作的《幻想曲》（即《卡普里乔斯》）和《狂想曲》（即《狄斯巴拉蒂斯》）中，可以看到无数荒诞的场面和怪异的人兽同体的形象，这些都是画家精神错乱的产物。但是，在这些被扭曲和非理性的符号里，我们仍然可以清楚地领悟到画家对当时西班牙专制政府的腐朽和黑暗进行了辛辣的嘲讽与抨击。幻觉的形象最终被一种实体的观念所取代。正如戈雅自己所说："只要理性一旦睡着了，梦幻中的想象就会产生妖魔鬼怪。但是，想象应当与理性结合在一起而成为艺术的源泉，以及一切艺术杰作的源泉。"在超现实主义画家的作品中，我们仍然可以发现，错觉与幻觉作为其艺术表现的主要手段。在现代派的光效应艺术中，充分运用人们的错觉和幻觉来实现

---

① ［英］E. H. 冈布里希著，周彦译：《艺术与幻觉》，长沙：湖南人民出版社1987年版，第98页。

其作品的价值和意义。中国画中的"计白当黑"和"意到笔不到"（如马远的《寒江独钓图》中的审美意象），也是通过发挥观赏者的幻觉补充或视觉残像来完成的。同样，如果蒲松龄的头脑中没有那些妖魔鬼怪的狂乱的幻觉形象，也就不可能产生那样富有神奇而永久的艺术魅力的《聊斋志异》。

瑞士著名精神病学家欧根·布洛伊勒对于具有典型意义的精神分裂症患者的思维障碍进行了长期系统的研究，他认为精神分裂症患者思维最大的特点是思维松散和思维破裂。他把人类的思维分为两类，即内向性思维和现实性思维，所谓内向性思维有如下几个特点：第一，这种思维是一种只受意向和情绪操纵而且是自我产生的思维；第二，是一种无批判、无明显的动机和目的的，进行着随意的无联系联想的思维；第三，是一种不受客观现实所调节的主观性思维。他认为健康人的梦境和精神分裂症患者的思维就是内向性思维占优势的突出表现。他还描述过梦境中的幻想以及歇斯底里的患者，特别是诗人、画家及一般艺术家在清醒时的内向性思维的表现。

关于艺术创作的思维方式，俄国文艺理论家别林斯基在《艺术的概念》一文中给艺术下的定义是："艺术是对于真理的观察，或者说是用形象来思维。"这就是说，形象思维最基本的特征是"直感的观察"，所谓直感的观察，就是从动作、姿态、声音、笑貌直接观察的形象。艺术家靠观察到的这种直感的形象进行思维。在这过程中，想象占据着十分突出的地位，人类就是依靠丰富的想象创造了古希腊的艺术，也创造了现代艺术。谁要是没有创造的幻想，谁就不可能成为艺术家，因为在艺术创作中起着最积极和主导作用的是幻想。

形象思维的最佳状态是灵感的勃发。灵感是诗人、艺术家创作时一种特殊的心理和精神状态。别林斯基曾说："灵感是一种痛苦的，可以说是病痛的精神状态。"例如患热病的人，可以毫不费力、毫无损害地举起千钧重担。医学界把这种现象叫作精力或生命活动的紧张状态。由此可以看出，"灵感是一种灵魂的精力，那不是被人的意志，而是被与此无关的多种影响所唤起的，因此，它是从容不迫的、自由的"。在艺术创作中，灵感表现为高速度的、高效率的形象思维活动，也就是精神障碍患者的高觉醒状态。这时候，诗人、艺术家的思维特别敏捷，想象力特别丰富，进入一种文思泉涌、得心应手的创作境界。

尼采的天才之作《灵感》是一个很好的例证，但有的学者认为，这不过是由于患者脑细胞受到异常刺激的结果。在讨论这种看法正确与否之前，我们首先有必要弄清尼采是如何对待自己的疾病的。尼采受头痛和呕吐折磨的时候，他就在肉体的痛苦中强健自己的精神，疾病大多数是怀疑的先导，是思索不同意见的向导。健康人不能到达的精神境界，尼采终于通过疾病到达了，而且由于生病，他既可以用健康人的目光观察疾病的世界，又可以用患者的眼光来观察健康的世界。由于生病，他能够同时观察两个相反的世界，因此比一般人更加知道生命的奥秘，使生病的缺点变成了优点。尼采意识到自己既生病又健康的长处，在《瞧，这个人》中说自己的诗作《查拉图斯拉如是说》是一种灵感的产物，其中一首 70 页的长诗，只花了不到 10 天的功夫便写成了。

尼采在他 1878 年的格言式作品《太有人性的人》中，把诗和艺术的创作说成是"作为招魂女巫的艺术"。尼采在他的第一部著作《悲剧的诞生》（1872 年）中，以日神阿波罗和酒神狄奥尼索斯来作为艺术的起源、本质和功用以及人生意义的象征。他指出，酒神的状态是一种癫狂状态。像是古希腊的酒神节一样，在古代，从罗马到巴比伦，几乎在所有的地方，都有酒神节。

> 这些节日的核心都是一种癫狂的性放纵……人轻歌曼舞，俨然是一个更高共同体的成员，他陶然忘步忘言，飘飘然乘风飞扬。他的神态表明他着了魔。……超自然的奇迹也在人身上出现：此刻他觉得自己就是神，他如此欣喜若狂、居高临下地变幻，正如他梦见的众神的变幻一样。
>
> 酒神的兴奋能够向一整批群众传导这种艺术才能：看到自己被一群精灵所环绕，并且知道自己同它们内在地是一体。……这里，个人通过逗留于一个异己的天性而舍弃了自己。而且，这种现象如同传染病一样蔓延，成群结队的人们都感到自己以这种方式发生了魔变。……
>
> 魔变是一切戏剧艺术的前提。在这种魔变状态中，酒神的醉心者把自己看成是（半人半羊的森林之神）萨提尔，而作为萨提尔他又看见了神，也就是说，他在他的变化中看到一个身外的新幻象，它是他的状况的日神式的完成。戏剧随着这一幻象而产生了。

一个世纪之前，法国医学家弗朗索瓦·索瓦热就曾提出激情会导致疯癫："我们头脑的错乱是我们盲目屈从我们的欲望、我们不能控制和平息我们情感的结果，由此导致了迷狂、厌恶、不良嗜好、伤感引起的忧郁、遭拒绝后的暴怒、狂饮暴食、意志消沉以及引起最糟糕的疾病——疯癫的各种恶习。"

英国精神病学家拉塞尔·布雷恩一直致力于精神病和创造力之间的关系的研究，他在 1960 年出版的专著《关于天才的一些思考》（*Some Reflection on Genius*）中认为，中度的躁狂抑郁症能使艺术家创造力旺盛，而不会像较为深度的躁狂抑郁症那样对艺术家有所妨碍。他特别指出，躁狂抑郁症激起的"不懈的能量和飞跃的思维……极大地加强了艺术家的创造力"。曾获诺贝尔奖的华人科学家丁肇中说过："一个天才和一个精神不正常的人中间的距离是非常短的。"在对待艺术家的问题上，弗洛伊德认为，作家、艺术家通常是性格内倾的人，与一个真正的精神障碍患者相距并不太远。作家、艺术家们普遍存在的个性特征是：第一，压抑力量的松弛；第二，超乎常人的强烈的本能欲望；第三，异常巨大的升华能力。正是最后一种特征，使作家、艺术家区别于一般的正常人和真正的精神障碍患者。他明确指出："艺术家本来是这样一个人：他从现实中脱离出来是因为他无法在现实中满足与生俱来的本能欲望的要求。于是，他在幻想的生活中让他的情欲和雄心勃勃的愿望充分表达出来。但是，他找到了一种从幻想的世界中返回到现实的方式；借助于他的特殊的天赋，他把他的幻想塑造成一种新的现实。人们把它们作为对实际生活的有价值的反映而给予公正的评价。"这样，艺术家实际上是介于精神障碍患者和一般正常人之间的人。精神障碍患者是被过分嚣张的本能欲望驱遣的人，艺术家同样如此，不过，精神障碍患者不具备对现实的辨别能力，他们与现实生活是失调的。而艺术家却能够找到一条与现实生活协调起来的道路，他们通过艺术创造的方式获得了间接的本能欲望的满足。一般正常人获得欲望满足的途径是梦境，特别是白日梦，即幻想。而艺术家的创作活动虽然与幻想有相似之处，但是，满足受到压抑的欲望采取了意识的形式。艺术家的创造活动并不仅仅停留在一般幻想的水平上，幻想只是一种属于个人的纯粹满足，而创作活动的结果则是与别人分享的满足，更主要的是，它具有丰富人类文明与文化的价值。因此，艺术创作活动是一种无意识的活动。英国美学家科林伍德认为，艺术思维的过程，是无意识运动的过程。艺术是一种"内心的事实"的表现。艺术最基础的成分是由深深的无意识作用形成的，并且可以通过一种复杂的组织形态展现出来，这种复杂的组织形态已经高于有意识思维的逻辑思维结构了，现代画家往往比传统画家更加自动地进行创作，不再过多地考虑有意识的形体支配。在开始绘画时，如果说他对自己将要画的知道些什么，那也只是模模糊糊的；他听任自己笔下的形体渐渐出现，头脑里却空洞得出奇。自动形体支配意味着深层心理已经控制了形体产生过程，因此这一过程此刻已经具有深层心理的完形范围外结构了。由此才有了简洁的引人注目的特征的图案；而形体叠置、交错以及总体上的多义性，都绝不会通过有意识形体支配来获得。毕加索曾经表示："我并不预先知道我将在画布上画些什么东西，我所能预先知道的，只是我将用什么颜色。当我正在绘画的时候，我也并不注意我在画布上画些什么。每当我开始一幅画的时候，我就感觉到我好像在把自己投入到一个太空里去一样。我从来不知道我会不会再脚踏实地。至于我把工作的结果更准确地评量一番，那是以后的事了。""事实上，他是依照着那些从他自己的感官之外来给予他的暗示而动作的。"① 这就是说，他是听从潜意识支配的。

---

① ［美］赫伯特·里德著，施蛰存译：《今日之艺术》，北京：商务印书馆1935年版，第93页。

抽象表现主义画家波洛克的创作可以说是无意识的、纯自动的，他在画布上狂乱地泼洒颜料，把自己置身于画中，似乎自己是画的一部分。他说："当我置身画中时，我弄不清楚自己在做什么，只有在经过了某种'熟悉一下'的阶段后，才能明白自己做了些什么。"从他的《拂晓的金星》中，我们可以感到画家深层无意识的潜在秩序及神经质的激情所造成的混乱却是神秘而深邃的视觉形象。可见，完全的自发绘画，从有意识形体支配中彻底地撤出来，这就会造成"技巧性的"杂乱形体。技巧性的杂乱形体似乎比速写性的背景形体更偶然、更出于无心。我们几乎找不到结构，甚至说不出这些形体究竟是叠置的还是交错的。有意识的努力绝不会获得那种神经质的、难以捉摸的优秀技法的性质。手的神经质动作引导画笔挥来挥去，没有目的，没有方向，而且似乎是兴之所至。画家情绪高涨，似乎与强迫性神经症患者在某种难以抑制的意向和情感的影响下重复进行的动作，即强迫动作（compulsive act）并没有什么两样。

在艺术创作过程中，艺术家必须处于一种"醉"的状态。这种"醉"的感觉，并非是一种单纯的快感，而是一种尼采意义上的"迷醉"和"迷狂"——在尼采眼中，"醉是一切审美行为的心理前提，是最基本的审美情绪。而醉的本质是'力的过剩'，是'力的提高和充溢之感'，是'高度的力感'"[①]。因此，那些具有审美意味的艺术形式正是"力"的充盈运动的"表现"。在精神分析学家看来，当有些异样物质出现在人体组织和血液中时，会直接引起快感，这些物质还可以改变人体感觉能力的条件，使人感受不到不快的冲动。弗洛伊德说道："我们至少知道一种病症即躁狂症，在没有施用任何致醉药物时，就出现了与醉状相同的情况。"其次是力比多（libido）的转移。弗洛伊德解释说："我们的神经器官是允许这种转移的；通过这种转移，力比多的作用就获得了很大的灵活性。现在的任务是用上述方法使力比多本能的目的发生变化，让它们不再受到来自外部世界的挫折。这就要借助于本能的升华。"如艺术家从创作和塑造他幻想的东西中得到快乐，科学家在解决问题和发现真理中得到快乐，就属于是转移力比多的升华。此外，弗洛伊德认为，既然把现实视为一切痛苦的根源，为求得到幸福，就必须断绝与现实的一切联系，其办法就是"试图再创造现实世界，建立另一个世界来取代原来的世界"。在这个世界里，现实中最不堪忍受的东西被消除了，取而代之的是人所希望的东西。但是这样做，因为"绝对轻蔑现实"，便注定会"在某一方面表现得像一个患妄想症的人"，甚至完全陷入"疯狂"。

我国古代美学理论也强调这一点，东汉文学家、书法家蔡邕说："书者，散也，欲书先散怀抱，任情恣狂，然后书之，若迫于事，虽中山兔毫不能佳也。"

---

① ［德］尼采著，周国平译：《悲剧的诞生：尼采美学文选》，北京：生活·读书·新知三联书店1986版，第8页。

相传清代画家傅山，有一次给友人画一幅画，但谢绝友人参观，这位友人就躲在远处偷看。只见傅山动笔之前，手舞足蹈，像是着了魔一样，吓得这位友人急忙跑过去从背后把他抱住。傅山感叹地叫道："完了，你这就败坏了我的画兴。"于是他掷笔不画了。

艺术创作状态事后往往被回忆成纯粹的"心不在焉"，在这方面它很像白日梦，因为它们都具有表层心理无法把握的非具象结构。所以，奥地利精神分析学家峦克分辨出艺术创作活动包含着精神能量在不同心理层次之间的循环性移置，但他把先于明确的思想的非具象知觉仅仅看成意识间断、幻觉的空白。同样，弗洛伊德也将一则新笑话产生之前暂时的"创作性"紧张阶段比作类似"心不在焉"。因此，一件伟大的杰作就好像是艺术家的一个梦，而艺术家则是一些白日梦者。弗洛伊德在外部世界与心灵的现实之间画上了严格的界线，在理性与伊德（id）的非理性之间也画上了严格的界线。对此，安德烈·布雷顿认为，精神病领域更接近伟大生命的秘密。它对于受理性主义常规束缚的人来说也是有益于心理健康的。那些荒谬悖理并非就是荒谬悖理，而是对现实的丰富化的感受——是对现实的"超级感受"。梦的改观、幻想与错觉并非是畸形丑化，而是对生命的丰富充实。布雷顿在1924年的《超现实主义第一次宣言》中写道："超现实主义。名词。纯粹的无意识心灵活动，以这种方式，超现实主义者试图用语言、文字或其他媒介表达思维的真实作用过程……超现实主义信仰某种被忽略的联想形式中更高的现实，信仰梦的全能，信仰思维的漠然无关的游戏。它倾向于抵消其他的心理机能，并在解决人生重大问题时取代它们。"事实上，超现实主义画家的作品就是表现梦幻突然进入由觉醒的现实所构成的世界之中的情景，其中充满了无意识、梦幻、错觉和性的因素。达利经常提到自己的妄想症，他写道："所有的人在疯狂中都是平等的……疯狂构成了人类精神的共同基础。"希尔瓦诺·阿瑞提认为其中的"人类精神的共同基础"是指原发过程。"它不是柏拉图的普遍性而是詹巴蒂斯塔·维柯所说的幻想的普遍性。达利似乎比其他大多数画家更能接近原发过程机制。这些机制之一就是运用双重形象。一种形象可以使人想起或转变为另一种形象，还可能转变为第三种形象。……这是原发过程的一个普遍现象，实际上它是继发过程的一种恒常持久的目标，用以防止错认同一、防止相似与相等之间发生混淆。"① 达利的作品经常有显出第二种或第三种形象的情况，比如著名的作品《海滩上出现的脸与水果盘子》便是如此。在1939年创作的作品《无穷的谜》中，有6种不同的形象出现在同一画面上。达利十分欣赏这种神秘的变形，他拒绝把这种现象说成仅仅是一种游戏。他认为隐蔽的形象可能是真

① ［美］西尔瓦诺·阿瑞提著，钱岗南译：《创造的秘密》，沈阳：辽宁人民出版社1987年版，第294页。

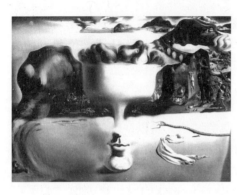

达利《海滩上出现的脸与水果盘子》

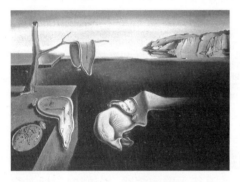

达利《记忆的永恒》

实本身。他在《可见的女人》中写道："如果把欲望考虑在内的话，这些形象就可能具有最高意义的存在价值。在探索这一更为复杂的问题上，我要向唯物主义者挑战。"达利正确认识到，偏执狂患者"由于其混乱的心灵对于隐藏着的形象——真实的或想象的——非常敏感，所以他们具有一种识别双重形象的特殊能力"。达利热衷于描绘自己的幻想、梦境、记忆或潜意识，并通过逼真的绘画技法造成一个荒谬绝伦而又十分酷似客观现实的幻觉世界，使人过目难忘，印象极深。达利在谈到他的作品《记忆的永恒》时说："我尽可能毫无取舍地表达我的意识，表达弗洛伊德所打开的这一黑暗世界。"这幅作品以扭曲而错乱的视觉形象向人们展示了一个痛苦、迷惘、荒诞的梦幻般的世界。显然，达利试图"撕掉理性蒙在现实上的种种面具，努力展示出面具背后一个正在下沉或正在腐烂的软性世界"。画面上的一切是如此的真实，而又是如此的不合理。大海、峭壁和平原都是我们十分熟悉的事物，酷似三者的并置却有悖现实；那三块形状各异的东西分明是挂表，可是它们却不具有现实中挂表的基本质地——硬度；那棵无叶的树分明是真的，可是又是长在台面上的；所有这一切都向我们表明艺术家表现的是一个梦境，可是表盖上的蚂蚁及其附近的苍蝇则又把观众拉回到现实世界。永恒和腐朽的暗示，加上逼真的细节描绘，构成了一幅似乎真实但又不近情理、使人心烦和恐惧的画面。然而，正如美国艺术批评家阿·巴尔所说，无论我们是用"不合理的、扰人的"还是"毫无意义的、混乱疯狂的"这样的贬义词来形容超现实主义的绘画作品，对他们来说都是最高的赞誉，因为这正是他们所追求的效果。"达利认为偏执狂是以理性为基础的一种解释上的混乱无序，如果画家能够熟练地驾驭这种偏执狂，它会使他同时揭示出事物所具有的双重性。正是在这个意义上，达利把绘画定义为：绘画是关于非抽象的无理性和普遍幻觉世界的摄影术①。"

---

① 常宁生：《反叛与超越：现代西方绘画艺术》，上海：东方出版社2000年版，第86页。

在马格利特的作品《男人之子》中，画的是一个其面部被仿佛浮在空中的大绿苹果所遮掩了的人，似幻似真。还有意大利画家契里柯的作品是一些空洞而又含意有些模糊的城市风景画。他的画具有梦幻般的效果，正如在梦中那样，形象既令人不安，却又真实，也许正因其真实，才更令人不安。在比较精神分裂症、妄想狂症患者的绘画和超现实主义绘画时，心理学家们指出："超现实主义画家创作的形象是毫无边际的幻想和梦境的形象。他们表现出病人谵妄、恐怖的幻觉，是有魔力的各种象征、梦幻状态和无意识状态所纠缠的内心世界。"

许多事实证明，创造性往往出现在思想放松时，甚至出现在睡眠和梦境中。心理学的最新研究表明：意识控制的暂时消失，使心灵摆脱了常规思想的束缚限制，而创造性得到了解放，这时，较原始的精神组织都活跃起来。鲁道夫·阿恩海姆也证明："在睡觉的时候，人的意识下降到了一种较低的水平，在这一水平上，生活的情景并不是以抽象的概念呈现出来的，而是通过含义丰富的形象呈现出来的。睡觉在所有的人身上唤醒的创造性想象力，都会使人惊叹不止，而艺术家进行艺术创造时，也正是依靠了这种潜伏在深层意识中的绘画语言能力。"[1] 据记载，清代画家高其佩，曾以独特的指画艺术传之后人，并且远播日本、朝鲜等地，史料说，高其佩八龄学画，遇稿辄摹，积十余年，盈二簏。弱冠恨不能自成一家，郁悒寡欢。一天，倦而假寐，梦一老人将他引至土室，室内四壁皆画，理法无不具备，却没有文具，不能模仿。唯一水盂，爱以指蘸而习之，觉而大喜，无奈得于心而不能应之于笔，辄复闷闷。偶忆土室中用水之法，因以指蘸墨，仿其大略，尽得其神。信手拈来，皆成妙谛。从此，遂废笔而作指画，并镌一印章云："画从梦授，梦自心成"，这就是有名的"梦授指成"的故事。

精神病理机制不仅在艺术创作过程中扮演着重要角色，而且影响到艺术作品的内容与形式的构成风格和效果。隆布罗索曾说："艺术创造中出现非瞬间的间歇和意识经常的突然缺失，其特征就是癫痫。"荣格曾经写道："我可以根据我的经验使读者确信，在他人（指毕加索）的绘画中表现出来的心理学问题是和我在我的病人身上观察到的情况完全相似的。"因此，他把自己的患者分为两组：神经官能症患者和精神分裂症患者。根据艺术创作过程的特征和对世界的艺术观察的特征，荣格把艺术家也分成相应的两种倾向（神经官能症型和精神分裂症型），把艺术家这样划分的原则是基于情感成分进入艺术创作过程的程度。他认为，神经官能症型的艺术家所创作的是带有"被歪曲和划一了的情感动因"的综合性图画。如果这些图画是抽象的缺乏激情的情感性质，那么它们则具有某种对称性，或者转达了我们所准确无误地理解的内容。至于精神分裂症型的艺术家，荣格指

---

① ［美］鲁道夫·阿恩海姆著，滕守尧、朱疆源译：《艺术与视知觉》，北京：中国社会科学出版社1984 版，第636 页。

出："第二组（指精神分裂症型艺术家）……创作的绘画一下子就能暴露出他们对情感的疏远。起码，它们没有传达出和谐一致的情感，如果说它们也传达了什么的话，那么传达的是矛盾的情感，或者根本全无情感。"

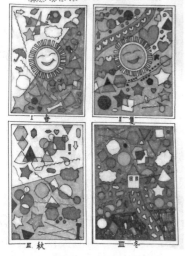

杨静波《春夏秋冬》

精神障碍患者自发地绘画的特点与其他人不同，也许，他们的绘画能立即引人注意的地方在于，画面凡是可利用的空间都被画得满满的，如精神障碍患者杨静波的作品《春夏秋冬》具有装饰意味，细节过于繁杂，包括文字、数字、乐谱，缺少整体的和谐，而这些细节很少服从于形式上的统一。这类患者似乎过于重视细部，以致忽视了画面的完整性。他们往往留在画纸上的是一组组画面，各自争相夺目，显得没有中心和重点。这种细节堆砌和缺乏整体感的画面也许与精神分裂症患者那种注意力分散的毛病有关。不过，就表面来看，细节的堆砌会使人联想到两种其他方式的画，由完全健康的人在打电话或做其他事情时所做的漫不经心的涂抹，或者画画的人在毒品（例如麦角酸二乙基酰胺或氨基丙苯）

影响下制作的画。这些画与精神障碍患者的画相似，大都是以装饰性的形式出现，而且线条显得十分凌乱，毫无章法。我曾见过一位医学院的研究生在打电话时信手涂抹的画，画面有两个相互对立的扇形图案，里面画有许多细节和凌乱的线条，乍一看好像是孔雀开屏或布满花纹的时髦裙子，但经过仔细分析，剔除那些烦琐的花纹和细节，从整体上或从图形的外部空间，发现了两个相反的图形，"泄露"了图形下面隐藏的对抗与矛盾因素，反映了画者内心的矛盾和冲突。于是，我对她说："可能你当时的心情很糟糕。"她告诉我，的确如此，当时她正为一件烦心的事苦恼不堪，在向一位知己电话倾诉时，随手拿起桌上的笔画了这张画。当然，我们必须清楚，精神障碍患者的作品是其强烈注意的结果，健康的人则仅仅是在心不在焉或服了麻醉药时才会画出此类图画。此外，精神障碍患者的一些作品不仅画满了同样注目的许多细节，而且一些特定的细节一次又一次地重复。由于这种重复性的特点，他们的这些作品看起来呆板、僵化。而强制性的、墨守成规的、重复性的行为也正是精神分裂症患者在其他方面的典型行为。

精神分裂症患者的作品特征看来是他们自己精神错乱所致，而非其他因素：例如病的本身、住院或缺少正规训练。精神错乱的人与精神分裂症患者创作的画是不同类型的，精神分裂症患者在画的内容和空间关系上奇特的变形在忧郁症患者、歇斯底里症患者和神经病患者的作品中是找不到的，如此的变形也为其他住院病人像酒精中毒者、结核病人和囚犯等画的画中所未有。此外，其他未经训练的成年人从事画画，他们作品中显露出来的简陋的画风也是精神分裂症患者画作中所未有的。①

所以，从某种意义上来说，精神障碍患者的非理性状态确实有利于释放潜意识，这对艺术创作肯定是十分有利的。

弗洛伊德认为艺术作品只是精神症的替代品，艺术家在逃避它的同时进行创作。也就是说，普通人在遇到这种精神上的冲突时会得精神症，而艺术家却用自己的才能将之化解。法国著名传记作家安德烈·莫洛亚如是说，精神症成就了艺术家，而艺术治愈了精神症。

作为一种艺术门类，精神障碍患者所创作的原生艺术具有较之其他艺术不同的特征，其最大特征之一就是对创作者本身的设定。这种设定不受任何年龄、性别、职业和文化的限制和影响，最关键的一点在于一个人的大脑的病变和精神障碍。可以说，精神病理机制为原生艺术的创作提供了最佳的契机和基本动力。

三、艺术与精神障碍患者

我们处于一个后现代社会，一个狂躁的年代，一切都在分化，一切都在瓦解，一切都在解构。现代文明的危机与冲突给人们带来了巨大的生存压力和难以消解的精神困境，造成了人性的异化和灵与肉的分离，同时也加剧了人们精神上的痛苦、困惑和内心的焦虑。于是，人们在精神崩溃的边缘不断地徘徊，一不小心便会陷入疯狂、黑暗而痛苦的深渊。正如尼采所说："生命是病了，它病于工艺及其机械主义之破坏人性。"因此，尼采告诉我们，要医治现代疾病，必须恢复人的生命本能。于是，我们将探究的目光投向精神病院以及精神障碍患者的身上，在那里，我们也许能够发现一个隐秘的、未知的精神世界，以解脱人类自身的精神困扰。

在福柯看来，"癫狂，在原始的情况下，是不会被发现的。癫狂，只有在某个社会中存在。就是说，如果没有怀有使癫狂（被认为是）孤立的情感、没有排除癫狂（被认为是）并要使之被擒的反感（厌恶），那么，癫狂就是不存在的。

---

① ［美］艾伦·温诺著，陶东风等译：《创造的世界——艺术心理学》，郑州：黄河文艺出版社1988年版，第383页。

于是，可以这样说，在中世纪，以及在文艺复兴时期，狂人是作为一种美学甚至是日常事实而显现于社会的视野之中的。而且，17世纪从那时起开始监禁癫狂便经历了沉默和排除的时代"。福柯认为，疯狂的产生，是因为人类抛弃了如动物般顺从自然的生活方式，并制造出违反自然秩序的社会环境——社会诸关系。与过去被视为对自然的警告、危险来临的身心反应不同的是，疯狂成为从一个出发点开始，渐渐地，随着困扰人类的社会诸关系——社会环境的复杂、暧昧程度的加深而加重的病状。所以福柯在《癫狂与文明》中说："现代精神病院是文明社会的重要权力机构。"

　　一般认为，疯狂意味着无秩序，意味着与理性的对抗。然而，疯狂和理性是被置于在某种情况下可以相互转换的关系之中的。法国宗教改革的领导者约翰·加尔文认为，与神的理性相比，疯狂是人类固有的尺度。人类的癫狂等，在神的至高无上的理性面前是微不足道的。而且，正如蒙田所言，疯狂是理性的一部分。也有人认为，不混杂癫狂的伟大精神是不存在的。疯狂是人的内在之物，现在亦非排除之对象。但是，法国哲学家勒内·笛卡尔却对此表达了不同的看法，他把疯狂视为使思考不能成立的条件。他认为，对事物进行思考、怀疑的人类主体是应该排除疯狂的。想象自己是狂人的人是愚蠢的，因为，疯狂作为人类的思考体验，是充满矛盾的，所以不能成为思考的对象。

　　人们对精神病的认识经历了一个十分漫长的过程。最初人们认为精神障碍患者是"邪灵附体"，或者直接把他们当成罪犯，并进行相应的处理，个别人被放到市集上示众。很显然，因为罪孽而被当成疯子与因为心理障碍而被当成疯子完全是两码事。在原始社会，人们采用环钻术来治疗产生幻觉的人，或者用于治疗极度悲哀或沮丧的人。当时的人认为，如果经过手术的人能活下来，邪魔就被驱逐了，其怪异行为也会消失。在古埃及和美索不达米亚的莎草纸卷轴中也有关于心理障碍的记载。古埃及人相信女人的子宫可以移动并在体内四处游动，从而干扰其他器官并导致某些生理症状。古希腊人将其定名为"癔症"（源于希腊词hysteria，意为子宫）。现在，该术语用于指代可能由于心理过程而造成的生理症状。在《旧约全书》中可以找到多处有关疯狂的记载。在公元前7世纪的《申命记》中，摩西警告其子民，如果他们"不服从上帝，你们的主，或者不仔细按照他的戒律和命令去做……上帝就会用疯狂、失眠或精神错乱惩罚你们……"因此希伯来人认为疯狂是上帝的惩罚，患疯狂症的人需要坦白自己的罪孽并忏悔才能得到解脱。而在古希腊和古罗马人看来，疯狂来自神的折磨，遭受折磨的人会去供奉埃斯科拉庇俄斯神的寺庙祈祷，牧师在那里举行治疗仪式。治疗一般都是采用一种人际间的热情支持、宽慰话、草药、祈祷等相结合的方式，有些则通过巫术来完成，像发出噪声、鞭打、忍受饥饿、火烧、灌酒、浇粪尿等方式，试图使患者的肉体变得肮脏和痛苦，好使善良的或凶恶的精灵逃脱。然而，柏拉图和苏格拉底认为某些形式的疯狂是神圣的，它们是伟大的文学和预言天赋的源泉。

在古希腊和古罗马文明的黄金时期，对精神障碍的个人给予了考虑，并发展了对这些人治疗的自然主义的医学研究。被称为"现代医学之父"的古希腊医学家希波克拉底同他的追随者发展了自然主义。他们相信，恶魔、精灵和神圣的肉体与精神疾病没有任何联系。精神疾病像其他疾病一样，是由自然原因引起的。希波克拉底首次提出病理学会医学的研究方法，以大脑的疾病来解释精神障碍，他也强调遗传素质、环境和情感的紧张，会损害其精神和肉体。他把所有的精神障碍划分为通用的三大类——躁狂症、忧郁症和谵妄症。在治疗方面，他提出做好记录、定时地临床观察的建议。在这些方面，希波克拉底以提出涉及病理学的人道主义的研究方式，开始了对精神障碍患者分析史上的一次革命。

在西欧中世纪，基督教的兴起并没有对精神病的治疗产生积极的影响。由罗马人建造的医院被毁坏了，人们倾向于从精神意义上而不是从此时此地人类的意义上来衡量进步，心理障碍者要么处于无目的的漫游状态，要么被指控为着了魔。教会把一些像抑郁症或忧郁症的心理障碍症状与懒惰或懒散的过错同等对待，遭受这些折磨的人有时被认为是着了魔。一些人被带到圣地，接受祈祷，浑身洒圣水，其他的人则受挨打、火烧、饥饿之苦，以折磨和驱逐其体内的魔鬼。此外，疯狂通常被理解为一种疾病，无论源于自然或超自然的力量。在中世纪教堂的玻璃窗上，发狂者和盲人、跛脚者一起接受圣人的治疗，许多发狂者和其他病人一样被送往医院。更为可怕的是，人们还将疯狂与巫术联系在一起，认为从事巫术活动的人肯定是精神障碍患者，因为被指控的巫师有时承认与魔鬼对话、骑在动物背上飞行以及从事其他怪异行为，这样的人或许体验了妄想或幻觉，这些都是心理障碍的症状。由于他们被认为会造成暴风雨、洪水，毁坏庄稼，伤害敌人，阳痿或者其他疾病及死亡，因而遭到十分残酷的迫害，精神障碍患者也因此不能摆脱难以想象的虐待，诸如割舌头、扭曲局部身体、火烧、砍头、勒死或断肢等。不过，大约在 12 世纪，很多欧洲城镇的地方政府已经开始承担一些被认为患有精神病的人的收治工作，而且一些普通医院也开始为心理障碍者提供特殊病房和设施。1326 年，埃尔宾市的乔治医院增修了精神病院。1375 年，汉堡地方志中有关于精神病病房的记载。1547 年，在英国国王亨利八世的鼓励下，历史上第一次将伦敦的圣玛丽伯利恒修道院改为精神病院。之后，在欧洲和美洲的其他地区也开始建立精神病院。但最初，医院就像监狱，在医院接受治疗的人与其说是病人，还不如说是被囚禁的野兽。他们被放在黑暗而肮脏的密室里，被绳索拴在墙上和床上，或被关在小笼子里，只能像动物一样吃东西。医生经常用严厉的手段，诸如饥饿、单独拘禁、冷水浴和其他虐待方法来控制患者，而且，患者被当成展览品公开展示而获取钱财，因此，医院就成了在非人的条件下那些不幸的人们生活和死去的场所。17世纪一位作家曾这样描述圣玛丽伯利恒医院：

> 任何人能在这里康复都是奇怪的。这里尖叫声、咆哮声、争吵声、撞击声、诅咒声、抱怨声、嘲笑声，响成一片，骇人听闻。这些不是帮助没有理智的人或失去理智的人康复，重新神志清醒。相反，这些足以让一个理智的人失去理智。

与此相类似，1784年在维也纳建立的疯人塔也是为了把患者限制在紧靠外边墙壁的地方而建造的，如此可以使当地老百姓观察得到。

欧洲文艺复兴运动虽然在科学和文化艺术方面取得了辉煌的成就，但对待精神障碍患者的态度和治疗方式并没有太大的改变。也正是在这个时期发生了欧洲最丑恶的事情：捕杀女巫。从15世纪中期到17世纪末，估计有100 000人被当成女巫处死。其中包括不少精神障碍患者。一些正义之士的书中记载了这些遭受厄运的精神障碍患者。例如，在1563年，德国医生、第一个对精神病加以研究的专家约翰·威尔发表了一篇论文，指出那些被当成女巫烧死的人是真正患有精神和肉体疾病的人，她们并不应该对自己的行为负责。一个叫斯各特的英国人很快响应威尔，他在1584年发表了《巫术的真相》（*Discovery of Witchcraft*），这本学术著作提供了那些被当成女巫处死的精神障碍患者的证据。书中写到，精神障碍同恶魔或精灵无关，所谓女巫只不过是患忧郁症疾病的不幸妇女而已。他的观点被英格兰国王詹姆斯一世所禁止，并下令烧毁他的书。另一个冒着生命危险抨击鬼神学的人是圣·威森泰利·保尔，他无畏地宣布，精神疾病同肉体疾病是没有什么不同的，提出对精神疾病做医学的和人道主义的治疗。这个时期，出现了一种引人注目的趋势，对精神疾病的研究涉及了大量的疯狂症，其中部分人是癔症。在意大利，有所谓的舞蹈性躁狂症，后来，这种病波及德国和欧洲其他国家，被称为圣·维它斯舞蹈。在欧洲其他地区，还出现过像狼一样的咬啮动作的躁狂症，科学家们对此现象进行了研究。瑞士化学家帕拉撒尔斯首先指出，舞蹈性躁狂症不是善或恶的精灵创造的，而是疾病的一种形式，并提出导致精神疾病的是精神因素。他倡导的"身体的磁力现象"，后来在治疗中发展成为催眠术。

有意地把精神病和恶魔联系起来，一直发展到18世纪末的世界各个文明阶段。然而在黑暗时期，阿拉伯人却对精神疾病进行了富有成效的研究，其治疗方法比欧洲和美洲更富于人道主义。著名的阿拉伯医学家阿维森纳被人称为"医学巨擘"。

直到18世纪末，才真正发现了"精神病"。1845年，维也纳的精神病医生弗希德斯勒本建议将精神疾患（Seelenkrankheiten，灵魂的疾病）统称为精神病，这一称呼沿用至今，而且它的病症分类也与19世纪时完全相同。到了19世纪，精神病学这个新学科繁荣发展。现代精神病学的创始人、德国精神病学家威廉·格力辛格认识到大脑是所有精神病症状的起因：精神疾病是大脑疾病。他系统地提出了器质性观点，并断定任何精神疾病都能在脑病理学基础上给以说明。在他的努力之下，康复和护理机构逐渐建立起来。随着科学研究的不断深入，精神病理学得到了突破性的进展。德国著名精神病学家埃米尔·克雷佩林是一位将生物起源论置于精神病理学最前沿的人，他在《精神病理学课本》中提到，大脑的病变是心理疾病的主要原因，并且根据生物论的观点来给精神病理学分类。他认为心理疾病像躯体疾病一样可以根据病变区的不同来分类，每一种精神疾病都有一个不同的器质性原因，并能通过一组明显的症状识别出来，被叫做综合征。一旦综合征表现出来，就能根据分类来诊断疾病类型。他将所谓的精神病分为两大类：可治愈的"躁狂—抑郁症"，只阶段性地出现；以及不能治愈的"早发性痴呆"，这是当时精神病学的术语，意指其起病于成年早期，造成患者的智能损害。后来被瑞士精神病学家布洛伊勒将其称为"精神分裂症"（schizophrenia），指出了患者各种精神活动功能不能协调、相互分离的特征。

另外一种观点涉及心理学和社会心理学，它是在器质性病因对许多病例不能给出满意说明的情形下产生的。这种新的解释认为，精神疾病的病因与其说是器质性的，不如说是心理学的。从历史上看，这一观点首先发端于奥地利医生梅森默尔，他采用催眠术治疗癔症。他的贡献在于引起了医生对催眠术的兴趣，法国医生利伯奥尔和心理治疗家伯恩海姆证实了催眠术的效用。在这一时期，另一个研究癔症的是法国精神病学家沙尔科，他增进了对心理因素在各种不同的精神障碍中的作用的了解。法国人皮尔·珍妮特在癔症的研究结果中，进一步发展了心理学观点，使之变得更为流行。

奥地利医生约瑟夫·布洛伊尔对心理学的解释提供了进一步的支持。他提出了治疗癔症的新方法，即疏泄疗法。用这种方法，患者把被压抑的精神创伤带来的情感紧张，自由地发泄出来。弗洛伊德对治疗精神障碍的催眠术和疏泄疗法产生了兴趣，他和布洛伊尔一起，用这种方法治疗癔症，并合作出版了《癔症的研究》一书，书中主张精神障碍的非器质性解释。弗洛伊德建立了以精神分析为中心的理论，用自由联想的新技术，取代了疏泄疗法。它包括：其一，鼓励患者无拘无束地说出自己所想的，而不考虑逻辑和礼仪；其二，分析和解释患者的言行；其三，帮助患者认识和达到更正确的调整。在这方面，弗洛伊德力图有效地倡导与精神病相关的心理学观点。

弗洛伊德的后继者阿德勒和荣格，发现精神分析理论存在着严重的问题而自创新说——"个人心理学"和"分析心理学"。他们结合弗洛伊德的特殊要求，从心理学和社会心理学病因观点出发，试图建立了解和医治精神病的牢固基础。

微精神分析学更新了弗洛伊德的领域，由西尔维奥·方迪于1953年创立的"长分析"技术，开辟了精神病学的新领域。它可以越过潜意识，到达能量的背景和建设性的虚空中去理解人。1973年"微精神分析"首次被介绍时，也是这样被定义的。同年，方迪的首批合作者们创立了国际微精神分析学会（SIM）。方迪认为，人都是由虚空——能量所构成的，能量是释放了的物质，物质是被闭锁的能量。因此，东方人、西方人的差距以及种种差别，其实都是虚妄的，只是能量不同而已。精神分析就是让被分析者返回本来状态，弗洛伊德使患者返回到个体潜意识；荣格使患者返回集体潜意识；而方迪则使患者返回到超越潜意识的虚空状态。微精神分析学将精神病定义如下：①对虚空的超敏感的、难以满足的心理亲和力：a. 使冲动系统几乎完全与心理运作的主要规律相脱节；b. 造成图像屏幕的极度僵化并使其变得异常脆弱。②对于几乎不断在社会方面遭到失败的心理尝试及其组合进行自恋式整合。③对上述诸点综合造成的心理状态只有短暂而混乱的意识。简而言之，天然受虚空吸引，却又竭力抵抗虚空，精神病是人与虚空之间形成的一种不完整共生关系的反应。微精神分析学明确提出主要精神综合征的临床的、心理动力的、生物化学的或遗传的爆发均为一定基本矛盾的副现象，证明精神病既可以潜伏下来，也可以突然爆发；既可以在某一时期内独立出现，也可以定期重复发作；既可以无声无息地发展，也可以表现为一般性的吵吵闹闹；其症状既可以很简单，也可以很复杂。此外，还明确了精神病与无所不在的虚空及主要原型之间的关系，提出疯狂是维持暂时精神平衡之必需，而且，精神障碍患者是未来世界里正常人的原型。因此，方迪认为，"从虚空—虚空中性动力—伊德和死亡—生命冲动的辩证关系出发，重新定义正常心理状态，完全可能最终发现正常心理状态与潜意识之间的对应关系……所谓正常心理状态，就是初级运作在心理层面极为简要的表现……是虚空能量组织的最低压保险……它特有的流动性决定它根本不可能稳定下来或结构化……这一动力特定决定正常心理状态不仅完全是虚设的，而且根本就是空想……我个人认为，严格地说，不存在正常心理状态的人。参考长分析提供的科学根据，甚至可以说，从某种潜在的、恒定的层次上讲，正常人是精神障碍患者"。因为无论是谁，他（她）都有听任自己的疯狂自由发泄的时候，都会在生活中或多或少地出现一些精神症的插曲。精神病学家罗森弗尔德指出，在每一个人身上都存在自我爆炸的成分，并可以在某些情况下活化。拉卡米埃也认为，所有人会不时处于"难以掩饰的精神症状态"中。方迪曾用"精神病医生"的口气说："我最喜欢的人就是精神障碍患者中最严重的人，……最严重的躁狂症患者……他们赤身裸体地被关在空空荡荡的屋子里……当医生或护士出现时，他们的反应像猛兽……我待在他们的屋子里，在他们的吐沫和排泄物中……分享他们的焦虑和冷笑……我的很多时间都花在这上面了……说真的，我从来就不认为疯子是疯子……凡是和疯子对视过……凡是和疯子情人般相处过的人都知道，精神病院里，尽是些对社会威胁最小的人……疯子摆脱了那些左右正常人，积蓄他们的过激活动的潜力的虚表的责任与义务……他们把家庭、宗教和政治都送到魔鬼那里去了……所以，疯子没有空谈理论的对手……既不直接也不间接参加全球大战的准备工作……从微精神分析学角度重新看反精神病学，我敢说，精神病是消除本我和集体无意识中强大的过激活动的潜力的一个和平的办法……精神障碍患者用他们自己一般来说无伤害性的疯狂代替了正常人的功能性虚伪和致命的社会幻觉……"[1]

事实上，许多精神障碍患者并没有觉得自己"不正常"，他们会随时提醒你谁是疯子，谁是"正常人"。记得有一次我在一家精神病医院进行绘画心理治疗，当绘画训练快结束的时候，患者们必须按病区的分类排队，在护理人员的组织安排和监督下进入住院病区，这时，门外一个打扫卫生的轻度精神障碍患者吆喝着："集合啦！集合啦！你们快走！快走！"患者蒋志明对我说："教授，你不要理他，他是傻子来的。"也许在精神障碍患者的眼里，他们自己很正常，并没有发疯，别人才是真正的疯子。

福柯说虚空充满疯狂，在方迪看来，"疯狂是虚空的圣殿"。方迪指出："疯子之所以疯，是因为他（她）从生命开始的那一刻起就与虚空处于一种难以实现的共生关系之中……因为他（她）的心理生物运程完全受这一不可能实现的共生关系在其实现过程中不断经历的各种失败的左右……疯子之所以疯，是因为虚空紧紧黏住了他（她）的灵魂……最后，灵魂破碎了，灵魂……四分五裂了……破碎灵魂又开始分裂肉体……肉体即使存在，也只不过是为了'呼吸虚空、虚无'，……所以精神障碍患者与虚空的关系永远处于吸引—排斥的矛盾状态之中……精神障碍患者像固执的西西弗一样，由于对虚空又爱又恨，把自己搞得筋疲力尽……他（她）反复思考，陷入说不清的矛盾之中，最后失去了睡眠，不得不粗暴地实现自己的梦……既不考虑所采取的方式属于初级运作还是二级运作，也不参照内外现实……其实，疯狂就是梦中欲望以幻觉的方式在虚空中的气化，在气化的同时摆脱虚空。"所以方迪认为，"虚空是病原的原发灶"。[2]

因空虚而疯狂，因疯狂而空虚。精神障碍患者生活在一种虚幻的内心世界之

①　［瑞士］方迪著，尚衡译：《微精神分析学》，北京：生活·读书·新知三联书店1993年版，第276、291页。

②　［瑞士］方迪著，尚衡译：《微精神分析学》，北京：生活·读书·新知三联书店1993年版，第299～306页。

中。医学研究表明，精神分裂症患者最显著的特征就是他们与现实世界失去联系，无法与人来往，并且流露出不适当的情感，也就是说，他们的情绪反应与场合不相适宜。他们的思维方式通常是古怪的、不合逻辑的和充满迷信的，在他们自我"孤独的"世界中充满着幻觉，例如相信自己被魔鬼所控制，或相信自己能洞察未来。他们也充满着视听幻觉，并将其视为现实。患者通常爱做明显是无意义的、呆板的、老一套的、重复的事，且语言能力也可能有所衰退，其注意力的机制据说也是混乱的，造成这种情形的原因很多，其中主要的是大脑的损害和病变。杰克逊说："在一切疯癫中，都有一定数量的高级大脑中枢被疾病损害，或者换种方式说也是一样的，都有大脑基础结构的最高层面被疾病损害；再或者，而且还是一样的，都有意识的物理基础的解剖底层被疾病损害……在一切疯癫中，一大部分高级大脑中枢的功能都被某种疾病过程暂时或长久地停止了。"另一方面，在精神病理学领域中，"疾病可能是人格的内在变质，是人格结构的内部破坏，是人格前途的逐渐偏移；疾病只有在一个有结构的人格中才可能有实在和含义"。福柯指出："一般来讲，人们把偏执狂和整个精神分裂类型，及其类偏执狂的、青春期精神分裂症的和紧张症的症候群看作是精神病；把精神衰弱症、癔症、强迫症、焦虑性神经症和恐惧性神经症看作是神经症。这样一来，人格这个要素便成了疾病发展的场所，也成了用于判断疾病的标准。"福柯认为，"精神病这种人格在总体上的紊乱包括：思想的混乱（躁狂症中流失、消逝、在声音或词语游戏的联想上游走的思想；精神分裂症中跳跃的思想，它跳过中间阶段，断断续续地或在反差中进行）；情感生活和情绪的总体变质（精神分裂症中情感联系的中断；躁狂症或抑郁症中大量的情绪着色）；意识控制混乱，批判能力对不同观点和变形的客观评判的紊乱（偏执狂中的妄想性信仰，在这种信仰中，解读系统预先给出其准确性的证据，并因此抵制一切讨论；类偏执狂患者对其幻觉经历的独特性漠不关心，他以为这种幻觉经历对他来说是显然的）"。①

　　然而，精神障碍患者这种大脑和人格的病变并不意味着他们内在的欲望的消失，甚至在某些方面表现得更为强烈。而这些被压抑的欲望必须寻找发泄的渠道，艺术创作即是最佳的选择之一。德国诺贝尔文学奖获得者托马斯·曼曾经说过："没有疾病、疯狂和精神犯罪，就不能取得精神上和认识上的某种成就；伟大的病夫是为了人类和人类的进步。"因此，作为人类心理的投射和精神的印记的艺术，为我们打开了一扇通往探究生命本能及精神世界的窗口。

　　那么，艺术家为何能创造出伟大的作品？他们的天才的创造力从何而来？"弗洛伊德认为，他已经在艺术家的个人经验及艺术作品的产生过程中找到了答

---

　　① ［法］米歇尔·福柯著，王杨译：《精神疾病与心理学》，上海：上海译文出版社2014年版，第6～7页。

案。的确在这方面存在着某种可能性，因为艺术作品和神经机能病一样，可以追溯到精神生活中我们称之为'情绪'的那些东西。这是弗洛伊德的巨大发现：精神病可以从心理范围内找到原因——即将原因归之于真实的或想象性的孩童时代之经验的情绪状况。"① 也就是说，艺术创作与精神障碍患者的心理结构有着密切的关系。

　　我们说，诗人、艺术家可能走向疯狂，成为精神障碍患者，那么，疯子、精神障碍患者是诗人、艺术家吗？显然不是，无论从何种意义上来说都不是。疯子、精神障碍患者根本不可能成为诗人、艺术家之中的一员。精神障碍患者中也有喜欢写诗和画画的，据一项抽样调查，在被调查的精神障碍患者中，喜欢画画的人占他们总数的 2%，但他们写诗和画画只是为了治疗，只是为了宣泄内心的积郁，清除情绪上的郁结和精神上的障碍。弗洛伊德曾在精神障碍患者和艺术家之间进行区分，认为前者用死板的方法压抑了本能能量，而后者却将这同一能量升华到令人满意的、富有创造性的作品中。

　　奥地利女王玛丽亚·特蕾西亚的御医、兼任维也纳大学医学院院长的医学权威格哈德·范·斯维滕曾表示，他亲眼见过一个女人，她在疯癫发作的时候，所说的话全是极其熟练又极为卓越的诗句，虽然健康的时候她未曾表现出一丝一毫的诗才。1839 年巴黎出版的一部专著《疯癫史研究》（*Trélat：Recherches historiques sur la folie*）对这种疯癫的天才描述得更为奇异，竟说在疯狂或精神错乱中，"一个无知识的农夫会写出拉丁文的诗篇；另一个突然会说出一段成语典故，这成语他以前从来没有学过，其中的字，他在病体恢复之后一个也不认识。（在疯狂或精神错乱中）一个妇女会一首一首地唱她全然不知的拉丁文赞美诗和诗篇；一个头部受伤的儿童会用德文演绎三段论法，而他病好时，这种语言就一句都不会说了"。

　　心理学中有所谓的"类型学"研究。俄国心理学家伊凡·巴甫洛夫的类型学研究提出"思考型"和"艺术型"两类，认为思考型的人深思、冷静，对抽象的观念比对感官刺激较有反应性，而艺术型的人则对外在的刺激具有高度强烈生动的反应性，而且艺术型的人还比较容易得歇斯底里症或躁狂抑郁症等。这就表明，有些艺术型人格的人，容易引发精神病；或者说，有些精神障碍患者具有一定的艺术才华。事实上，我们可以从一些艺术家身上发现某些不那么明显的精神分裂症的行为征兆，这很自然地让人联想到艺术和精神分裂症之间的联系。例如，"正像精神分裂症患者脱离现实那样，艺术家往往是举止异常的、孤独的社会成员。精神分裂症患者几乎总是生活在自己的内心世界里，艺术家据说也是生

① ［瑞士］C.G. 荣格著，卢晓晨译：《人、艺术和文学中的精神》，北京：工人出版社1988 年版，第108 页。

活在自己的'梦幻世界'中；精神分裂症患者有幻觉，艺术家则有不寻常的洞察力或者是以新的方式来看待事物，精神分裂症患者不能从他们的感知领域中剔除不相干的细节，这正如艺术家把普通人眼中所忽视的区区小事视为重要的细节"。但是，他们身上所表现出来的这种惊人的相似，并不能证明艺术与疯狂是一对孪生兄弟。"诚然，我们常能从幻觉型艺术创作者的素材中发现某些与疯人之妄想相似之特色。反过来也一样，我们常常从许多有精神病的人的作品中发现，我们非常希望在天才艺术家的作品中找到的大量含义。"①

毫无疑问，"艺术与精神分裂症之间以许多方式相连，一种假说是艺术家也许比普通人更易精神错乱，例如精神分裂症。或许是艺术家以新的、奇特的方式来看待事物，这就使他们与其他人相隔绝，导致他们更容易患精神病"。艾伦·温诺指出："就普通人而言，在得了精神病之后，艺术活动和精神分裂症之间的联系是显而易见的。精神分裂症患者在精神病院通常表现出一些不正常的行为，初到精神病院时是神思恍惚、无精打采、行为被动的人，他们有时也心血来潮，对视觉艺术和文学艺术方面表现出强烈的积极性，那些以前从未画过或写过什么东西的人忽然表现出强烈的创作欲望，任何可以利用的纸片都被用来绘画或写文章，当没有纸时，墙壁被当作画布。病人用各种各样的材料制作雕塑品，在没有木头可供雕刻时会将面包捏成雕塑形状。这些病人虽未经受过艺术疗法，但几乎都耽溺于这种或那种形式的艺术活动中。"因此，"与其说艺术导致精神分裂，不如说精神分裂有可能会增加或者释放出艺术能力。精神病会递增艺术能力的说法可以通过研究艺术家在精神分裂前和其得病后创作的作品来检验，也可以通过研究原先不是艺术家的精神分裂症患者在艺术活动中的一些迹象来检验"。②

对于艺术与精神障碍患者的关系的关注和研究起步比较晚。20世纪初很少有精神科的医生对他们患者的艺术感兴趣。最早研究艺术与癫狂之间的联系的是19世纪著名的意大利精神病学家和犯罪学家切萨雷·隆布罗索。1864年，隆布罗索出版了《天才和疯子》（*Genio e follia*）并进行了关于天才与心理不正常之间的联系的研究。他异乎寻常的看法或者是异乎寻常的创造力旨在阐述它就外部影响（疾病的遗传和原发性、地域性甚至气候性）而言的独特性。天赋和精神病理学被假定有其必然联系，即使在一定程度上不受彼此的干扰，这必是因为它们的联系是被隐藏的。此外，他并不把自己的研究仅仅限于艺术天才，而是对各种领域内的天才进行调查，他的研究基于这样的信念：精神错乱是脑功能退化。隆布罗

---

① ［瑞士］C. G. 荣格著，卢晓晨译：《人、艺术和文学中的精神》，北京：工人出版社1988年版，第101页。

② ［美］艾伦·温诺著，陶东风等译：《创造的世界——艺术心理学》，郑州：黄河文艺出版社1988年版，第372～379页。

索研究历史上留下足迹的杰出人物在心理和生理衰退时表现出来的迹象，体力的衰退被当作是心理衰退的直接反映，因此它也同样是精神病趋向的一种预示。

当然，当时也有极个别的医生、诗人和作家对艺术与精神障碍患者的联系表现出一定的关注，并进行了一些研究和艺术实验。1812 年，美国宾夕法尼亚的精神科医生本杰明·拉什在他的教科书《对精神疾病的医学研究和观察》中讨论了精神障碍患者的艺术创作问题。1838 年，苏格兰邓弗里斯的克莱顿皇家医院院长威廉·布朗医生开始收集精神障碍患者的艺术作品。1841 年，法国浪漫主义诗人热拉尔·德·奈瓦尔在巴黎蒙马特的精神病诊所里进行幻觉绘画的创作。1853 年，法国浪漫主义作家维克多·雨果被放逐到海峡群岛后，在那里进行桌灵转和自动绘图的实验。1874 年，凯瑟琳贝里在英国布赖顿展出了大约 500 幅精神障碍患者的作品。马克斯·西蒙于 1876 年写出《疯狂中的想像力》（*L' imagination dans la folie*），于 1888 年发表了《精神病人的文字与图画》（*Les ecrits et les dessins des alienes*）。1880 年，隆布罗索发表《关于疯子的艺术》（*Sull' arte nei pazzi*）。1882 年，精神障碍患者安德鲁·肯尼迪在苏格兰邓弗里斯的克莱顿皇家医院开始大量的图片创作与写作。法国人让·马丁·沙尔科于 1887 年出版了作品《艺术中被魔鬼附身者》（*Les Demoniaques dans I' art*），1889 年又出版了作品《艺术中的异常者与病态者》（*Les Difformes et les Malades dans l' art*）。这些不同的理论探索和绘画实践为我们了解和研究艺术与精神障碍患者的关系问题提供了十分宝贵的资料和参照。

19 世纪末，人们才对精神障碍患者自发地进行艺术创作这一行为开始有了适当的注意。1876 年，精神科医生保罗·马克思西蒙在法国发表了第一篇关于精神障碍患者的艺术的文章。1888 年，纽约布卢明代尔精神病院的威廉·诺耶斯医生的两个专家研究中的首个的发表，此研究是关于一名被给予匿名身份"G"的男性患者的艺术创作。1889 年，精神障碍患者卡尔·容克在德国莱姆葛精神病院一个有艺术感的环境里开始创作，引起了人们的关注。这个时期，由于精神病院的建立以及对精神治疗的关注，以前被人们认为没什么趣味的涂鸦和没有意义的文字——这些精神障碍患者的作品都因为其能够揭示心理活动的奥秘而获得了重视。

到了 20 世纪，人们对精神障碍患者及其艺术创作的认识和态度开始发生了一定的转变。1900 年，第一个精神障碍患者艺术作品展览在伦敦贝特伦皇家医院开放，引起了社会的广泛关注。1905 年后，德国一些评论家开始撰文支持精神障碍患者的艺术作品，尤其是在第一次世界大战的前夕，各式各样的有关精神障碍患者作品的讨论便逐渐地多了起来。人们将精神障碍患者的作品与原始艺术、儿童艺术，甚至是与当代的前卫艺术相提并论，各抒己见。譬如贝拉斯医师于 1908 年发表的《精神病人的原始艺术》（*L'art primitif chez l'aliéné*）一文中讨论到两者的共同点；亨利·马歇尔·法伊于1912年发表了《关于艺术与精神病人的思考》（*Reflexions Sur l'art et les aliénés*），他在该文中将精神分裂症与某些艺术家如凡·高、凡·东根、詹姆斯·恩索尔与亨利·鲁索等人进行了比较。1905年，让尤约瑟夫·罗格·德·菲尔赛发表了《精神病与神经疾病中的文字与图画》。精神病医师保罗·加斯顿·默尼耶于1906年化名为马塞尔·雷亚出版了《疯子的艺术》（*L'art chez les fous*）。在这本书里，作者没有将重点摆在探讨作品与病症诊断的关联上，而主要谈精神障碍患者的创作物给人的感动，以及美学质地上的创造性，可以说是第一个严肃地将精神障碍患者的作品与病症断裂开来讨论的书。从1906年开始，施伦克·诺青、弗里茨·莫尔与赫尔曼·瑞尔萨也都相继出版专著。1907年，马瑟尔·瑞加（保罗·梅尼尔医生的假名）发表了一篇关于精神障碍患者艺术的文章。在诸多论述中，真正对精神障碍患者艺术作品的美学价值有划时代贡献的两位精神病医师分别是瑞士的瓦尔特·莫根塔勒与德国的汉斯·普林茨霍恩。瓦尔特·莫根塔勒于20世纪初在瑞士伯恩附近的瓦乐道精神病医院工作，因为工作的关系，他于1908年开始对医院患者的创作进行研究，在患者的作品中，莫根塔勒特别对阿道夫·韦尔夫利的绘画、手稿与编曲十分着迷，这些绘画作品既重视空间结构又富于音乐节奏，于是，他以韦尔夫利的作品作为研究基础，于1921年出版了《一个精神病艺术家作品选》（*Ein GeisteSkranker als Künstler*），这是第一部关于已知姓名的精神病艺术家阿道夫·韦尔夫利的专著。莫根塔勒试图通过此书向大众证明：虽然韦尔夫利是个精神障碍患者，但无损于他成为一个优异的艺术家。书中提出的革命性观点，不仅挑衅了当时保守的精神医学界对待精神障碍患者作品的态度，更进一步欲将疯子直接捧上艺术家的宝座。虽然书中仍旧声称韦尔夫利的艺术是盲目地依靠本能进行创作，但这是最先将精神病患艺术家作为独立的个体来呈现的书之一。莫根塔勒承认韦尔夫利作品的艺术价值，这使得韦尔夫利在他的有生之年成为了一个著名的"精神病艺术家"。埃尔卡·旋柏里的《阿道夫·韦尔夫利》（*Adolf Wölfli*）提供了对韦尔夫利庞大的图画和文字资料更为详细的分析。

　　瑞士画家阿道夫·韦尔夫利可谓"原生艺术"的代表。他生于1864年，年轻时压根和艺术不沾边，少年时期的悲惨遭遇令其性格抑郁暴躁，常年不务正业，几番入狱，在31岁那年被送入精神病院，并在瓦乐道精神病院度完了人生中的最后35年。刚到精神病院时，韦尔夫利的情绪极不稳定，但随着时间的推移，他开始慢慢习惯这样的环境，他因偷窃医院纸张进行绘画的行为，受到医生的关注，由此他的绘画天赋被发现了。于是，他将其所有的精力都运用到绘画中。他的作品鲜明而质朴，素材简单，技艺高超，展现出其余生令人折服的绘画、文

学、音乐才能。他留下 25 000 页的手稿，超过 1 600
张图画和 1 500 张拼贴。手稿的文字生涩，却是一
部超越那个时代的文学作品。然而这些著作并不是
由连贯的故事情节所构成的，取而代之的是以散文
形式出现的音乐片段和诗词。韦尔夫利的后期绘画
也向人们展示了神话中的英雄"圣·阿道夫"的奇
幻之旅。他的作品不是自然主义的体现，而是充斥
着奇特的几何图案，天真的面孔和动物与抽象的图
案、诗词、音乐符号形成对比，具有丰富的想象力，
并受到超现实主义艺术家的追捧，成为风靡整个 20
世纪的艺术。韦尔夫利的绘画在欧洲和美国的巡回
展览受到了热烈的欢迎，这位疯狂的艺术家的作品
被永久珍藏在他的祖国瑞士。

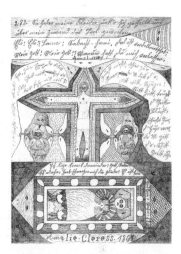

精神病艺术家韦尔夫利的作品

此外，我们还必须注意到，普劳克尔的《精神病患艺术的自我表现》对精神
障碍患者艺术的一些特有的特征提供了广泛而正式的分析并配以与众不同的插
图。在一个较小规模里，纳夫拉稀尔在他的作品《精神分裂的艺术》
（*Schizophrenie und Kunst*）中，提出三点涵盖在"精神分裂症病人艺术"中的"基
本的创作职责功能"的基本模式。他以大量的插图研究奥斯瓦·德迪休特的钢笔
素描，组成了他的书的后半部分，提出了各种有关于诊断视角的问题，在此视角
中构筑了框架。麦格雷戈的《精神失常者的艺术探索》无疑是最佳的关于精神病
的艺术和更广泛的艺术世界之间不稳定关系的研究和图解调查展示。他再现了许
多很难找到的早期的视觉资料，为人们带来一个严谨的学术视角。他在书中讨论
了患者艺术与精神病学和艺术世界的关系的不断变化的命运。

美国文学评论家莱昂纳尔·特里林在
《艺术与精神分裂症患者》一文中明确指
出，如果一个人坚持诗人精神失常的观
点，那么人们同样有理由认为杰出的科学
家也是精神障碍患者，只是他们不像艺术
家那么关心个性问题或细节。基本问题在
于："假如作家是个精神障碍患者，那么
他的精神病是提供了他的作品的题材，还
是仅仅提供了他写作的动机？倘若是后
者，那么作家便与别的沉思者没有区别。"

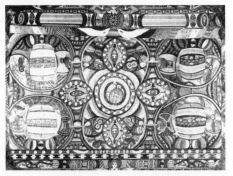

精神病艺术家韦尔夫利的作品

个性与职业的关系并不局限于艺术家，倘若认为精神病把艺术家同科学家和其他

"沉思者"分开来，他们之间的明显差别就是以展示无意识为己任的艺术家出于一种职业的敏感，常常记录自己的病情，把疾病变成写作的素材。他们只是比大多数人更清楚自己身上发生的事情，并更强烈地感受到一种表达与呈现的迫切需要而已。艺术家的精神病症状或许比其他人有趣些，也更能引起人们的注意与重视，但这些特征并不足以构成艺术家的特点，甚至也不在个性或病症方面，而是体现在这种病症或与之获得距离的方面。另外，假如作家在表现自己的主题时是精神障碍患者，那么他的作品又如何为读者所理解呢？显然，不论艺术家有什么疾病，他身上总有一个部分无疑是健康的，那便是使他得以构想、计划并成功出产的那个部分。诚如普劳克尔在其所著的《精神困难者的艺术》一书中所言："虽然凡·高是个精神分裂症患者，弗拉尼是个酒鬼，王尔德是同性恋者，陀思妥耶夫斯基也许是个癫痫病患者，但在我们接触其作品时，接触其为表达他们所欲表达的东西而成功赋予的形式时，即使其内容常常是病态的，其病态的结构也并不会使我们不快。"因此，我们毕竟不能将艺术家等同于真正的精神障碍患者，而艺术家的艺术与精神障碍患者的作品也是不能混为一谈的。普劳克尔在研究了好几百种例子后证实，如果患病前没有艺术技能，那么就算得病后，也不可能创作出真正有质量的作品来。然而也确实有5%的患者是在得病之后开始自发绘画的。

　　1921年，一个十分独特的展览先是在德国法兰克福展览馆的齐格勒小陈列室（Zinglers Kabinett）展出，随后又转展至汉诺威的一家画廊，内容为汉斯·普林茨霍恩多年来精心搜集的精神障碍患者的艺术作品。汉斯·普林茨霍恩最初在维也纳学习艺术史，并于1908年获得博士学位，随后去英国学习声乐，希望成为一名歌唱家。20世纪20年代后期，他研究医学和精神病学，并在第一次世界大战期间担任军医。1919年，他进入海德堡精神病医院，于是他开始在德国和瑞士机构征求捐赠精神障碍患者作品，收集到大量精神障碍患者的油画、水彩画和雕刻作品，在两年之内将原有的小型收藏扩充到约5 000件藏品。1922年，汉斯·普林茨霍恩出版了《精神病人的艺术表现》（*Bildnerei der Geisteskranken*）一书，对精神障碍患者的艺术做了初步的陈述和分析。他在书中排除了这些作品关于精神医疗诊断的功能，因为他发现，作品与作者病症的关联性其实甚微，所以他推翻了前人讨论此类作品的习惯，认为不应该用几个简略的精神病症来对这些作品草率地加以分类，而应该去探究每个患者的个性与过去的经历，从他们的作品表现去寻找作者创作灵感的来源，以及他所要表达的情感世界。汉斯·普林茨霍恩探讨了艺术创作的心理决定性因素，并将创作的需要分为六种：表达的需要、游戏的冲动、装饰的冲动、顺序的倾向、再现的倾向、象征的需要。此外，他通过对10个精神病艺术家的个案分析，进而将精神障碍患者的作品与儿童作品、原始艺术、没有绘画经验的成人作品进行比较，他发现实在很难在"艺术"与"非艺术"，或是在"正常"与"异常"中间画出一条清楚的界线。虽然他对 10 个精神病艺术家的详细的案例研究略带诊断式的意味，但在书的最后一章，汉斯·普林

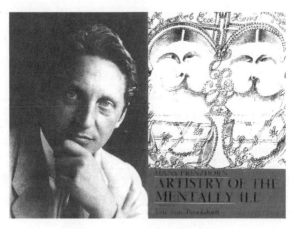

茨霍恩指出精神分裂症患者的艺术和现代艺术之间存在着奇异的相似之处，他们都试图在所有已确立了的传统图画缺席的状态下表达纯粹的内心体验。不过，他把"精神障碍患者的艺术"放置在一个更宽泛的艺术语境里，详述了一个"图像创作的驱策力"的完整的理论，从无目的地乱涂乱画开始，到具有一定的表现形式，装饰与象征，即使今天仔细地观察还是有其稚拙性。此

汉斯·普林茨霍恩和他的著作

书对超现实主义艺术家的艺术创作产生了一定的影响。1926 年，他又出版了《精神病人作品选——监狱里的作品》（*Bildnerei der Gefangennen*），这是一本研究监狱艺术的书籍。

　　与此同时，各种有关精神障碍患者的艺术作品展览及活动应运而生。1913年，在伦敦贝特伦皇家医院的国际医学大会期间，举办了精神障碍患者艺术展览。1920 年，汉斯·施特克医生加入了洛桑附近的萨瑞诊所，发现了患者阿卢瓦斯·克若巴斯的神秘艺术作品。1925 年，日内瓦的贝尔艾尔医院院长查尔斯·拉达姆医生建立了一个精神障碍患者艺术博物馆。1927 年，精神障碍患者奥古斯汀·莱塞奇在位于巴黎的超心理学研究所展示了自动绘画。1929 年，大型的精神障碍患者艺术展览（"生病的艺术家展览"）在巴黎马克斯藤画廊展出。1933 年，安德烈·布雷顿在超现实主义杂志《米诺托尔》（*Minotaure*）上发表了文章《无意识的启示》，这是一篇关于绘画自动症的里程碑式的文章。同年，巴西医生塞萨尔·奥索里奥在圣保罗组织了一次儿童艺术和精神障碍患者艺术展览。1946年，匿名患者的精神病艺术品展览在巴黎圣安娜医院举行。1950 年，精神病艺术国际展在巴黎圣安娜医院举行的首届国际精神病大会期间举办，展出了约 1 500件作品，包括艺术家恩斯特·约瑟夫森和卡尔·弗雷德里克·希尔的作品。2003年，由阿瑟·比斯波·罗萨里奥创作的 79 件作品和来自圣安娜医院的 117 件精神障碍患者艺术品在巴黎网球美术馆展出，引起了社会广泛的关注。

　　以上关于艺术与精神障碍患者及其作品的理论探索和原生艺术作品的展示活

动，以及对原生艺术的种种实验和实践，横跨整整两个世纪，使人们逐渐改变了对精神障碍患者的认识，引起了人们对精神障碍患者所创作的原生艺术的兴趣、关注和热情，并对西方现代主义艺术的演变和发展予以极大的影响。

我们已经明显地看到，精神障碍患者的艺术为我们展示了一个奇妙的视觉世界，一个神秘而混乱、分裂而充满梦幻的未知空间。也许，在这个世界上，疯狂和高度的创造性之间本来并没有相似的轨迹，但有许多事实又证明了这两者之间存在着一些相似性，比如有高度创作才能的天才及其家庭成员中精神病发病的概率会比普通人群高，精神病个体与高度创造力人士之间有相似的认知模式，以及患者妄想里的内容与艺术作品之间的相似性。虽然精神病无可避免地有遗传基因的存在，而且遗传基因在这种病症中所扮演的角色不可以抹去，但是，这并不意味着社会环境因素是不重要的。值得注意的是，尽管精神病可以激发无穷的创造力，但事实上，"大多数精神病患者一生中并没有什么成就。他们老是反复赘述自己的幻觉，并乐在其中；他们的行为古怪甚至有害，根本谈不上创造性，更别说有任何的价值"①。

在考察以艺术气质和躁狂抑郁症为例的相互关系时，我们找到了一张杰出画家及作家的名单，他们都有神经衰弱，深受有自杀倾向的抑郁症或双相心理障碍之苦。回顾一下历史就会在这个名单上看到著名的诗人（威廉·布莱克、罗伯特·彭斯、塞缪尔·泰勒·柯尔律治、哈特·克莱恩、埃米莉·狄更生、艾略特、约翰·济慈、沃尔特·惠特曼、迪伦·托马斯、安妮·赛克斯顿），作家（维克多·雨果、埃德加·艾伦·坡、欧内斯特·海明威、埃兹拉·庞德、查尔斯·狄更斯、马克·吐温、弗吉尼娅·伍尔芙、威廉·福克纳、菲茨杰拉德、亨利·詹姆斯、列夫·托尔斯泰、田纳西·威廉斯、威廉·斯蒂伦、亨特·汤普森），作曲家（柴可夫斯基、舒曼、拉克曼尼诺夫、马勒），音乐家（查利·帕克、查尔斯·明格斯、欧文·伯林），画家（米开朗琪罗、凡·高、高更、高尔基、罗思科、波洛克、蒙克、奥克菲），演员（玛丽莲·梦露、朱迪·嘉兰、罗德·斯泰格尔、帕蒂·杜克）和歌手（迈克尔·杰克逊、布赖恩·威尔逊、库尔特·科班）。他们都曾经遭受或仍在遭受各种形式的情绪失调，并且其艺术气质和精神病症之间的联系极为明显。把整份名单看完就会有一个印象：精神障碍患者与艺术紧密相连，也许，精神疾病是艺术创作成功的必备条件。

当代美国心理学家艾伦·温诺指出："艺术创造被看作是艺术家对付无意识的俄狄浦斯欲望的手段，这些欲望不可能得到满足，甚至不能有意识地加以正视。像创造一样，精神病也是在对异常强烈的本能压抑与文明规范两者之间冲突

---

① ［英］丹尼尔·列托著，朱子文、冯正直译：《崩溃边缘——发疯、创造力和人类的天性》，重庆：重庆出版社2010年版，第225页。

做出的反应中产生的，文明抑制了这些本能的满足。精神病和创造活动两者都试图解决这种冲突。精神病患者对这种冲突的反应，是通过产生一种防御机制，去压抑和扭曲自己的欲望，这样常常就发展成一种相对古板的人格。有创造力的人则不去压抑他们那些为社会所不容的本能欲望，而是使其升华。通过升华，力比多能量不是被压抑，而是被转移，作用于社会可接受的目标。"① 所以说，精神障碍患者所创作的原生艺术作品是一种被压抑的本能欲望的宣泄，是一种纯粹自我和精神实在的表达。

四、疯狂的艺术

在现实生活中，不仅存在作为"艺术家"的精神障碍患者，也有不少非精神障碍患者的艺术家表现出一种疯狂的状态和情感倾向，这种疯狂的激情自然而然地在他们的艺术创作中以独特的或令人费解的形式表现出来。

有了疯狂的艺术家和艺术家的疯狂，自然就有了疯狂的艺术。我们可以从两个方面来理解，一是指有关表现疯狂和精神障碍患者的主题、题材、情节和内容的艺术作品；二是指艺术家采用疯狂的艺术形式或疯狂的创作行为来进行艺术创作，主要表现为一些现代艺术家超乎传统和常态的创作手段和方法以及反传统、反美学、非理性的表达形式。

纵观西方美术史，以表现疯狂为主题或描绘疯子的绘画作品是极为罕见的，至于最早描绘精神障碍患者的艺术作品还有待于发现和考证。有研究者指出，"人类最早用线条表现精神病患者形象的作品应该是原始人的壁画。考古学家曾不止一次在各处古老的岩洞里，发现原始人留下的壁画，不但再现了他们为生存而与野兽困搏的场景，还描绘了他们认为被鬼怪勾去灵魂的精神病患者，以及如何请巫师来驱除进入患者体内的妖魔"② 。这种毫无科学根据和客观考证的主观臆断实在是过于荒谬，对此只能置之一笑。不过，我们还是可以发现一些著名的画家描绘过此类作品。

15 世纪尼德兰的人文主义学者们，已经拿起笔揭露教会的腐败，曾创作有《愚人船》和《愚蠢的颂赞》等讽刺性文学作品，对教士的贪婪淫荡、神学家的虚妄无知、封建统治者的不劳而获和愚蠢顽固进行尖锐的讽刺、揭露和抨击。德国人道主义者、诗人塞巴斯蒂安·布兰特于 1496 年写出了《愚人船》（ *Das Narrenschiff*），描写一艘载满疯人的船，由一名疯子驾驶，开往一个叫"纳拉戈尼亚"

---

① ［美］艾伦·温诺著，陶东风等译：《创造的世界——艺术心理学》，郑州：黄河文艺出版社 1988 年版，第 20 页。

② 余凤高：《智慧的痛苦：精神病文化史》，长沙：湖南文艺出版社 2006 年版，第 156 页。

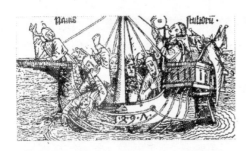

塞巴斯蒂安·布兰特《愚人船》中的插图

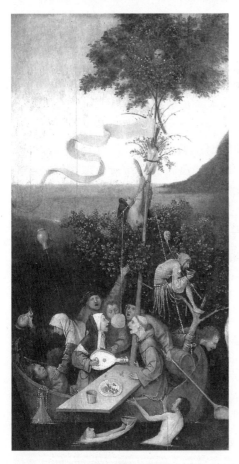

博斯《愚人船》

（Narrangonia）的地方，也就是"愚人岛"。诗中有 116 段是描述愚人船上的乘客的，其中有守财奴、诽谤者、酒鬼、罪犯、妖娆的女子、纵欲的修士、受贿的法官、行为不端的教士，还有放荡不羁者、曲解圣经者、通奸者。其最后一部分是根据一种冗长的疯人舞的模式构思而成的，在这种舞蹈中，各种职业和各种等级的人依次列队进行，组成了疯癫的圆舞。此书出版后立即获得很大的成功，从 1497 年到 1548 年的这半个世纪里，被翻译成各种语言，成为出版史上的第一部世界性的畅销书，引起了所谓的"疯人文学"的产生。而诗中所描述的"愚人船"，罗德里克·E·麦克劳在他主编的《医学史百科全书》（*Eneyelopedia of Medieal History*）的"精神病"词条中说："也已成为文学艺术中的一种持续的意象，人性中的愚性和永不停息的象征。"在这里，所谓"愚性和永不停息的象征"是指精神障碍患者与酒鬼、罪犯等人一起被赶上类似"愚人船"这样的船只，"永不停息"地在无尽的时空里漂泊和流浪。

希罗尼穆斯·博斯是一位中世纪晚期的尼德兰画家，由于其作品晦涩难懂，艺术史学者研究争论很多。博斯被塑造成一个不受欢迎的异端、地方人文主义者、博学的智者和虔诚的基督徒。学者们给他的标签是一个精神失常者、宗教狂热者，一个沉浸于自我幻想中的上瘾者，同时也是一个有文化的知识分子。他用独特的绘画语言对疯狂和精神障碍患者进行了描绘，《愚人船》便是其代表作之一。此画似乎完全是对布兰特的长诗第二十七章的图解，也是讽刺"酒鬼和饕餮之徒"的。画中的"愚者"象征社会上各种罪恶行径，他们同乘一条船，由一个傻子驾驶着开往所谓的"愚人的天堂"。船上一群荒淫无道者只顾吃喝弹唱，却不知傻子驾驶的船行将覆灭。这是对社会发出的警告。博斯的画风奇诡，注重写实，带有明显的象征性、暗喻性。博斯还创作了描绘疯癫的作品《治疗疯癫》，极具讽刺意味，人们认为疯癫产生的原因是脑袋里进入了"石头"，将那石头从人脑中取出来，疯癫就会痊愈。而画中的"医生"带着漏斗形的帽子，在当时这是江湖骗子的象征，而一旁的女人头顶着书，也是暗指她的愚蠢。

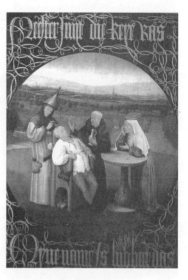

博斯《治疗疯癫》

精神障碍患者的题材也吸引了中世纪的另一位艺术大师，著名的德国画家小霍尔拜因的注意。小霍尔拜因是肖像画家小霍尔拜因的儿子。他多才多艺，创作丰富，有宗教画、肖像画、细密画、书籍装帧木刻，还设计珠宝、家具，创作室内外的大型壁画。小霍尔拜因的一个重要作品是在 20 世纪 30 年代为《旧约·圣经》创作插图。他设计了 94 幅图像，由技巧良好的刻工汉斯·吕措比格尔（Hans Luetzelhurger）刻成，成书后，由梅尔基奥尔和加斯帕·特雷克塞兄弟（Brothers Melchior and Caspard Trechsel）在里昂出版，取名《旧约场景》（*Icones Historiarum Veteris Testamenti*）。书的装帧相当精致，每幅插图都单独占了一页，上端为《旧约》的原文，下端则是四行法文。在《旧约场景》中，有一幅精神障碍患者的插图——该患者头戴草帽、身穿兽皮、半身裸露；左手握一根长杆，右手挟一支风车，引得孩子在周围笑闹。1998 年再版的《剑桥插图医学史》（*The Cambridge Illustrated History of medicine*）在有关精神病的一章里选用了这幅木刻，指出画家这样强调精神障碍患者的低级状态是因为"人们通常都相信疯癫并不是一种隐蔽的，而是对所有的人来说都是显而易见的状况"。

16 世纪尼德兰画家彼得·勃鲁盖尔也对精神障碍患者有过生动的描绘，如他创作的《发疯的玛格丽特》描绘了一位患癫痫病的妇女。他还创作了表现疯狂的《愚人的呐喊》

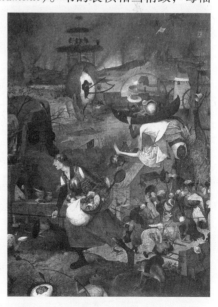

勃鲁盖尔《发疯的玛格丽特》（局部）

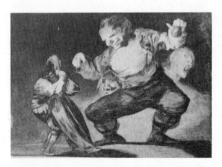

戈雅《傻子的舞蹈》

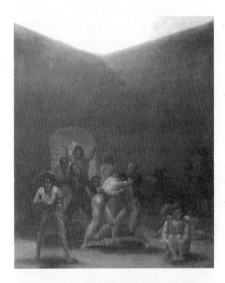

戈雅《疯人院》

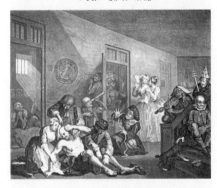

威廉·贺加斯《浪子的历程》
中的一幅版画

等作品。医学史家注意到勃鲁盖尔有一幅版画，非常生动地表现一批歇斯底里舞蹈症的受害者，一组又一组地连在一起，一个女人在两个男人中间跳舞，显然都沉醉在极度的狂热和疯狂之中。医学史家相信这位大画家一定不止一次目睹过此类场景，这件作品成为中世纪的一种奇特风俗的真实写真。

西班牙画家戈雅在他的大型铜版组画《幻想曲》和《狂想曲》中，描绘了各种光怪陆离的形象和噩梦式的场面，充分表达了他"疯狂"的幻想。其中也不乏对疯狂的描绘，如作品《傻子的舞蹈》描绘一个"疯子"（当时人们将傻子与疯子视为同一）在疯狂地舞蹈。戈雅的作品《疯人院》向我们展示了一个地狱般的恐怖场面，被囚禁在阴暗潮湿的高墙内的一群精神障碍患者正在相互搏斗，有的坐着发呆，有的放声狂笑，令人毛骨悚然，这无疑是对当时精神障碍患者的生存状态的一隅的真实写照。

1735年，英国画家威廉·贺加斯发行了他的版画《浪子的历程》，其中最后一幅描绘了贝特兰姆精神病院的一个可怕场景，一群精神障碍患者男女混杂地被关在一个房子里，表现出各种发疯时的动作和表情，还有一条狗和他们关在一起，表现了他们非人的悲惨生活。不过我们可以注意到，有一个精神障碍患者躲在门后，在墙上专心地画画，真实地反映了精神障碍患者的艺术创作冲动和需求。

1820年，萨尔佩特里埃医院让—艾蒂安·埃斯基罗尔的学生艾蒂安—让·若尔热发表了他的重要论文《论疯癫》（On Madness）。他在文中认为，疯癫病患者的容貌或说是面相会引发他们的激情和思想，病情的不同阶段和神志失常的特点各不相同。他写道："一般来说，白痴的脸容是发傻的；躁狂症患者的脸与他的精神一样激动，常常抽缩、痉挛变形；弱智者的脸显得沮丧而无表情；忧郁症患者的脸比较萎缩，以痛苦和极大的忧虑为特征；偏执狂患者是高傲得意、自命不凡的脸孔表情；宗教躁狂症患者是温顺谦和的，他祈祷时总是将两眼固定在（想象中的）天国和地狱之间；焦虑症患者则避开对面，眼睛看向一边，等等。"若尔热为了对精神障碍患者的脸容进行更深入的研究，希望搜集一些典型的脸相，他找来他的朋友——法国画家藉里科，请他帮忙把在萨尔佩特里埃医院的 10 位精神障碍患者的肖像画下来。藉里科根据那时所采用的诊断分类，对精神障碍患者进行了一番研究，了解精神病的特征，创作了《疯女》(*Madwoman*)、《躁狂症女人》(*Woman with Gambling Mania*) 等 5 幅作品。这些肖像十分生动地刻画了精神障碍患者的面部表情，反映了他们各自的精神状态，不仅在精神病学史上，而且在美术史上都有十分重要的地位。

诗人、艺术家是人类生命边界的开拓者和表现极限的冒险家，但他们有时也难免会走火入魔，偏离理性的轨道，超越审美的范围，而将艺术的表现形式推向极限。现代主义艺术家在这方面表现得十分突出，尤其是表现主义艺术家和行为艺术家，他们醉心于荒谬和奇特，迷恋于本能和情欲的宣泄。这种近乎疯狂的激情和创作方法导致了"疯狂的艺术"的产生。

兴起于 20 世纪 70 年代的西方后现代主义思潮对当代艺术创作的观念和表现形式产生了巨大的影响。其要旨在于摒弃现代性的基本前提及其规范。在后现代主义艺术中，这种摒弃表明其拒绝现代艺术作为一个分化了文化领域的自主价值，并拒绝现代艺术形式限定原则与意识形态倾向，其实质是超越主观表现主义，尊重自然，回归自然。

在艺术审美方面，与理性的斗争是后现代审美体验的核心问题，而具体的抗争行为又体现在不同的层面内。首先，为了对抗理性的束缚，后现代审美倾向于沉湎在某种形式的"前理性的自发性当中"，于是，色情、毒品与暴力——作为生物体的本真冲动的所指，成为后现代艺术审美体验的一部分。这些原始的非理性的内在冲动的观感对于现代理性生活经验的冲击作用是绝佳的。这种本我的宣泄有助于突破理性思维的障碍，引导观众还原自我的真实性。

因此，在当代艺术中，许多艺术家纷纷开始倾向于探索和挖掘人类生命的原始状态和本质力量，采用各种光怪陆离的创作手法，在作品中反映出明显的非理性内容和精神病理因素。比如，英国当代艺术家达明安·赫斯特在其作品中采用荒诞的手法表现了生命与死亡的主题。他的作品就像一个精神障碍患者经历了死亡的体验之后，重新回到现实生活中的回忆和记录，揭示了他极度迷狂和错乱的内心世界。他承认在 20 世纪 90 年代期间曾沉迷于毒品与酒精："我开始用古柯碱与酒……我成了一个废物。"他因荒诞的行为而出名，譬如曾在记者面前将香烟顶在阴茎上。赫

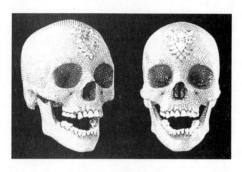

赫斯特《给上帝的爱》

斯特的作品《生者对死者无动于衷》，如一只保存在充满甲醛的玻璃柜中的鲨鱼，这件作品一共花了 5 万英镑。1995 年，纽约公共卫生部门禁止他的作品《两个在干，两个在看》参加展出，这件作品是一只腐烂的公牛与母牛，原因是"担心观众会吐"。赫斯特可以说是英国创作作品花费最昂贵的当代艺术家。他曾用价值 800 万至 1 000 万英镑的 8 500 颗钻石装饰一个骷髅头，其中最名贵的一颗钻石当属摆在前额、重约 50 克拉的那颗钻石。这件白金钻石骷髅头作品名为"给上帝的爱"，赫斯特曾表示："我只想借诅咒死亡来赞美生命，有什么方法比采用奢华、欲望和堕落的象征更能遮盖死亡？"2007 年 8 月 30 日，这颗钻石骷髅头创造出 1 亿美元的成交价，并创下在世艺术家作品售价的最高纪录。

赫斯特对科学和艺术之间的联系一直很感兴趣。他常常往自己的作品中注入医学的元素，比如药品、药橱和药片等，他的"点"画模拟的是医学颜色代码。赫斯特也常常使用日常生活中的素材，比如办公桌椅和香烟，作品《对逃亡的后天无能》就有所表现。作品里并没有人类作为主角，但暗含着人的缺席。

赫斯特对于生物生命的有限性也十分感兴趣。作品《女孩，喜欢男孩，就像男孩，喜欢女孩，就像女孩，喜欢男孩》的表层装饰满了非常漂亮的彩蝶，不过也有让人忧虑的剃须刀。赫斯特借此提醒观赏生命的短暂。虽说蝴蝶让画的表层变得非常漂亮，但是剃须刀让人联想到的是"镜中花月"，提醒人们危险的存在和物质的美的非永久性。

1995 年，赫斯特以展览《有些疯了，有些跑了》赢得透纳奖，展览包括《母亲与孩子分离》（浸泡在甲醛中的奶牛和小牛）、《脱离羊群》（甲醛溶液中的绵羊）等许多作品。英国保守政治家诺曼·泰比特在《太阳报》中写道："他们都疯了吗？这位所谓的艺术家作品都是动物死尸，还有成千上万的年轻艺术家无法参展，或许是因为他们的作品对健全的人来说太有吸引力了，现代艺术家们从来都不吸取教训。"

美国艺术家杰夫·昆斯以他与妻子乔林娜的甜蜜爱情为题材制作了一系列影像和雕塑作品。其中以《天堂制作》系列影像作品引起的争议最大，因为其作品涉及社会道德层面上的问题。在《天堂制作》中他们公开表演性交，画面配有语言和音乐，并且以各种小动物和美丽的植物为背景，相当梦幻、美妙。他的作品一出台便立刻引起了大众的争议。很多人认为这是反道德的，是冒犯而不敬的。作品展示一幅幅画家本人与妻子的做爱写真，被放大到骇人的尺寸，他们以不同姿态进行各种性交表演，并将其内容和器官局部放大，从视觉到意识上刺激和戏弄观众。画家詹姆斯·戴维说："他的作品把腐朽、战争、色情和暴力带入了现代艺术。"观赏他的作品"是令人敬畏的存在……是一个庞大而持久的纪念碑"，苏富比当代艺术部门负责人梅尔说："昆斯的作品太美，太超现实。"

　　早在 20 世纪 60 年代，电影《热血造物》获得由《电影文化》颁发的"第五届独立电影奖"，在《热血造物》中出现了"下垂的阴茎、晃动着的乳房的特写，以及手淫和口交的镜头"。《热血造物》中的性是欢乐的、平等的、令人获得新生的。苏珊·桑塔格将《热血造物》比作昆斯的画——"一个苦恼的、不知羞耻的、具有创造性的地域和天堂"。在《天堂制作》中也可以看到《热血造物》的影子，同样表现性爱，同样是充满天堂般的梦幻。所不同的是《热血造物》是现代主义的，它表达的只是对性自由的赞扬，甚至是对男同性恋、女同性恋、双性恋或群交的尝试的赞扬，将"无耻"从邪恶的道德领域解放出来。而《天堂制作》在性中加入了爱。格林伯格说："追求永恒的基本内核的过程中抛弃非本质的规范。"杰夫·昆斯所触及的社会道德层面上的问题不过是非本质的规范，而他所表达的性与爱的身体艺术才是永恒的基本内核，也是他所追求的。杰夫·昆斯的《天堂制作》所要表达的也不仅仅是性的身体艺术，他所表达的内容不仅仅是人的性欲。杰夫·昆斯和妻子一起制作《天堂制作》，包含着二人无尽的爱意。这就与以前表现性的身体艺术完全不同，他强调了"爱"在作品中的渲染力。正如杰夫·昆斯在《中产阶级陈腐伦理的解咒——杰夫·昆斯访谈录》中说道："我旨在表现主观和客观。现代主义是主观的。我拿现代主义来比喻没有爱情的性欲——一种自淫罢了。这就是现代主义。在表现后现代时我去掉了这个。性、爱相合，这是更高的境界。这是客观的境界，人们能在其中进入永恒。我相信这才是我展示给人们看的。"而"爱"的出现就表示杰夫·昆斯所表现的不仅仅是个人欲望的满足，他的作品还暗示着"他人关系"，这就使得他的艺术中后现代的特性得到凸显。他们不仅仅把其中"性"的因素看作是可以在公开场合出现的，而且认为这些都是美的。

　　美国先锋艺术家和导演马修·巴尼是一位幻想与捏造大师，这在他的混合装置、行为艺术的照片和风格独特的录像作品中得到了充分的体现。1991 年，马修·巴尼毕业于耶鲁大学医学专业，他的艺术生涯开始于纽约的 Barbara Gladstone 画廊，并很快获得成功。作为美国 20 世纪 90 年代最有创作活力的艺术家之一，他的作品混合了表演、摄影、录像、装置和电影等语言形式，一般以极其漂亮、时髦的视觉构图和色调为风格，他是继安迪·沃霍尔、杰夫·昆斯之后又一位使用新潮视觉的天才。

　　马修·巴尼在画面上也刻意堆积和融会一些矛盾、分裂的视觉经验：机器赛车和自然的原野；怪诞的妄想和现实的失重等。虚无和压抑在一波一波漂亮、妄想、

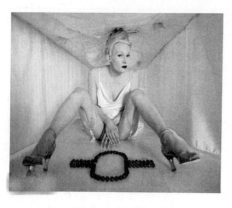

马修·巴尼的作品

离奇和酷到极致的广告电影画面般的视觉冲击下迎面扑来，让人禁不住要为这酷得不能再酷的画面流泪、伤情。马修·巴尼的作品描绘了一种虚构的痛苦，这种痛苦不像在资本主义早期有具体的敌对对象：资本家、商品、机器和金钱。现在，这些象征在伦理上已经很难去明确批判了。一切会使人痛苦，但一切又找不到痛苦的根源，而且，在当代全球化时代，这种痛苦是与美丽的视觉消费文化和身体的感官舒适相伴的。马修·巴尼的作品反映了20世纪90年代后期国际当代艺术的一个代表倾向：时髦漂亮的色调、虚构的视觉形象和精神分裂的表现内容，体现了个人在全球化资本主义时代深受消费文化、国际资本主义体制和虚拟信息社会的影响。

在西班牙女艺术家桑德拉·陶瑞巴的另类摄影作品中，通过对空间的错位和记录性爱的情景，表现出灵与肉的分离，性与爱的分裂，对性的深刻反思以及现实的荒诞和现代社会中人与人之间的疏离感，如在一幅作品中，这边厢是在专注地看电视，那边厢则是翻天覆地的性爱激战。难道两层的空间叠到一起了？或许这才比较贴合这系列照片的关键词：疏离感。另一幅作品中，妈妈来女儿的卧室打扫卫生，躺在床上的女儿还在忘我地自慰，而且二者并不在意对方。这大概也是一种"疏离感"的表现吧。

20世纪70年代的西方女性艺术，坚持呈现出通常隐藏于主流文化下的女性身体形象和表现层面，展现出艺术和淫猥、容许和禁止的文化定义下，女性身体不确定的本质。如果裸女画的传统乃强调身体的外观和表面的完整性，那么女性的身体艺术则显现女性的内在——藏在理想化的外观里面的恐怖秘密。

在表演艺术中运用自己身体的女性，会轻易地被男性性冲动的目的所挪用。在这个观点上，史妮曼的表演是个好例子。在她所作的性自由宣称之下，对女性身体所有层面的庆祝及其从神话的过去到现在建构女性表演的传统过程，颇能代表20世纪70年代中期，反映出妇女运动影响下许多女性主义艺术的典型。史妮曼的《内在的卷轴》（Interior Scroll）曾于1975年和1977年两度表演，该表演聚集了她对性解放与女性身体、阴道意象以及在父权社会中女性艺术家地位的看法。在表演中，史妮曼褪去衣衫，将自己的身体和脸部轮廓涂上大笔触，在摆出写生模特儿的姿势时阅读一本早期的教科书。在表演的尾声，她将教科书丢弃，并开始朗诵一条从她的阴道中拉出的卷轴上的文字。写生课的模特儿姿势和涂抹的颜料，让人想起把女性看成是艺术物体，强调表面和边界的再现传统，这种看法却被一条从阴道里拉出来代表女性身体内在知识和母权力量来源的长卷轴颠覆了。

1972 年在纽约，一位表现主义艺术家尼施将其创作的《狂热的神秘剧》公之于大众。其作品由一间房子、躲藏起来的艺术家和所有人进入即可看到动物的血及内脏器官的场景组成。艺术家维托·阿克尼创作的作品《最后的叫喊》更是怪诞，艺术家按照一定的高度建筑一个倾斜的坡面。接着，他本人走上去，一边手淫，一边在坡面上旋转着向上爬行。

在现代行为艺术中，性往往成为艺术家们热衷表达的主题。他们通过以身体为媒介来突破艺术所设定的边界，向"画框之外"的社会、伦理、政治、性别、法律进行抨击，以获得更大的自由空间。比如，"维也纳行为小组"的尼奇仿效宗教献祭，把活羊撕裂、剖膛后，与裸体的艺术家绑在一起，泼血、打滚、嘶吼。1969年，27 岁的西方行为艺术家鲁道夫·史瓦兹格勒为让自己的作品"震惊天下"，用剃须刀一片一片地切下了自己的阴茎，并当场死去。此外，有位女行为艺术家Marina Abramovic，基本上每个"行为"都会把自己脱个精光；另一位有名的奥地利行为艺术家 Valie Export，她让自己一举成名的"行为"就是在自己胸前捧了个纸盒子，走在街上请男士们把手伸进盒子摸自己的乳房；还有现在英国最红的女艺术家之一 Tracey Emin，也是靠晒自己的性史而出名。

已故意大利艺术家皮耶罗·曼佐尼"点粪成金"，轰动一时。1961 年，他将自己的粪便装到 90 个罐头里面，并且将罐头都密封，出售的每个罐头都有皮耶罗·曼佐尼的签名，以及独一无二的编号。这件作品标题很直接，就叫"艺术家的大便"（Artist's Shit，意大利文：Merda d'artista）。他扬言收藏艺术品的至高境界，就是拥有艺术家的粪便，诱得收藏家抢购炒卖。皮耶罗·曼佐尼 30 岁时因酗酒吸毒死亡，他的 90 罐"大便"不但被炒卖，还登上大雅之堂。美国纽约现代艺术博物馆、法国庞比度博物馆、英国伦敦泰特美术馆各

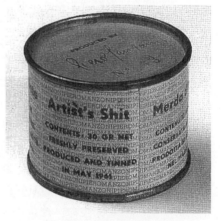

皮耶罗·曼佐尼《艺术家的大便》

有一罐。2005 年，编号 57 号"艺术家的大便"拍卖了 11 万欧元，2007 年，编号18 号"艺术家的大便"在米兰的苏富比拍卖会上，拍卖了 124 000 欧元。如果粪便以 30 千克来计算，每千克粪便的价格早已比黄金贵了。据皮耶罗·曼佐尼的生前好友博纳卢米透露："里面没有粪便，那只是灰泥，想证实的人，可开罐看看。"皮耶罗·曼佐尼当年只是想揭露收藏家盲从附和的心态。虽然只是灰泥，但泰特美术馆

表示，令观赏者有悬念，也算是艺术品。

　　据新华网 2007 年 5 月 12 日报道，北京烤鸭、宫保鸡丁、上海锅贴、青菜、餐后水果等成为一部机器在北京的晚餐。这个重约 1 吨、高约 3 米的机器是欧洲前卫艺术家、来自比利时的威姆·德沃伊的作品——粪便机器。这部机器模拟人体消化系统的工作，从食物进入食道到排泄。这些排泄物也被一些艺术家们收藏。从 12 日到 26 日，在新北京画廊展出期间，它需要按时进餐，每餐相当于 8 个人的食量。这部名为"CLOACA"的机器曾到德国、荷兰、法国、美国等国家展出，这是它第一次来到中国。

　　对于为什么要制造一部只能生产粪便的机器，德沃伊说："这部机器让人们思考不同的价值。从经济角度出发，艺术就是一种浪费——它没有任何实用价值。这部机器是对艺术的一个暗喻。"德沃伊认为，"人们迷惑了、怀疑了、思考了，这就是我们创作这一机器的目的所在"。

　　CLOACA 不仅是一部可运转的动力装置，它还拥有不可被忽视的平民性和民主性。创作 CLOACA 的目的是再造一个同人体其他功能特性相脱节的消化系统：口、胃、胰腺、内脏、肛门，消化所经的每一步骤都得以再现，这种再现是通过每一个消化器官所分泌的不同的化学成分（酶）而实现的。CLOACA 需要人们细致入微地不停顿地照顾，仿佛它是一个生命体一样。CLOACA 在某种意义上是一个靠机械装置来维持自己生命的人，一个机器和人类的混血儿，象征着人类最原始的生物特性：进食或者被吞噬。

　　CLOACA 就像一座化学实验室，装配有一条由不锈钢组件、玻璃烧瓶组成的流水线，烧瓶内的温度持续保持为人体的温度，消化到不同阶段的食物在泵的压力作用下在由硅胶管构成的"肠"内运动。所有这一切都由一台设置好的电脑操纵。在这座实验室中，自然被仿制，生命被创造。这部机器获得了神明般的特权，食物就是向它献上的供品，人们爬上阶梯给它喂食，犹如香客的朝圣之旅。

　　CLOACA 在某种意义上很接近静物写生，食物被临摹、被消化，无时无刻不在提醒我们生命的稍纵即逝。CLOACA 把生命和死亡融合一体，因为如果失去了人们的照顾，它就会丧失生命。德沃伊把食物和排泄物、生命和死亡并列在一起，展现给了观众。CLOACA 虽然拥有了人类的生物特性，但它却是没有生存目的的，是一个有人类需要的艺术创作。CLOACA 体现了最纯粹的资本主义意义上的物质主义和消费主义，它让我们去思索生命的含义、起源和终结。不仅如此，它还在对肉体的思考和对艺术的思索间画上了一道与之平行的线。另一方面，CLOACA 没有任何意义，也不激发我们去进行任何思考：它没有目标，没有性别，没有主见，人们可以把自己的看法灌输给它，媒介本身就是艺术家要表达的主题。

　　这样的艺术对于我们中国人来说，现在还是难以接受的，对普通百姓来说更是一种"疯狂的艺术"，甚至是无聊的。严格地说，"后现代"对于我们来说是一种理论，而不是一种实践。在温饱还没有得到充分解决的时候，"后现代"的一些举动是匪夷所思的。任何一种文化都和它所产生的语境密切相关，失去了语境也就等于失去了产生它的土壤，没有依凭，那存在便令人怀疑。

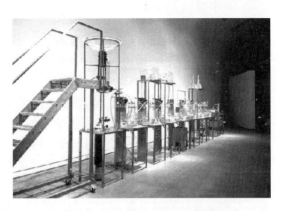

CLOACA（制造者：威姆·德沃伊）

威姆·德沃伊目前是最具争议性的艺术家之一。最不羁的一次是在两个朋友身体的重要部位涂上硫酸钡，在一间小黑屋里做爱，然后拍下一组 X 光片，再把这些影像做成哥特式教堂的玻璃花窗。争议是因为有人从道德上感到受不了，德沃伊的回答是："比利时人不觉得自己能改变世界，我们没那么虚伪。"

2007 年 9 月，一年一度的性博览会在澳洲悉尼开幕，吸引超过 55 000 人入场。当中最出位的，要数自命为毕加索的画家帕奇，他当场表演用自己的阴茎充当彩笔，为模特儿兰斯绘画，10 分钟内画出人像。他号称是世上唯一的阳具画家，但他其实是新手，因为受到女朋友挑战，才投身这门艺术。帕奇是四个孩子的父亲，年轻时考不上艺术学校，后来从事建造业养家。投身艺术后，每幅画卖 300 澳元，性博览会期间只售 75 澳元。他说儿子觉得他"干得不错"。据说他已经为许多世界著名人士画过肖像，包括乔治·布什和英国女王，不过不知道他给这些名人绘画时是否也是用他那支特殊的"画笔"。

中国艺术家孙平创作了一件行为艺术作品，或者准确地说是一件以观念展开的行为、图片、墨宝和装置的组合作品，这件作品不是"艺术家"亲身表演的，而是根据呈现需要与神秘模特合作完成的作品。他让女模特使用插入阴部的毛笔，效仿书法家们书写中国传统经典的书论、画论、诗词和临摹书法墨迹《兰亭序》及题词等。此外，还有李易城的行为作品《关于行为的行为》，创作于 2009 年 5 月 21 日他的家里，创作过程是在性器官上以油彩绘制"水龙头"，并挂一标语牌。

在现代艺术创作中，不仅有用阴茎绘画、用女阴书写等荒谬而疯狂之举，还有用乳房来绘画的"疯狂"的女艺术家，其作品甚至为人所追捧。现年 35 岁的琦拉来自美国康涅狄格州，10 年前她突发奇想，用自己的 38D 巨乳在画布上涂抹、挥洒。她每次先在胸部涂上颜料，再以不同角度压在画布上，涂抹出一幅幅色彩斑斓、引人入胜的画作。她表示，用胸部画画没有想象中那么容易，还要经过刻苦的练习。目前她已经完成了好几千幅胸绘油画，而且售价并不便宜，一幅要 900 多美元。

无独有偶，俄罗斯业余画家维多利亚·罗曼诺娃也用她的乳房当画笔。26岁的维多利亚·罗曼诺娃认为妇女的乳房拥有美丽的轮廓，可以看到独特的效果，为此，她曾用自己的乳房来绘画。首先她用水彩或油料涂满自己的乳房，然后转印到画布或纸张上，看到画作后，她感到又惊喜又满意。目前，罗曼诺娃任职于圣彼得堡的一家博物馆，她用自己的乳房绘画的时间已超过一年，已有不少作品被人买走。她的最新大作是以英国首相卡梅隆和钟为主题的。

在澳大利亚，一位名叫黛尔·皮尔的女画家也抛掉画笔，改用自己的乳房当画笔绘画，据说，黛尔这种独辟蹊径的画作卖得非常之好。黛尔说："一次偶然的机会，我浏览互联网时看到一个女人用乳房绘画的故事，从那以后，我开始抛弃画笔，改用乳房来绘画。"黛尔认为，乳房绘画具有广阔的市场前景。黛尔说："我第一幅用乳房画的画卖了10澳元，第二幅卖了26澳元，现在我又收到了10幅画的订单，每幅售价高达89澳元。"那么，黛尔用乳房绘画到底画的什么东西呢？黛尔说："它们更像是抽象派的花朵。但我最近画的一幅画，人们说像从太空中看到的地球。我的儿子给这幅画命名为'地震'。"黛尔说，除了画中的每一抹油彩外，甚至连画上的签名，都是她用自己的乳房签下的。

通过以上现代艺术家们形形色色的、近乎疯狂的艺术创作行为及由此而产生的疯狂的艺术作品的描述，可以看到，他们的创作意念基本上是围绕生命、死亡与性这三大主题而展开的。在那些"疯狂"的艺术中，一方面是对人类生命本源、人与自然的关系、人生终极目标的思考和探究，以及对性本能的压抑与宣泄、人格的分裂与剥离、精神的紊乱与病变的揭示；另一方面，表现出对现代物质文明及消费主义潮流造成的人的异化和物化的抗拒和反驳，以及现实生活中无法消解的疏离感、荒诞感和神经症候。

因此，我们感到，在这个现代科技高速发展的信息时代，这个世俗的充满纸醉金迷、物欲横流的社会，人们承受了太多的内心痛苦和精神压力。人们行走在精神疾病的边缘，随时可能铤而走险，而疯狂的艺术创作与疯狂的艺术作品无疑为这种痛苦的内心冲突与精神分裂的危机提供了一剂有效的缓解剂。

艺术家不仅以疯狂的手法创作了疯狂的艺术，而且还尽可能地在艺术作品中描绘疯狂的各种表现形态。诚然，艺术创作不仅要客观地反映现实生活，更要表现人类复杂而丰富的内心世界和精神现象，而人类的精神病变及黑暗的潜意识空间无疑是艺术创作的主题之一，这已经广泛地反映在各种艺术形式的作品之中，而影视艺术对精神疾病，尤其是精神分裂症的演绎十分突出，可以说，影视艺术为我们了解精神疾病的真相，探索人类精神领域内在的丰富性和未知的可能性提供了难能可贵的参照系，具有十分重要的艺术价值和精神病理学意义。

事实上，精神分裂症是最常见的精神病，大约1%的人一生中有一次机会因该症而接受治疗，世界各地精神病院中绝大部分的患者都是精神分裂症患者。精神分裂症主要表现为思维、情感、感知和行为等多方面的异常，但它不是一种单一的疾病，而是包含多种症状的一组疾病。症状包括：妄想、幻觉、思维障碍、自我与非自我界限消失、情感表达平淡或不适切、社交行为不适切、社交兴趣丧失以及诸如社会关系、工作和个人料理方面的功能退化，症状不一定同时表现，各人的严重程度也不一。以上所述的精神病理现象在电影艺术中都有不同程度的表现。比如说，美国电视剧《奇怪的声音》（1987 年）对幻听进行了描绘，导演阿瑟·艾伦·塞德曼着力表现了精神分裂症患者在幻听支配下的迷惘、紊乱的行为，该片主人公曾是一个适应良好的女孩，患病后对家庭造成了无休止的伤害。

精神分裂症最常见的亚型是偏执型，其突出的症状是原发性的妄想和幻觉，而思维形式及情感意志受到的影响较小。玛丽莲·梦露的母亲就是一个偏执型精神分裂症病人，曾住院 10 年。荷兰影片《妄想狂》描写了一个 25 岁的男子认为自己是被搜捕的党卫军，这是一种偏执型精神分裂症的典型表现。

青春型精神分裂症最接近人们想象中的精神错乱，因而在艺术作品中得到了较多的表现。该型主要表现为明显的思维障碍、情感障碍和运动行为障碍，患者可有间断的妄想和幻觉。影片《简·爱》中的主人公罗切斯特的前妻安托内特就是一个患有青春型精神分裂症的人物，同时还表现出明显的暴力冲动倾斜，经常有杀人企图，最终在一次疯狂大发作之中葬身火海。

紧张型精神分裂症的特征是数周或数月静止不动，可有特殊的动作姿势，表现缄默、木讷，似乎超脱尘世，然后变为兴奋躁动，胡言乱语、大喊大叫，而思维障碍、妄想幻觉较少。摄制于 1969 年的《我和我的兄弟》详细描述了这一类型。

其实早在 1932 年，美国好莱坞喜剧片《离婚案》就已经开始探讨精神病的遗传问题和精神障碍患者的婚姻问题了，该片讲述一位精神障碍患者出院后与妻子团聚，第一次见到自己的女儿希妮。希妮正打算和男友结婚，但两人被精神病可能遗传的阴影所笼罩。

好莱坞出品的《精神病院》是最早以理智的态度探索精神疾病及其康复的电影之一，是精神病院痛苦生活的真实写照。女病人弗吉尼亚因精神崩溃而焦虑不安，富于同情心的柯克太太负责她的治疗。《飞越疯人院》是电影史上最重要的作品之一，影片包含了对精神疾病的探索和对医疗体制的反思，同时是一曲人类精神的颂歌。

对于狂热崇拜凯瑟琳·麦克玛恩的读者来说，《我从未许诺你一座玫瑰园》并不陌生，这是根据她那本经久不衰的畅销小说改编的，讲述了她少年时代接受精神分裂症治疗的故事，重点是她和一个执着的精神科医生之间的关系。该片曾获得 1977 年奥斯卡最佳编剧奖的提名。

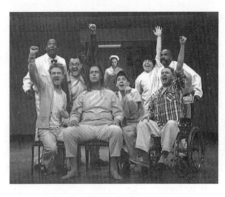
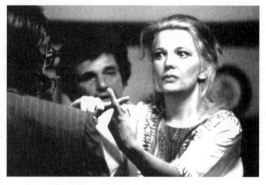

电影《飞越疯人院》中的镜头　　　　　　电影《权势下的女人》中的镜头

　　美国"独立电影教父"约翰·卡萨维茨导演的《权势下的女人》(1973)表现了一个精神分裂症患者的生活。在该片中，卡萨维茨采用透视法很有条理地剖析了精神分裂症和日常生活之间的关系，反映出强加于主人公的社会角色、压迫和依赖关系以及缺乏交流是精神异常的病因。影片用疯狂的方式来表达疯狂，主人公玛贝尔是洛杉矶一位普通的家庭主妇，天资很高，但有幻觉，为社会偏见所不容。她精神分裂般的癫狂只是因为她丈夫尼克一次工作耽搁而一夜未归造成的，而尼克为了证明自己的确工作了一夜，第二天一大早带回所有的工友到家里吃早饭，那时女主人就已经不正常了，她面带羞涩暧昧的表情问每一位熟悉的工友："你叫什么名字?"并坚持要和他们唱歌跳舞，还搂着一个憨厚笨拙的工友的头说："看，这张脸多英俊啊!"尼克是一个建筑队的队长，性格合群、豪爽，总是大喊大叫。玛贝尔不合群，但她努力过，不幸的是努力过了头，便出了问题。她想让尼克高兴，但徒劳无益。她似乎弱不禁风，对周围的一切都很敏感，任何事情都会影响她的正常表现，只有和尼克在一起时，她才是正常的。他们挺合得来，经常做爱，但人一多，她就疯疯癫癫了。她缺乏安全感，动作过大、夸张，笑起来没完，她表达自己的动作和古怪的方式都很出格。她对怎么做没有把握，因为她对自己没有把握，她对尼克说："你要我怎么样，我就怎么样。"该片和《飞越疯人院》《精神变态者》《眩晕》等反映精神疾病的优秀影片一起被美国国会图书馆全国电影登记处列为在"文化、历史或美学上有重大意义"的影片。

　　美国影片《疯子》与《飞越疯人院》有所不同，《飞越疯人院》表现的是精神失常被用作逃避管束的方法，而《疯子》是老一套的凶杀和法庭纠纷。不过，影片专业气氛浓厚，场景调度娴熟，台词无懈可击，堪称司法精神病学教学片的经典。

　　《眩晕》是希区柯克的一部个性强烈、自我揭露的影片，讲述一个患恐高症的退休警探被老校友雇来跟踪老校友自己的妻子，后来爱上了她的故事。他为失恋的回忆所萦绕，其重建该回忆的欲望成为日益增强的强迫观念。影片通过主人公强迫症似的病理现象来表达人们实现理想中的形象和捕捉错觉的尝试。

我们要讨论电影艺术中的精神病症的表现，就不能不提及现代电影"教父"英格玛·伯格曼的电影。伯格曼十分关注精神和心理的冲突，他的电影的中心就是人类异常的精神世界，特别是精神分裂症，他以强烈、亲密、复杂的视觉风格和具有催眠作用的电影修辞手段探索着患者及家属的情感波澜，具有极其重大的精神病学意义。拍摄于1961年的黑白片《犹在镜中》是伯格曼以探索精神和心理为主题的

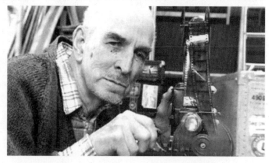

作品，讲述了一个关于精神疾病的阴郁故事。影片有四个角色，主人公是刚从精神病院出院的精神分裂症患者卡琳，她和丈夫、父亲、弟弟一起在一座孤岛上避暑。伯格曼在此片中没有把卡琳的病描写成典型的精神分裂症。《犹在镜中》被认为是伯格曼的最佳作品之一，获得1961年奥斯卡最佳外语片奖，并获

现代电影"教父"英格玛·伯格曼

最佳编剧提名。伯格曼于1968年导演的《最可怕的时刻》是一部经过文学提炼的恐怖片。影片以孕妇阿尔玛讲述丈夫约翰·伯格的情况为主线，阿尔玛与身为画家的约翰隐居在一座荒芜小岛上，约翰可能有精神病，会看见幻影，认为自己被恶魔

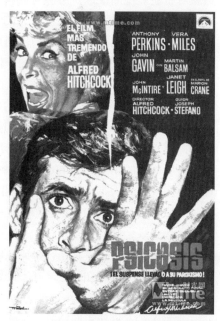

追踪。故事结局十分可怕，因为阿尔玛也可能有精神病。《面对面》是伯格曼另一部以精神病学为背景的作品，讲述女精神科医生珍妮·伊萨克松经受的严重精神崩溃，由于丈夫长期不在身边，往事使她产生了不可遏制的恐惧心理，集中表现为一些严重的精神病理现象。伯格曼在画面中描绘了一系列梦境和幻觉，表现了精神错乱的特点。

事实上，要想真正了解精神疾病对电影艺术的影响，悬念大师希区柯克最具代表性的经典之作《精神变态者》是一部最好的入门片。这部空前成功的恐怖电影技巧大胆、画面惊人，谋杀与血腥的场面即使在数十年后仍吓得观众心惊肉跳。该片通过惊险、曲折的情节对人类心理直至精神层面表现和变异进行了剖析。影片一开始讲述了玛丽安盗

电影《精神变态者》的张贴画

取公款后，在逃亡期间投宿到诺曼·贝茨的汽车旅馆，并且被残忍地杀害，接着讲述了玛丽安的妹妹莱拉如何介入警方的调查，最终发现姐姐被害的真相。片中的女主人公可以说是两位，前半部分的女主人公玛丽安是亚利桑那州凤凰城一名普通的女秘书，爱上了一名离婚且负债的男人，经常利用上班间隙与他在旅馆偷情。玛丽安认为债务是阻碍她幸福最大的障碍，因此偷了老板客户的4万美元定金，在逃亡时住进了诺曼·贝茨的汽车旅馆，却在浴室惨遭杀害；后半部分的女主人公则是玛丽安的妹妹莱拉，莱拉是以贤妻良母形象示人的，她总是将自己包裹在最正统的衣服里，因此莱拉不适合作为用精神分析学研究的对象。电影中还有一个重要的女性形象，就是一直以声音形象为观众感知的贝茨夫人，直到电影进行到片尾的时候，她才以枯骨的恐怖形象真正现身。

在对玛丽安这个女性形象的刻画上，希区柯克无疑触及了精神分析学的精髓，即男性的噩梦与成长。玛丽安的外在是充满魅力的，她在电影中的第一次出场就向男性展示了自己傲人的身材和美丽的脸孔，这无疑就是雅克·拉康关于"看"和"凝视"的镜头运用。玛丽安是作为被男性"看"和"凝视"、被投射欲望的客体存在，电影中与她有关系的男性，都有意无意地将自身的欲望和焦虑投射到玛丽安身上，把她作为满足他们"恋物癖"的玩偶。同时，坐在电影院里的观众也在银幕的诱导下，以窥视的方式将自己的欲望和焦虑投射到玛丽安身上。电影一开始，镜头就对着窗口逐渐推进，仿佛为观众营造了一个适合窥视的环境。希区柯克对玛丽安形象的刻画，显示了他保守主义的"厌女癖"：偷情和偷窃只是玛丽安的第二重罪，在无意中诱惑了诺曼·贝茨，则是她致死的原因。在著名的浴室谋杀戏中，凶手用匕首一刀刀刺向玛丽安裸露的身体，飞洒冲出的水花仿佛是在洗清她生前的罪恶，希区柯克给了死后的玛丽安一个瞪大双眼的特写，而观众则通过"看"和"凝视"的方式扮演了清洗玛丽安罪恶的角色，并从中获得观影的快感。

希区柯克是第一个把弗洛伊德的精神分析引入到电影中的。希区柯克对精神分析如此感兴趣，有两个原因：一是希区柯克喜欢用电影表现不寻常的人和事，而精神分析所展现的情境正好符合这个要求；二是希区柯克认为导演要研究观众的心理，导演应该成为半个心理学家，因此他对心理学有特别的兴趣。

对银幕上表现的精神病现象的视觉形象有了一些感性认识之后，我们重新回到现实生活中来，回到艺术家身上来。虽然艺术创作与疯狂有着一定的联系，但并不意味着所有的艺术家就是精神障碍患者。然而，让人难以理解的是，个别艺术家明明知道疯狂是一条绷在死亡之谷上的钢丝，但他们为了自己所谓的艺术追求和极限的生命体验，偏要铤而走险，在生命之弦上行走。比如，美国当代文学家哈里·克塞罗斯为了艺术创作走向疯狂，最终为疯狂所吞噬。

哈里·克塞罗斯从事艺术活动一共7年，他把艺术奉为自己的宗教，为了保全艺术创作不可缺少的自我个性，不惜把自己变成一个疯子，为了自己的艺术宗教，不惜将自己的生命献上。他酷爱艺术在他身上唤起的疯狂激情，追求生命的速度、强度及疯狂的力度，无论是在创作中还是在生活中，他都渴望着生命的冒险，渴望着时刻能得到强烈感受。他的生命格言是：过危险的生活！抓住今天，干任何事都要过度！他追求的生命境界是最高的狂喜。他崇拜太阳，认为"人的灵魂属于精神世界，它一直渴望和它的原始（太阳）结合，这种结合为肉体感觉所阻碍，虽然这种结合要到死后才能永远实现，但有时它也能在所谓狂喜状态下享受到；在狂喜状态下，官能感觉的帐幔被撕裂，而灵魂和神（太阳）合为一体"。但是，对哈里来说，太阳崇拜就是肉体崇拜，日光浴成了他崇拜的仪式。他在太阳下晒得"太阳般金黄"，直到他"进入太阳"。事实上，他的太阳崇拜就是性崇拜，他曾说过："我今天的灵魂是个年轻的男性生殖器，它朝天耸立，去占有年轻的太阳女神。"他给他所爱的女人们都起了与太阳有关的名字。她们就是他的太阳，他和她们的肉体结合象征着他与太阳本身的结合。

哈里·克赛罗斯毫不怀疑地相信，为了艺术，为了成为天才，必须达到疯狂的状态。他说："我信仰半神志正常、半精神错乱的疯狂状态和预言家的先觉性。"为了成为天才人物，他首先给自己定下了变成疯子的目标，他说自己是疯狂的天才人物卢梭、拜伦、爱伦·坡的学徒。他认为，要让灵魂摆脱肉体的拘役，必须借助于各种各样的兴奋剂：酒精、大麻、性爱、鸦片。它们是导致人的精神向上飞升的力量，是让灵魂进入狂喜状态的连续性仪式的途径。于是，为了追求狂喜状态，他寻找生活中一切可能找到的强烈刺激。他出入各种色情场所和疯狂的舞会，尽情地放纵，感受和体验各种性虐恋形式或在浴室里饮酒作乐。为了进入疯狂，达到最终的狂喜状态，哈里·克赛罗斯不惜付出生命的代价。在他看来，死亡就是最后的狂喜。于是，他筹划自己的死亡，把疯狂的自杀事件转化为一件艺术作品、一件他一生最绝妙的杰作。哈里·克塞罗斯于1929年12月10日与他心爱的女人一起完成了他非同寻常的自杀，年仅30岁。他用终止生命的形式创造出他毕生最重要的艺术作品。为了他的艺术，哈里·克塞罗斯命中注定只能朝一个方向走，走向更强烈的生命境界，走向孤独，走向狂热，最终走向疯狂。

从某种意义上来说，"为了创造，诗人、艺术家走向疯狂是必然的，不仅如此，他们还要进入疯狂，并在疯狂的状态之中进行创造。但艺术家所置身的疯狂状态多是悖于常态而又能自主自觉的疯狂状态，不是精神障碍患者所处的状态。所以，一旦创造活动终止，他们即可以从疯狂状态之中走出来"[1]。

诗人、艺术家为了艺术创造走向疯狂，走进疯狂。他们中的一些人最终走出了疯狂，而另外一些人则走进了疯狂的深处，再也没有回来。

---

[1]　高仁：《撒旦的使徒》，呼和浩特：远方出版社2000年版，第260页。

第二节　疯狂与创造力

一、天才与疯狂

英国精神病学家汤姆·伯恩斯曾说："唯一正常的人，是你不太了解的人。"

在探讨天才与疯狂的问题之前，我们首先会想到这样一些问题：什么是天才？天才的本质是什么？是什么因素促成天才的产生？天才的大脑是如何思维的？然而，"这些问题至今为止仍然是深奥的未解之谜，而且可能永远也不会有谜底。因为天才的不期而至是多种因素意外组合的结果，而这组合又似乎不过是众多奇特的生性慷慨的偶然事件中的一个。这些偶然从根本上就远离我们企图将世界和人类精神归纳推理的愿望。天才在将来很长的时间内恐怕还会是一个谜"①。正如精神病医生菲利浦·布勒诺所说："天才的炼金术是很隐秘的，我们无法对其进行深入的探讨。天才与所有的人相似，但没有人与天才相似。"

诚然，对"天才"的定义让众多心理学家和哲学家大伤脑筋。人们普遍同意《法语宝库辞典》中的说法：天才的主要特征是在精神领域具有超出一般水平的能力。《法国科学院辞典》提供的解释人们同样认可：天才精神思维过人，所以能够完成发明创造和其他不寻常的事情。虽然这些定义有些笼统和流于表面，但有一点似乎可以肯定，天才也是大脑发展异常这类人群中的一员。

美国加利福尼亚大学的布鲁斯·米勒博士经过多年的不懈探索，终于在人的大脑中发现了能够"启动"天才的按钮。米勒在对 72 名因各种原因使大脑受过损伤的患者进行研究时发现：一个人一旦大脑右颞下受过伤，就有可能变成某个领域的天才。而"天才按钮"就位于人脑右颞下的一个特别区域，只不过平常会被一些神经元所压迫而无法释放。当这些神经元因各种原因损伤或坏死后，这个人的创造才能才会得到尽情地发挥。假如我们能够用人工的手段去"启动"这个按钮，那么就完全可能使一个普通人变成一名超级天才。莫斯科大脑研究所所长梅德韦杰夫进一步证实了米勒的结论，他认为：被称为"测错仪"的神经元是存在的，它是大脑内部的一种"预防机制"，具有某种压制天才的功能。它不让人们的日常行为举止偏离常规，每当人们脑子里出现新的想法时，"测错仪"就会干涉制约。但如果这个机制出了毛病，非凡的念头和天才理论就会源源不断地涌现出来。科学家们通过研

---

① ［法］罗贝尔·克拉克著，李强译：《超级人脑：从异赋到天才》，天津：天津人民出版社 2003 年版，第 7 页。

究后认为：天才往往是一些偏离常规的患者，他们虽然在某些方面的能力十分低下，但能在许多方面表现出非凡的才能。大多数天才的大脑正是因为有了毛病才得到"解放"。

民国时期赵翰恩教授在《精神病学》一书中曾对天才进行过描述，他认为天才人物为数尤少，"每时代不必皆有其人。纵有亦不过三数人耳。其思想及事业，关于人类种之盛衰极大。其言论在当时多不易为常人所了解。往往经几多岁月后，始表现其价值。此种人境遇亦多不佳。据精神病学者之调查，其血族中多有痴哑及精神病者"[①]。可见，天才与精神病之间具有一定的联系。

在这里，不妨再次回到弗洛伊德的精神分析学。在弗洛伊德眼里，性欲成了一切的根源。性本能的消失只是暂时的，不可能将它根除掉，因此它必将以某种方式发泄出来。他认为，性欲的发泄有 6 种途径：做梦、过失、自由联想、移情、说笑话以及精神病。除此之外，还有一种更为高级的发展形式——艺术。在弗洛伊德看来，性能量是一种激情，艺术家们既发泄了性能量，又创造出灿烂的文明。有一点似乎很明显，即天才只是位于精神病和艺术创造之间。幸运的话，稍往一边滑，他可能成为天才艺术家；如果不幸地滑向另一方，他则可能待在精神病院里。英国作家乔纳森·斯威夫特年轻时创建了一所精神病院，结果在他本人年老时，却进入了自己的精神病院。此事还曾被丹麦哲学家克尔凯郭尔揶揄过，他说："老年实现青年的梦想。"此外，大量的事实证明一点：如果一个人出身于有"精神病史"的家庭，且后天的成长环境较为理想的话，那么他极有可能成为天才。比如说，英国著名哲学家、思想家和数学家罗素，被称为是"百科全书式的思想家"。在他出生的第二年，父亲就患了癫痫病。后来，叔叔也变得精神不正常，姑姑在结婚前也疯了。反过来讲，幸好罗素出生于这种家庭，不然罗素也就难成为我们知道的罗素了。对哲学进行"语言转向"的维特根斯坦曾有 8 个兄弟姐妹，先后自杀的 3 个哥哥中，有 2 个是同性恋者。但总的来说，他的兄弟姐妹都有超常的智力。他的一个哥哥是世界著名的音乐家，而他本人则更是整个人类历史上罕见的天才。

据《自然医学》杂志报道：加拿大医学工作者在对"威廉斯氏综合征"进行研究时发现，许多天才极有可能是基因排列失常造成的。多伦多儿童医院资深研究员谢勒说：人的基因谱好像一本 4 万字的图书，基因排列失常就如同图书中一个约 20 字的句子被颠倒印刷了，而得了这种先天病的患者自出生起体内的 7 号染色体就少了 20 个基因。这些人虽然有某些方面的障碍及易引起精神方面的疾病，但也可能就是智力突破并迅速提升的直接诱因，因此产生了天才的艺术家、数学家和科学家。而另一项研究也表明：身体中 15 号染色体异常的人，较容易患上恐慌、焦虑失调等

---

① 赵翰恩：《精神病学》，上海：商务印书馆 1929 年版，第 3 页。

精神方面的疾病。然而同样由于这个基因异常的作用，也可能就会成为在智力上"大跃进"的巨大动力从而产生出天才。研究人员还对120名患有精神抑郁症的患者及一些自杀身亡者进行检验发现，自杀者及有自杀倾向的人与这个基因突变有着密不可分的关系。

蓝格·艾喜鲍思调查了782位名人后说，在这些人中，精神极度失常的占83%，健康的只占6.5%。据他所说，龚古尔、莫泊桑、尼采、莫奈、舒曼患有进行性麻痹症，伊萨克·牛顿、赫尔德、凡·高患有精神分裂症，穆罕默德患有歇斯底里症，马丁·路德患有急躁狂症，卢梭和瓦格纳患有偏执狂症等。

毫无疑问，不同时代都曾出现过各种伟大而令人敬仰的天才人物，同时也产生了对天才的各种看法和探讨。美国学者D.杰布罗·赫士曼在《躁狂抑郁多才俊》一书中"把天才定义为被证实了的，能够创作艺术作品、科学著作或者其他智力作品的能力，此种能力在作者生前或身后被认为具有崇高的价值"。他认为，"天才是一种关系"。天才一定是被社会认可了的、具有卓越能力的人们，而尚未得到认可的所谓"天才"，只能被认为其是具有"禀赋"而已。赫士曼说："天才不是一种属性，而是天才潜力拥有者与社会之间的一种动态关系。"① 天才是一种应运而生而又应运而起的人的禀赋与社会关系高度契合的产物。

爱德华·吉尔塞尔对于天才定义的起源进行了许多值得借鉴的研究。他提醒人们在罗马人的语言中"天才"的本义是指流离于人体之外的自由灵魂。人体只是生命力的体现，在生育过程中显示生命的力量。后来天才的词义转变为"某种精神上的保护者"。在罗马人的意识里，世界上坏天才和好天才的数目一样多。在古希腊时代，诗人受人赞赏，而艺术家却需要长期奋斗才能摆脱身为工匠的卑微地位。古代人认为诗人是神的宠儿并被赋予天生的才华，但是他们并不像我们今天这样承认文学家和艺术家也同样是天才。不过，在文艺复兴时期，天才仍然被视为在神的启发下产生的灵感，是缪斯女神或其他神祇的授意在艺术家、诗人身上的反映。因此，从天才最直接的含义来分析，某些伟大的创造者似乎是被赠予了奇迹般的异能。伟人的特征在于他们的天赐之才，有时候在性情上可能会有些违反常理。

然而，许多天才的人物经历着疯狂和疾病的折磨，但他们痛苦的叫嚣与他们的天赋密不可分。英国浪漫主义诗人拜伦孤傲狂热，非常易怒，要靠吸鸦片来抵制头痛。当美国女诗人西尔维娅·普拉斯把牛奶和面包放在她睡着的孩子身边，把报纸推到门口，灌醉自己，在炉子边自杀时，她才31岁。而她步入死亡前所写下的最黑暗也最闪亮的诗篇使得她流芳百世。她在诗歌中曾经这样暗示着：死亡，更确切地说，是自杀，在她的心灵深处被美化成一次优雅的舞蹈、一种自我的飘扬，是雪花

---

① ［美］D.杰布罗·赫士曼、朱立安·李布著，郭永茂译：《躁狂抑郁多才俊》，上海：上海三联书店2007年版，第1~2页。

般圣洁绽放后的迅速融化。

　　诚然，天才与疯癫之间的纠葛一直是不解之谜，许多有心境障碍的天才恰恰是在一生中最健康的时期创作出了最好的作品，究竟天才是由疯癫激发，还是因天赋而疯癫？在人类天才史上，有某种精神异常、酗酒、滥用药物乃至走上自杀道路的人比比皆是。如丁尼生、海明威、拜伦、凡·高、舒曼、伍尔芙等。美国心理学家马斯洛在《自我实现者的创造力》一文中认为，某些最伟大的人类天才肯定是心理不健康的人，如德国作曲家瓦格纳、荷兰画家凡·高、英国诗人拜伦等，并得出结论：伟大的天才不仅多少有赖于性格的优良和健康，而且也有赖于我们了解很少的某种东西。所以说，人的内心世界是最具诱惑力的斯芬克司谜语，天才的内心世界又是这个谜语里最神秘的部分。

　　奥地利精神病学家阿德勒在其名著《自卑与超越》中，以自己的方式考察了对人类福利有杰出贡献的天才并得出结论，天才的道路崎岖难行，他们经常是以重大缺陷的器官作为起始点的，"几乎在所有杰出者的身上，我们都能看到某种器官上的缺陷"。尼采在他的"权力意志"的支配下，终于造成了"悲剧的诞生"：他发疯了，而且至死也未能清醒过。"尼采之所以被称为'天才'，是因为他把思想家敏锐的洞察力和语言学家丰富而准确的表现力贯穿于作品之中，使其思想性和艺术性同时得以充分发挥。……他是一个疯狂的天才。他的学说提出了一些发人深省的问题，但未能引出中肯的结论。这是因为他的疾苦使他不能进行冷静的思考和批判式的自省。"① 尼采是一个身患麻痹症的残疾者，他一直被病痛所困扰。1876 年，尼采的病情开始恶化，死亡的灵光时刻威胁着天才的生命，他生命中的最后 10 年是在疯人院里度过的。他曾写道："极度的病痛和持续不断的头疼使我受尽了折磨，也耗尽了我全部精力。这种状况一直持续了许多年。最后，终于以一种习惯性疼痛而达于高潮。此时，一年里我倒有两百多天是处于病魔的纠缠之下的。"此外，法国伟大的启蒙思想家卢梭避难英国时患有严重的被害妄想型精神分裂症，他竟以为给他无私救助的知己朋友休谟欲置他于死地。

　　英国诗人亚历山大·蒲柏说过："大智与疯癫，诚如亲与邻；隔墙如纸薄，莫将畛域分。"英国散文家查尔斯·兰姆认为："除非发疯，别指望从想象中会体会到宏伟和蛮荒。"西班牙裔的美国哲学家乔治·桑塔耶纳也说："极高的智慧必定是野性的。"

　　美国本土第一位哲学家和心理学家威廉·詹姆士指出："将天才归入精神病态现象的企图，可以说明天才的本质。介于正常与癫狂之间，胡思乱想、疯狂的气质、心理失衡、精神病性的退化等现象一旦与个人的优秀智力相结合很可能使他名

---

① 　曹溯芳等编著：《天才与病残——人与命运的故事》，北京：华夏出版社 1988 年版，第 46 页。

垂青史，影响他的时代机会远远超过不那么神经质的人。当然，怪癖与优秀智力之间没有特别的联系……不过精神病态的气质，无论与何种智力相连，往往带有热烈而亢奋的性格。"① 英国科学家巴龙·科恩研究发现，堪称世上最伟大的科学家牛顿实际上也是个抑郁症患者。他从少年时代开始直到去世，始终没有摆脱过抑郁症的症状。抑郁症使牛顿时而精神亢奋，时而萎靡忧郁。亢奋之时，他很少在深夜两三点以前睡觉，甚至常常 6 个星期不分昼夜地留在实验室里，却并不觉得饥饿，完全忘记了吃东西。巴龙·科恩在《新科学家杂志》上发表文章指出：牛顿除了在科学领域取得惊世成就之外，还是个自私、狭隘及好斗的怪人。牛顿几乎从不爱开口说话，就是对屈指可数的几个朋友也是表现得冷漠或脾气坏。有时即使没人听课，他也会对着空无一人的教室讲课。牛顿在 50 岁那年，终因抑郁与偏执而精神失常。另外根据种种迹象表明，在大科学家中患有此病的还有哥白尼、安培和爱因斯坦。

天才数学家小约翰·福布斯·纳什，因在博弈论等领域的巨大贡献在 1994 年荣获了诺贝尔经济学奖。他的名字时常会出现在经济学、进化生物学、政治学及数学等多个领域。然而使大家想不到的是，这位被《财富》周刊评为最耀眼的新生数学家，竟是个患有"妄想型精神分裂症"的疯子。纳什小时候性格就很孤僻内向，稍大些人们对他的评价是"古怪"或"离经叛道"。他于 1950 年获得普林斯顿大学的博士学位，发表了有影响的博士论文《菲合作对策》，1951 年进麻省理工学院前后，他即显示出精神病的征兆，且一年年频繁发作，在他 30 岁事业走到顶峰时患上了精神疾病。以后的 30 年里，他一直受着严重的幻象、幻听、思维和情绪错乱的困扰。他有时认为自己是上帝的一只左脚，有时告诉人们他是南极洲帝国的皇帝，后来不得不被送进精神病院。他既是一个天才，同时又是一个精神障碍患者。

优生学的创始人、英国心理学家弗朗西斯·高尔顿不但在什么是天才的问题上特别指出，一个天才人物应具有由杰出的实际成就反映出来的高度创造性；而且在具体研究上，一反以往的哲学思辨的方法，运用有相当可信度的统计学数据，来证明天才是可以遗传的，并据此创立了一门他名之为"优生学"（eugenics）的学科。他认为，100 万人中大约只有 250 人的智力属于"优秀"，只有 1 人可算"杰出"，称得上天才的人物更是凤毛麟角。一般人相信，一个世纪里只能出现几个天才，有些天才则要几个世纪才会出现一个，真可谓"江山代有人才出，各领风骚数百年"。但是，当我们追随历史的长河，便可以统计出，天才也并非只有一两个，甚至可以说，几乎每个艺术或科学领域都有伟大的天才，

① ［美］威廉·詹姆斯著，尚新建译：《宗教经验种种》，北京：华夏出版社 2005 年版，第 13、24 页。

而且都能发现其中的几个天才是精神障碍患者。另据有关部门统计：一般在1 000 人中平均只有 4 个患有轻度躁狂抑郁症，而在天才中患有此病的比例则是这个比例的 10 倍以上。

莫斯科精神病研究所遗传学研究室前主任弗拉基米尔·埃夫罗伊姆松教授认为："在天才和疾病之间，确实有一种不可忽视的联系。"有人对醉心科学的人进行了调查研究，结果表明，天才中的精神异常者占 12% ~ 13%，而普通人中则只占 0.5%，对 35% 的世界杰出天才的调查中发现，精神障碍患者占 40%，加上神经质共占 90%。在埃夫罗伊姆松的研究结果中，躁狂抑郁性精神病，包括精神分裂症、癫痫等是天才最容易患的精神病。例如，爱因斯坦、普希金和莱蒙托夫属于精神分裂症患者。弗洛伊德为循环精神病轻度躁狂症患者（他自己还是个心理医生，给别人治疗歇斯底里症）。狄塞尔、歌德、圣西门、狄更斯、海明威、果戈理、莫泊桑的病态心理相当严重，同时患有进行性麻痹。列夫·托尔斯泰常有歇斯底里的癫痫发作。德国作曲家舒曼喜怒无常，情绪易波动，最后自杀。嗜酒如命的俄国作家乌斯宾斯基因患进行性麻痹症自杀于精神病院。给出诊断的主要依据是患者的情绪在春秋（秋天次之）季节的急剧交替变化。在阿米·沙夫斯坦著的《哲学家的生平及其思想的性质》一书中的一个表格里，所列举的 20 位大哲学家（包括尼采、康德、叔本华等）中 14 位有病态的自疑患病和心情抑郁，甚至有 1/3 的人选择了自杀。

阿罗尔德·路德维格教授在《伟大的代价》一书中提供了一份调查研究报告，他收集了关于 1 004 位知名人士的传记资料（1960 至 1990 年间发表的传记），发现在这些知名人士中 59% 的人一生都有一种精神障碍。其中，诗人87%、小说家 77%、剧作家 74%、音乐家 60% ~ 68% 和视觉艺术家 73%，那么在商业（49%）、考察探险（27%）、公共事务所（35%）、自然科学（28%）和军队（30%）中精神障碍的普遍性就变得黯然失色了。值得注意的是，创作工作者比其他领域的知名人士有较高的抑郁比率（50% 与 24%）、躁狂症比率（11%与 3%）、严重焦虑比率（11% 与 5%）和自杀比率（15% 与 5%）。在路德维格的报告中，类似精神分裂症的精神病和其他障碍表现出相似的方式。样本中的总体普及率是 5%。创作艺术（7%）比其他职业（3%）要高，特别集中在诗人（17%）、散文家（7% ~ 8%）、剧作家（6%）、作曲家（10%），还有可能让人吃惊的是运动员（11%）。这在探险家、军队干部和公务员中没有出现。

英国精神病专家菲利克斯·波斯特查找了 291 位在 6 个不同领域（科学家、作曲家、政治家、视觉艺术家、思想家和作家）做出贡献的世界知名人士的传记，发现这些知名人士有心理障碍的比率相当高，在 60% 左右。他们中的 34% 的人，经过较长时间或其他事情发展成严重的精神病状态。这种状态在科学家中的比率最低（52%），在艺术家和作家中最高（90%）。

　　据 2007 年 8 月 1 日的《中国日报》报道：由牛津大学的一个研究小组牵头、多国科学家参加的一项研究表明，与普通人相比，左撇子更容易患上精神分裂症。科学家们经研究发现，人体中的一种基因似乎能够增加左撇子的可能性，但同时也会增加大脑发生紊乱的危险。而这一重要发现，也更有力地证明了"天才与精神病之间确实是有联系的"这一事实。另据俄罗斯《共青团真理报》报道，莫斯科一家精神病院对一些严重精神分裂症患者进行了测试，看他们的直觉能力会有多高，其结果十分令人惊讶。一般人在瞎猜时只有 20% 至 30% 的准确率，但精神障碍患者却说对了 86% 至 92%。

　　天才的病态表现是多种多样的。拿破仑的右肩和嘴唇，甚至四肢总是习惯性地震颤、抽搐，他自己也知道这一点。一生患精神病、最后陷入精神崩溃的奥地利大诗人尼古拉斯·莱瑙和法国著名的政治学家孟德斯鸠也有这种震颤的神经病症，在这两人房间的地板上，都留有他们写作时两脚震颤抽搐的印记。还有法国作家布丰和英国 18 世纪中叶后的文坛领袖塞缪尔·约翰逊，以及俄国的彼得大帝，脸部都会常常出现痉挛性的动作，使他们脸上的肌肉有明显的扭曲。约翰逊走在伦敦街上的时候，总是要强迫自己去碰一碰路旁的每一个邮筒，如果漏掉一个，就非要回去再碰一次；他进出大门或任何出入口，也总是要按自己心里规定的右脚或左脚先跨过门槛，如果有什么错，也定要重新走一次，直到自己感到满意为止。苏格拉底也有古怪的病态动作，他经常无缘无故地在街上跳舞或跳跃，像是一直处在极度兴奋状态。

　　作为一位宗教改革和新教的创始人，马丁·路德对基督教与西方文化的传播起到了关键性的作用。但这位宗教天才一生都为精神病所困扰，在幻觉中，他不止一次说过："魔鬼多次攻击过我，几乎把我勒死！""有一百多个夜晚，我都全身布满冷汗……"并觉得自己很快就要堕入地狱，被汹涌的黑浪抓住，要把他投入黑暗。英国诗人威廉·柯珀从学生时代起就开始出现精神病症状，曾企图自杀，被送进精神病院关了 18 个月之后，病情仍旧时断时续，近乎癫狂。

　　在此，我们不禁要问，难道他们真的都疯了吗？天才就等于疯子？我可以坦率地说，这真是叫人绝望的误解，正如妮娜·西蒙用无法忍受的口气大声说："亲爱的，现在请理解我吧，如果有一天你看到我疯了，噢，上帝啊！请不要让我被误解。"英国著名作家查尔斯·兰姆就激烈地反对将天才看成疯子，尽管他本人就是一个疯狂的人和天才，曾一度被关在私人疗养院（相对于现在的精神病院）。他在 1826 年 5 月发表的《天才未必真癫狂》（*The Sanity of True Genius*）一书中写道：

有种错误的观点认为，伟大的才华（或者按照我们现代的说法"天才"）有必要与丧失心智、精神失常相联系，但绝不会存在于神智清醒的作家身上，正常的头脑绝不会孕育出疯狂的莎士比亚。其实，才华的伟大，往往会在各种能力的绝妙平衡中自我显现，也只有在此基础上，诗意、天赋、才能被人们彻底理解。疯狂只是才华的一种不均衡变形，或是其中某种才能滥用的结果……最大的错误根源在于，普通人总会在令人着迷的伟大作品中，发现高昂亢奋的状态。而除了在虚假的幻梦和高烧中之外，他们不曾有过类似的体验。因此，他们认定诗人永远处于那种似真似梦的狂热状态之中。但是，又有谁知道，真正的诗人总是在清醒的时候做梦。他们并不会被所创作的主题支配，而是控制着自己创作的东西。

事实上，天才只是一些极富智慧、对事物极为敏感的人。对外部世界的敏感，使他们无法与自己复杂的内心世界调和起来，于是就产生了种种"怪诞"行为。让一般人不可思议的是，天才们对于自己的怪诞不以为然，因为他们不是有意让大家感到他们怪诞。他们之所以"怪诞"，是因为他们觉得必须那样做，身上的能量才能释放出来，自己才会觉得舒服。当然，不失理智的怪诞还算好，如果怪诞得毫无理智可言了，就无疑是真正的精神障碍患者了。

古希腊的理论家们把天才与疯狂联系得十分紧密，认为如果疯病不发作就不会有优秀的创作。比如柏拉图就十分肯定精神病对于天才的意义，是"神灵的禀赋"。他认为诗人、艺术家与疯子、先知都受制于一种超自然的力量。他最早提出诗人与癫狂的关系，他说："……有一种迷狂是神灵的禀赋，人类的许多最重要的福利都是从它来的。就拿得尔福的女预言家和多多那的女巫们来说，她们就是在迷狂状态中替希腊创造了许多福泽，无论在公的方面或私的方面。若是在她们清醒的时候，她们就没有什么贡献。"这就是著名的"迷狂说"。在他看来，进入这种疯狂的境界是诗和艺术创作的先决条件，写诗是诗人在神力的控制下失去理智、陷入疯狂状态之时的所为。因此他断言，神志清楚之人，其诗歌"与疯狂之人的诗歌相比，简直空洞无物"。柏拉图还说，所有理智的人写的诗"都被疯子写的诗打败"。不过，柏拉图也指出了艺术与疯狂不可同日而语：疯人的癫狂是一种"病态"，而艺术家的癫狂则是能有所创造的。

另一位古希腊哲学家亚里士多德也提到诗人、先知、预言家的精神病："没有任何天才人物不带有疯狂的特征。"仿佛天才必然是一种与疯狂有缘之人，是在芸芸众生看来有点不正常甚至很不正常的人，而实际情况也确实如此。如果天才在一切方面都与大众一样正常，那他就不是天才了，只是芸芸众生之中普普通通的一员。他认为，"所有的艺术家都是疯子，这是他们身上最好的东西"，并且

"但凡优秀的人都免不了是个半疯"。他在其美学著作《诗学》中声称:"诗的艺术与其说是疯狂的人的事业,毋宁说是有天才的人的事业。"这说明他相信疯狂对于一个天才诗人来说是不可或缺的。他还说:"在他们躁狂症发作的时候,就是优秀的出色的诗人,而此病一旦治好,就再也写不出诗句了。"但是,亚里士多德问道:"为什么所有有特殊才华的人都明显地表现出忧郁?"亚里士多德相信希波克拉底学派的理论,也认为人的躯体是由四种元素[即血液、粘液、黄胆汁、黑胆汁,他们称之为"体液"(humours)]组成的,而这四种"体液"的组合,决定人的天性,使某些人具有天才的素质。他在《论灵魂》和《问题》等文中说到,与"大部分诗人"一样,恩培多克勒、苏格拉底、柏拉图等人之所以成为天才诗人和哲学家,就是因为他们体内那像酒一样迅速流动的"黑胆汁"在起作用。亚里士多德认为,黑胆汁不仅会使人经常显得不安静、容易激动、喜怒无常,甚至有一种精神错乱的倾向,但它同时也是激发一切天才的天性的火种;体内有适量黑胆汁的人是天才,而黑胆汁过多的人则是疯子,所以随着黑胆汁组合的变化,天才常常陷入疯癫状态。由此,亚里士多德就有理由得出这样的结论:"所有在哲学、政治、诗歌和艺术上有非凡天才的人明显都是忧郁症患者。"这就是说,在亚里士多德看来,天才果然与疯癫密切相关,但是天才的发生并不是人在疯狂之时有神力依附,而是在于人体内体液组合的作用。

苏格拉底在《菲德罗篇》(Phaedrus)中说:"疯狂,是上天赐给我们的礼物,是让我们获得最伟大祝福的通道……那些为事物命名的古人不会将疯狂视为羞耻,否则他们不会将疯狂与'最高贵的艺术''洞察未来的艺术'相联系,并称之为疯狂艺术……所以,根据我们祖先所提供的证据,疯狂绝对是一件比清醒更高贵的感觉……疯狂来自于神明,而清醒只属于凡人。"苏格拉底认为,诗人无所"创造,直到灵感迸发、理智丧失时,创造力才出现"。他说:"如果一个人来到诗歌的圣门前,却没有被缪斯的疯狂所触动,还认为只要凭借技巧就能够成为优秀的诗人,那么他和他清醒的作品将永远达不到完美的境界,并在那些充满灵感的疯狂之作对比下黯然失色。"苏格拉底不但说到预言家、祭司这类人是在迷狂即疯狂或癫狂状态中为人占卜吉凶、指引迷津,还明确肯定他们的这种才性是出于神力的作用:"有一件事实是值得印证的,古代制定名字的人并不把迷狂(mania)看成耻辱,或是可以拿来骂人。若不然,他们就不会拿这名字加到预知未来那个最体面的技术上面,把它称作'迷狂术'(manike)。他们所以这样定名,是因为把迷狂看成一件美事,是由神灵感召的。"他断言诗人写诗并不是凭智慧,而是凭一种"天才的灵感"。因此,他们创作的时候,"就像那种占卜或卜课的人似的,说了很多很好的东西,但并不懂得究竟是什么意思"。他还说:"所有在哲学、政治、诗歌、艺术方面有卓越成绩的怪人都有抑郁症。"古罗马哲学家西塞罗也认为，"所有的天才都是忧郁的"。德谟克利特曾断言，诗人只有处在一种感情极度狂热或激动的特殊精神状态下，才会有成功的作品。古罗马戏剧家塞内加也有相同的见解，他说："要是头脑清醒，就不可能有高雅之作。"艺术家们自己也经常助长这种信念，即精神病与疯狂相互连接。

意大利文艺复兴时期的哲学家马尔西利奥·菲奇诺吸取了柏拉图和亚里士多德两人对天才认识的精华，他承认疯癫在天才身上的普遍性，但排除了神力作用的臆测，而相信有一些人由于体内那抑郁质的气质，使其性格抑郁、情绪沮丧，并不时爆发成躁狂抑郁性精神病。他曾以自己有关天才的认识，同时参考了当时盛行的占星术，对佛罗伦萨著名的梅迪契家族的儿童们的才性进行了深入的研究。因此，美国耶鲁大学艺术学院的D. 雅布罗·赫什曼和耶鲁—纽黑文医院的精神病学家朱利安·利布在他们1988年出版的《天才的奥秘、躁狂抑郁症和创造性的生活》（*The Key to Genius*, *Manic Depression and the Creative Life*）一书中称赞菲奇诺"把亚里士多德的忧郁症天才的概念与柏拉图的疯狂灵感的思想结合起来，因而是将天才和今天被认为是抑郁性精神病联系起来的第一人"。

16至17世纪，甚至到18世纪上半叶，唯理论都非常盛行。法国的医生和哲学家朱里安·奥弗鲁·德·拉·梅特里就从唯理论出发，对精神现象进行解释，他从自己和患者身上观察到，心灵状态对肉体状态有紧密的依赖性。他相信，精神现象与头脑和神经系统中有机的变化有直接的联系；人的生命和感觉能力完全附属于构成整个人体的元件，心灵不过是有机体的一种功能，尤其是脑的功能。因此，在他看来，一个人就好像是一部机器，并据此在1748年写出了《人是机器》（*L'homme machine*）这一著作。梅特里在书中写道："有多少种体质，便有多少种精神、不同的性格和不同的风俗。……只有医学才能借改变躯体而改变精神、风俗和习惯。这是真的，是黑胆汁、黄胆汁、粘液和血液这些体液按照其性质、多寡和不同方式的配合，使每一个人不同于别人。"由此可见，梅特里所说的就是希波克拉底的"体液"学说，是指由于体液的组合，才既会使一个天才变得愚蠢，又会使一个病愈的白痴成为非凡的天才。

在浪漫主义者的眼中，天才概念是一个包含躁狂抑郁症诸种症状的范畴清单，这个清单也许是根据浪漫主义者们患有躁狂抑郁症的领军人物，如卢梭、拜伦和歌德以及其他许多有关精神失调症状的浪漫主义者们的情形而开列出来的。在浪漫主义者们看来，如果没有躁狂抑郁者博大的、无法压抑的强烈情感，就不可能产生天才。作家歌德曾哀叹道："我的情绪无法一直保持饱满的状态，可是如果情绪不饱满，我就一无是处。"作家卡莱尔坚持认为，天才应当兼备躁狂和抑郁两种体验："伟大的灵魂……是忽而臻于九天之巅，又忽而陷于九地之渊的。"D. 雅布罗·赫什曼和朱利安·利布在《天才的奥秘》中总结浪漫主义的天才观是:"没有躁狂抑郁症那无穷的无法忍受的情感力量,就不会有天才。"浪漫主义作家、艺术家当然已经从他们浪漫主义朋友的病态情绪中觉察到了浪漫主义天才的这一天性的特点。所以法国作家乔治·桑说:"天才和疯狂之间的距离还不到一根头发丝。"作为浪漫主义的前驱,英国诗人约翰·德莱顿和亚历山大·蒲柏都在诗中写过:"天才都和疯子结下了不解之缘,两者之间很难画出一条清楚的界线。""天才与疯子比邻。从天才到疯子,仅有一步之遥。"认同类似说法的还有法国思想家布莱斯·帕斯卡尔,他曾不止一次说,极度的才智与极度的疯狂非常接近;而另一个法国思想家、启蒙主义的代表人物德尼·狄德罗则更是在"猜想只有那些非凡绝世的近乎神性的人才是忧郁和忧郁质的人"之后,直接欢呼说:"啊!天才和疯狂多么相近啊!"他还说过:"没有一个伟大的心灵不带一粒疯狂的种子。"同样,本杰明·布希在1812年撰写美国出现的第一部精神病公约时,就看到了疯人与"有雄辩、音乐和绘画才能者及在机械工业方面的罕见天才""在高度想象力方面有共同之处。"

到了19世纪,创造性和天才与疾病连在一起的思想已经开始广为流传。人们普遍认为,"天才类似癫狂"(Geniu is akin to madness)。一位法国学者莫里奥说:"天才是一种精神病。"隆布罗索则更进一步说:"天才只是一种叫癫痫(epilepsle)的精神病",或者说,"天才乃是精神错乱的一种表现形式"。隆布罗索认为,疯子和天才是一个硬币的不同两面。隆布罗索对天才,尤其是天才和精神病的关系做过深入的研究,他那厚达400页的学术著作《天才的人》(*L'uomo di genio*),基于对有文献记载的文学、艺术和其他许多领域中数以百计的天才的追索,不但考察了天才的特征,还研究了天才的成因,列述气象、气候、种族、遗传和疾病等各种因素对天才成长的影响。他的研究重点主要放在属于人类各个不同领域的表现出优异才能并做出特别贡献的所谓天才们的身上,通过研究,隆布罗索归纳出"疯癫是天才人物的主要特点"这一论点。他是19世纪最先检验天才是否与疯癫有联系的学者。

其实,早在1864年隆布罗索就写了一篇题为"天才与精神病"的论文。他的专著《天才的人》成为他在这方面最完整的表述,从而赢得了许多国家精神病学家的高度共鸣。他详细论证"极端聪明的人都是极端癫狂的",坚信"事实是,有众多的天才人物在他们一生的某个时期,都是妄想幻觉的人或者精神错乱的人,或者像意大利哲学家维科那样伟大的一生都是在发狂的人,还有多少大思想家,他们的一生都表明他们是偏执狂或妄想狂"。隆布罗索特别举了叔本华的例子,说他"向我们表现出是一个十足的疯癫的天才"。

事实上,在以"一半是天才,一半是疯子"著称的叔本华的家族里有过很多不幸。父亲无故死于河里,据说是自杀,母亲死于疯癫。大叔40岁就死了,三叔天生白痴，小叔也在半疯状态中潦倒而亡。叔本华成长于这种背景下，孤独、抑郁、暴躁、乖戾、恐惧就自然成了他的性格特点。不过，这位天才的哲学家本人写过一篇《论天才》的论文，其中有关天才的论述，最值得注意的也是天才与疯癫的关系。他在《作为意志和表象的世界》中进一步指出："天才的性能和疯狂有着相互为邻的一条边界，甚至互相交错，人们甚至于把诗意盎然的兴致称为一种疯癫。"叔本华认为，"天才与疯癫直接邻近的事实可由天才人物如卢梭、拜伦、阿尔菲耶里（Vittorio Alfieri）的传记得到证明"。叔本华在天才中寻找疯癫，反过来又在疯癫中发现天才，他试图以个人的见闻再次证实天才与疯癫的亲邻关系。他说："我经常参观疯人院，曾发现个别的患者具有无可置疑的特殊禀赋，而且他们的天才又是经他们的疯癫清晰地透露出来的，不过疯癫在这里总是占有绝对的上风而已。"他解释这种天才的发生是由于天才本身的生理结构"异于常人的素质"。此外，他还从智力平衡的角度进行阐释，他说天才"确实有某些精神上的优越性，而这种优越性同时就带有些轻微的疯狂性。这样看起来，好像人的智力每一超出通常的限度，作为一种反常的现象就已有疯癫的倾向了"。对于这一点，具体来说，叔本华认为是因为天才"智力的异常剩余"，比如说，假设一般的常人是由三分之一的智力和三分之二的意志所构成，那么天才则是由三分之二的智力和三分之一的意志所构成。在这种情况下，"智力忽然摆脱意志的羁绊而自由奔放，也就是说智力不再为意志服务，而且也不是陷于不活动或松弛的状态，在短暂间能够完全独立自发地活动。这时的智力有最大的纯洁性，犹如反映世界的一幅明镜。因为那时的智力已完全脱离自己的根源——意志，而集中于一个意识，形成'表象的世界'，在这一刹那间，所谓不朽作品之'魂'便附于其上"。叔本华说，这就是所谓"天才的激发"或"灵感的来临"。相反，在故意思考的场合下，因为"智力受意志的领导，由意志指定方向，智力完全不得自由"，就不可能出现什么"灵感"或"天才"。所以叔本华认为，"问题的症结"就在于"天才特有的意志和智力的分离"，才致使"天才与疯癫非常接近"。

叔本华曾声明："天才者们的生命向我们表明，他们是如何经常地、如同精神错乱者那样，陷于某种持续不断的亢奋状态之中。"叔本华进一步分析说，疯子"无视联系和关系"，"而天才人物在此也是置对于事物的联系的认识于不顾的"。他断定，"这正是病人与天才个体的相通之处"。其次，疯子所认识的对象是孤立的"个别"，而这也正相当于天才从各种实际关系中所抽取出来的"理念"，还有，疯子虚构出自主的世界，而天才亦构造出不接受他律的自法则的世界。

从 20 世纪初开始，美国的心理学家刘易斯·马迪森·特曼就对天才的问题做了长达数十年的研究，他有关天才的一个重要指标——智商的看法曾产生过相当大的影响。德国的恩斯特·克雷奇默 1913 年从蒂宾根大学学完哲学和医学毕业后，第二年即以发表一篇躁狂抑郁症妄想的论文开始他精神病学的研究生涯。这方面进一步的进展是他最有名的著作《体格和性格》与 1926 年成为马尔堡大学精神病学和神经病学教授之后撰写的《天才人物的心理学》（*The Psychology of Men Genius*）。前书认定某些精神疾病在特定的体型中较为常见，如身材细长的人大多具有一种内向的气质，这类人也容易患精神分裂症；而粗矮丰满型的人则有躁狂抑郁症气质等。在《天才人物的心理学》中，克雷奇默认同天才具有遗传性。他从精神病学研究出发，一方面指出躁狂抑郁症不仅常见于天才，也常见于天才的其他家庭成员；同时还肯定躁狂抑郁症与天才的创造性的关系。不过克雷奇默并不是笼统地肯定这种关系。他说，躁狂症犹如是创造期，抑郁症则犹如是孕育期，只不过严重的抑郁症是反创造的，只有比较温和的抑郁症才有助于创造性。因此，克雷奇默的结论是："天才的心灵……并不是放纵无约束的、绝对的力能，而是严格服从血液化学和内分泌腺的生理学规律的。"

米歇尔·福柯公开反驳天才与精神病相似的观点，他认为精神病是不可能创造出作品的，还有人进一步认为，天才所必备的一个特点是批判精神，而疯子是缺乏这个特性的。法国启蒙思想家、哲学家伏尔泰在他的《哲学通信》中说："你想出名吗？想当创立者吗？那么你要彻底地成为一个疯子。你的疯狂中存在着能导致你的怪诞行为的理由，你还要变得过分顽固。有时你可能会迷失；但是假如你不这么做，你可能会消亡。"

天才的科学家、哲学家、政治家尚且如此，那么，天才的艺术家又是怎样呢？在许多人眼里，艺术家总是体现为一些异类，他们身上有一种神秘的特质，从远处看，绚丽夺目，缤纷斑斓，造成了他们作品非同凡响的品质。但赋予他们作品奇异的精神元素同时也影响着他们精神的歧义，从某种意义上来说，艺术家是天生的。因为，在他们的精神中有一种普通人不具备的气质：疯狂、迷幻、极度的忧郁或痛苦、不能控制的激情、专注于自我、幽闭或狂躁等。翻开一部艺术史，我们可以看到，一流的作家、诗人和艺术家都感到自己处在一种精神崩溃的边缘，有的则直接走向精神崩溃的深渊。英国作家罗伯特·伯顿早在 17 世纪就说过"所有诗人都是疯子"的名言，而这一观点一直流传至今。而且有些人认为，在艺术圈里，疯狂才是正常的表现。因此，我们经常听到一个有趣的观点，说艺术家都是疯子，这么说也许有些依据，比如俄国大作家陀思妥耶夫斯基就是一个非常奇特的天才。他在室内一边走一边口授，每回走到壁炉前就要在上面敲两下；更奇特的是他的情绪变化很快，常常随着焦躁不安而癫痫发作，手脚发抖、全身抽搐、嘴唇青紫、脸颊通红。在这个时候，他的知觉异常灵敏，他的意识异常清晰，他的思维异常活跃，这是他自己平时和其他一般的人所难以企求和达到的，这就是所谓病态天才的特有天赋。天才诗人拜伦曾如此评价自己："我们这些艺术家都是疯子，有些人激动亢奋，另一些则忧郁阴沉，但不论哪一个都多少有些疯狂。"意大利天才诗人塔索一生曾两度精神失常，而且在疯人院的 7 年间写下了大量的作品，被称颂为当时最有才华的诗人。法国的大散文家米蒙田在《雷蒙·塞邦赞》中写道：

> 心灵的激动是不是也会扰乱和挫伤心灵本身？心灵的力量在于灵活、尖锐、敏捷，然而是不是也因灵活、尖锐、敏捷而使心灵困扰，陷入疯狂？是不是最精微的智慧产生最精微的疯狂？犹如大爱之后产生大恨，健壮的人易患致命的病；因而，我们的灵魂激动愈少愈强烈，养成最出奇、最畸形的怪癖；旋踵之间给予可以从一个状态转入另一个状态，我们从失去理性的人的行动中可以看出，我们用脑过度必然产生疯狂。……柏拉图说忧郁的人是最可塑造和最杰出的人，因而也是易陷入疯狂的人。多少英雄志士都毁在了他们自身的力量和聪明上。塔索是意大利最明事理、最聪敏的诗人之一，作品透剔晶莹，古意盎然，长期以来其他诗人都望其项背，但他就因为天才横溢，思想活跃，最后成了疯子。

法国作家萨德和莫泊桑都患有严重的精神病，并最终都死在疯人院里。莫泊桑一开始只是有比较轻微的视觉障碍和轻度幻觉症，后来视觉障碍和幻觉症加重，头脑狂乱，把自己当成幽灵，拿着枪向室外胡乱射击。他自信刀枪不入，用枪对着太阳穴扣动扳机，用裁纸刀在脖子上乱划。最后，他的病症日益加重，全面瘫痪，医治无效，被疾病夺去了生命。

前面提到的乔纳森·斯威夫特脾气古怪，生活狂乱，他不但以"疯人"而为人所知晓，甚至为自己是一个偏执狂而感到自豪。还在青年时代，斯威夫特就曾预言，说自己将会在疯狂中死去。一天，他在花园里散步，见到一棵榆树，顶上的叶子差不多已经全部脱落，他就说："我也会像这一棵树那样，在鼎盛之时死去。"虽然是一名教士，后来还被任命为牧师甚至是都柏林大教堂的主持牧师，但他写书嘲笑宗教仪式和布道中的一些做法，可是在此期间又曾希望被洗礼。他自己说，他在 23 岁时就开始眩晕，脑病一直持续了 50 年。后来又因他所爱的女子斯特拉的死，他悲伤得差点儿死去。几个月后，他就丧失了记忆，仅留下不断挖苦人的本领。整整一年里，他每天散步 10 个小时，站着吃饭，要不就拒绝进食，但不看一个字，不说一句话，也不跟任何人接触，如果有人进入他的房间里，他就狂怒不已，大发雷霆。人们不止一次听到他说："我是一个白痴！"除了极端瞬间的间隙，他都不省人事，常常倒地，有如一个痴呆儿。斯威夫特最后也是在全然的痴呆状态中死去的，死前几年他曾留下一份遗嘱，说要将差不多11 000英镑的款项赠给疯人院。尸解表明，斯威夫特的脑已经软化，有渗透液，头颅因为变厚变粗而显示极不规则，动脉扩张，小脑局部增大，这证明他完全是一个严重的精神障碍患者。

奥地利作曲家莫扎特在很小的时候就显示出他的天才禀赋，3岁时便能辨认拨弦琴键上奏出的和弦，4岁能弹短小乐曲，5岁还会作曲，不到6岁，他就去巴伐利亚宫廷演奏。后来还受到玛丽亚·特雷西亚女王的觐见。他的音乐创作表明他是一个所有作曲家中最高的全才，但莫扎特是一个循环性精神障碍患者（eyelothyme），只活到35岁。

法国最早的象征派和超现实主义先驱钱拉·德·奈瓦尔是一位为人所知的诗人，1841年的一天黄昏，他在家里的阳台上，说突然看到了一个幽灵，并听到有声音在召唤他。他马上迎上去，于是跌倒在地，几乎死去。从这次精神病发作开始，40多年里，他至少8次被送进精神病院，但这段时期也正是他创作最旺盛的时期，他的主要作品，如小说《奥克塔薇娅》（1842）、《西尔薇娅》（1853）、《奥蕾莉娅》（1855），散文《东方之旅》（1851）、《十月之夜》（1853），诗歌《抒情诗和歌剧诗集》（1852—1853）、《幻象》（1854）等都是在发病的间歇期里写出来的。

法国19世纪最著名的现代派诗人，象征派诗歌先驱夏尔·波德莱尔是一个十足偏执反常的人。波德莱尔因家庭遗传精神病，使他从童年时起就充满幻觉和妄想。对生活充满狂喜迷醉和恐怖战栗，知觉时而极端敏感时而麻木迟钝，使他感觉到一种对立的情绪，导致他把人生看成是"可厌沙漠上的恐怖的绿洲"，从而决心要设法逃离。不但如此，他的爱情也是病态的，他所爱的异性是丑陋的、一般人看到会感到毛骨悚然的女人，或者是非常高大或非常矮小的女人。他在一首叫《种马》的诗中这样描写一个女子："她很丑，却很惹人喜爱"；说这个女子是一只蚂蚁、一只蜘蛛或一具骷髅，"确实生得奇丑不堪"，但"总之，她有味道"……他向一位非常漂亮的女人表达欲望的方式是，把她的双手悬到天花板上，以便可以吻她的脚：亲吻裸露的脚在他看来便是性行为的等同物。波德莱尔也有一些抑制不住的强迫症行为，例如他每个月都非要改换一次住处不可，另外，在陷入痴呆状态之前，他经常难以克制地向商店的窗子投掷瓶子、罐子等，为的只是能听到击破物件的愉快声音。

法国著名作家普鲁斯特曾说过："所有杰作都出自精神障碍患者之手。"如此看来，天才似乎是具有魔力的神赋者，他们才智超群，却又往往怪僻癫狂，这种现象在艺术领域表现得尤为明显。凡·高执刀割耳，海明威饮弹自尽，伍尔芙投河自殉，拜伦一生都在与"疯癫"进行斗争，并且某种程度上因此而命归天庭；

英国诗人塞缪尔·泰勒·柯勒律治儿时就认为自己被鬼附身，他的后半生充斥着多变的焦躁、狂暴以及"可怕到无以言表的抑郁"……所有这些就像一磅磅炸弹般蔓延扩散。如此令人匪夷所思的现象发人深思，那么，其中究竟隐含着何种密码？是偶然巧合抑或是职业规律？

那么，到底什么是疯狂？苏格拉底认为，智慧的对立面不是无知，而是疯狂。他认为，人们并不把在人所不知的事上犯错误的人称为疯狂的人；相反，把那些在众所周知的事上犯错误的人视为疯狂的人。正如人们把强烈的欲望叫作爱情，也把重大的智力错乱叫作疯狂。柏拉图曾多次形象而生动地描述过疯癫的情状。例如他在《国家篇》著名的"洞喻"中提到，当从黑暗洞穴中解放的囚徒看过外界的星辰、月亮、太阳和生物之后重新回到洞穴时，他由于不能立即适应黑暗而显得手足无措，与从未离开过洞穴和黑暗的囚徒相比，他仿佛智力低下，连洞壁上简单的投影都无从辨识，他被人讪笑，被人以为因走出洞穴而不幸落得双目失明。叔本华认为，见识过真实事物并重返洞穴的囚徒在黑暗中对于真实事物影像的瞬间茫然以及不为常人（即囚徒们）所理解就是所谓的"疯癫"。

福柯认为，"疯狂"（la folie），在真正成为精神病学的研究对象之前，早就是文学艺术创作的重要题材。在荷尔德林、阿尔托、布朗肖和鲁塞尔等作家的文学作品中所表现的"疯狂语言"和"疯狂故事"就是非常突出的范例。这些作家在写作中表现出惊人的偏执狂（paranoïaque）。其狂飙而熟练的写作风格、怪异而犀利的语言以及藐视一切规范的作品本身都显示了他们对于文学事业及其文学理念的某种疯狂般的执着和顽固的态度。这些追随尼采、陀思妥耶夫斯基和卡夫卡的作家的人格及其作品显示了"疯狂"本身并非"异常"。相反，偏执狂和疯狂原本是人的一种正常的精神状态，有助于将精神方面的精力集中于某一个特定的对象或领域，而且，事实证明：像尼采和卡夫卡那样，越呈现出某种偏执狂，对某一种异常事物表现出异乎寻常的执着，越标新立异，越独树一帜，就越有创见，也就越表现出一种出类拔萃的才华和魅力，表现出令人惊异的坚强毅力。人类任何伟大的事业和科学的任何重大发明，无不是靠精神上的偏执狂作为动力。

不过，按照一般人的理解，所谓疯狂，即是指超出正常状态的一种状态，一种对常态的偏离，它既可以是反常的、病态的，也可以是超常态的，即高于常态的状态。由于疯狂是对常态的偏离，它有碍于正常的现实活动、认知和生存，因此，为了适应现实，更有效地生存，更好地去生活，这种状态往往被芸芸众生所排斥，但对于诗人、艺术家来说，情况就完全不同了。诗人、艺术家从事创作，首先必须中断与日常生活世界的联系，脱离现实生活的常态，才能走向艺术世界，进入艺术的境界。可以说，偏离常态是通往艺术世界的有效途径，也是进行艺术创作的前提。

从医学的角度来说，疯狂主要指精神分裂症和躁狂抑郁症，躁狂抑郁症是精神疾病中仅次于精神分裂症的一种非常严重的疾病。一般来说，躁狂抑郁症又称双极症或"双相情感障碍"，包括一系列心境障碍，其病症因情况而异。躁狂抑郁症患者发病期间常有敏捷的思维、迅速的反应、旺盛的精力和强烈的情绪。这些紊乱症会改变人们的情绪和行为，打乱正常的睡眠及性生活，并造成精力水平的剧烈波动。躁狂抑郁症发病率很高，"每100个人中大约就有一人患有较严重的躁狂抑郁症，而其中许多人又会患有诸如循环性情感精神病之类的轻度变症。百分之五的人会患有重度抑郁症"①。现有的相关流行病学调查资料显示，我国大约有300万以上的成人受此疾患的影响。深圳每年有2 000人左右因抑郁症等心理疾病自杀，其他城市的情况也不容乐观。而近年来有关高校学生的自杀问题也引起了相当的关注，据专家介绍，导致大学生自杀的罪魁祸首就是躁狂和抑郁，据一项对大学生抑郁症的医学抽样调查显示，中国大学生患抑郁症的比例是3%至5%。情况令人担忧。

还有一些病症，程度略轻但依旧使人萎靡不振，且多见于创作天才，包括：抑郁症，属于低度情绪不振，症状略为轻微，仍是慢性病；强迫症（如霍华德·休斯）；焦虑症（约翰·斯坦贝克、查尔斯·达尔文、芭芭拉·史翠珊、伍迪·爱伦）；药物或酒精依赖症（迈克尔·杰克逊、西格蒙德·弗洛伊德、托马斯·爱迪生、艾伦·坡）。

由此看来，无论是天才的科学家还是天才的艺术家都或多或少与精神疾病有着一定的联系，并在一定程度上由于精神病变导致了天才的诞生。弗拉基米尔·埃夫罗伊姆松教授曾说："我一生中有60多年都很注意研究遗传学和历史学。读了好几千本历史书、几百本伟人传记，看过几十部百科全书，得出的结论是：人类文明史上一共有近400名在历史上起过重要作用的人。我还注意到，世界上的这些伟人比常人更容易得遗传病，而精神病占第一位。也不知道是什么原因，事情就这么怪：天才越是精神失常，他的成就就越大。"

其实，真正伟大的天才并不意味着就是疯狂的人。萨尔瓦多·达利说："我与疯子的唯一区别是，我不疯。"

二、天才、疯子与创造力

创造力是一种无形的力量，这种力量在天才和疯子身上表现得尤为突出。科

---

① ［美］凯·雷德菲尔德·贾米森著，刘建周等译：《疯狂天才：躁狂抑郁症与艺术气质》，上海：上海三联书店2007年版，第16页。

学家一直都在研究创造力和精神病之间的关系，不过这两者间的界限常常很模糊。研究发现，比起在创造方面追求较少的"正常"人，富有创造力的人往往拥有更多和精神障碍患者一样的人格特征。在斯坦福大学于 2007 年刊登在《情感障碍期刊》（*The Journal of Affective Disorders*）上的一份研究中，研究人员将躁郁症患者和一群健康人进行对比。结果发现，相比健康但不那么富有创造力的学生，修读创意类学科的研究生与躁郁症患者之间存在更多相同的人格特征。就拉米雷兹的例子来说，学者们还在继续讨论他是否真的患有精神病，有些学者在他的作品中看出一种彻头彻尾的理性。美国民间艺术博物馆当代中心的主任兼馆长布鲁克·达维斯·安德森说，最近的一次展览表明拉米雷兹多年来在艺术上有所发展，在他生命行将终结时，他在色彩的运用上更为精湛，在抽象内容的探索上更为大胆。安德森说，拉米雷兹的作品跟某些典型的精神障碍患者的艺术作品不一样，他不需要把整张画布都画满。的确，他一点也不害怕存在空白。他的作品主题和画中的动物表现出更为理智的一面，而不是患有精神疾病的一面，在装饰性品味、结构和比例上有着很多的选择。不管怎样，拉米雷兹的作品和他本人的故事都非常吸引人。他早在人们开始推出"艺术疗法"课程之前就进行艺术创作，后来在他的创作生涯中，有人给他提供画具，但是一开始他不得不自己粗制滥造些工具来绘画。他用干燕麦做成碗状容器，再用医院里的废纸和燃烧过的火柴棍来画画，还用土豆和唾液来粘贴拼贴画。

多少年来，有许多医学家推测创造力与"精神病"有关，但一直没有科学的定论。英国心理学家菲利克斯·波斯特博士通过 10 年的研究终于发现，创造性的才华和病态的心理确实有着某种联系。天才中多有精神疯狂病症，而精神疯狂症又时常能激发灵感和创造性。因此，许多高智商的人也都患有精神病。弗拉基米尔·埃夫罗伊姆松教授研究后也坚定地认为："在天才和疾病之间，确实有一种不可忽视的联系。"波斯特博士用现代精神病理学的分析方法，研究了人类近代300 位著名人物后得出了以下结论：在政治家中占 17% 的人有明显精神病特征，如希特勒、林肯、拿破仑；科学家中占 18%，如高尔登、门德耳、安培、哥白尼、法拉第；思想家中占 26%，如罗素、卢梭、叔本华；作曲家中占 31%，如瓦格纳、普契尼、舒曼；画家中占 37%，如凡·高、毕加索；小说家和诗人中占的比例最高竟达 46%，如福克纳、普鲁斯特、劳伦斯、莱蒙托夫……

贾米森博士在她的《疯狂天才：躁狂抑郁症与艺术气质》一书中，简述了阿黛尔·贾德博士于 1949 年对 113 位德国艺术家、作曲家和作家进行的研究。2/3的研究对象都"生理上正常"，但其自杀及"精神失常和神经质"的比例却远高于普通人，"精神反常情况出现概率最高的是诗人（50%）和音乐家（38%），稍低一些的是画家（20%）、雕塑家（18%）和建筑家（17%）"。此外，贾米森博士研究了所有出生于 1705 年至 1805 年之间的英国和爱尔兰诗人的传记和自传材料。她发现精神问题发生率十分高，36 位诗人中有 6 人进入了精神病院，还有 2 人自杀。超过一半的诗人显示了情绪失调的强有力的证据，很多都包括明显的精神病症状，并且大部分的诗人有精神障碍或自杀的家庭史。贾米森博士还对当时在世的 47 位杰出的英国艺术家和作家（获艺术大奖者或皇家艺术会员）做了一次调查，发现其中 18 人或因精神失常而住过精神病院，或曾经因精神疾患接受过不同形式的治疗。在他们中间，情绪失常的比例比正常人要高出 7 倍。更令人疑惑和震惊的是，就像弗洛伊德提出的"因病获益"说一样，神经质般的"疯癫"状态在艺术创作过程中竟然发挥着极其重要的作用，有此经历的艺术家必须与狂暴莫测的多变情绪进行斗争。我们很难把这些非理性因素与严密的逻辑性过程联系起来，但因此而创作出的作品通常却有着独特的印记和魅力。艺术家自身对此亦深有同感，美国诗人约翰·贝里曼直言不讳地说："我确实强烈地感受到痛苦折磨是获取最高成就最大的幸运之一……最幸运的艺术家是那些经受了最大痛苦折磨又不至于丧命的人。"爱伦·坡对此有更为精辟的见解："我这种人素以幻想丰富、热情洋溢著名。人家称我为疯子。然而发疯究竟是否是极端聪明的流露、辉煌的成就和渊博的学问，究竟是否是精神失常的产物，是否是头脑失去正常智能和内心喜怒无常的结果，这些问题至今还没有解决。"然而，不管艺术创造力与心境障碍之间的关联多么引人注目，我们必须承认，并非所有多产并富有创造力的艺术家都患有心境障碍，大多数艺术家、作家和作曲家精神完全正常，他们通过其他途径获取灵感和创造力，虽然许多艺术家都多少因心境障碍而具有某些特殊才智和灵感，但我们不能据此推断创造力源于"疯癫"。而且，尽管躁狂抑郁症有时使人兴奋，是强有力的创作动力，但更多时候常带有毁灭性的力量，有时会严重影响患者的生活、他们的家人朋友及其所生活的社会。另外，研究表明，平均有五分之一的躁狂抑郁症患者自杀身亡，所以躁狂抑郁症作为一种潜在致命的医学疾病具有极大的危害。

在人们根深蒂固的传统观念中，所有的天才都出自同一个模子，都表现得与众不同，所创造的作品都具有叛逆性，这些天才肯定是不正常的，甚至有精神病。菲利浦·布雷诺认为，天才与精神病有一个共同点，就是倾向过度，无节制，就这一点来说天才与精神病有着同样的人性结构，但这只不过是创造者的一个方面罢了。菲利浦·布雷诺写道："只要看看人们是如何轻而易举地在疯狂的作品和作品的疯狂间转来转去，我们就可以合理地得出，在某种程度上，创造性的潜力与病态的潜力是相等的。"他指出："创造激情很接近于忧郁，它是'抑郁'的孪生姐妹、怪癖的女儿，但当作品不能盛载所有的感情时候，它就成为与精神病类似的东西。"它接近于神秘的狂热和幻觉引起的灵感。菲利浦·布雷诺认为，由于无数内心的感悟，某些天才好似着了魔，总是狂躁不安。其实，他们也是预言者。准确地说，他们时而灵感激昂，时而消沉得想自杀。有的时候，他们就如同躁狂症患者一样。菲利浦·布雷诺说："所有创造的支配力量都似乎是由于弄错消沉的支配力量而产生的，因为两者的机制是相同的。"他认为，伟大的创造者都有异于常人的地方，尤其受精神状态的影响，而当他出现高亢但很难坚持下去的精神状态时，正是他的创作高峰期，难道这个状况也正常吗？菲利浦·布雷诺还说，天才的作家、作曲家的幻想灵感与精神分裂症患者的幻想机制是相同的，天才的灵感保持一贯的一丝不苟和孤立。的确，某些创造者出于创作的需要而使用毒品，从大量的咖啡因到鸦片，还有酒精、致幻真菌或苯内胺。但是，还没有任何正式的证据可以证明这些毒品有助于作品的产生。而且，精神病医生也同意，即使精神病具有天才的某些特性，也并不能充分说明问题，因为疯子是无法成为天才的。"天才虽然不平常，但远远没有到疯了的程度。要完成伟大的事业，必须神志清醒"①。

在艺术创作中，灵感——无论被认为是神灵的或世俗的狂迷形式都被说成是诗人与生俱来的天分的长期伴随物或实际上的等同物。柏拉图在《对话录》的"伊安篇"中借苏格拉底之口将诗人说成"是一种轻飘的长着羽翼的神明的东西，认为他们得不到灵感，不失去平常理智而陷入迷狂，就没有能力创造，就不能写诗或代神说话"。文学天才本身具备的某种超常的语言禀赋也极容易被看成是天赐的。柏拉图在说到天才诗人创作的本领时指出："凡是高明的诗人，无论在史诗或抒情诗方面，都不是凭技艺来完成他们的优美的诗歌，而是因为他们得到灵感，有神力凭附着。科里班特巫师们在舞蹈时，心理都受到一种迷狂支配；抒情诗人们在写诗时也是如此。他们一旦受到音乐和韵节力量的支配，就感到酒神的狂欢，由于这种灵感的影响，他们正如酒神的女信徒们受酒神凭附，可以从河水中汲取乳蜜，这是他们在神志清醒时所不能做的事。抒情诗人的心灵也正像这样……因为诗人是一种轻飘的长着羽翼的神明的东西，不得到灵感，不失去平常理智而陷入迷狂，就没有能力创造，就不能写诗或代神说话。诗人们对于他们所写的那些题材，说出那么多的优美词句，并非凭技艺的规矩，而是依诗神的驱遣。……假如诗人可以凭技艺的规矩去制作，这种情形就不会有……神对于诗人们像对于占卜家和预言家一样，夺去他们的平常理智，用他们当代言人，正因为要使听众知道，诗人并非借自己的力量在无知无觉中说出那些珍贵的词句，而是由神凭附着来向人说话。"在塔希提岛，有一类疯子，当他们疯病发作的时候，失去了意识，不知道自己在做什么，也记不起以前曾经做过什么。岛上的酋长说

---

① ［德］曼弗雷德·吕茨著，曾文婷译：《疯狂》，南宁：广西科学技术出版社 2013 年版，第 63～64 页。

他们是患者（totoeno），但一般人都称他们为神灵附体的人（Eu-toa），奉他们为"先知"。由于疯癫容易被当成先知的一个表征，所以历史上曾有一些天赋极高的人，就装出疯癫的模样，让别人把他看成先知。

狄德罗虽然也相信"天才有如神灵"，"是纯粹的天赋"，但他并不认为是有神灵的凭附。作为一名唯理论者，这位法国哲学家坚信人的天才也与人体中的其他功能一样，是"结构决定功能"，也就是取决于生理结构。可是什么样的表现才算天才呢？狄德罗回答说："广博的才智，丰富的想象力，活跃的心灵，这就是天才。"他认为正因为有这样的才智、想象力和心灵，才使天才具有不同于一般常人的特点：他们"极端敏感"，"对一切都有强烈的感受"，"能接受大量的新印象"。但狄德罗提出，天才都"很少遵循论证的逻辑性"，而且会去"打碎"束缚他的所谓"标准"和"法则"，犯一些"光辉的错误"；而正是这一点，才使天才能够始终"走在世纪的前面"，将批评他的人"远远抛在后面"。

作为启蒙运动最重要的思想家和历史上最伟大的哲学家之一，康德本身就是一个伟大的天才，对于一直困扰人的天才问题自然不会不感兴趣。康德说，"天才就是那天赋的才能"，即是"天生的心灵禀赋"。他所说的"天赋"是指"自然赋予它以法规"，即"是大自然在创作者的主体里面给予法规"，排除了神秘的"神力凭附"说。康德所谓的"主体"是指天才机体里的某种起作用的因素，认为是它使天才与生俱来就具有与众不同的"想象力和悟性"这一独特的心智能力。为了阐明自己的天才观，康德特别总结出四个特点来规范天才，其中的前三点分别可以称之为天才的独创性、天才的典范性和天才的非理性，尤其是第一点创造性，或者叫"独创性"。康德是这样说的："（一）……对于它产生出的东西不提供任何特定的法规，它不是一种能够按照任何法规来学习的才能，因而独创性必须是它的第一特性。（二）……天才的诸作品必须同时是典范……它自身不是由模仿产生，而它对于别人却须能成为评判或法则的准绳。（三）……它是一个作品的创作者，这作品有赖于作者的天才，作者自己并不知晓诸观念是怎样在他内心里成立的，也不受他自己的控制，以便可以由他随意或按照规划想出来，并且在规范形式里传达给别人，使他们能够创造出同样的作品来。"他在研究创造力与想象力时指出："艺术天赋是在没有现成的规则和概念等的前提下创造美的感受的一种能力"，有了这种能力，人们就能"在没有现成思想的前提下引发适合当前情境的诸多思考"。这就是说，人的隐喻能力是人的普遍创造力的表现。

康德在一本研究"人作为自由行动的生物"其自身之所作所为的著作《实用人类学》中论述人的"认识能力的独创性和天才"时，就强调"天才"应具有实际的伟大的"独创精神"，例如他说，具有发明和发现的才能固然可以被称为天才，"不过人们总是只把这一称号给予一位艺术家，也就是一位懂得制造出某种东西的人，而不给仅仅是了解和知道许多事情的人；此外，也不给予一位只会模仿的艺术家，而给予一个首创性地生产出作品的艺术家；最后，也只给予一个使其作品成为典范式的、值得大家模仿的榜样的艺术家。所以一个人的天才就是'才能的典范式的独创性'。但人们也把一个对此具有禀赋的人物称为天才，这样一来，这个词不光用来指一个人的自然天赋，也用来指这个人本身。在许多领域都成为天才，这就是一个博大的天才"。

康德强调独创性是构成天才的本质部分，它与模仿是完全对立的，因为，他说："人不能巧妙地学会写好诗，尽管对于诗艺有许多详尽的诗法著作和优秀的典范。"同样，即使有"最大的才能、学问，作为学问，终究仍不能算作天才"。康德所谓的"典范"指的是，虽然天才本身不是由模仿产生，"对于别人却须能成为评判或法则的准绳"。康德在解释天才本人"并不知晓诸观念怎样在他内心成立"的非理性时举例说，不论是荷马还是德国洛可可时期的大诗人马丁·克里斯托夫·维兰德这样的天才，他们自己也说不出"他们的幻想丰富而同时思想富饶的观念是怎样从他们的头脑里生出来并且集合到一起的，因为他们自己也不知道，因而也不能教给别人"。

康德在《判断力批判》里认为，艺术不是抛开概念的纯粹美，而是以概念为前提和围绕概念定下来的依存美。艺术是天才的作品，是表象中审美观念功能的作品。在他看来，审美观念"就是想象力附加于一个给定的概念上的表象，它和其他诸特殊表象的真实性结合在一起，以至于对这些特殊表象的真实性没有一个名词能表达出来，这个名词只标指着一个特定的概念，因而使我们对这个概念附加上思想里许多不可言状的东西，联系于它（不可言状的东西）的情感，使认识能力活跃生动起来"。所以，天才的基本要素就是想象力和知性。

德国诗人歌德被公认是世界文学的巨人，一个伟大的天才。在他看来，天才的标志也是创造性，即他所说的"创造力"。他认为，天才就是"成就见得上帝和大自然的伟大事业的那种创造力"。也就是说，天才应具有并非由于他的出身而应该是通过他自己直接所做出的实际成就所反映出来的高度独创性和创造性。歌德在谈话中曾多次肯定天才对文艺创作和科学研究的重要性，他甚至说"每种最高级的创造、每种重要的发明、每种产生后果的伟大思想，都不是人力所能达到的，都是超越一切尘世力量之上的。人应该把它看作来自上界、出乎望外的礼物，看作是上帝的婴儿"。

黑格尔曾谈到有这样一类"极度不安静的人物"：

　　在他们身上，那种对认识、知识和科学的渴望是以一种汹涌沸腾、极为暴烈的方式表现出来的。他们感到自己被一种冲动所支配，要去凭自己创造出一个世界，发掘出真理——他们是些爆发性的人物，带着不安定的和狂放的性格，怀着热切的心情，而这是不能获致那种知识的宁静的。因此在他们身上可以发现伟大的创造性，可是内容却是极为混乱和不均衡的。

黑格尔特别强调，这类人虽然"由于精神和性格的力量而成为巨人，但在他们身上却同时存在着精神和性格的极度混乱"，表现得"狂野而不正常"。黑格尔认为："天才是真正能创造艺术作品的那种一般的本领以及在培养和运用这种本领中作表现的活力。"黑格尔这里所谓的"活力"，也就是康德和歌德说的"独创性"和"创造力"。黑格尔说，任何一个真正的天才艺术家，内心"都有一种天生的自然推动力"。这是天才艺术家无须费力便能以他独特的感受和知觉方式，非将自己的情感思想马上表现为艺术形象不可的"一种直接的需要"，如音乐家以乐曲来将他胸中鼓动的最深刻的东西表现为一个曲调，画家将他的情感马上变成形状和颜色，诗人将他的情感马上变成表象等。但是黑格尔指出，艺术家的这种能力不仅是一种想象力、幻想力和感觉力，"而且还是一种实践性的感觉力，即实际完成作品的能力"。

由于人们对疯狂存有太多的误解和太深的偏见，以至于将精神障碍患者作为"异类"来对待，更不必说把他们与天才"混为一谈"，不过，他们却将艺术家与疯狂联系起来，精神障碍患者所创作的文学和艺术作品往往被人们津津乐道。17世纪初在法国有一些著名的疯子，人们乐于以他们取乐，其中一些人，如布卢埃·德·阿尔贝尔写出的书被人作为疯癫的作品出版和阅读。然而，当今人们对天才、艺术家与疯子联系在一起的看法并没有多大改变，而且是一个相当流行的看法，一直以来，人们还坚信这些天才总是带有几分疯狂，以致有些自以为赋有天生才性的人，往往不修边幅、行为古怪、纵情酒色，装出一副狂狷的模样。记得20世纪80年代，我刚从大学毕业，分配到湖南一所大学担任美术教学工作，当时我正沉迷于诗歌创作的狂热的激情之中，由于我平时不拘小节，不修边幅，经常披头散发，口出狂言，纵情豪饮，在许多人眼里显得行为古怪和不合时宜，因此，有些人说我像疯子，甚至还有人送我绰号"灿癫子"。我对此不以为然，不屑一顾，我对他们说："我即使是疯子，也是一个天才的疯子。"1989年，我出版了我的第一本诗集《一个天才的疯子如是说》，由我国著名诗人彭燕郊作序，诗中尽情抒发了我内心的狂想和痛苦的情感历程，在当时诗界引起了小小的轰动。时隔25年后，我在孔夫子旧书网上发现，这本仅74页、定价1.6元的小诗集居然以600多元被拍卖，所显示的书影上面居然还有我的亲笔签名，我对此置之一笑。

不过，一些科学家和学者对天才与精神病和艺术创作的问题进行了深入的研究和有益的探讨。著名的英国性心理学家哈夫洛克·埃利斯在对英国天才的研究中，通过对《国民传记词典》收集到的 1 030 个人名的分析，发现其中只有 44 个人（4.2%）确实患有精神病，从而得出结论："天才与精神病之间的联系，我认为不是没有意义的。但是证据表明这种情况的出现仅仅不到 5%。面对这一事实，我们必须对任何关于天才乃是精神病的一种形式的理论采取蔑视的态度。"因此，我们不能说天才一定就是精神障碍患者，但我们要思索的问题是，对于艺术家来说，精神疾病一定能促进其创作吗？无论怎样回答这个问题，它都只是一个对文学艺术创作的佐证，并不必然表示文学艺术创作一定如此。事实上，"虽然有时'疯狂'也会带来天才的作品，但前提是这种'疯狂'不是急性精神疾病！精神障碍患者的艺术创作展有时多得夸张。专门收录精神障碍患者艺术作品的海德堡普利茨霍恩收藏就极富传奇色彩。但疯狂本身不是艺术。患有精神病的艺术家通常来说不是'因为'精神疾病才有艺术创造力，而是'即便'患有精神疾病也仍然能进行创作。虽说在他们身上，精神疾病或许会和生存状态深入地交织在一起。而当患有精神病的患者完成了伟大的艺术作品时，他们有权利获得和健康的同行一样的重视"①。

雷德蒙·鲁塞尔是由精神病学医生皮埃尔·雅内治疗的精神障碍患者，"这位精神'失常'的作家，在文学创作中表现了惊人的才华。他所运用的怪诞离奇的语言，常被人们'误认'为'疯子的话'，但恰恰是这些语言深刻地显示出语言、思想和世界本身的荒谬性"。皮埃尔·雅内认为，他所治疗的精神障碍患者中，绝大部分是在文化和精神生活中有过多种特殊经历的天才。他们患有"精神病"，并不是因为在精神上"不正常"，而是因为他们在人格和情感方面具有超出常人的特殊创造力量。"人格应该是自身情愿、力图寻求，并自身争取达到的结果。也就是说，人格是同个人自己的实际努力相适应的。因此，并不是所有的人格都完全符合其个人的理想目标，欠缺现象是很普遍的，就像我在治疗的病人中所显示的那样。"他强调人的本质的行动性和实践性，并认为人的行动优先于人的认识和知识，而人的情感不过是行动的调解因素。对于人来说，精神动力是十分重要的，心理因素的强弱在很大程度上可以决定人的整个状态。②

艺术心理学和创造心理学也将反常视为创造性的源泉，在某种程度上起了推波助澜的作用。文艺评论界也有人专门倡导以所谓"病迹学"（pathography）方法研究艺术家和作家。一般认为，德国的精神病学家 P. 默比乌斯是"病迹"这个词的最初发明者。他在 1907 年写成的评论德国诗人谢菲尔的文章中首先使用了这个词。但对这个词最权威的解释来自著名的德国哲学家、精神病专家卡尔·雅

① ［德］曼弗雷德·吕茨著，曾文婷译：《疯狂》，南宁：广西科学技术出版社 2013 年版，第 64 页。
② 参阅高宣扬：《福柯的生存美学》，北京：中国人民大学出版社 2005 年版，第 199 页。

斯贝尔斯。他说："所谓病迹，就是杰出人物的异常性格特征或引起精神病理学者兴趣的精神活动过程的一个侧面，以及它对作家一生的作品影响的轨迹的表现形态。"西方病迹学家所研究的对象包括歌德、荷尔德林、凡·高等第一流的诗人、作家和画家。

人们普遍认为，富于创造力的思想家和艺术家通常都有点精神错乱，通过对凡·高和西尔维娅·普拉斯的研究表明，创造力与疯癫紧密相连。凡·高自己说："我越是精神错乱，越是患病和虚弱，就越是具有艺术的才能。"罗伯特·洛弗尔被认为是史上最佳诗人，自第二次世界大战后因为精神疾病反复就医，直到1977年去世。周期性的情绪波动把他从深度绝望引向反复无常的歇斯底里、自相矛盾和通常很痛苦的情绪激动。还有牛顿、贝多芬和狄更斯等都经受过精神错乱之苦。以往的研究已经初步证明了这一联系。科学调查显示，富于创造力的人的家族更可能有精神病史，这指明了一条遗传基因链。

那么，创造性的天才某种程度上是与"疯狂"分不开的吗？根据字典的解释，"创造"是"形成或者从无形中形成"。这样一个强大、神秘的甚至不可能的行为无疑超出了科学理性的范围，无怪乎创造力长久以来总是被"解释"为无理性的灵魂直觉的表达。

诗人、艺术家总是具有一种无法抑制的欲望，他们需要通过各种艺术形式表达出来，同时也需要以创造性的抑制来激发欲望，正如萨德在《索多玛120天》中写道："没有任何东西能束缚欲望，使欲望得到增强和丰富的最好办法，就是努力抑制它。"值得注意的是，即使艺术家有精神疾病或者他在创作时唤起了某种精神疾病，他也不是不加控制的，他必然有一种强大的艺术控制力，他知道自己的精神疾病，并且控制着它使其受自己的艺术意志力的驱使。但这样一来，我们就不能把艺术家的创作单单归结为精神疾病，重要的依然是艺术创造能力。

一些具有创造力的艺术家经常将躁狂状态下的兴奋、活力、速度和思维奔溢运用于作品之中，并称之为"灵感状态"。苏格拉底说，天才诗人的"本领并不是一种技艺，而是一种灵感"。这灵感是怎么来的呢？苏格拉底认定，那是因为"有一种神力在驱遣"。人们已经意识到，艺术家的创造才能通常是瞬间的灵感，就像理性的电流和非理性的思考的集聚。如果在理性和非理性之间能够发现一道边界、一道已知和未知之间的边界、一道传统与叛逆之间的边界，如果这个边界是创造者们作用的地方，就能讲通创造性思维是冒着"极端"的危险的。正如卡库勒所说，"赤身潜水者容易为'内心的极度快乐'献身并且扼住他们的喉咙"。艺术家海明威、弗吉尼亚·伍尔芙、查尔斯·帕克、约翰·贝里曼在他们住进精神病院时似乎已经扼住他们的喉咙，最终自杀身亡。

或许，天才有时也会表现出一种不稳定，但正如20世纪著名的文艺理论家和批评家瑞恰兹在《文学批评原理》中所言，假如我们能够更多地了解天才的神经构造，就有可能发现，许多人在充分发挥时能够将生命的潜能化为现实，他们所经受的不稳定性无非是其可塑性的一个后果，而根本不是他们为这种"最佳瞬间"所付出的代价，毋宁说是处在较低程度的调节时受到极为细微耗损的系统所造成的。"艺术家关心的是，把那些他以为最值得拥有的经验记载下来，并且使之永存不朽。……他是一个契机，精神的成长在此显现出来。他的经验，至少那些使其工作有价值的部分，体现着冲动的调和，而在绝大多数精神中这些冲动仍然处于一团混乱、相互束缚、彼此冲突的状态。他的工作在于理顺绝大多数精神中发生紊乱的一切。他无法从混乱状态中理顺头绪时，失败往往要比别人的失败更加引人注目，至少从一定程度上说这是由于他胆量过人；这是志大才高的一颗苦果，也是他具有较大可塑性的一个结果。不过，在他成功的时候，大家便发现，他的建树的价值总是处于一种较为完善的组织之中，而正是这种组织促使更多潜在可能的反应和活动可以为人利用。"

如果我们进一步考察创造力与非理性之间的联系，就会发现，精神分裂症在18世纪和19世纪的许多诗人中影响颇大，包括英国天才威廉·布莱克、拜伦和英国桂冠诗人阿尔弗雷德·丁尼生等。例如，诗人乔治·爱德华·伍德伯里写道："情感是他们的生存条件，热情是他们活着的元素。"德语诗歌的"黑暗诗人"特拉克尔17岁时就开始写诗，18岁时开始吸毒，据说吸毒的目的有三：体验迷狂的精神境界；忘记痛苦；以及有意识地自我毁坏。他于1908年在维也纳攻读药物学，1910年毕业后充任药剂师。第一次世界大战爆发后，他应征加入了奥地利军队，在前线当卫生员，但是残酷的战争使他几乎精神失常，自杀未遂，后被送往精神病院，不久死在那里。德国作家鲁道夫·凯斯纳尔承认特拉克尔是"最伟大的德国诗人之一"，但他接着又说："他似乎有点精神分裂症，从他的作品中可以感觉到这一点；在他的作品中也触及到了精神分裂症患者，不过，确实，特拉克尔是个伟大的诗人。"生活动荡的著名的音乐家和艺术家，如美国作曲家查尔斯·明格斯、美国艺术家格鲁吉亚·奥基夫、美国抽象表现主义画家杰克逊·波洛克似乎也证明了精神错乱与超强创造力之间的联系。但是精神障碍和创造力之间的联系可以用科学的方法证实吗？是否真的有这样的关系？如果有，它是如何运作的？

也许，精神疾病并不是一件坏事，"它会激发一个人的创造力，即相当于正常人而言，精神疾病患者更可能具有创造力，他们经常打破世俗的观念，出现怪诞离奇的想法，少数人甚至创作出一些惊世骇俗的作品；他们也更可能具有超常的充沛精力与持久的动力，其异乎寻常的精神状态往往引领他们达到自己未曾想过的目标"①。精神病学专家贾米森曾经公开坦诚自己的躁狂抑郁症,她近期的研究结论是,许多已经被认可的艺术家,可能被诊断出患有极端精神障碍或者多数有抑郁症。贾米森认为,一些对在世的艺术家的诊断和心理学分析提供了确凿的证据,证明富于创造力的人多数比从事其他普通行业的人更多地经历精神错乱。所以,对她来说,情绪不稳定和创造力之间有着明显的联系。贾米森认为:"躁郁性精神病与高度创造能力是可以共存的,因为患者思想是清醒的,而他们在忧郁时所受的痛苦,为他们在躁狂时的工作带来了深度。"但是,贾米森不同意单纯地说是"疯狂天才"。因为,大多数情绪不稳定的人也不具备特别的创造力,而大多数的特别富于创造力的人不是情绪不稳定。那么,躁狂症和抑郁症是如何促进创造力的?

我们可以看到,一些哲学家、数学家、科学家、艺术家以及其他领域的专家学者们,在躁狂状态下进行的智力活动,其效果都获得了普遍提升。他们拥有过目不忘的记忆力、广博的见识以及原创性的思想、看起来不费吹灰之力的悟性和将复杂构思付诸实施的能力。躁狂会赋予作家和诗人远较一般人的巨大的词汇量、浑然天成的比喻能力、丰富的想象力以及与生俱来的滔滔辩才。躁狂型的艺术家们能够洞悉大千世界,同时也能够在自己的作品中绘声绘色。不管是哪方面的创造性,躁狂者总是能够从所有这些天分中获益,而不仅仅是从特别有助于工作的天分中获益。此外,躁狂还带来不同寻常的活力和不达目的誓不罢休的欲望。在富有创造力的人身上,这一点表现为干劲和"创造欲"。

贾米森博士曾对躁狂症与抑郁症的特征及其对创造力的影响进行了比较,她指出:

> 躁狂症是一种不稳定的状态,通常会伴随精神错乱,也就是幻觉和幻听。抑郁症则不同,主要特征是心情低落、易怒,对事物缺乏兴趣,思考迟缓、病态,睡眠严重失调,行为孤僻;患者觉得了无生趣、心中极度痛楚,生活迟滞、黯淡,不管生活的哪一面都让他们觉得疲惫不堪。抑郁症保留精力;躁狂症耗尽精力。
>
> 躁狂症发作时,人想的、感觉到的和做的都会和平常不一样。躁狂症患者和抑郁症患者所说出来的话,很容易分辨出不同:前者不仅讲话速度较快、话较多,用词也较有变化,动词和形容词较多,节奏和字眼之间的音律会戏剧性地提升。相比之下,有抑郁症的人说起话来较慢、较模糊,不时用些限定副词。躁狂症期间创作出来的艺术作品,会有清晰、开阔、色彩鲜艳

---

① [英]丹尼尔·列托著,朱子文、冯正直译:《崩溃边缘——发疯、创造力和人类的天性》,重庆:重庆出版社2010年版,第3页。

的特质，同时夹杂满足、积极和兴奋的情绪色调；抑郁症的艺术作品，主要特点则是颜色阴冷、思想贫乏。①

弗朗西斯·高尔顿在其《遗传的天才》（*Hereditary Genius*）一书中，将躁狂的另外两种症状，即思维奔溢和任性妄为与灵感等同起来。他写道："如果天才意味着灵感或者思如泉涌，……或者意味着为了达到任何特定的目的而产生的紊乱无度和过于强烈的欲求，那就会危险地接近于精神障碍患者的幻听、狂躁和偏执。"事实上，分裂型基因以不同的方式加强了创造，其关键的贡献是发散思维能力，在想象结构上培养了非常显著的原创性，正如罗夏墨迹测验和其他材料显示的研究。一般来说，"我们有人格维度——精神质，这有助于创造。我将它分为两种在一定程度上独立的子维度：情感型精神质，主要通过情绪起作用；分裂型精神质，主要通过发散思维起作用。这两部分以不同方式帮助创造性，可能这两者结合的威力更大，提供了轻躁狂的驱动与力量，和分裂型的原创思维"②。因此可以说，轻度躁狂症的症状和创造性思维的特征很相似，剧烈起伏的感觉、烦躁不安、兴奋、夸张、思维发散、整合多向思绪的能力、思维敏捷，这些都是创造性思维和轻度躁狂症的共同特征。具体来说，创造性思维和轻度躁狂症有两个共同特征：第一，思维顺畅、快速、宽泛，而且灵活。近代瑞士精神病学家尤金·布鲁勒观察到"躁狂症患者的思绪是飞跃的，会从一个主题跳到另外一个主题……思考快得不得了……由于想法快速涌现而且畅行无阻，艺术活动变得容易多了。但除了少数案例以及病患在新想法上原本就有天分外，这个过程并没有创造出多少有价值的作品来"。第二，创造性思维和轻度躁狂症还具有提高整合混乱思绪的能力，并且思维跟传统没有关联。许多心理学家强调在创造新生事物、原创以及"创造"点子中的思维顺畅、快速和多向思考。然而，正是因为思维更快地运转，更因为抑郁的低落，艺术创造性显现出来，尽管一些有价值的东西仅仅产生于轻度的状态，而且是患者在这个方向格外地有天赋的时候。被增强的感觉自然地在推进这些的影响。许多受精神疾病困扰的艺术家拒绝治疗，理由是随着症状的消失，他们的创造力也将消失。许多人在发病的高峰时觉得特别敏锐、冲动、热情和有创造力，例如：德国作曲家亨德尔就是在躁狂症发作最厉害的24天内完成著名的《弥赛亚》的。据英国《每日电讯报》网站报道，著名的精神病学专家迈克尔·弗茨拉德教授在研究后指出，奥地利音乐家莫扎特、德国音乐家

---

① ［美］凯·雷德菲尔德·杰米森著，钱莉华译：《天才向左，疯子向右》（下），杭州：浙江人民出版社2013年版，第98~99页。

② ［英］丹尼尔·列托著，朱子文、冯正直译：《崩溃边缘——发疯、创造力和人类的天性》，重庆：重庆出版社2010年版，第174~175页。

贝多芬、俄罗斯作曲家柴可夫斯基，西方哲学泰斗康德，以及英国大文豪乔治·奥威尔、作家安徒生、巴尔扎克，诗人拜伦、雪莱、普希金等在艺术领域曾独领风骚的大师，在生前都患有抑郁或精神分裂症。而疾病在导致他们行为怪异的同时，也激发了他们的创作潜能。这正如巴尔扎克所言："天才就是人类的病态，它就如同珍珠是贝的病态。"

前面已经说过，艺术创造力和精神病之间存在着一定的联系。一些视觉艺术家为战胜忧郁症，日复一日地创作灰暗阴沉色调的画作，或是作家近乎疯狂地创作出大量常人创作不出来的卓越作品，这些经受折磨的艺术家的典型形象，非常常见。虽然，精神疾病能够在一定的条件下构成动力，激发创造，促使艺术家取得非凡的成就，但或许恰恰相反，让人身心俱疲，过早地丧失了创造力乃至夭折。它给予艺术家的影响是双重的，作为精神障碍患者的诗人、作家和艺术家也将因此获得双重的影响。

由美国斯坦福大学医学院开展的、测量儿童艺术创造力的一项研究表明，更有可能最终患上躁郁症（其父母有一方患有躁郁症或多动症）的儿童，在艺术创造力的测量上，得分明显高于没有太高风险患上躁郁症的儿童。这个发现引人注目，医学专家也有意进一步研究这个问题。不过，这些孩子中有些或许服用了利他林或安非他明缓释剂和精神兴奋剂，所以很难说这是否有所影响。另一项研究是由多伦多大学和哈佛大学联合展开的，研究发现富有创造力的人也是容易分心的人，他们较难以完全不受外部的各种刺激影响。所以，他们在外部噪音很少的封闭环境下工作会更好。

科学家们通过对艺术家和作家精神疾病的研究，发现了创造力和几种精神疾病之间存在一个超乎意料的有力关联。安德里亚辨识出富于创造力的人们独有的精神疾病。①抑郁：绝望的情绪已经严重到所有行为都停滞，不得不住院治疗。②狂躁症期间，高涨的情绪可能造成冒险的妄想——违规超速行驶、购物狂欢、故意偷窃、"性成瘾"、举止轻浮、夸张拙劣地计划高风险的生意。③病态思维模式。④酗酒。这项研究是在两个富于创造力的队伍中进行的，其中自杀倾向十分明显，24个作家经历过以上各种精神疾病，30个人有酗酒的行为。而30个来自不同社会岗位的人，只有9个人有精神疾病。

由此可以看到，喝酒对于创造力的表达、激发创作灵感具有一定的催化作用。可以说，滥用酒精和毒品是一个常常伴随躁狂抑郁症发生的情形，而且，这在创造性人物们的生活中是相当常见的现象。他们中的许多人习惯于使用各种特定的物质来缓解抑郁或者减轻躁狂性的兴奋。英国浪漫主义诗人济慈曾服用鸦片来平息他的躁狂性兴奋。他的朋友、诗人雪莱，当手中拿一瓶药的时候则说道："我决不跟这玩意儿分开。"而著名的匈牙利作曲家李斯特对酒精则具有依赖性。

英国剧作家艾迪生就曾沉溺于酒精以逃避抑郁，最后变成了一个酒鬼。爱伦·坡曾说："但我天生敏感，非常非常神经质。由于多次长期而又可怕的疯癫，我陷入了疯狂。在这些我毫无意识的发作期，我酗酒，天知道我喝了多少，或是喝了多久。到最后，连我的敌人也说是喝酒让我发疯，而不是发疯让我喝酒。"他曾写道："与其把我酗酒归因于神志错乱，不如把我的神志错乱归因于酗酒……那是一种介乎于希望与绝望之间的漫无尽头的可怕的彷徨，我要不一醉方休就没法再承受那种煎熬。从那正是我自己生命的死亡中，我感觉到了一种新的，可是——上帝啊！一种多么悲惨的存在。"他临死前不久还说过："我经常沉湎杯中物，但喝酒并没使我感到半点儿乐趣。我不惜生命和名声，不顾理智，一味喝酒，并非追求乐趣，而是竭力逃避令人痛苦的回忆，逃避无法忍受的孤寂，逃避迫在眼前的大限。"爱伦·坡的一位传记作家曾这样写道："我们现在知道，使爱伦·坡写作和喝酒的，其实是同一样东西。酒精和文学是两道安全阀门，保护着最终将自己撕为两半的心灵。"荷兰画家戎金也是一位遭受抑郁、偏执妄想和债务问题困扰的酒鬼。美国著名剧作家尤金·奥尼尔在随着其剧本完成而到来的抑郁期会喝得醉醺醺的。

自古以来，酒和艺术创造之间好像结下了不解之缘。有创造性的人往往求助于酒精或毒品来激发创造力。法国作家戈蒂耶曾试图用印度大麻来增强他的创造力。英国诗人拜伦会依靠酒精的力量通宵不眠地写作，他说："加水杜松子酒是我全部灵感的源泉。"他曾断言："人，由于是理性的，所以必须要喝醉才行。生命中最佳的状态唯有醉态而已。"英国剧作家谢里丹曾感到他在冷静的状态下会无法写作，他最好的作品是在酒精中毒夺走他的生命之前完成的，英国诗人狄兰·托马斯最富创造力的时期是在他酗酒最严重的时期到来之前。而德国18世纪著名诗人席勒则依靠葡萄酒、香槟酒和咖啡来使自己的创造力源源不断。他的同胞和朋友——剧作家施莱格尔依赖的则是鸦片。美国诗人哈特·克莱恩用酒精使自己进入诗的意境。在诗人兰波生命中的部分时间里，他一边写作一边吸食毒品，陷入了错觉和幻觉交织的状态。对他来说，工厂看起来像清真寺，而天空中马车滚滚而过。许多浪漫主义者都抱怨自己患有抑郁症，因而求助于毒品和酒精来减轻自己的痛苦，同时激发自己的创造性。对此，意大利画家、美术史家瓦萨里曾做过总结："只有当心灵的迷狂和智力的活动互为补充时，才能产生绝妙和神奇的思想。"也就是说，艺术家的创作同样有赖于心灵的想象和灵感，因而，不可避免地出现了这样的艺术家形象：在一种酒醉后的不可抑制的狂热和迷离交织的状态中，艺术家创作了他的作品。

纵观中国古代文学艺术史，诗人、书画家同样离不开酒。他们往往醉酣兴发，泼墨临池，或写书，或绘画，随兴挥毫。唐代画家吴道子习惯在酒醉后创作，而且"每欲挥毫，必须酣饮"；明代小说家施耐庵在被"酒振奋起来后，似乎能够托云揽月"；宋代画家李成只有在喝足了酒时才能挥动他的画笔。唐朝的一位风景画家顾生常把画绢摊开在地上，调好颜色，然后一边喝酒一边让乐队为他演奏，直到酒醉时才开始在绢上画出轮廓和色彩，就像是一种魔力所至，高山峻岭出现在他的笔下。据说，唐代诗人王勃的《滕王阁序》与李白的《清平调》都是受酒精刺激而灵感骤至的产品。清代画家八大山人"工书法，狂草颇怪伟……性孤介，嗜酒，爱其笔墨者，多置酒招之，预设墨汁数升，纸若干幅于座右。醉后见之，则欣然攘臂捌管，狂叫大呼，洋洋洒洒，数十幅立就。醒时欲觅其片纸只字，不可得。虽陈黄金百镒于前勿顾也"。明代画家张元举工之书法，画花鸟气韵生动，人以金帛请辄拒，酒酣兴至，纵笔挥染，无复吝惜。《书林纪事》（卷二）载："张旭嗜酒，每大醉，呼叫狂走乃下笔……既醒自视以为神，不可复得也。"杜甫曾有诗叹道："张旭三杯草圣传，脱帽露顶王公前，挥毫落笔如云烟。"《唐国史补》载："旭饮酒辄草书，挥笔而大叫，以头揾水墨中而书之，天下呼为张颠。醒后自视，以为神异，不可复得。"

中国古代的书画家和诗人大都特别喜欢酣饮大醉后进行创作，这是炽热致幻一途。黄庭坚诗："酒浇胸次不能平，吐出苍竹岁峥嵘。卧龙偃蹇雷不惊，公与此君共忘形。"陆游诗："方我服酒时，江山入胸中，肺肝生崔嵬。"便是一例。据说，贺知章"每醉辄属辞，笔不停书"。李白更是如此，他"斗酒诗百篇"；他"醉中操纸，兴来走笔"；他"兴酣染翰恣狂逸"。清代文学家张潮在《幽梦影》中说："有青山方有绿水，水惟借色于山；有美酒便有佳诗，诗亦乞灵于酒。"酒助诗兴，灵感得以闪现，信手拈来，便成佳句。比如好酒的苏东坡，他的诗词赋多是饮酒之后的杰作，是酒点燃了他创作灵感的火花，"欲把西湖比西子，淡妆浓抹总相宜"，就是与友人在湖心亭饮酒后半醉半醒的即兴之作。"夜饮东城醒复醉，归来仿佛三更"，因回来得太晚，"家童鼻息已雷鸣，敲门都不应"，只好"倚杖听江声"。风一吹，倒使他清醒过来，便发出了"小舟从此逝，江海寄余生"的感慨。古代文人几乎没有一个不饮酒的，王维举杯送客："劝君更尽一杯酒，西出阳关无故人。"杜甫"白日放歌须纵酒"。白居易更是嗜酒善诗，有人统计他的 3 800 首诗中就有吟酒诗 800 首。宋代词人也是"无酒不成句"。辛弃疾的"稼轩词"629 首，与酒有关的 347 首。至于书画家，他们酒后创作的也很多。苏轼诗："空肠得酒芒角出，肝肺槎牙生竹石"可为明证。这样的记载，举不胜举，其中或有夸张，但绝非毫无根据，因为酒确有麻痹意识、激发幻觉、亢奋情绪、诱发潜意识、使心理发生变化的作用。古人说："饮酒之后，忧者以乐，壮者以狂，不知其然而然。"这正是最适宜艺术创作的状态。因为"在任何时间、任何地点，艺术的目的总是相同的，即完美地表现处于心醉神迷状态的某一独特的美的意境"。尼采说酒神象征情绪的放纵，在酒醉中"整个情绪系统激动亢奋"，"是情绪的总激发和总释放"，"是一种解除个体化束缚复归原始自然的体验"。并指出："醉的本质"是"力的过剩"是"力的提高和充溢之感"，即"高度的力感"。认为这种"酒神状态"是"对人生日常界限的规则的毁坏"。而"'常规惯例'对思想感情和行动都是一种限制。既然如此，'常规惯例'就必然也是创造性和个性的敌人。因而对富于创造性的人或个性突出的人说都是可憎的东西"。酒神的力度正可使人突破"日常界限的规则"或"常规惯例"而进入"胜地"。即打破现实生活的逻辑和时空限制，在恍惚迷离中，自由地将非逻辑的、无因果联系的超时空因素组化在一起。对艺术家来说，艺术创作所力求达到的正是这样一种"酒神状态"，这是一种出神入化的状态，是一种自由本能的体验。酒后的艺术家蘸墨挥毫，信马由缰，百无禁忌，行文走笔，种种意象纷至沓来，酣畅淋漓。许多艺术家都有过这样的体验。确实，饮酒可以提高个人自信，可以战胜阻力，可以人为地达到一种状态，而这个状态是"常规惯例"生活中不可能获得的。所以罗素说："从古希腊那时候起直到今天，头脑醉醺醺的，始终都被认为里面有着某种神圣的东西。只要它有着精神陶醉的特性，全然清醒的世界规则始终被认为表现着一种心灵的局限和平庸。"其实，这就是叔本华所说的："醉酒是引起激情的一种状态，因它促进直觉的表象的活跃，使抽象的思维减弱。"据现代医学界研究报告，酒精能够刺激大脑的右边（主管想象力、形象化创造力的），却会麻木大脑的左边（主管抽象思维的）。醉态是有生理基础的，说酒醉是灵感的源泉并非无据。许多杰作确实是酒后创作出来的。由于饮酒，艺术家的才情和创造力便从日常生活的琐屑和庸俗中解放出来。按某些心理精神病学家的解释：某些创作天才，常常在心理上有种堵塞，必须用酒来开通，使创作灵感能够源源不断地流出。

　　心理学家也证实，酒醉后产生的幻觉中以形象生动、鲜明、逼真之幻视最为突出。美国当代著名心理学家西尔瓦诺·阿瑞提描述此种心态说："无论什么不可见到的人，说不出来的、无法预料的内容都能以各种方式呈现出来，猝然地、意料不到地，就像一道闪光。它们在沉思冥想中，在白日梦里，在松弛状态下，在酒醉和睡梦之中浮现出来。"[①] 所以俄国哲学家别尔嘉耶夫表示："对我来说，思维具有真正的酒醉的特点，创作高潮具有真正的酒醉的特点。幻想和芳香气味具有真正的酒醉的性质。"蒙田也认为："葡萄酒发酵时会使桶底的杂质往上漂浮，饮酒过度也会使心里的秘密不知不觉地吐露。"即使"圣贤纵酒作乐也会表现忧虑和暴露内心秘密"。霍布斯说："饮酒过量的人的各种行为正和疯狂的人相

---

① ［美］西尔瓦诺·阿瑞提著，钱岗南译：《创造的秘密》，沈阳：辽宁教育出版社1987年版，第108页。

同。有些人狂怒，有些人狂爱，有些人则狂笑；全都循着当时支配他们的种种不同的激情狂放地表露出来。因为酒的效果消除了一切伪装，使他们看不到自己激情的丑陋。我相信一个最清醒的人……不会愿意让人公开看到他们思想上的浮夸和狂放的；这就等于坦白地承认，不受规范的激情大部分就是癫狂。"尼采也说："在感情的奔放中，在幻梦及疯狂的幻想里，人可以发现他的本来面目。"美国心理学家康克林说酒精对于中枢神经系统的机能是有压抑效果的。"故一个人受着酒精的压抑效果之后，他便会将以前所隐匿的与过分自持的……解放出来，他并且喜欢说话，连他平常不肯说出的秘密都吐露出来。他的快乐也达到了狂态。"这时，"有些人的表情很可笑，有些人的脾气特别坏。情绪发生以后，时常不能抑制，哭、笑、怒都极容易跟着来"。

从某种意义上来说，精神障碍患者的状态有点像醉汉。精神障碍患者说"我不是疯子"，正如醉汉一个劲地声称自己没有醉一样。不过，醉汉也没有什么不好。正如弗罗姆所说："在梦呓中，在幻觉中，在一个人喝得酩酊大醉时，某些原始的自我可能会溜出来，在感觉和思考此人已多年没有经历过的东西。通常，这些溜出来的原始的自我，是一些他对之深感害怕和羞耻，因而加以抑制的'坏念头'。但是有时候，这些溜出来的原始的自我，也可能是一些'好念头'，只是因为他害怕这些念头一旦表现出来，会遭人攻击、奚落，所以才把它们压了下去。"[1] 尼采就提倡一种酒神精神，以一种非理性的精神抵抗传统的理性精神。他提倡酒神精神就是要在酩酊状态下发挥生命的创造力，因为酒醉的状态类似于精神障碍患者的状态。醉汉心里清楚，他必须发泄。尼采认为人生最高境界就是"酒神状态"。在这种状态中，人与宇宙、人与天合而为一，人自身成为宇宙的化身，人不再受任何外在东西的限制。在此种境界中，自我逃脱了无常之痛，"忘记了死亡和时间给个体造成的焦虑，感到一种永远创造、永远富有春意的狂喜和慰藉，尼采称之为'形而上的慰藉'，由于这种慰藉，人就在整体中能够得到肯定，能够勇敢地生活，能够有超然物外的自由"。只有这样，人才值得生存，生活才有意义。

诚然，对于艺术创作来说，酒醉是一种致使无意识浮现的机制，也是发挥创造力的最佳状态，可以说，心灵的迷狂是产生伟大作品的必要前提之一，而疯狂的艺术家正是在这种迷狂之中宣泄了自己的情感和欲望，从而创作出能够充分表达自己真实的内心世界的艺术作品。

由此可见，醉酒与疯狂都与创造力有着密切的关系，但两者产生的条件和原因有所不同，前者是自我放纵或心理依赖的结果，可以通过自我和主体意识加以

---

[1] ［美］埃里希·弗罗姆著，陈学明译：《逃避自由》，北京：工人出版社1987年版，第270～271页。

调节和控制，而后者则表现为各种复杂因素造成的不可避免的精神病变。英国心理学家丹尼尔·列托认为："疯狂不仅仅是社会经济条件、环境条件逆转而造成的心理失常，而且是人类本性的基本组成部分。它潜伏于我们的心理结构中，并被保存在人类的基因库中，因为疯狂的特质有利于为人类所重视的创造力。"值得注意的是，"虽然环境对基因有一定的作用，但导致精神失常的主要原因基本上还是遗传基因。精神病基因会通过大脑的化学和生理代码来影响具有精神病性的人格特质。这些人格特质并不都是消极的，和精神失常一样，它们与高创造力有着很密切的联系，具有精神病性的人格特质也是如此，在他们的基因库中一直都存在着变异的基因"。①

　　一些艺术家等从事创造性工作的人会发现，自己在躁狂期创造力特别旺盛。也有研究者相信，在杰出的人物当中，躁狂抑郁者们所占的比例较高。1931 年，德国精神病学家恩斯特·克雷奇默尔出版了《天才人物的心理学分析》（*The Psychology of Men of Genius*）。在书中他不仅验明了天才身上的躁狂抑郁成分，而且也验明了天才家族中的躁狂抑郁成分。他认为，躁狂意味着创作高产期的到来，而抑郁则意味着创作贫乏期的到来。他由此认定，尽管严重的躁狂抑郁状态不利于创作，但是，如果没有适度的病态的推动，天才的水准就无法企及。克雷奇默尔说："天才的精神……并非是不可捉摸的绝对的能力，它严格受到血液化学和内分泌之规律的制约。"英国神经学家罗素·布莱恩在 1960 年出版的《关于天才的一些反思》（*Some Reflection on Genius*）中，也谈到躁狂抑郁症和天才有着密切的关系。美国精神病学家南希·安卓逊研究了 15 位作家，肯定了克雷奇默尔关于严重的躁狂抑郁症会干扰创作或者降低作品的质量这一结论。她发现，适度的躁狂和抑郁状态可以促进某些方面的创造性。她还将马丁·路德金在历史上的作用部分地归功于他的躁狂和抑郁，并由此得出结论，认为"形形色色的艺术家、作家、政治家、哲学家以及科学家都曾患有心境障碍（disorder of mood）"。罗纳德·费弗博士在《情绪摆动》（*Mood Swings*）一书中说，适度的躁狂可以提升创造力，而许多杰出的人物都曾是躁狂抑郁症患者。与克雷奇默尔一样，费弗博士也认为躁狂和抑郁分别意味着创作上的丰产和贫产。由此可见，躁狂抑郁对天才来说几乎是不可或缺的。

　　其实科学家们早就意识到，智商不能反映一个人全部的认知能力。西方一些心理学家曾进行了大量尝试来揭示有创造力的大脑的活动方式。20 世纪 40 年代，美国南加州大学的心理学家乔伊·吉尔福德设计了一个关于创造力的评测模型，关键的参数为发散性思维（divergent thinking）与聚合性思维（convergent

---

① ［英］丹尼尔·列托著，朱子文，冯正直译：《崩溃边缘——发疯、创造力和人类的天性》，重庆：重庆出版社 2010 年版，第 206、220 页。

thinking)，前者能产生很多个不同的想法，后者则将不同的想法整合成一个最好的结果。现代神经科学的研究证实，负责聚合性思维的是左脑，它凭借逻辑和分析来检测细节与过程，但缺乏一种高度、抽象的联系。负责发散性思维的则是右脑，它与直觉和非言语思维有关，具有音乐、绘画、综合、整体性和几何空间的辨别能力，能将信息的碎片组合成整体。发散性思维的特点由三个不同的部分构成：流畅性、灵活性和独创性。吉尔福德假定发散性思维的能力是有创造力的个体的特征，他认为有创造力的大脑在理解现成的大量材料时思维是流畅的，思考是灵活、不落俗套和富于独创性的。当你试图解决一个难题时，大脑的第一个反应是聚焦在明显的事实和熟悉的方案上，寻找是否有现成的答案。这时主要是左脑的工作。如果答案没有出现，左右脑会同时激活。右脑的神经网络开始搜寻可能相关的记忆，为左脑的神经网络提供陌生的模式、不同的意义、更高层次的抽象。在搜寻到一个可能的关联之后，左脑迅速锁定这个念头，注意力系统从闲散状态进入高度集中状态。大脑在瞬间内将这些分散的线索组合成一个新的想法，这就是俗称"灵感迸发"的瞬间。所以，创造力既非伟大的发明，也非弹钢琴、画画，或者穿奇装异服，而是一个过程，左右脑协作的过程——它需要大脑在发散性思维与聚合性思维之间不断转化，从新的、旧的、被遗忘的信息中产生一个全新的、最佳的结果。

一项来自瑞典的研究报告，首次提出了一个生物学机制：富于创造力的健康的人和精神分裂症患者通常有同样的特定脑部化学特征。斯德哥尔摩的卡罗林斯卡研究团队研究了13名精神健康而富于创造力的人。研究报告中指出，其他的一些科学家早前已经发现，发散性思维或者打破思维定势的能力需要大脑多巴胺通信系统。瑞典科学研究团队使用PET扫描区测定实验者（创造性个体）的多巴胺受体或者传感器，也就是他的丘脑和纹状体——在创造性思维之前先处理和分类信息的区域的多巴胺的量。以往的工作已经表明，精神分裂症患者也会有较低的多巴胺受体活性的丘脑，并且科学家在他们的报告中提出，这个惊人的相似性显示了创造力与精神病理学之间的"关键"联系。

根据玻帕留特教授通过裂脑试验提出的"左右脑分工理论"得知：我们的左脑主管阅读、语言、分析，它属逻辑思维并支配身体的右半身神经和感觉；而我们的右脑有欣赏艺术的特殊功能，并有空间、图形等形象认识，它可凭直觉视察事物，是掌握灵感的创造思维机构，决定着创造和艺术的能力，另外它还支配人体的左半身神经和感觉。历史上的许多杰出人物，如拿破仑、克林顿、里根、布什、爱迪生、牛顿、居里夫人、达·芬奇、拉斐尔、毕加索、卓别林、爱因斯坦等都是左撇子。而根据大脑交叉支配肢体的原则，同时也印证了天才们的灵感出于右脑这一理论。

我们还必须注意到，对于没有绘画素养、受过艺术训练，且左半脑损伤和右半脑损伤者之间有着明显的不同。比如说，同样是画一张有关房屋的图画，左半脑损伤者画得极为简单，虽然房屋的整个形状俱在，却几乎没有细节。而右半脑损伤者则画得很杂乱，其中还画了某些细节，但整个外形被扭曲了。"左半脑损伤者同右半脑损伤者绘画能力有如此的差异，表明普通人在绘画时两半脑都发挥作用，每个半脑做出不同的贡献，左半脑将某一样式解析成各个局部，而右半脑则摄取整个外形和结构。"① 不过，对受过艺术训练的脑损伤者和未受过艺术训练的患者的研究显示出不同的结果。比如说，一位有影响力的法国画家在左半脑中风后得了严重的失语症，但他的艺术才能并没有降低，技巧和基调似乎也没有改变，而他的语言机能则完全受到了损害。他曾生动地描述了自己的艺术自我与其他自我之间的分裂。他说："存在着两个我，一个是绘画的我，当其绘画时是正常的。另一个我则迷失在其中，与生命若即若离……我说话非常词不达意……我身上有两个我，其中一个我牢牢把握着生活和现实，另一个则迷失于抽象的思维之中。存在着两个人，一个置于现实，从事绘画；而另一个，是个傻瓜，不再能很好地使用语言了。"这种情况表明，在一个熟练的画家身上，其绘画能力是独立于语言能力和左半脑其他技能的。但对于一个没有特殊艺术才能的人，情况并非如此，对这些人来说左半脑的损伤会导致其对绘画细节的忽略。同样，右半脑损伤对画家和无艺术素养的患者带来的影响也各不相同。在右半脑损伤后，画家并非像普通人一样会因此而丧失捕捉对象整体形象的能力。因此，熟练的艺术家画的画与普通人的大不相同。

精神分裂症和创造力与大脑皮层有着一定的联系，这既非不可思议也非荒谬或巧合。在精神分裂症里，最高机能被扰乱了。在创造力中，这些区的机能以不同寻常的、积极的方式活动着。有些研究者试图从神经学或生理学来解释创造力。研究表明，人的大脑皮层有150亿个神经细胞，而神经冲动是通过一个个神经元来传递的。神经元之间的联系突触可以在十分之一秒的时间里活动起来。一个神经元上的突触与另一个突触之间的活动间隔可能是一毫秒，因此我们具有非常广阔的联系范围，并且能够在极短的时间内向所有方向传递多种多样的冲动。事实上，对世界的感知和解释都是通过神经模式来进行的。② 由于大脑皮层存在着无穷多的可能性和数量不定的神经元模式，而人的思维也能设想出无穷多的符号系统，那么，即便世界是有限的，它也可能包含着无限的系统，具有无穷的挖

① ［美］艾伦·温诺著，陶东风等译：《创造的世界——艺术心理学》，郑州：黄河文艺出版社1988年版，第355页。

② 参阅［美］西尔瓦诺·阿瑞提著，钱岗南译：《创造的秘密》，沈阳：辽宁人民出版社1987年版，第498～499页。

掘潜能和无穷的创造力。

在当今，最为尖端的科学莫过于人体生命科学。而在人体中最为复杂、最为神秘的又莫过于大脑。21 世纪是生命科学迅猛发展的时代，克隆技术、基因工程的不断突破，使人类数千年来的梦想正在逐一变成现实。而随着分子神经生物学和认识科学的不断发展，我们相信将会在大脑结构及功能的揭示上取得重大突破。有一项初步研究表明，精神分裂症患者的生化机制适于释放艺术创造力。在对睡眠失调的人的调查中发现，梦魇、精神分裂和艺术之间有着错综复杂的联系。令人惊讶的是，几乎所有的被调查对象的职业或者对职业的打算都与艺术有关，他们是画家、诗人、音乐家和艺术治疗师，还有从事比较普通的工作却把自己看成艺术家的人，而这些人过去的生活史上有过大量的精神失常的经历或是精神障碍患者。因此，哈特曼大胆地推测，这些患者的精神分裂倾向、他们的梦魇与他们的艺术倾向之间可能存在联系。他指出，这一组人大脑中生化物质的不平衡是导致其易患精神分裂、产生许多的梦魇和对艺术有兴趣的原因。还有一些间接的证据表明，在精神分裂者大脑内传递多巴胺，一种自然产生的传导大脑神经间脉冲的化学成分的细胞活动过亢，而大量多巴胺被发现能导致生动的梦境和梦魇。也许较多的多巴胺会使人们趋向于艺术，但这一推测有待实验证明。而且，"即便能够表明过多的多巴胺确实对艺术和精神分裂有所影响，这仅仅能证明艺术与精神分裂症有共同的原因。这一证据不能证明精神分裂症本身会释放出艺术才能，因为精神分裂症的发作也许对艺术家产生不好的作用，但同时又与艺术才能相关联。也就是说，也许最好的艺术家是那些虽具有很高程度的多巴胺，但由于某种原因并不像普遍的精神分裂者那样精神错乱"①。

20 世纪 90 年代中期，美国神经科医生布鲁斯·米勒从一位擅长绘画的患者身上发现了创造力与智力衰退之间的联系。这位年近 60 岁的患者患有额颞叶痴呆症（FTD），这种病会杀死位于左耳和左眼之间大脑额叶和颞叶中的细胞，导致患者丧失语言能力、社交能力和情绪控制力，美国共有 35 万名额颞叶痴呆症患者。据米勒推测，随着这位患者病情的恶化，他的绘画技巧也会随之被削弱。患者的儿子却说："不是这样，他画得越来越好了。"患者的儿子把父亲近 10 年来的绘画作品的样本寄给了米勒，看到这些画之后米勒惊叹不已：从满是曲线和艳丽线条的抽象派作品，到生动表现细节的具象派作品——画面上是一只紫色的小鸟和一艘细致入微的帆船（这幅画如今就挂在米勒的办公室里），画家曾去过夏威夷，而画中的小鸟就是他凭着那段记忆画出的——从中可以看出画家的技艺有了显著提高。米勒说："他刚开始的时候并没有什么天分，他是凭借不断磨炼来

---

① ［美］艾伦·温诺著，陶东风等译：《创造的世界——艺术心理学》，郑州：黄河文艺出版社 1988 年版，第 392～393 页。

提高技艺的。与此同时，他也变得异常古怪，我每次看到他时，他都只穿紫色衬衫和黄色的裤子。而他的绘画作品中也到处都充斥着紫色和黄色。"这位患者病情的变化引导科学家进一步研究大脑究竟是如何在某些部位丧失功能的情况下从另外一些部位获取力量的。米勒开始鼓励痴呆症患者根据实际情况重点实施康复治疗，着重强化的是大脑中仍在正常运转的部分。因此可以说，"天才人物，其才能可以经由从有害于创造力发挥的精神混乱状态中解放创造性的躁狂抑郁而得到增强，同时，也可以经由帮助他们最大限度地利用这一疾患所带来的优点而得到强化"①。

罗森伯格认为，创造力是建筑在他称之为两面观思维（janasian thinking）的基础上。所谓两面观思维就是"能够同时想象并利用两种或更多的对立矛盾的思想、概念和形象"。此外，原始思维在艺术创作过程中发挥着十分重要的作用，这种原始思维不仅出现在艺术创作之中，也出现在睡梦、精神病特别是精神分裂症当中。"当健康人处于情绪激动、偏见、愤怒状态或者被灌输有他的文化中的古老的风俗习惯，也会自发浮现出这种过程。……在精神障碍患者当中经常发生的某些思想过程也适用于进行创造的人。"②

西尔瓦诺·阿瑞提不仅从医学、心理学角度来探讨创造力，而且还将它置于一般系统论和人类学这个更广阔的范围中去。为此，他提出了原发过程、继发过程、第三级过程三个概念。在他看来，人的一切心理活动都不出这三个过程的范围。无意识的欲求构成原发过程的主要内容，体现为意象、内觉等；概念活动构成继发过程的主要内容，体现为有意识的思维；两种过程的完美匹配是第三级过程的主要内容，体现为审美的升华。创造力的秘密就隐藏在三个过程的相互关系之中。

一些心理学家强调知觉通常作为不同类别的事物间的联系的能力，他们发现，有创造力的人尤其善于知觉奇特的联系，萨尔诺夫·梅德纳克认为，决定创造力的关键在于形成不寻常联想的能力。阿尔伯特·罗滕伯格也认为有创造力的人能够在普通人仅能看到不相似处知觉到相似。"很明显，有创造力的剧作家一定比缺乏想象力的剧作家更具天赋。但是没有任何人知道是什么使有些人天资高，是否有天资的儿童的大脑不同于普通儿童的大脑，或者天资在什么程度上说是遗传的或由环境形成的。也许天赋高的人在一种或多种艺术符号系统方面，能

——————————

① ［美］D. 杰布罗·赫士曼、朱立安·李布竹马著，郭永茂译：《躁狂抑郁多才俊》，上海：上海三联书店2007年版，第225页。

② ［美］西尔瓦诺·阿瑞提著，钱岗南译：《创造的秘密》，沈阳：辽宁人民出版社1987年版，第85页。

显示非凡的才能，这是由先天因素造成的。"① 因此可以说，要成为一个艺术家必须具备一定的条件，而首先需要有一种神秘的物质"天资"。但是，什么是天资？恐怕没有一个人会真正知道，尽管在各种艺术中对天才的评定已做了大量测验。弗洛伊德本人也对解释天资感到无能为力。荣格也说过："有创造力的人是一个谜，我们想方设法要解开它，可总是无济于事。"②

实际上，创造力和疯癫之间的关系常常被夸大，很少人甚至认为，精神疾病与创造力之间存在强烈关联的假设是十分荒谬的。英国作家哈罗德·尼科尔森提出了一个比较极端的观点：

> 有理论认为，在文学天才与精神失常之间存在某种特殊的关联，在我看来，这种说法实在是太过夸张。没错，是有少数具有创造力的作家在晚年出现了明显的精神失常，而几乎所有从事创作的作家，在其一生中，都有相信他们的想象力超出了理性范畴，从而陷入了惊慌的时候。可是如果要说"所有"有创造力的作家"一直"都是疯狂的，这就完全脱离事实了。

的确，行为普通、精神健康、机能良好且富有创造力的艺术家大有人在，并且人数多于那些待在精神病院的同行。可以想象，当你情绪低落到从床上爬起都很难的时候，完成大量工作就更难，更别说寻找创作灵感了。尽管如此，具有创作个性和某种程度上的患有精神疾病的人的确存在着某种联系。在普通人群中只有1%的人被诊断出患有躁狂抑郁症，而在画家和作家中这个比例高达38%。在另一项对创造性人物的横向调查中，人们研究了1 000多名杰出的美术、文字工作者的生活经历。同时为做出对比，研究对象也包括商界、政界和体育界的名人，结果显示，在政治家、科学家、运动员和商场大亨中仅有5%的人曾在童年或青少年时期有精神疾病发作，而这个比例在富有创造力的艺术家和音乐家中飙升至30%。在他们的成人期差异更加明显：约60%的创作天才精神疾病全面发作，他们常表现为情绪失常。由此看来，疯狂无疑是解密天才和艺术家的创造力的一组特殊的激活密码。

---

① ［美］艾伦·温诺著，陶东风等译：《创造的世界——艺术心理学》，郑州：黄河文艺出版社1988年版，第38～39页。

② ［瑞士］C. G. 荣格著，卢晓晨译：《人、艺术和文学中的精神》，北京：工人出版社1988年版，第108页。

三、幻想的力量

从现象上看，诗人、艺术家与疯子的心态极为相似，都极富有想象力，都在没有人的地方看到有血有肉的人的存在，在黯淡平庸的生活中看到耀眼的光辉。莎士比亚在《仲夏夜之梦》中写道：“疯子、情人和诗人，都是满脑子各式各样的幻想，疯子看见的鬼比无底的地狱里所能容纳的还多。情人和疯子一样疯狂，他从一个埃及人的脸上会看到海伦的美，诗人转动着眼睛，眼睛里带着精妙的疯狂，从天上看到地下，从地下看到天上。”显然，“艺术家常常有着差不多就像做梦者那样的想象力，或者有着像精神分裂症那样进行‘恣意的同一’的能力。但是他能通过意料不到的综合把这些形象变成为艺术作品”①。应该说，只有不满足的人才好想入非非，幸运的人是不爱幻想的。未满足的愿望是幻想的推动因素，每一个幻想都是愿望的实现，是对令人不满的实现的修正。因此弗洛伊德认为，艺术创作同梦与幻想一样，其基础常常是这样一些得不到满足的愿望。

量子理论之父马克斯·普朗克认为，富于创造性的科学家必须具有“一种对于新观念的鲜明的直觉想象力，它不是依靠推论而是依靠艺术家创造性的想象而产生出来的”②。在运用想象力这一点上，科学家与艺术家并无什么不同。按照法国18世纪哲学家孔狄亚克的说法，“在那些想象丰富、活力横溢的头脑中，印象时而消失，时而复生，于是精神错乱的状态也起伏不息”。所以，“必须将疯狂的本质主要归之于一种想象”。这种想象“是以一种彻头彻尾混乱和颠倒的方式把观念结合起来的”。俄国著名教育家乌申斯基也认为，“精神失常的人会发生人们的心智所不能防止的强烈、迅速而鲜明的想象。不仅伟大的诗人，还有伟大的思想家和学者”无不如此。“而微弱、缓慢和无生气的想象不会使人精神失常，但也不会产生天才。”赫尔曼·罗夏指出：“本然地具有想象力的精神分裂症患者当然比本然地不具有想象力的病人更能产生不同的、丰富的更加多彩的妄想。”③

我认为，任何事物和形式的创造都离不开想象和幻想，创造始于想象，想象力是创造力的必备条件和基本动力。可以说，“想象与精神分析学所称的‘自由联想’有些相似。……想象把所有不能呈现为一种形式或尚未呈现为形式的那些

---

①　［美］西尔瓦诺·阿瑞提著，钱岗南译：《创造的秘密》，沈阳：辽宁人民出版社1987年版，第184页。

②　［美］布莱克斯利著，傅世侠等译：《右脑与创造》，北京：北京大学出版社1992年版，第38～39页。

③　［瑞士］赫尔曼·罗夏著，袁军译：《心理诊断法》，杭州：浙江教育出版社1997版，第116～117页。

内容都排除在外,无论是可言语的还是非言语的。当然,想象本身仅仅是创造力的前提或先驱,只有随后那种对想象的加工润饰才是创造力所必不可少的条件"①。

人不仅是一种理性的动物,而且是唯一能够想象和富于幻想且具有创造力的动物。从某种意义上来说,"所有艺术,都通过幻想的形式,使艺术家的无意识渴望得到满足。而且,所有的欲望满足,即使只在幻想领域内的满足,也都会减弱本能的压力"。虽然,艺术创造中的升华与平常创造行为中的升华是相似的,但也有其不同之处,这既表现在它与做梦过程的相似性方面,又表现在它与游戏之间的密切关系上。艺术家与精神障碍患者固然有别,但与梦幻者十分相似。因为"他们都无意识地在幻想领域满足他们内心深处的欲望。正是在这个意义上,艺术家与游戏中的儿童是相似的。艺术家与儿童都创造了他们自己的世界,它是被相当认真地创造出来的,又明显地区别于现实世界。在这个创造的世界中,他们的欲望用幻想和隐蔽的形式得到满足"②。

弗洛伊德认为,"艺术家从本质上说是脱离了现实的人,他脱离现实因为不愿意放弃追求本能上的满意。艺术家从本质上说是在幻想的生活中让自己的各种欲望充分表演的人。然而他利用自己特殊的才能,将自己的幻想构造成一种新的真理——被人们认为是现实的真正的反映,从那个幻想的世界回到现实中"。在弗洛伊德看来,人们从来不会放弃任何令人快乐的东西,只不过是用一种乐趣取代另一种乐趣。所以,"他力求发现,当儿童长大时,他们是用什么来代替游戏的。弗洛伊德推测,在正常的成人身上,游戏已让位于白日梦和幻想。但对艺术家来说,游戏则让位于艺术品的创作。这样,在艺术、精神病、游戏、白日梦、夜梦和创造性工作的普通形式之间,就概括出一系列类似之处。所有这些行为都为一个共同因素所驱使:强烈而不能得到满足的欲望。在这个因素之外,加上压抑倾向,人就会变成精神障碍患者。但在同一因素之外增加的升华的倾向,人就会成为一个雄心勃勃的工作者。或者,假如他还具有称之为'天资'的神秘因素,他就会成为一个有创造力的艺术家或科学家"③。但是,弗洛伊德认为,艺术家的动机和科学家的动机是迥然不同的。艺术家创造性活动背后的驱动力是表现为逃避现实的幻想的未满足原欲,而科学家活动背后的驱动力是对外部世界的掌控。因此艺术家所做的事情与科学家所做的事情自然会有很大的差异。

---

① [美]西尔瓦诺·阿瑞提著,钱岗南译:《创造的秘密》,沈阳:辽宁人民出版社 1987 年版,第46 页。

② [美]艾伦·温诺著,陶东风等译:《创造的世界——艺术心理学》,郑州:黄河文艺出版社 1988 年版,第21 页。

③ [美]艾伦·温诺著,陶东风等译:《创造的世界——艺术心理学》,郑州:黄河文艺出版社 1988 年版,第21 页。

弗洛伊德认为梦是一种重要的心理机制，其作用是以伪装的形式，把做梦者被压抑的情感和欲望隐藏在无意识中，从而维持做梦者的睡眠。弗洛伊德认为，人在清醒状态下的思维标志是前行（progression）：思想刺激从内部知觉或外部知觉系统出发经过内心联想到达运动神经端的前进，即神经兴奋过程。他发现梦里的情况正好相反：思想刺激从前意识或潜意识范围退行（regress）到知觉系统，这给予梦以特别的气氛，感觉的清晰度时而会如幻觉般的生动。这样，梦倒退为记忆的原料。在弗洛伊德看来，梦可以被描绘成改变了的记忆，而这种记忆通过投射到当下而发生了变化。因为记忆中的原始景象不能复活，因此只能转变成梦以得到满足。弗洛伊德认为，梦的基本特性是对通常都回溯到童年的记忆的详细描述，也就是说，把记忆带到离现在更近的地方并用童年时代的语言重新改写。弗洛伊德在写于 1916 年的《梦的理论的元心理学补充》一文中说过，梦也是一种"投射"，是将一个内在的过程外显化。此外，投射还习惯于把内疚而烦恼的责任绕过自我，归因于其他因素，以保护自我免遭神经性和道德性焦虑的侵袭。可见，投射实际上是把属于自己的情感和愿望归于别人。弗洛伊德在《梦的解析》一书中指出："通常的清醒时刻受到压抑的这些心理组织方法出现在精神病的变态心理中，从而表明了在涉及外部世界时它们没有能力满足我们的需要。"他认为，梦是被压抑的欲望的象征性满足。任何人都有一些为我们的意识所不容的欲望。而这种欲望主要是性的欲望，所以，按弗洛伊德的观点，梦来源于人类的本能冲动。无论梦的内容是什么，都无非是性本能驱力的伪装和变形。

梦是一种非理性、非逻辑的思维形式。我们具有两种思维方式：定形思维和做梦，或者说是幻想思维。荣格十分重视梦在精神分析中的作用，他把梦放进一个更加广阔的背景中去理解，把梦中出现的意象看作是集体无意识的象征。荣格认为，梦是"人类浩瀚的历史储藏"，是意念、象征、主题和原型的源泉。荣格深信，梦是集体无意识向个人意识开启的一扇窗口，通过这扇窗口，我们可以窥见心灵深处真实的自我本性，即所谓"真我"。荣格说："梦是藏匿在灵魂中最内在、最隐秘的通道上的一扇小门，通向宇宙的黑夜，而早在任何自我意识产生之前，这黑夜就是我们的心理，并且，不管我们的自我意识将如何拓展，它也将始终是我们的心理。……自我意识的本质是局限，……然而在梦里，我们却披上了生活在原始暗夜中的那个更普遍、更真实、更永恒的人的共性。在那里，它仍然是一个整体。"而"梦恰恰来自将这一切结成一体的深处"。也就是说，集体无意识是人类原始的精神起点，也是最终的精神家园。据柏格森的研究，"无论醒时梦睡，所运用的机能都是相同的，不过在一方面是紧张的，在另一方面是弛缓的罢了。所谓梦就是全体心理生活减去聚精会神的努力。在梦中我们仍有所知觉，有所记忆，有所推论。做梦的人可以富有知觉、记忆、推理等作用"。柏格森说梦与醒的区别仅在于醒时,"有所志愿",而梦则"放身自由,不再聚精会神于一点之上,无所志愿",即"做梦的人不能再有所努力,这就是梦中人与醒的人之区别,且只有这点区别"。费尔巴哈也曾指出,在梦中"我觉得心情活动仿佛是实际发生的事情","我承受了我在醒的时候所行的事",所以,"在梦中有着跟醒的时候一样的'自我'、本质"。

梦是幻想的一种隐秘形式,在梦中,由潜意识所形成的意象不断涌现。正如荣格所说:"意象叠加意象,情感堆积情感。"然而,幻想思维不是立刻就产生效果的,"它是非适应性的,也因此无益于实现目的。但是幻想正如梦一样,最终释放了创造力并揭示了创造性的内容。这些内容除通过被动的、联想的幻想思维以外通常无法实现"。荣格认为:"定向思维完全是意识现象,幻想思维却不然。它很大一部分属于意识范围,但至少同样多的部分在半影(half-shadow)或完全潜意识状态中行进,因此我们只能间接地加以揣测。通过幻想思维、定向思维得以和长期以来埋藏在意识的门槛下的人类心理最古老的层面接触。"荣格指出:"众所周知,理解梦境中意象的象征意义是分析心理学的基本原则之一;也就是说,绝对不能按照字面意思解释这种意象,而必须猜晓其言外之意。"①

精神病学家梅达德·鲍斯认为每个人都会有意识或无意识地选择自己的意愿,从而为自己选择一种生活方式。在鲍斯看来,人的存在样式是最关键的问题。梦不是深奥离奇的超越性的象征,而是直接表明人的存在的意志抉择。重要的是我们对客体的感知和理解,而不是客体本身的实际属性。像荣格一样,鲍斯强调所有的心灵体验、做梦都是客观的实在。他坚持认为,个人意识的参与是梦的体验的核心。

一些权威研究者强调梦和心理生活的紧密联系,他们对做梦现象与精神病症状进行了比较,发现梦与精神病症状有许多相似之处。著名睡眠研究学者、哈佛医学院精神病医师霍布森描述了梦的五个重要特征,还指出这些特征如何在精神病症状中体现出来:①梦的内容和结构与自然常规不一致,梦中的时间、地点、人物往往都是混乱不清的,是不合乎逻辑的;②梦的内容具有强烈的感情纷扰性,可以扰乱做梦者的精神状态(例如噩梦和使人高度焦虑的梦);③在没有外界刺激的情况下,做梦者在梦中也会经历逼真的感官体验;④做梦者会不加批判地接受自己所看到、听到和感到的一些奇异古怪、不近情理的事情;⑤一旦从梦中醒来,就很难再记起梦的内容。霍布森把这些特点与精神病症状进行了比较,发现二者具有一些共同的特征。例如:丧失现实感、思维古怪或者逻辑混乱、情绪状态强烈,以及信以为真的自我欺骗、幻觉和妄想、健忘或者失忆现象。二者

---

① [瑞士]卡尔·古斯塔夫·荣格著,孙明丽、石小竹译:《转化的象征——精神分裂症的前兆分析》,北京:国际文化出版社 2011 年版,第 14~30 页。

最突出的特征就是对现实失去洞察力，即把荒唐虚幻的事情当成绝对可信的真实，按照这种思路，就可以把每个做梦的人视为白天清醒而夜间糊涂的精神障碍患者。

福柯严格分析了梦幻与疯狂的关系。他指出："梦是骗人的，它导致混乱。它是虚幻的，但它不是错误。而这就是为什么不能用醒时的梦幻方式来完全概括疯癫，为什么疯癫还包括谬误的原因。诚然，在睡梦中，想象塑造了'不可思议的事物和奇迹'，或者说它'用一种非理性方式'聚合了栩栩如生的形象。但是，正如扎奇亚指出的，'在这些事物中不存在谬误，因此绝无精神错乱'。而疯癫是在与梦十分相似的心象受到肯定或否定从而构成谬误时发生的。"福柯继而指出："在古典主义的精神失常的定义中，谬误是伴随着梦幻的另一个因素。"福柯认为："对于 15 世纪的人来说，自己的梦幻、自己的疯癫幻觉的自由，无论多么可怕，却比肉体需要的现实更有吸引力。""在 17 和 18 世纪疯人并不完全是某种错觉、幻觉或他的思想运转的牺牲品。他不是受到欺骗，而是欺骗自己。如果确实可以说，一方面疯人的头脑受到心象的梦幻任意性的引导，另一方面他同时用错误意识的循环论证来束缚自己，那么索瓦热当然可以说：'我们把那些实际上丧失了理性或固执于某种明显错误的人称为疯人。正是这种在想象、判断和欲望中表现出来的灵魂对错误的执迷不悟，构成了这类人的特性。'"①

荣格对梦的结构和功能进行了阐释。在他看来，"现代人难以想象存在于我们身体之外的某个神灵可以引领我们进入梦境，抑或此梦将预言未来。……我们说，梦起源于心里不为人知的某个角落，为做梦之人迎接次日某些事件的发生做好准备。……用现代的语言来说，梦由一系列表面看起来相互矛盾而又毫无意义的意象构成，而一旦得到合理的解释，梦的内容便具有相当清晰的含义"。可见，梦由我们的潜意识幻想所构成，而"在分裂变态心理中存在着彻底的潜意识幻想体系，它们具有的明显趋向是自身由彼此分离的人格构成"②。因此，梦的特性与精神障碍患者的心象和幻想的特征在某种程度上是十分相似的。

不言而喻，梦的语言与绘画语言之间存在着类似的关系。"在睡觉的时候，人的意识下降到了一种较低的水平，在这一水平上，生活的情景并不是以抽象的概念呈现出来的，而是通过含义丰富的形象呈现出来的。睡觉在所有的人身上唤醒的创造性想象力，都会使人惊叹不止；而艺术家进行艺术创造时，也正是依靠

---

① ［法］米歇尔·福柯著，刘北成、杨远婴译：《疯癫与文明：理性时代的疯癫史》，北京：生活·读书·新知三联书店 1999 年版，第 94～95 页。
② ［瑞士］卡尔·古斯塔夫·荣格著，孙明丽、石小竹译：《转化的象征——精神分裂症的前兆分析》，北京：国际文化出版社 2011 年版，第 14、30 页。

了这种潜伏在深层意识中的绘画语言能力。"① 在精神障碍患者的原生艺术创作中,"也许精神分裂症释放出潜在的艺术创造力,正是精神分裂症本身的症状可能促进了艺术活动。例如,幻觉、高度的兴奋和不能剔除许多人看来是不相干的事件,这些也许会导致奇特的洞察力和富有艺术特征的想象力"②。

俗话说,孤独出哲学家,忧郁出诗人。"因为忧郁,所以去创造、发泄、自我拯救。对于所有的天才,创作有通经活血或活血化瘀的效果,避免了脑组织发生病变、崩溃。"但是,忧郁症却是另外一回事。"精神病院围墙内的重性忧郁症只是整天被消极(负面)的情绪——低落、无助感、自我贬低、丧失一切兴趣,被悲伤和空虚等恶劣心境所控制。病是主动,患者是被动。"③ 普拉特认为,忧郁症是一种"心灵的倒错,发作时,想象力和判断力是如此的反常,以至于没有任何缘由,受害者都会感到十分的悲痛和胆怯"。他说,在这种时候,患者陷入了因虚假的妄想造成的古怪而恐怖的深渊。荣格指出:"精神病理学告诉我们,有一种精神紊乱就起自病人把自己与现实割裂开来,越来越深地陷入幻想之中,结果,现实失去阵地而内心世界的决断力随之增长。当病人多少意识到自己与现实的分裂时,这一过程就达到了高潮:出于一种恐慌,他开始做出一些病态的努力以求重新回到原有的环境中。这一努力都是出自某种补救愿望,希望能与现实重新获得联系,也似乎成了一种心理规律,不仅适用于病理状态下的人,也在较低程度上适用于正常人。"④ 但是,无论是艺术家、诗人的忧郁,还是精神障碍患者的忧郁,有一点是可以肯定的,那就是他们同样因忧郁而激发了幻想和创造力。

在荣格看来,艺术创造过程是以两种方式来发生的:心理学的和幻想的。前者的创作产品来自于人的意识范围,其内容服从于直接的、有意识的和有目的的要求;后者的内容不是来自生活的现实而是来自超时间的深层,来自"集体无意识"。这种集体无意识是在世代进程中反复发生的原始模型——原始经验的储存。这种原始模型可以超越人的理解。它们可以是多方面的、有魔力的和怪异的。因此,在幻想的方式中,创造者完全被重新出现的内容所支配。荣格认为,人处在被动的情境之中。"作品以它自己的方式展现出来,他(作者)想增添给它的内容遭到了拒绝,作者不希望接受的内容则被强加给了他。"而且,创造者更加意识到一种"相反的"意志或意图超越了自己的理解力。尤其是所展现出的创造力

---

① [美]鲁道夫·阿恩海姆著,朱疆源译:《艺术与视知觉》,成都:四川人民出版社1998年版,第630~631页。

② [美]艾伦·温诺著,陶东风等译:《创造的世界——艺术心理学》,郑州:黄河文艺出版社1988年版,第392页。

③ 赵鑫珊:《天才与疯子》,南昌:江西人民出版社2007年版,第212~214页。

④ [瑞士]卡尔·古斯塔夫·荣格著,孙明丽、石小竹译:《转化的象征——精神分裂症的前兆分析》,北京:国际文化出版社2011年版,第38页。

产物是一种自主情结（autonomous complex），就像神经症情结意义，它是心灵当中的分离部分，导致一种独立存在的生活。它的心理能量摆脱了意识的控制，因此创造过程是由原型的无意识活力（unconscious animation of the archetype）所构成的。

　　英国艺术理论家彼德·福勒认为，艺术家的创作情感类同于婴儿对母亲的情感，而欣赏者也潜藏着这种情感，他们在欣赏艺术品时，内心不仅具有对作为外在客体的作品进行破坏的冲动，也具有对被毁坏的作品在想象中进行内在修补的冲动，如断臂维纳斯便满足了这种心理意向。他认为，艺术创作是艺术家的主观世界与对象的客观世界的融合。因此，绘画不仅仅是再现或表现，而是一种"体验"，是对人类和个人往日历史的情感体验，这种情感就是母婴关系中婴儿对母亲的认识和态度的发展、变化。福勒认为文艺复兴以前的中世纪绘画具有这种体验的特征，那是一种宗教的情感，与婴儿期"神经分裂式偏执狂的状况"，即婴儿将自己认同于母亲的现象相对应。文艺复兴以后的科学发展改变了这一切，艺术也就对应于婴儿"抑郁的状况"，婴儿已经认识到了自己与母亲的分离性。法国后期印象派画家保罗·塞尚以前的绘画都强调轮廓和透视，将主体与客体截然分开，而后塞尚则回到了婴儿期的前一个状况，他笔下主客体的融和将新的空间观念引入了绘画，满足了成年人在无意识中对婴儿生活的幻想，以及与外部世界建立融洽关系的潜在欲望。福勒认为，美国当代画家纳特金的作品是对他个人往日的婴儿经验的体验。按照客体关系（objective relation）学派的观点，婴儿从与母亲的认同中脱离出来，在意识到自己独立存在的自律性的同时，也对母亲作为客体的独立存在有了渐趋清晰的认识。在婴儿与客体的分离中，有一个空间出现，而在分裂之前这个空间是潜在的，它容纳着许多有待于在将来实现的心理内容。福勒从这个观点出发，联系纳特金的家庭背景、个人经历和创作生涯，对他的抽象绘画进行了精神分析，指出他的艺术力量在于"潜在空间"所包含的体验。实际上，潜在空间的更有力之处，还在于它的"空洞"，而对空洞的焦虑和不安，使竭力要去充满这一空洞的欲望得以付诸实践，于是这就成了艺术创造的一大动力。

　　艺术创作需要发挥艺术家的想象力，反过来又激发观赏者的想象力。但是，"人们有时把想象力错误地解释为创造一种新颖的题材的能力。按照这一观点，艺术家的想象力仅仅表现在创造一种他人连想都想不到的新鲜情景的能力上。而他创造的这种情景，又必须是一种过去从未存在过或根本不能存在的情景。准确来说，艺术想象就是为一个旧的内容发现一种新的形式。……实际上，正是在处理那些最普通的对象和最为老生常谈的故事时，艺术想象力才能最为明显地表现出来"①。

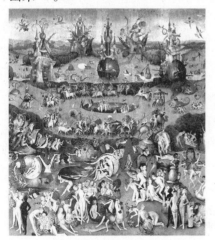

博斯《尘世乐园》（局部）

纵观西方美术史，许多著名的艺术家在作品中采用各种表现形式和高超的技艺描绘了他们的想象世界和幻想的力量。在博斯的绘画创作中，充分发挥了艺术的表现力和丰富的想象力：他特别善于运用幻想以区别于重形象真实性的画家，他巧妙而滑稽地将写实与浪漫的表现方式结合起来，创造了既富于幻想又有真实感的形象，用幻想的形象来赞颂生活美好的人和事，揭露、讽刺生活中丑恶的现象，成了他独特的艺术语言。他通过画作来做出各种尝试和幻想以表达自己身处的时代现实。例如，一些与性相关的愿景，就与亚当派的信条相关，该教派主张，至少在理论上，性自由应该像在伊甸园中的一样。如在他的《尘世乐园》这幅三联画中，左幅描绘了乐园中的亚当与夏娃及众多奇妙的生物；中幅以大量裸身的人体、巨大的水果和鸟类描写人间的乐园；右幅则是地狱的情境，充斥着大量造型奇幻的狱卒，以各式怪异的酷刑惩罚罪人。这些神秘而奇特的幻想，为博斯赢得了巨大的声誉。

长期以来，人们对西班牙画家埃尔·格列柯抱有一种偏激的态度，认为他要么是一个猎奇的狂妄画家，要么就是一个疯子。埃尔·格列柯的风景画《暴风雨中的托莱多》表现出超乎寻常的想象力。在奥地利美术史家马克斯·德沃夏克看来，"这根本就不是一幅真正的风景画，而是对灵魂的揭示，是被大自然恶魔般的力量所撕裂的灵魂。灵魂的心境以及大自然元素的冲突便构成了此画的实质。在这里，埃尔·格列柯用狂放的笔触揭示出世俗事物的幻象及其形而上含义"②。

英国浪漫主义诗人和画家威廉·布莱克从小就显示出天性中对艺术的喜爱，立志将来要成为一个画家。他 10 岁那年进入一所绘画学校，不久改入版画家詹姆斯·巴西尔的工作室做一名学徒。1778 年完成学徒的期限后，他开始全身心地投入版画创作，并于 1784 年与人合开版画店，一面制作版画出售，一面继续写诗。1819 年，布莱克开始了一系列题为"幻想头脑"的创作，据说灵感来自于夜间的幻象。然而，这位天才的诗人和画家是一个精神障碍患者。他的《跳蚤鬼》

① ［美］鲁道夫·阿恩海姆著，朱疆源译：《艺术与视知觉》，成都：四川人民出版社 1998 年版，第 195～196 页。

② ［奥］德沃夏克著，陈平译：《作为精神史的美术史》，北京：北京大学出版社 2010 年版，第 152 页。

（*Ghost of a Flea*）是根据他的幻觉创作出来的作品，不少论及精神病或论及艺术的著作中都提到他的这幅作品。布莱克声称，那次他明明白白地感觉到（实际上自然是在他的幻觉中）这个跳蚤鬼就在他自己的房间里，而且它还告诉自己说，它的体内有吸血者的邪恶的灵魂。加利福尼亚大学荣誉教授詹姆斯·C. 科尔曼和明尼苏达大学的詹姆斯·N. 布彻、杜克大学的罗伯特·C. 卡森在他们出版于1984 年的《变态心理学和现代生活》（*Abnormal Psychology and Modern Life*）中提到布莱克的这幅画时说："布莱克的许多诗作和绘画都证明了他患有精神分裂症。"

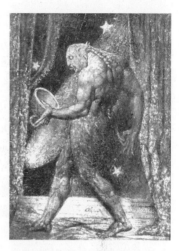

威廉·布莱克《跳蚤鬼》

达德是一位英国的幻想艺术画家，患过精神病，曾被关进反常罪犯所，并在那里度过了 22 年之久的岁月。1844 年之后创作的作品是在那所疯人院里产生的。他的作品异乎寻常、充满神秘色彩，具有极端因素；他早期的作品主要是风景画和海景画，后期的作品表现了幻想艺术的特点，因此，他被认为是近代幻想艺术的先驱，其代表作是《仙女，樵夫的巧遇》。

在普林茨霍恩搜集的原生艺术的作者中，有一个叫爱丽丝的女子，她于 1886 年生于瑞士洛桑，姐姐也是一个精神障碍患者。少时父母先后去世，25 岁时她去了德国，在为一贵族家庭看护小孩时，认识了威廉二世的朝廷牧师，1914 年回国。回到家乡后，她的精神状态开始变化，并开始撰写宗教小册子，宣称要像牧师一样宣扬教义、改良人类；还毫无根据地说自己已经怀孕。后来又说丈夫和孩子被窃，有人要杀害她，明显地表现出精神病狂想的症状，在 1918 年 2 月她被送进了精神病院。在精神病院里，或许是在某种内驱力的推动下，绘画成了她常规的休闲活动，且在这种活动中慢慢地显露出创作才能，画了数百幅画。她的艺术创作灵感在精神病院得到了充分的发挥，当医务人员给她彩色蜡笔和纸张时，她就会狂热地进入到"艺术创作"的状态，而且动作十分迅速。在绘画中她渐渐变得安静和松弛。而一旦画完一幅画，她便将作品弃之一旁，像是要摆脱它的束缚。曾经有专家说，通过观看爱丽丝的绘画作品可以发现她发疯的症结，还可看出她思想和情感的焦点是爱。在爱丽丝的一些作品中，所表现的主题是一对情侣，画中的女主角是性感的尤物，男主角除了威廉二世、拿破仑或教皇，通常都被描绘成比女主角矮了一截，或随侍在她旁边，甚至被装饰在女王佩戴的奖牌或项链上，以暗示她对男性的嘲讽。她认为自己是著名的悲剧女性，如克莉奥佩特拉、苏格兰的玛丽女王或哈姆雷特的情人奥菲利娅。特别是她对女性形象的描绘，十分奇特，往往把自己画成高贵迷人的淑女，华丽的衣着下两乳高耸，外生殖器像山茶花，子宫则像水果篮或有蛋的粉鸟巢，显示出她疯狂的想象力。

总的来说，想象力和幻想在艺术创作中发挥着十分重要的作用。尤其是在精神障碍患者的原生艺术中，幻想是他们创作的原动力和主要表现内容，他们生活在一个自我幻想的空间中，正是幻想的力量使他们去寻求表达内心世界的意象和形式，使他们的艺术作品得以产生。亨利·劳温菲尔德说："艺术家的精神病之多，可以用他们强烈的两性同体人格加以解释。通过艺术的升华，他们成功地克服了他们的内心冲突。从这个意义上说，艺术家的精神病是一种无害的精神病。"应该说，"艺术成就的动力基础是强化了两性同体人格，它促使艺术家寻求并克服持续积累的创伤，从潜伏的挫折发展成为艺术的幻想"。他还说，"艺术家的特点在于：他并不是只满足于幻想，而是渴望予幻想以形式，渴望作品的诞生；作品的诞生带来了暂时的满足，并使之从紧张中解脱出来"。因此可以说，精神障碍患者创作的原生艺术最大的魅力和创作的动力在于作者丰富的想象力和幻想的力量。

第三节　疯狂与原生艺术

一、原生艺术与原创艺术

艺术家是以个人的方式对人类的共同生活做出反应的，每个人应当从自己的生活中找出新的含意来。原生艺术就是从纯粹自我的角度和自己的方式来呈现潜意识的内在含义，所表达的正是这样一种艺术理念。然而，原生艺术发展到今天，对大多数人来说仍然不被理解和接受，甚至怀有抵触的情绪，因为：

> 几乎所有艺术上的革新者也会遇到同样的敌意："怎么能把这种东西称为艺术？""我五岁的儿子都能画这种东西！""即使把这些画颠倒过来挂，人们也搞不清楚！""我喜欢那些画得像某件东西的画。"对艺术家缺乏信任也不会再有更多新花样了。甚至一个备受尊敬的艺术评论家在1800年对一次印象主义的绘画展览所做的反应竟也这样："你也许也能给猴子一只调色盒来画这些东西！"因为人们觉得艺术家看待社会的奇特方式总不如那些神秘小说作家之类的东西靠得住。人们往往不能完全确信现代艺术具有含意，他们通常的反应是把这个难题撒手了事。

　　其实，我们每个人在孩童时代都喜欢涂鸦，觉得似乎是一种游戏。约翰·梅泽尔斯在《原生创作》（*Raw Creation*）中说："当我们还是孩子的时候，我们都是艺术家，世界上的每个人都是。随着我们长大，我们内心的创作动力逐渐消逝，然而，'边缘者艺术'证明了人类创造力无止境的力量的存在。我们每一个人的心中都有一团星星之火，共享人类创造力的广泛性。对于一些人来说，所幸的是，星星之火从未熄灭，它永远不会被成人行为的标准和文化制约所扼杀。对天生的和依靠直觉的创作者来说，边缘者艺术的确存在。"① 其中，所谓"边缘者艺术"或"边缘艺术"是指那些处于主流艺术边缘或与传统美学观念和标准以及人们普遍认可的艺术形式相悖的艺术，或者说是处于社会底层和边缘，与职业艺术圈无关的人所创作的"另类"艺术，当然也包括原生艺术。

　　原生艺术自然离不开原创性，而原创性事实上正是原生艺术的基本特征之一。马瑟尔·瑞加医生肯定了艺术的原创性和一些精神障碍患者对艺术的执着动机，以及他对非凡的预期的超现实主义的热情。然而，在他的著作《疯子家里的艺术》（*L'Art chez les fous*）中只有一章描写疯子的艺术，大概有 20 张黑白照片插图。

　　事实上，原生艺术与原创艺术是不同的两个概念。原生艺术当然具有原创性，在某种意义上可以说是原创艺术，但原创艺术并不等于原生艺术。一般来说，原生艺术主要是特指精神有障碍的人所创作的艺术作品，它是精神障碍患者"正常的"艺术表达。可以说没有疯狂就没有原生艺术。

　　那么，什么是原创艺术？简言之，所谓"原创艺术"是指作者首创、非抄袭模仿的艺术作品，具体来说，第一，应该具有原创性，富于创意，按照作者自己的创作思维和灵感而进行创作，并表现出作者自身独特的创造力和表现力；第二，所创作的内容和形式及其他表现元素没有模仿和抄袭别人之作；第三，必须具有自己的独特表现形式和表现风格。原生艺术除了包含以上要求之外，还必须是患有精神障碍或心理障碍的人所创作的艺术作品，以及从来没有经过正规和系统的艺术训练的人自发创作的艺术作品。在这些作品中所表现的内容大都来自于作者的无意识心理结构和漂浮的心象。荣格认为，精神分裂症是一种能带来个性化和独创性产物的疾病。"这种疾病的独特之处在于，一种已然过时的古老心理令人吃惊地显露出来。我们之所以会在患者的心象中无数次地碰到神话内容，原因便在于此；许多我们认为出于患者个人独创的东西，其实大多只相当于古时候

---

　　① ［英］约翰·梅泽尔斯编著，郭梅、沈颖译：《原生艺术手册》，上海：上海大学出版社 2013 年版，第 6 页。

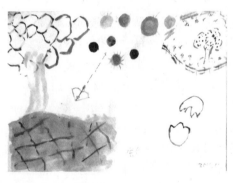

林玉惠《生命之初》

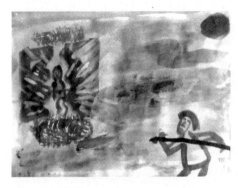

刘媚《盘古开天地》

的创作。"① 比如说，患者林玉惠所画的一幅《生命之初》，试图表现人类诞生之初亚当与夏娃的伊甸园，以及女娲补天的意象，还有后羿射日的神话，其中还画了一个破裂的鸡蛋来象征生命破壳而出，她将西方神话与中国神话中的元素巧妙地组合在同一画面，表达了她想象中世界起源的原初状态和原始意象。而患者刘媚画的《盘古开天地》，试图表现人类起源时的荒蛮状态，整个画面的色彩显得灰暗而凝重，呈灰褐色调，表现一片沙漠荒凉的感觉，左边画有一个人从一个蛋形里破壳而出，但又被框在一个方形里，下面是许多混乱的沙土。右下角有一个手拿长矛的人形，意味着人类诞生之后，人与自然的斗争，反映了她想象中的人类起源时的原始状态。

1944 年的一天，在法国巴黎一个叫杜安的画廊的地下室里，一场世人从未见过的展览正在进行。人们看到了一个存在于他们想象力之外的世界，一种神秘的秩序正在无序的癫狂中静静地显现出它的身影，它们像一座在海底沉睡多年的文明遗址，让当时的人们隐约感觉到了自己的某种无知，它们有一个共同的名字：原生艺术。创造这个词汇的人是巴黎先锋派艺术的领袖艺术家让·杜布菲。他在 1964 年出版的《原生艺术笔记》中，宣告了"原生艺术"秘密身份的结束。

那么，到底什么是原生艺术？让·杜布菲指出："（原生艺术包括）各种类型的作品——素描、彩画、刺绣、手塑品、小雕像等——显现出自发与强烈创造性的特征，尽可能最少地依赖传统艺术与文化的陈腔滥调，而且作者都是些默默无闻的、与职业艺术圈没有关系的人。""我的意思也就是说，没有受到文化艺术污染的人所创作出来的作品，很少或根本没有模仿。这与发生在知识分子那里的现象刚好相反，因为它们的作者全部（主题、创作材料的选择、转化的方法、节奏、书写的方式等）都是从他们自己的内心去发掘的，而不是从古典或流行的艺

---

① ［瑞士］卡尔·古斯塔夫·荣格著，孙明丽、石小竹译：《转化的象征——精神分裂症的前兆分析》，北京：国际文化出版社 2011 年版，第 124 页。

术的陈腔滥调中去发掘的。我们目击了一个完全纯粹、原生的艺术创作，（作品在）被它的作者创造出来的每一个过程，完全只肇始于作者自己内在的驱动力。艺术在这里显现的功能只有创造，而不是那些经常在文化艺术中存在的变色龙与猴子的功能。"从此，人们（一少部分的人们）开始以一种学术目光去阅读和观赏那些理性与经验之外的艺术作品，它们很大一部分来自于精神障碍患者。

在此之前，让·杜布菲曾经于1918年在法国朱利安美术学院接受过短期的学院派教育，但是由于对学院派的失望使他退出艺术界25年之久。而促使他于25年之后重返艺术界的主要原因，就是因为他看到了汉斯·普林茨霍恩所著的《精神病人的绘画》一书并受到了很大的启发。让·杜布菲认为这本书中所列举的作品充满了一种不受文明束缚的野性的力量，这种力量比博物馆中的艺术，甚至比最富于探索精神的现代艺术在精神的表达方面显得更为直接，更能够展示生存的顽强性。由此他选择了以儿童艺术以及精神障碍患者的艺术作为自己重返艺术界的突破口。在让·杜布菲最早的作品中，我们可以看到来自保罗·克利的某种影响。他的第一批作品描绘的是巴黎的景色与生活，如巴黎全景、公共汽车、地下铁道、商店和偏僻的街道。色彩明快，人物都是以儿童手法来处理的。空间的组合，就像原始或古代的绘画，以分层的做法，象征地指示了深度，如在《巴黎的景色：快乐生活》中所表现出来的那样。不过在此之后，他很快地摆脱了克利艺术中幻想的、略显天真的气质，而转向了一种精神障碍者式的变形与痉挛的效果。在这个阶段中，让·杜布菲发展起了一套独特的、奠定自己在艺术史上的地位的绘画创作方法。在他的作品《人间的联欢节上》中，我们可以看到用这种方法创作出来的一种令人厌恶和不安的欢乐氛围。这些作品的画幅本身就是一个实体，有一种可以触摸的质感。它们看起来既像是原始洞窟的洞壁，又像是阴暗潮湿的墙壁。在这种底子上浮现出来的是画家用与底色相近的棕色、暗淡的赭石和黑色绘制出来的畸形的人物，这些形象让人感觉到一种陷入黑暗的疯狂与原始的、本能的精神。这种精神在让·杜布菲的20世纪50年代的作品中被不断地强化。他采用破碎的轮廓，看起来肮脏而且如同血迹般的色彩，使人物变得更加失去控制，更加疯狂。尽管从表面上来看，让·杜布菲的创作与抽象表现主义艺术之间始终保持着一种距离，但是如果从更深的层次来看，二者实际上有着相通的特质。这种相通性就是来自于对本能的笃信，这实际上是与达达主义以及超现实主义所追求的对潜意识中力量的不受控制的释放是一脉相承的。让·杜布菲在创作的时候，也尽可能地运用一切能够出现的偶发性的事件来创作，他以一种"不可知"的观点去接近自然与人的精神世界，他曾经说过："事物的关键绝不是我们想象的那样。世界由奇特的系统所统治。我们对这种系统一无所知。"正是在这种不可知的状态之下，他愈发地依赖本能和偶然性的因素来进行创作。让·杜

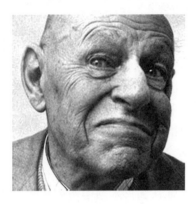

让·杜布菲

布菲说："在我全部作品中……我一直采用一种不变的方法。其根本要点是使勾勒表现对象的轮廓这件事严重地依赖于必不可少的一套系统，而这系统本身看上去是很奇怪的，这有时是由于所用材料的粗劣或不寻常，有时是由于工具的运用不寻常，有时是由于某种离奇的想法，而这种想法又往往是变化不定的。简言之，就是要给看这幅画的观众有一个吓一跳的印象。使他们觉得有一种荒谬的逻辑指导着这幅画的创作，每个对象的轮廓都从属于它，甚至为它而牺牲，这种逻辑是如此蛮横霸道，竟迫使你采取最意想不到的解决方法，而且，尽管它造成了障碍，但也产生了它所希望的形象。"让·杜布菲经常一年或者一段时期只用一种方法画同一个题材，在无限制的重复之下，他的注意力被磨损掉了，因而只能草草地涂画。在这个过程中，他往往能够进入一种下意识的自动状态中，这种状态实际上包含了超现实主义者们所追求的心理自动化的痕迹。

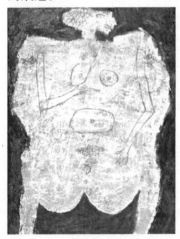

让·杜布菲的作品 - 1

让·杜布菲提倡自发的、无意识的、反艺术的艺术创作。他的作品中也存在着许多内在的辩证：艺术——反艺术、形象——无形象、彩色——单色、立体——平面等。他的创作过程往往忽视观众的存在，不理会艺术史的发展，认为创作不应在乎别人的眼光，却又希望艺术是让一般大众所共享的。他一再批评艺术，排斥官方机构，却最后在法国国立现代美术馆展出作品；他轻视荣耀，却接受 1984 年威尼斯双年展的荣誉表彰；他不屑将艺术商业化的生意人，却自己经营自己的作品。总之，让·杜布菲是个充满矛盾性的伟大艺术家。英国艺术评论家爱德华·卢西—史密斯如此评论他："杜布菲创作的局限性在于他的个人意识，在某种程度上，他的作品与其说是对现代主义真正的独创性贡献，不如说是对现代主义的一种注释。他的注释似乎又巧妙又贴切，但是我们知道，要充分欣赏他的注释，我们应该至少有点关于现代艺术及其理论与纷争的知识。不管怎么说，我认为，杜布菲集中地表现了战后头几年视觉艺术中几种主要的倾向，优先考虑艺术家的内心世界，拒绝接受那种认为艺术应该比'非艺术'或者

'实在'更紧凑、更有组织、更有整体统一性的传
统主张，多少揭示出未来的发展方向。"①

我认为，疯狂是原生艺术的催化剂。让·杜布
菲说："在我们遇到过的最有趣的作品中，有一些
作者被认为是精神病并被关押在精神病医院，当
然，被剥夺了工作和自由的人们（像囚犯一样）比
常人更加倾向于通过艺术创作活动获得乐趣。人们
对精神健康和失常的先入为主的偏见在我们看来常
常是源于非常武断的判断。一个人被认为与社会不
融合，只是因为他的生活规则不为我们所接受。"
所以说，我们对原生艺术的认识和了解的确还需要
一个相当长的过程。

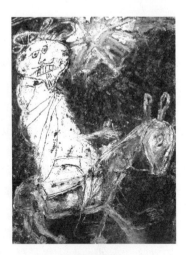

让·杜布菲的作品 - 2

1945 年 7 月，让·杜布菲等人开始对"原生艺
术"作品进行了系统的研究。"原生艺术"这个由让·杜布菲创造的术语，用以
定义和促进与传统的艺术创作无关的创造力形式，而且这种创造力形式和传统创
作彻底地矛盾。杜布菲写道："原生艺术博物馆成立于 1945 年，是由非文化背景
的人创作的作品组成的，并且没有受到文化背景的影响。这些作品的创作者们大
多都接受过初级教育，然而在其他情况下——例如，由于失去记忆或是非理性的
精神疾病倾向——他们成功地将他们自己从文化氛围中解脱出来，并成功地再次
发现了源源不绝的奇特创意。"② 1947 年，原生艺术之家在巴黎勒内·德劳因画
廊的地下室开放。1948 年 10 月，让·杜布菲邀集了安德烈·布雷顿、让·保汉、
查尔斯·拉顿、亨利·皮埃尔·罗氏、米歇尔·塔皮等人创立了原生艺术协会
（Compagnie de l`Art Brut）。紧接着，该协会在巴黎举办了名为"拉达姆教授的小
屋"的展览。同年，让·德奇克出版了《一个精神病画家的专著》
（*Monographied' un Psychopathe dessinateur*），这本书是对纪尧姆·皮勒的研究
专著。

1949 年 10 月至同年 11 月，巴黎吐安画廊举行了一次原生艺术展，共有 63
位作者的 200 件作品参展。让·杜布菲趁机在展览目录里发表了一篇著名的文章
《爱原生艺术更甚于文化艺术》（*L'Art Brut prefere aux Arts Culturels*），表达了激烈
的捍卫原生艺术的立场，并为原生艺术做了一些定义上的阐述，引起了媒体的讨

---

① ［英］爱德华·卢西—史密斯著，陈麦译：《1945 年以后的现代视觉艺术》，上海：上海人民美术
出版社 1988 年版，第 75～76 页。

② ［英］约翰·梅泽尔斯编著，郭梅、沈颖译：《原生艺术手册》，上海：上海大学出版社 2013 年版，
第 2、4 页。

论。1949 年底，让·杜布菲展开了原生艺术的探索之旅，他到法国、瑞士、比利时、德国等地的精神病院寻找新的作者与作品。

1959 年，阿方斯·查夫策划在他位于法国旺斯的画廊里举办名为"原生艺术"的展览。1963 年，"原生艺术精神障碍患者作品选——印沙尼亚皮金斯"在伯尔尼艺术馆展出。1964 年，巴黎第一次出版了让·杜布菲的《原生艺术》（*L'Art brut*），后来在洛桑出版。1965 年，利奥·纳夫拉蒂夫出版《精神分裂者的艺术》（*Schizophrenie und Kunst*）。1967 年，原生艺术博物馆中的 700 件作品在巴黎装饰艺术博物馆重大展出。1971 年，《原生艺术收藏馆目录》（*Catalogue de la Collection de l' Art Brut*）上面列出了 135 个艺术家的 4 104 件作品。1975 年，米歇尔·塞沃兹出版了有重大影响的书籍《原生艺术》（*L' Art Brut*）。1976 年，原生艺术收藏馆作为一家大众博物馆在瑞士洛桑蟠龙城堡开放，米歇尔·塞沃兹出任主管，吉纳维夫·洛林任副主管。

1976 年 2 月 26 日，世界首个原生艺术博物馆在瑞士洛桑正式向公众开放，里面放置的是让·杜布菲昭告世人的艺术理念：一个完全纯粹、原生的艺术创造过程，完全肇始于作者内在的驱动力。1983 年的一天，瑞士摄影师古惑多决心全力投入到原生艺术/精神病艺术的摄影中，至今为止，30 多年过去了，他依然从事着这项工作，他说："我所做的，就是要表达对这些自由灵魂的敬意。"1988 年，美国人胡安·马丁放弃了医生的职业，创建了一个叫作"NAEMI"的非营利组织，组织的目的是帮助那些有才华的精神病创作者成为职业艺术家。促使他做出这个决定的原因是：只有在他们的身上，才能看到最诚恳的表达。2005 年，法国出版商克瑞斯坦·波斯特放弃了做了 20 年的出版工作，创建了巴黎第一个原生艺术画廊，在他的画廊里有 70% 的收藏者为当代艺术的买家，他说：这说明当代艺术越来越缺乏真实性和创造力了。2003 年，第一个专门展示当今边缘者艺术家和原生艺术家的展览——"进攻美杜莎"在爱沙尼亚塔林的艺术厅和库勒画廊展出，产生了广泛的影响。2014 年 12 月 30 日，"鞋垫里的奇迹"展览在德国柏林国立博物馆展出，这是 35 年来在柏林展出的最大规模的汉斯·普林茨霍恩收藏展。展览通过约 120 件精选的杰作，全面呈现了这位著名的艺术史学家和精神病学家与众不同的艺术收藏。此展览一直持续到 2015 年 4 月 6 日，并从 2015 年 4 月 30 日到 8 月 15 日在德国海德堡的普林茨霍恩收藏馆继续展出。可见，汉斯·普林茨霍恩的收藏在今天看来仍具有现实意义。在这些充满想象力的作品中，世界被诠释，信息被接收和传送，旧的秩序被破坏而新的秩序正在被创造，离奇的元素被禁止，愿景被声明。在这里，拿破仑的重大军事胜利和鞋垫上的汗渍一样，被一视同仁。由此看来，原生艺术的展示和传播可谓一浪高过一浪，经久不衰，从而促使原生艺术逐渐被人们所接受和理解。

在此，我们要注意的是，原生艺术与所谓的"朴素艺术"（naive art）[①] 和废物艺术（junk art）不同。在表现形式上，"朴素艺术"大多是叙述的，偏重对当前生活场景或昔日回忆的描写，其运用的材料大多是在市场上可以购买得到的现成的颜料和画纸，以平面绘画较多；而原生艺术的材料经常是作者自己捡拾而来的或自己加工出来的材料，或以混合的材质创作的立体作品较多。原生艺术者大多是处在贫困潦倒、病患之中的社会弱势人群。[②]

原生艺术有着自身独特的创作方式和表现形式。原生艺术最大的特征，也是第一个最基本的特征就是强调创作过程的自发性，即创作主体处于无意识的状态且完全自发地绘画，而自发性也是与原创艺术的区别之一。所谓自发即自我自然生发之意，而自我生发是自然而然、不知不觉的。正如汉斯·普林茨霍恩在《精神病艺术家作品选（精神障碍患者的艺术性）》 [*Bildnerie der Geisteskranken (Artistry of the Mentally)*] 中所说："就像地下水渗透到地表面涌向各条溪流一样，许多表现的冲动经由许多创造途径汇入了伟大的艺术洪流之中。无论从历史角度还是根据心理学理论来说，都没有一个起点。相反却有很多最终超越生命的源泉。"[③] 东晋诗人陶渊明的"云无心以出岫，鸟倦飞而知还"两句诗，就是对自发性的形象描绘。云固无心，鸟也绝非有意，它们各依其本性自然地自动地而又自由地进行活动。作为心理学概念，自发的心态，从某种意义上说，乃是一种高水平的心态，表现着人的深层本质。它是一种与自觉性相对立的心理活动。尼采说过："人如任何有生命的动物一样，是不断地思想的，但自己并不知道；而自觉的思想只是它的最小的一部分，不妨说，是最肤浅最坏的一部分。"应该承认，人的情感、人深层本性是自发的存在的；而愈是自发便愈意味着正常和健康。庄子说："忘是，履之适也。"一个人脚上穿了很合适的鞋，他绝不会想到他的脚；他若时时意识到他的脚，肯定是鞋子不合适。詹姆士说，不到疾病把脊髓的功能损害了的时候，要一个人觉悟到他受赐于脊髓的自动作用很多，那是不可能的。总之，当你自觉到你身上某一部位存在的时候，你的某一部位准是出问题了。

赫伯特·里德曾经指出："艺术创作和有效的象征手法一样，在某种程度和以某种相同的方式暗示出自发性：艺术上有效的象征是那些充满生机的来自无意识深处的东西。"而且，"艺术家只是一种媒介、一种渠道，是那些非人的力量的媒介和渠道"。在里德看来，艺术创作活动的实质必须在自发中寻找。他将自发

---

① "朴素艺术"包括现代原始艺术和现代民间艺术，前者如北非爱斯基摩人的艺术等，后者如民俗剪纸一类。

② 参阅邱鸿钟编著：《艺术心理评估与绘画治疗》，广州：广东高等教育出版社 2014 年版，第 114 ~ 115 页。

③ ［英］约翰·梅泽尔斯编著，郭梅、沈颖译：《原生艺术手册》，上海：上海大学出版社 2013 年版，第 4 页。

性与自由加以区别，认为自由是属于精神范畴的，而自发性则同无意识联系在一起。强调艺术家的自由等于根据一个有明确结尾支配着的设计去观察艺术作品；强调自发性等于把艺术品看成无意识过程的或多或少的自发的产物。而且，自发性不能被认为是人具有的，它是直接的，是一种从人身上发出的但不能被人所控制的力量，它不是人的占有物，而是一种天赋。因此，"把自发性、独创性和创造力进行区分是很重要的。人的自发性和独创性是通过意象、情感和观念的流露来体现它们自己的。在这里，'自发性'意味着一个人的心灵所具有的一系列直觉的可能性，它决定于这个人的内在品质以及过去与当前的经验。不过这些可能性并不倾向保持在自发的水平上。目的和目标的确立以及学习都会把精神流露当中证明没有用的成分记忆排除。这就是说，自发的变异性可能最终是建立在下列事实的基础上：神经细胞突触或树突组织之间的联系（或是这种组织中的分子基质）本身就具有不稳定的边缘。树突末梢之间的联系（或原子之间的联系）构成了那种可能具有大量选择性的排列。学习与教育容易使人运用相同的神经模式，它们向每一个人提供了新的组织方式，但同时它们也限制了不稳定性和自发性"①。此外，自发性排除有意识地思考的可能性，让·杜布菲曾说："艺术之所以存在，是因为它的运作模式和思考不一样，只要思考与艺术相混合了，艺术便锈蚀了，失去了所有的价值。因此，让我们尽可能地少一些思考，艺术不是被思考滋养出来的！"

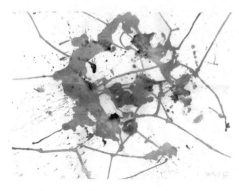

李小倩《无题》

我们现在来看看一些精神障碍患者在绘画过程中是如何发挥他们的自发性的。在一次绘画心理治疗中，精神障碍患者李小倩坐在桌前发呆，一言不发，几分钟之后，她缓慢地在纸上挤了几滴颜料，然后突然跑向洗手间将画纸放入水桶里浸泡，并不停地抖动几下，然后从水中取出，让颜色和水珠自然流动，各种颜色自然地向周围浸润开来，形成各种奇妙而不规则的漂亮图形。我们从中可以看到什么？还有一次，她不假思索地用极快的速度挥舞画笔，用红、黄、蓝、绿、紫等颜色在纸上画了一束鲜花盛开的图像，五彩缤纷的花瓣和自由流畅的线条，形象栩栩如生，呼之欲出，似乎注入了生命，她完全处于一种自发的情绪亢奋之中。不过，如果目光从画面的下面慢慢往上移动，你发现了什么？显然，这种自发性的绘画是作者无意识的真实印迹。

---

① ［美］西尔瓦诺·阿瑞提著，钱岗南译：《创造的秘密》，沈阳：辽宁人民出版社1987年版，第7页。

患者刘媚绘画时总是漫不经心，动作时缓时疾，而且往往在绘画的过程中，心里还想着别的事情。她说在她小的时候，有一位"上山下乡"的"知识青年"住在她家的附近，她经常看到那位"知识青年"写生画画，而且她从他那里知道了俄罗斯著名画家列宾和苏里科夫。我当时感到有些吃惊，以为她曾跟随那位"知识青年"学过绘画，但她告诉我，由于家境贫寒，买不起昂贵的绘画材料，加上父亲的极力反对，终究没有实现她美好的梦想，这次有机会能在医院画画，她很开心。有一次，她说她曾经去过香港，香港的夜景很漂亮很迷人，给她留下了很深的印象，当她回到她那穷乡僻壤的家乡，在那灯火稀少的夜晚，她看到远处那些起伏的黑色群山，似乎又回到了香港。于是，她画了一幅《香港之夜》。一开始，她用大型号画刷漫无目的地在纸上胡乱涂抹，几乎将整个画面涂成黑色，然后用深褐色在纸上垂直拖拉，逐渐地可以见到在黑色的背景中显露出几座深褐色的高楼大厦。最后她用明亮跳跃的黄色和橙色在画面上自由地点缀起来，形成斑斑灯火，十分迷人。

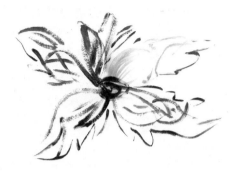

李小倩《花》

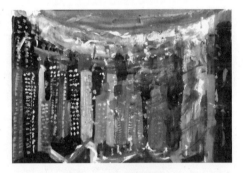

刘媚《香港之夜》

在一次绘画心理治疗中，患者刘亦芬用各种颜色在纸上漫无目的地点缀，色彩斑斓，鲜艳夺目，图形和密密麻麻点状颜色挤满了整个空间。我问她画的是什么，她想了一会儿，说："那就叫'花花世界'吧。"在刘亦芬画的一幅《海阔天空》中，

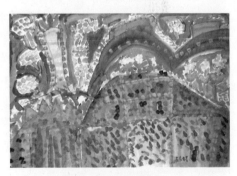

刘亦芬《花花世界》

虽然可以看出有一些像鱼、螃蟹和水草之类的图形，但色彩和笔触都十分凌乱，完全是出于自发地绘画。然后她又画了一幅《雷电交加》，画面上有乌云、闪电和旋转的龙卷风，而雨点由各种不同颜色的点状构成，画面一反以前她选择的鲜艳明快的颜色，显得十分灰暗，混乱不堪。整个绘画过程随心所欲，自由挥洒，一气呵成。

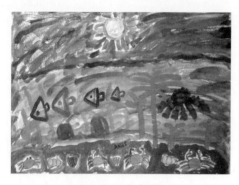

在另一患者梁朝霞的一幅风景画中，她采用类似于"点彩派"的方法，将各种颜色不加调和地点缀在画面上，挥洒自如，处于一种忘我的状态。画面除房子与太阳之外，一切显得混沌而模糊，朦胧而富于诗意，颇有乔治·修拉和克劳德·莫奈的画风。

刘亦芬《海阔天空》

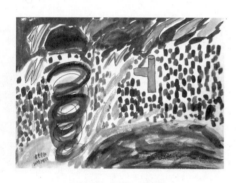

刘亦芬《雷电交加》

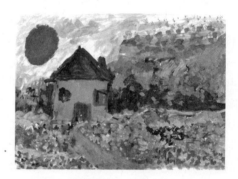

梁朝霞《日出》

彩虹是精神障碍患者常见的描绘对象，大都将彩虹置于某一场景中（如前面提到的患者杨静波的《星语心愿》等作品），但患者顾宝林和孙小东所画的彩虹放弃所有的环境和外加因素，甚至忽视了彩虹弯曲的外形，只纯粹表现了构成彩虹意象的七彩元素，这种描绘完全出于无意识的、自发的情感表达。尤其是在顾宝林画的彩虹中，在颜色未干的情况下印上了她自己的掌印，无意识地透露了作者捕捉彩虹（象征希望和美好）的隐秘愿望。

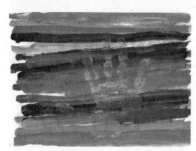

顾宝林《虹》

孙小东《虹》

在此，我们必须知道，自发性地绘画的目的在于消除有意识的控制，允许意象、情感和想法自由地进入意识。"从这种自由浮现当中显示出了可以揭示患者内心的冲突和人格的那种思维模式。但实际上这种看似自发的浮现大部分是建立在当前的、特别是以前所发生的真实事件的基础上。看上去好像是偶然发生的，实际上却完全是或很大程度上是生物环境与过去生活经验的特定结合的结果。这些境况表明出了许许多多不相联系的事件；并且由于它们的数量、顺序、强度以及其他特征方面从来不会重复，因此它们的相结合足可以解释个人的独一或独创性。"其中的"独创性"也可以说是"原创性"。但独创性的思维不应当被简单地等同于发散性思维。"独创思维范围很广，它包括发散性思维同时又包括完全自发性思维。在精神障碍患者尤其是精神分裂症患者的思维中经常可以看到独一性、独创性和分散的特点。这些患者讲话是用不同寻常的方式来表述的，对普通问题是用并不普通的方式来回答的，他们的行为也是异乎寻常的。然而他们的不同寻常仅仅具有稀奇古怪的特征，因而几乎总是和创造力相差甚远。"①

原生艺术的创作过程在很大程度上是由古旧的、不再使用的和原始的心理机制所组成的，这些心理机制通常处于心灵的深层，隶属于弗洛伊德称之为原发过程的领域。在弗洛伊德看来，"原发过程（primary process）是精神活动的一种方式，特别是心灵的无意识的活动方式。它在梦和某些精神上的疾病特别是精神病当中占据优势。原发过程的活动完全不同于继发过程，后者是思想处于清醒状态下使用正常逻辑时的活动方式。在创作过程里，原发过程也可以通过与继发过程的奇妙的结合与综合当中再次体现出来。……这些通常属于不正常的或无意识的原始认识形态之所以能成为创新的力量，就在于它们与继发过程构成一种恰当的配合"②。

具有德国波西米亚血统的奥地利人阿尔弗雷德·库宾被认为是一个重要的象征主义和表现主义代表画家，他的初期作品不仅揭示了一种遭受过深深创伤的青年人的精神苦楚，也反映了奥地利世纪之交的动荡与不安，同时还体现了欧洲现代艺术发展的初期形态。库宾对精神分裂的状态非常感兴趣，因为它包含着个人丰富的幻想生活，"永远完全沉浸在他们自己的世界里"，"与外面世界隔绝。……困在令人捉摸不透的想象世界中"。库宾的笔记表现出面对这些图形时的激动和深刻的神秘感。普林茨霍恩最喜爱的精神病艺术家弗朗茨·波尔的绘画作品激起了库宾最强烈的美感反应。弗朗茨·波尔一生都患有极端的精神分裂，

---

① ［美］西尔瓦诺·阿瑞提著，钱岗南译：《创造的秘密》，沈阳：辽宁人民出版社1987年版，第7～9页。

② ［美］西尔瓦诺·阿瑞提著，钱岗南译：《创造的秘密》，沈阳：辽宁人民出版社1987年版，第14页。

孤僻地生活在与世隔绝的地方。库宾沉浸在他的作品的美丽及费解的创作才能中，几乎没有提及艺术家的精神病。"毫无疑问这是天才才具有的才能，色彩与形状的独特创造力终于找到了表达之处。我们可以感受到明显的进步，运用绘画表达方式能力的加强，这些形成了前所未闻的色彩交响曲。"库宾对普林茨霍恩收藏的参观记录证明了精神障碍患者的艺术作品给极端敏感艺术家带来的影响。不过，也许这种影响更能在保罗·克利或基希纳的作品中找到。库宾拥有敏锐的批判和历史意识，提出了精神障碍患者艺术的收藏命运的大问题，在自己的文章中对精神障碍患者的艺术进行了总结。他认为精神障碍患者的艺术由于缺少关注正在退化，而且精神障碍患者艺术的意义远在束缚它的精神病院范围之外，理所当然应当得到认可。"人们一定会问，什么时候这最独特的杰出收藏能为公众开放？艺术商人对这些销路不好的东西不感兴趣，而社会机构缺乏足够资金来定期举办有关于它们的展览。迟早会有赞助人打破这一僵局，让精神障碍患者的艺术有长期展示的空间。那时，精神障碍患者的艺术作品将会在这里集结，再一次引发心灵的净化。"

长期以来，由于人们对精神障碍患者持有太多的误解，对原生艺术缺乏足够的认识和相当的了解，癫狂和精神障碍患者历来被迷雾环绕，使大多数人心生向往或嗤之以鼻。尤其是在主流文化的霸权话语和传统审美观念的支配下，精神病艺术家一直被边缘化，原生艺术一直处于边缘地带，甚至被贬为一种毫无价值的、非主流的艺术形式。那么，为什么我们还要重视和研究原生艺术？我们应该如何看待精神障碍患者所创造的艺术作品的价值和意义？关于"这些问题不仅涉及艺术在人类发展中的作用、文化多元化等文化人类学、社会学和历史学的形而上学，也直接关乎精神科和心理治疗师如何评价原生艺术作品及其如何利用创作过程进行治疗的问题"①。更为重要的是，原生艺术在现代主义艺术的生成和发展过程中曾经起到过不可忽视的作用，而且对当代艺术的发展走向以及传统审美观念的嬗变予以一定的影响。我们通过对原生艺术的研究，就是要挖掘其在人创作和审美过程的特质和重要意义。因此，我们必须透过原生艺术作品的表象，更深入地探究精神障碍患者艺术创作过程的心灵本质。精神障碍患者人中的那种自发的、原创的、不易受到影响的特质显示出精神障碍患者的艺术作品并不仅仅是精神障碍患者的创造物，其艺术价值无疑也是值得肯定的。

总的来说，原生艺术的价值与功能主要表现于以下几个方面：

1. 学术价值与启示功能

从存在主义心理治疗学的角度来看，精神障碍患者的绘画无所顾忌地直面人

---

① 邱鸿钟编著：《艺术心理评估与绘画治疗》，广州：广东高等教育出版社 2014 年版，第 118 页。

类不可避免的死亡、疾病、恐惧、孤独、无聊、无意义感、自由限制等人生最重要和最普遍的问题，因而弥补了一般人对人生意义和自我意识探索的不足，原生艺术作品中的悲催情境是对存在主义的最好注释。此外，原生艺术对我们探索深层的潜意识及人类精神现象的奥秘提供了极富价值的佐证和重要的学术研究价值。

2. 表达价值与精神满足功能

从心理投射的意义上来看，大多数的原生艺术作品都是创作者的自画像和情绪的镜子，作品直接表达了他们内心的痛苦、愤怒和孤独等情感或对人生的期待与愿景，满足了精神障碍患者有心无力实现的各种心理需求。

3. 结构化价值与整合功能

精神障碍患者通过原生艺术的自发创作，可以充分发挥他们对绘画材料和工具的自由选择和描绘内容的自由想象，这种选择和描绘的过程本身使患者紊乱的精神状态逐渐被结构化和走向有序，给个体的情绪表达赋予了某种结构形式，并有助于他们整合分裂的感知觉、记忆和思维。

4. 评估价值与诊断功能

精神障碍患者的绘画作品能超越语言的表达，有助于弥补文字问卷测量的不足，能够通过非逻辑和非理性的图像来表达他们的认知、态度、情绪，并投射其人格特质和应对环境的方式，反映家庭的关系，投射出遭受的人生挫折和情感经历，作品主题、内容、构图以及附属的信息将有助于心理医生了解患者的内心世界和患者的人生故事，协助疾病性质和程度以及疾病康复情况的诊断。

5. 自我发现的价值与治疗功能

许多精神障碍患者的绘画作品都会描绘自己的梦想、梦境，或以自画像的形式来发现和表达内在的自我，将潜意识转化为意识，消除内心深藏的痛苦情结。而心理治疗师经由这个媒介与患者进行交流和沟通，突破其阻抗和防御机制，减轻其被抛弃的恐惧、焦虑、孤独和痛苦，减轻精神病症状，促进精神康复。

6. 提高尊严的价值与改善生存质量的功能

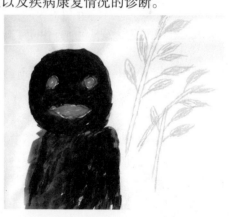

精神分裂症患者张小兵的自画像

原生艺术作品是独一无二的，是不可重复创作的，它的独特性和珍稀性有可能使其获得较高的市场拍卖价格，有助于提升精神障碍患者这一弱势群体的社会尊严。此外，许多慈善机构和个人愿意出资帮助他们实现更多更高的艺术目标，收藏原生艺术作品的机构和专门的博物馆已遍布全球，因此，我们有理由相信，原生艺术家们的生存质量将会逐渐得到改善。①

　　7. 艺术观赏价值与审美功能

　　许多人认为，精神障碍患者所创作的原生艺术作品是患者精神病变和思维逻辑混乱的产物，毫无观赏价值可言，其实不然。事实上，原生艺术大都是用艳丽而对比强烈的色彩和造型，以及抽象的图案和符号构成的，符合人的视觉诉求，具有一定的欣赏价值和审美效应。如草间弥生的作品就具有极高的欣赏价值，深受普通百姓的喜爱，甚至成为一种流行时尚的符号。此外，原生艺术中不拘一格的构图、混乱无序的线条和色彩以及光怪陆离的图形的自由组合，给观者带来强烈的视觉冲击力，激发人们丰富的联想和审美趣味。

　　8. 人类文化价值与艺术自身发展促进功能

　　原生艺术的一大特性就是要求创作者自发地进行创作，随心所欲，随性所然。在西方艺术发展历程中，原生艺术给现代主义艺术思潮的兴起带来了一定的影响，并渗透到超现实主义和抽象表现主义的艺术创作之中，有力地推动了现代艺术的发展。当然，艺术的发展有自身的规律，虽然与社会制度、法律、政治体制及文化习俗密切相关，但最终取决于人的精神实质，取决于是否合乎人性的本质。原生艺术对原始艺术和民间艺术的汲取和融合，成为名副其实的艺术创新的活水源头，具有一定的人类文化研究价值。许多精神障碍患者原本无意的创作给人类带来了新的精神价值，并促进了艺术自身的发展。

二、原生艺术与精神病变

　　从精神障碍患者艺术被察觉到认可的两个多世纪的坎坷历程中，我们目睹了人们对于原生艺术的态度已经发生了戏剧性的转变。然而，问题的症结并没有得到根本性的解决，人们仍然习惯于将探究目光落在原生艺术的创作主体——精神障碍患者这一弱势群体身上，而不是去挖掘原生艺术作品本身的艺术价值。事实上，并不是所有的精神障碍患者都会自发创作，也不是所有会自发创作的精神障碍患者的作品就都有所价值。虽然，一个精神障碍患者并不一定能创作出原生艺术，但一些原生艺术必然是精神障碍患者创作的产物。因为，原生艺术产生的根本源头在很大程度上来自于精神病变。

　　20 世纪 20 年代曾在西方世界的艺术圈中广泛流行致幻剂实验，到了 20 世

---

　　① 参阅邱鸿钟编著：《艺术心理评估与绘画治疗》，广州：广东高等教育出版社 2014 年版，第 118 ~ 120 页。

60年代，其突出特征便是致幻剂实验不仅在小圈子内流行、体验和享受，而且在所有社会阶层的广大群众中蔓延。虽然，由于毒品/药品的作用，一方面意识、理性、知解力都或多或少失效了，但同时这样的尝试也包含有对知识的一般追求，包含有想要对迄今尚未为人所知领域进行科学探索的努力。与此同时，许多艺术家提供行为艺术及各种奇特和"越界"的艺术形式，摆出一种"扩张了艺术概念"的姿势，打着"每人荣耀一刻钟"（沃霍尔）、"人人都是艺术家"（博伊斯）的旗号登场了。"那是一种可能性最大的实验，在仔细衡量了的界定（界定艺术与艺术批评、演出与导演）领域里的实验：充满时代精神与生活形式。"这场"感觉异常"的艺术实验和艺术行为所引发的问题是，"一方面，一种已然变化了的、所谓正常意识的感知活动须得加以确定，另一方面，妄想、精神病、精神障碍患者艺术的已然变化了的感知活动也须加以确定。那是洪德特瓦塞同施罗德—松嫩斯特恩重新发现20世纪60年代精神障碍患者艺术的时代"。①

值得一提的是哈特曼运用LSD②所进行的科学实验，这些实验不仅对艺术而言是惊人的举动，而且从科学和心理学的角度来看也是一种重要的、具有里程碑意义的实验："一来是建立了无意识的领域，二来是同时建立了在艺术塑造过程中的分离感知活动。"在实验中，哈特曼让那些自愿参加实验的艺术家在LSD的作用下绘画。他并不事先做任何设定和要求，只是把特定的东西摆放在房间里，然后注视着会发生什么事。同时，实验还通过医学观察和录像显示来进行监视。由医生组成的一个小组时时刻刻都在观察那些艺术家，在出现任何类型的偏差时都会采取对应的医疗措施。这样，不仅艺术家的绘画过程在被观察，他们的言行也被记录下来。让哈特曼感兴趣的是，一幅图画的本质是什么，形式和内容的心理基本结构是什么。这就是说，他所主要关注的并不在于艺术家的言行，而是在于他们的作品，在于作品中的形式和色彩构成。由此他推测，在意识、清醒、注意力集中的各种不同状况下，以及在相当陶醉意识的各种不同状况下，情感与感知活动的基本模式都可能浮现出来。所以他设想，某些形式范畴也在审美事物的领域形成一个一般的、普遍的层次，任何艺术与感知活动其后都由此而产生出来。此外，哈特曼及其画廊和举办的活动的功绩对于20世纪60年代和70年代的艺术发展具有一定的积极意义。他不仅"塑造"或"发现"了一大批艺术家，而且对健康与疾病的各种不同状况进行了研究和实验。比如，他曾同A. 尔德里卡做过考察精神病研究机构的延伸旅行，留存下来的有旅行考察方面的胶卷文献，如"同遗忘的谈话"中记录了年轻的尔德里卡同莱因兰—普法尔茨州精神病院的

---

① ［德］瓦尔特·舒里安著，罗悌伦译：《作为经验的艺术》，长沙：湖南美术出版社2005年版，第197～198页。

② LSD是麦角酸二乙酰胺，一种致幻剂。

患者进行的谈话，这些"空前绝后"的文献具有十分宝贵的研究价值。还有，哈特曼举办了一系列活动，试图让科学和艺术一起出来对话。他就所谓"美"或艺术与精神病之间关系所举办的活动是这类文献资料的高潮。哈特曼的边缘艺术实验以及对于无意识领域的艺术研究具有很大的意义，一方面，他"可以把这些实验中获得的作品看作源于无意识性领域的作品；另一方面，也可以做进一步的阐释，即认为那些画作是在'分离性感知活动'中产生的，因而也就相应地可以看作选择性感知活动的特殊作品。这样一来，那些画作就不再放到精神病艺术范畴的边缘或幻想艺术范畴的边缘去考察了，它们也就赢得了自身的审美价值，即心理状况及其表现的价值"①。

在德国心理学家瓦尔特·舒里安看来，"所谓精神病、神经错乱是作为一种特殊的思想行为方式呈现出来的。在这段时间，尼采与荷尔德林的精神病也在延伸了的方式下重新给出了解释，比如解释为一种意识上的或听天由命的龟缩，从似乎无比强大的各种社会关系中退缩回自身"。在这样一种语境下，越过雷池并不意味着什么危险，倒是通过对理性事物其他方面的意识性要求变得更加富有弹性了，而且，"这样一来，过去那些令人感到不安的精神病领域现在给扯进了如今看起来是正常事物的领域了"②。于是，在绘画领域，尤其在所谓幻觉艺术方面，在极短的时间内涌现出许许多多、纷繁复杂、形形色色的作品。舒里安认为，幻觉艺术的根基在于一位英国诗人、画家布莱克的绘画传统，在于拉菲尔前派（Pre-Raphaelite Brotherhood），在于新艺术运动时期德国的青年风格派（Jugendstil），在于高迪、瓦格纳以及其他人的建筑艺术，但首先也在于一位名叫韦尔夫利和其他边缘领域艺术家的发现。

精神障碍患者的艺术创作的视角是一个十分私密性的视角，也是一个意识纯粹自在的天地，一个他或她自创的世界。对他们来说，并非为了追名逐利，而是自娱自乐，这是一种创作欲望的满足。正如米歇尔·塞沃兹在《原生艺术》（Art Brut）一书中指出："或许艺术创作，以及它在自由创作方面所提倡的所有东西，发生于芸芸众生中的高度的紧张状态，因为这样的实践不为名或利，只是为了取悦于自己；而且专业人士过度的宣传活动只得到了一种华而不实、徒有其表的艺术形式，过于频繁地被淡化和被篡改。如果真的是这样的话，文化艺术才更应该被描述为'边缘艺术'。"

托马斯·罗斯克在《收藏癫狂》（Collecting Madness）中指出："目前，'精

---

① ［德］瓦尔特·舒里安著，罗悌伦译：《作为经验的艺术》，长沙：湖南美术出版社2005年版，第205页。

② ［德］瓦尔特·舒里安著，罗悌论译：《作为经验的艺术》，长沙：湖南美术出版社2005年版，第200页。

神病患的艺术作品'类型，引发了很多的问题，原因是我们现在借助于心理危机所理解的这个词的含义已经不再与普林茨霍恩那时候这个词的含义相同了。然而，在那些日子里，实质上每一个被诊断为患有'早期老年痴呆'或是'精神分裂症'的人早晚都会永久地被监禁在庇护所中（经常发生，在那里度过了他们生命中最后的 30 年或是 40 年），目前使用的官方的恰当说法'有着精神病经历的'（饱受精神病痛者）是合适的，因为绝大多数这样的人只在精神病治疗所接受了很短时间的对他们的精神困扰的治疗。精神药物制剂的使用以及广泛的治疗方式从根本上改变了忍受这种折磨的人们的情况以及人们对这种病的理解方式。"托马斯·罗斯克说："如果从受困于终生无法治愈的疾病的人的意义上来说不再有这样的'精神障碍患者'，那么结果是不会再有'疯人艺术'或是'精神病患的艺术风格'。因此，在当今时代里，我们邂逅了患有精神病或是有精神病背景的人的艺术作品，这些作品（单纯从理论背景上来说），给我们提出一个问题，关于区分他们患病严重时期的图画和'健康'时期的图画的问题。"托马斯·罗斯克认为："只有一件事情是确定的：一些曾有'精神病经历'的人成功（大部分之前没有受过艺术培训）创作了不同凡响的素描、水彩画、刺绣以及包含其他技法的作品，与他们所生活的那个年代人们普遍接受的艺术几乎没有共同点，甚至就连创造者本人都没有把它们当成艺术。"

早在 1922 年，存在主义哲学家、神学家、精神病学家卡尔·雅斯贝尔斯就认识到欧洲文化中存在着一种对精神障碍患者艺术及文学的关注，并且这种关注意义重大、不断增长着。在《斯特林堡和凡·高》（*Strindberg und Van Gogh*）一书中，他试图形容这种关联的本质及根本原因。作为世界闻名的精神病学家和哲学家，他以独特的视角评价了疯癫迷恋行为及精神障碍患者艺术作品的巨大意义。然而，吸引雅斯贝尔斯的是受过高度训练的艺术家或作家，他们在生活的某个阶段患上精神分裂症后，会创作出非常独特的作品。令其震惊的是，这些艺术家之所以会变得如此重要、产生深远影响，都是因为他们在精神病状态下创作的作品。他举约瑟夫森的例子来阐述观点："我们看到，世人现在都非常赞赏约瑟夫森创作于精神分裂时期的绘画作品，虽然 1909 年的时候它们被认为一文不值。如今我们普遍认为，精神障碍患者艺术属于'艺术'，并且不只是供精神病学研究的合适心理材料。"雅斯贝尔斯认识到当时一些艺术家所做的尝试。他们尝试模仿精神障碍患者的作品，甚至去培养类似疯癫的精神状态。雅斯贝尔斯不仅从中看到了审美风尚或艺术趣味的转变，还意识到对精神障碍患者艺术兴趣的普遍性，并对其中的原因深感好奇。他设法探索它的本质，首先研究作品本身，集中于瑞典戏剧家斯特林堡、凡·高、瑞典科学家斯韦登伯格以及德国诗人荷尔德林的作品，再次推测当时的时代精神与那些分裂的精神状态之间的联系。

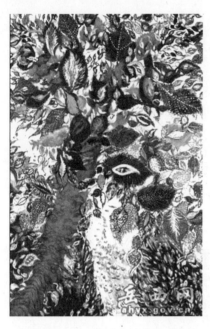

精神病艺术家萨贺芬·路易斯的作品

20 世纪早期的先锋艺术家对精神障碍患者艺术突然表现出极大的兴趣，试图在其中寻求创作灵感，在精神障碍患者艺术中找到有别于其他新发现的"原始"表达形式，看到了更纯粹、更深刻的现实。1912 年，德国艺术评论家、收藏家威尔罕姆·乌迪在法国瓦兹省桑利斯小镇发现了第一个被公众认可的精神病艺术家——萨贺芬·路易斯。乌迪在朋友的家里无意中发现挂在墙上的画作，得知萨贺芬只是朋友杜佛夫人家的雇佣女工之后，乌迪大吃一惊，他购买了萨贺芬的大部分作品并为她的艺术创作提供了极大的支持。在乌迪的赞助下，萨贺芬在 1927 年举办了画展，一举成名。但好景不长，3 年以后，由于法国的经济大萧条，乌迪停止购买萨贺芬的画作。此时，萨贺芬也由于精神失常，被送进精神病院。1942 年，萨贺芬在精神病院去世。萨贺芬的作品大都是由一些色彩斑斓、造型奇特的花瓣和树叶组成，其中还有神秘的眼睛，似乎画家得到另一个世界的神秘的启示。约翰·麦基高在评价她的作品时说："这些油画中没有什么'美术'，只有自然禀赋、智慧和高尚的品位，但它们不是这件作品的主因。更确切地说，是坚强单纯的灵魂以创作的方式把所有的爱与热情注入画面。这种具体化的精神状态比起最精致的艺术作品更让我感动。20 年前野兽派震惊了中产阶级且如今仍占有很高的地位。比起野兽派友善的疯狂，这种闪耀在她画布上的狂乱更加壮丽。"

墨西哥裔美国画家马丁·拉米雷斯的经历颇具传奇色彩。他在 1925 年移民美国时，不过是想在铁路上干些苦力赚钱寄回墨西哥养家，但由于工作不力被送去检查，结果发现精神问题，于是，他在抵达美国 6 年后被送进了精神病院。1948 年，拉米雷斯开始绘画创作。一位心理学和艺术专业的客座教授偶然发现了拉米雷斯的作品，便给他提供各种创作所需的材料，拉米雷斯遂开始大展身手。他的画是墨西哥民间艺术和 20 世纪现代化进程的综合体，其中许多作品展现了牛仔、火车、山洞和麦当娜等形象。尽管拉米雷斯在世时未能令家人受益，但在 1963 年去世后，拉米雷斯被《纽约时报》评为 20 世纪最伟大的艺术家之一，他的画成为"局外人艺术"中珍贵的作品，与许多著名画家的作品同展一室。

如果严格按照让·杜布菲关于"原生艺术"的定义来判断，英国画家路易斯·韦恩并不能算是一名"局外人"，但他的经历在我看来具有代表性。韦恩年轻时投身艺术创作，画些风景和动物。在妻子患癌症期间，他用画猫来为妻子解闷，随后他笔下充满人情味的可爱猫咪开始广受好评。在他 57 岁那年，爱猫如命的韦恩精神出现问题，住进了精神病医院。

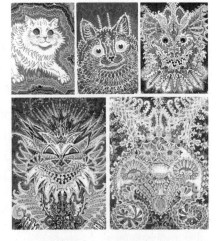

从那时起，他笔下的猫咪一改往日的温顺驯良，变得乖张可怖，到后期甚至无从认出猫的外形。不过造化弄人，韦恩病后，他画的诡异猫咪，却真正成了收藏家的大爱。心理学家也将韦恩的画作，视为对其精神状态的最佳分析素材，他们认为韦恩病后笔下的猫咪，透露出的正是精神疾病患者内心最深处的想法：它们身体扭曲，毛发竖立，怒目圆睁，满眼都是敌意——是的，对这些精神疾病患者，世人通常这样看他们，所以他们也以如此的心态回望世界，他们的武器，似乎只有这些疯魔的艺术。

路易斯·韦恩笔下的猫咪，按作画先后的顺序排列，可见其病情的轻重程度。

　　在研究和考察精神障碍患者的原生艺术时，我们可以发现具有高度防卫性的个人，他们绘画时缺乏自主性，一般是画一个单一的形象或者希望描摹别人的作品，而不是按照要求自己绘画。有些抑郁症状的患者一般会在绘画中使用较少的颜色，高度紧缩，不完整，并且绘画时不积极。精神分裂症患者的绘画一般主题都非常值得注意，画中多包含宗教内容。而偏执性精神障碍患者的绘画一般会出现眼睛、窗子和电视等内容。如果按照这种方式来分析他们的绘画，就可以较早地发现问题，发现患者人格中潜意识层面的内容。

　　严重的精神分裂症，尤其在病发阶段，处于一种完全的混乱状态。世界变得不可理解，而且这种不可理解常常体验为惊恐、痛苦、混乱，体验为对某种意义的极度渴望的追求。有时会像一种突然的启迪，一下子理解了某个事情。这种顿悟对我们来说是不可信的，但患者却感到特别清晰透彻，至少有一种暂时的热情洋溢之感，就如同获得了一个重大发现的那种人的表现一样。此刻他"把两件事拉到一起并且合为一体"，曾经显得奇异、混乱、怪诞的事物现在能够得到理解了。患者对他那个支离破碎的世界重新获得了某种理解，并且能够加以组织。但是他的这些做法是靠不完善的思维方式，靠原发过程思维来进行的。①

莱恩把精神病发作看成是精神障碍患者"心灵的远游",也就是说心理的"偏常"并不是与所谓"正常心理"完全隔开的。由于梦和心理疾患都具有自我调整和追求适应的特性,而且二者还具有共同的心理动力学资源,即无意识,所以如果不把精神病症状看作是一种纯粹不可理解的病理现象,就可以把它当作如同梦一样的一种象征作用。也就是说,精神疾患的作用是让患者与自己的潜意识进行交流对话,从而提供心理整合的机会。

事实上,"对于人类来说,大量神经细胞的死亡或濒死以及由此造成的痴呆愚笨是无法避免的。血液中含有的微量复合胺就足以使人陷入深度抑郁而无法自拔,导致人格、外貌的改变,并且改变人们对世界及自身的信念——甚至完全改变人们看待周围事物的方式。躁狂抑郁症患者心里并没有藏着恶魔,也不像人们通常认为的疾病那样是'病态的'或者'有病的'。更确切地说,躁狂抑郁症患者,其大脑化学过程在许多时候是有异于常人的,但在其他的时候,却又与常人无异。不论如何定义,从精神常态到精神错乱,是一个连续体,而不是由离散成分所组成的一个散乱集合。没有人能够在健康与病态之间画出一条截然的界线,因为这样的一条界线并不存在。在适当药物的作用下,任何人都可以变得躁狂,任何人也都可以变得抑郁——这再一次说明躁狂和抑郁是一种化学过程。躁狂抑郁者不是来自于外层空间的异类,而是我们中间的一分子"。因此可以说,"人类心智确实是由脑细胞的状况和大脑当时的化学状态决定的,而一个人通常精神健康与否,也是由上述因素决定的。因此,精神疾患与身体疾患并无二致,通过适当的药物治疗都可以得到有效的缓解"。②

通过对精神障碍患者的原生艺术的考察,发现他们具有超乎寻常的潜在的创造力。因此我们必须承认,"精神障碍可能甚至是一种能力,精神障碍患者被贴上无价值的标签,其实他们只是不同寻常罢了"。从这个意义上来说,"精神病学不应该用它的诊断给剑走偏锋的人贴上'有病'的标签。我们所有人都或多或少带点艺术感地在死亡的悬崖边游走。通常人们不会往下看。虽然不能说所有这些人都目光短浅,但也不应该就此下结论,说那些总是凝视深渊、显得和大多数人不一样的人是疯子"③。

从某种意义上来说,没有精神病变也就没有原生艺术,原生艺术是精神病变

---

① 〔美〕西尔瓦诺·阿瑞提著,钱岗南译:《创造的秘密》,沈阳:辽宁人民出版社1987年版,第86~87页。

② 〔美〕D.杰布罗·赫士曼、朱立安·李布著,郭永茂译:《躁狂抑郁多才俊》,上海:上海三联书店2007年版,前言第13~14页。

③ 〔德〕曼弗雷德·吕茨著,曾文婷译:《疯狂》,南宁:广西科学技术出版社2013年版,第18、63页。

的必然产物，也是人类艺术史发展到一定阶段所发现的一朵奇葩，是人类灵魂深处的精神实在的真实凸显。

三、原生艺术与心理治疗

对于精神障碍患者来说，艺术具有康复功能。一些精神病艺术家进行艺术创作帮助自己度过了最困难和最痛苦的时光。凡·高临死前在医院写的一封信中写道："工作增强了我的意志，减轻了神经衰弱给我带来的痛苦；它比其他一切更能使我分心。如果我能全心全意投入工作，这可能是最好的治疗。"英国文学家格雷厄姆·格林曾经说过："写作是一种治疗方式，有时我感到惊奇，所有那些不写作、不作曲和不绘画的人，是怎样才能设法逃脱人类所固有的疯狂、忧郁和恐惧的。"

在西方医学史上，古希腊的阿雷提乌斯最早对精神病进行了研究，并对这种病症状做出过最充分的临床描述。他在《原因和征象》中曾细致地描述了一例他所观察过的忧郁症患者，他写道：

> 患者表情凝滞呆板，情绪低落沮丧，无任何明显原因便出现超乎常情的麻木。这是忧郁症的开始。患者也会变得暴躁易怒、无精打采、不睡不眠，并会突然从噩梦中惊醒过来。他们还无缘无故地被恐惧心所控制……他们心情很容易变化无常：变得低沉、脾气不好、粗鲁无理，偶尔或许也会变得率直、奢侈、慷慨，这不是什么心灵上的美德，而是病体的变化所使然。但是倘若病情发展得更为紧促的话，则会对他人具有敌意。他们躲避众人常去的地方，也会出现悲伤、恸哭。他们抱怨活着没有意义，渴求死亡。多数情况下，由于他们的理解力是如此迟钝麻木，使他们对一切事物都愚昧无知，甚至忘却自我，过着低等动物的生活。

在阿雷提乌斯和古典医学看来，忧郁症并不像19世纪浪漫主义诗人、作家们那般时髦的梦幻般的癫狂。阿雷提乌斯说："患者想象自己会被人看成是另一类型。"他这样描述压抑妄想症：

> 患者中有些会相信自己是一只麻雀，一只公鸡或一只陶制的瓦罐；另一些人则相信自己是上帝、雄辩家或演员，一本正经地拿着一根麦秆，想象自己正握着统治世界的权杖；有一些会发出婴儿的哭声，要求把他抱在怀里；有的还相信自己是一棵芥末，总是因担心被一只母鸡吃掉而怕得浑身发抖。

此外，阿雷提乌斯还描述了抑郁妄想症患者难以置信的心理，有一例甚至害怕自己将尿撒在容器里会淹没整个世界；另一例坚信自己是玻璃制成的，任何时候都会很容易被砸碎。阿雷提乌斯指出，抑郁症的另一个极端是躁狂症，它的特征是行为的过度会失控，甚至会发展到出现暴行的地步。他认为，患者是通过"狂怒、骚动和振奋"来发泄他的心理和情绪的。急性躁狂症患者甚至"有时会杀死仆人"，而且这类患者有时也会变得沾沾自喜，"完全没有受过什么教育，却说自己是一位哲学家"。他们常常说胡话，研究天文学和哲学，觉得自己是个大人物，有灵性。

临床医生和精神科医生也对人的审美体验、艺术创作过程、某些天才艺术家和特殊的艺术作品的含义进行了相关研究。在过去的一个世纪，研究者曾经对绘画的解释和治疗中个人用绘画对情感和心理进行表达产生了浓厚的兴趣，认为当事人的绘画反映了他们的内心世界，描绘了他们的情感，表达了他们的心理健康状况，并且体现了他们的冲突和担忧。绘画使个人可以用非语言的方式来表达自己的观念和情感，解决各种不同的问题，用一种独特的方式表达出个人意识和无意识的所有愿望。事实上，在19世纪末和20世纪初的欧洲，心理疾病领域的艺术作品研究已经开始流行。精神病理学的研究者们均对绘画研究充满了兴趣，主张应用多种方式来进行研究。当时很多医生认为可以通过艺术作品进行诊断，尤其是比较严重的精神疾病，如精神分裂症。不仅塔尔迪厄在他的书中指出患者的艺术作品可以诊断其情感混乱状态，隆布罗梭也试图证明精神障碍患者的绘画和艺术作品可以反映他们的内心世界。此外，普林茨霍恩所收集的5 000多幅精神障碍患者的原生艺术作品在1972年展出，得到了广泛的关注，并且提高了艺术表达用于诊断和康复的可能性。

在20世纪的精神病学中，艺术作品日益被用来诊断和治疗精神病，发明绘画测试就是为了诊断，艺术治疗（art therapy）确立为医治精神病的一种方法，鼓励患者画画、雕刻、写作、搞音乐和舞蹈，他们制作的作品能够用来帮助诊断患者是得了哪一种类型的精神错乱。艺术治疗家坚持认为，通过艺术来表达情感，患者可以宣泄被压抑的情感，这样可以达到较平静的状态。早在1905年，法国精神科医生罗格·德·福萨克试图在对患者诊断时利用精神障碍患者的文字和绘画。1906年，德国的弗里茨·莫尔医生发表了关于对精神障碍患者绘画的诊断的文章。可以说，"艺术作品被用于艺术治疗如同梦在传统的精神分析中那样，都是被当作一个表露无意识的窗口来看待的，在这方面，艺术成为医生和患者之间的一种沟通渠道"①。

---

① ［美］艾伦·温诺著，陶东风等译：《创造的世界——艺术心理学》，郑州：黄河文艺出版社1988年版，第390页。

患者在其绘画中不自觉地泄露了无意识的情感，使艺术既被当作诊断手段，也被用来当治疗手段。第一，艺术作品能使治疗者洞察患者，治疗者能够帮助患者解决他们无意识的冲突。第二，通过在艺术作品中把其无意识的情感外露出来，患者自己也能认识到这种情感。

弗洛伊德也对大量的艺术作品及其作者进行了研究。他认为宇宙中人类的冲突和疾病可以促使他们将自己的感受描绘于画布之上。而且，不管是艺术家还是患者，最终的艺术作品都会以一种独特的方式反映他们内心的挣扎和对生命意义的探索。他还提出假设认为由于精神内在的痛苦，过去的记忆会以一种符号的方式出现在梦中或艺术作品之中，而这种符号会导致焦虑情绪的事件的伪装，它可以保护个人不至于过于紧张。弗洛伊德在研究中陈述了为何梦中的形象可以被画出来，为何有些患者愿意用图画的方式而非言语的方式来表达这些内容。荣格也认为代表个人经历的标志需要在分析中格外注意。他认为宇宙万物均有其原型，治疗过程中的重点是个人对图像的运用。弗洛伊德从来不会特别要求他的患者进行绘画，但是荣格却经常鼓励他的当事人绘画，他认为想象力运用的过程也是转化和恢复的过程。而且，"这些精神治疗师们认为单纯的言语并不足以显示无意识内容，绘画通过独特的形象可以提供言语难以反映的内容。在绘画疗法的帮助下，这些治疗师们使用图像来作为通往无意识的桥梁，而不是仅仅依赖于对思想和情感的言语表达，而已有的大量研究也已显示这种言语表达具有高度的防卫性。并且，很多患者也反映通过图像更容易将混乱的梦和冲突的情感表达出来，而单纯用言语表达则具有很多缺陷"[①]。

玛格丽特·瑙姆伯格是从欧洲来到美国的艺术治疗创立者。她受过精神分析的训练，擅长使用自由联想和对自发的艺术作品进行分析。在 20 世纪 50 年代，伊迪丝·克莱默提出艺术作品创造的过程本身就是对患者进行治疗的过程，无须进行言语表达。到 20 世纪 60 年代，艺术治疗成为一个单独的领域。在 20 世纪 70 年代产生重大影响的另一位人物是汉娜，她将艺术治疗应用于家庭评估和治疗中。简尼·莱恩认为艺术疗法是人本主义运动的一部分，主要将艺术活动应用于自我表达和增强团体联结。在今天，绘画治疗已和音乐治疗、戏剧治疗一起越来越被众多正规的医师和医院所接受和运用，在西方甚至兴起一股包括绘画治疗在内的"艺术治疗"的热潮。而且，"艺术治疗"的实施已经改变了以往对"治疗"的定义，即治疗不仅仅是肉体上的，还包括思想上的和精神上的治疗。

那么，我们到底如何来界定"艺术治疗"呢？"广义上，艺术治疗（art

① ［美］杰拉尔德·D. 奥斯特、帕特里夏·古尔德·科农著，何论等译：《绘画心理评估与治疗》，南京：东南大学出版社 2013 年版，第 9 页。

therapy）就是运用各种艺术形式和手段来表达情感，调节情绪，陶冶性情，提高自我价值感，促进行为改变的心理治疗方法。狭义上，艺术治疗常专指美术治疗。"①

艺术心理治疗是艺术和心理治疗相结合的应用技术。美国国家创造性艺术治疗联合会（NCCATA）对艺术治疗的定义是：艺术治疗是指在各种医疗、心理治疗、康复、社区或教育情景中，专业人员有意识地运用艺术形式和创作过程对患者或接受者实施干预，以促进健康、交流和表达，以促进当事人改善身体、情绪、认知和社会功能，提高自我觉察力，促进人格转变的一种心理治疗方法。

美国艺术治疗协会（AATA）在 20 世纪 80 年代对艺术治疗的定义为"艺术治疗提供了非语言的表达和沟通机会"。具体来说，艺术治疗是指在专业的工作关系中，面对疾病、创伤和生活挑战而寻求自我成长的人对艺术所进行的一种特定目的的运用。通过艺术作品的创作及对艺术作品和整个创作过程的反思，提高接受治疗者对自我的觉察力和对别人情感的觉察力，减轻精神症状、心理压力与创伤体验，提高认知能力，并享受艺术创作所带来的快乐体验。我国著名心理学家邱鸿钟教授指出："艺术治疗至少包括如下要素：艺术表现的媒材、治疗关系、创作过程、作品和身体活动等。艺术治疗活动提供了非语言的表达及沟通的机会。"② 常见的艺术治疗形式包括音乐疗法、舞蹈疗法、美术心理疗法、书画疗法、阅读疗法等。其中，美术心理治疗是利用绘画、雕塑、书法、摄影等表现性的艺术活动，抒发和投射个人内心情感，表达个人未尽的愿望，吸引个人的意志和注意力于活动的情境之中，从而减轻心理困扰或表现个人才能的一种心理治疗方法。

美术治疗不仅直接受到来自艺术本身发展的影响，而且受到来自反精神病学运动的影响。所谓反精神病学（anti-psychiatry）是由托马斯·萨斯和莱恩两位学者提出的一个专有名词，指一种对传统的精神病学和精神病治疗方式的批判思潮。有一个叫玛丽·伯恩斯的精神障碍患者读了莱恩的《分裂的自我》一书之后，成了莱恩医师的患者，并搬到莱恩等人在英国的堡贝门利地区所建的精神病治疗性社区居住。在莱恩的同事约瑟夫·伯克的照料下接受他的"退行疗法"（regression therapy）。也就在这一时期，她发现了自己的绘画天赋。她首先使用自己的粪便绘画，后来她接受了伯克提供的纸盒蜡笔作为表达自己内心世界的另一种方式，她从未经训练，不受任何压抑，她的画作的主题常常是重复创作的十字架（the crucifixion），似乎表达了一种对十字架的痛苦感受和复合的喜悦。她的很多作品在英国和欧洲的其他国家展出。后来她和伯克合作出版了《玛丽·伯恩

---

① 邱鸿钟编著：《艺术心理评估与绘画治疗》，广州：广东高等教育出版社 2014 年版，第 5 页。
② 邱鸿钟编著：《艺术心理评估与绘画治疗》，广州：广东高等教育出版社 2014 年版，第 7 页。

斯：穿越疯狂之旅的两项报道》一书，该书还被改编成戏剧。

美国著名的"反精神病学"专家沙茨坚决主张精神疾病与不合习俗的行为不一定是疾病或犯罪，他认为把心理失调看作是"生活中的问题"更好一些。比起常见的把人类经验病理化的形式，沙茨更强调这些经验中政治的和个人的方面。他用游戏这个隐喻指出，把被归类为心理疾病的行为模式看成有意义的行为更合适一些，这些行为是由"感觉敏锐的、聪明的人做出的"。事实上，对沙茨而言，只有有意义的游戏才有益于心理："为了有意义地活着，人必须有兴趣并投身于客观对象中去，而不只是做一个客观对象。他必须拥有他认为值得做的游戏。"因此，对精神障碍患者来说，绘画可以被视为是一种有益于心理健康的游戏。

绘画疗法是心理艺术治疗的方法之一，是让绘画者通过绘画这一创作过程，利用非言语工具，将潜意识内压抑的感情与冲突呈现出来，并且在绘画的过程中获得纾解与满足，从而达到诊断与治疗的良好效果。显然，绘画治疗的主要对象就是正在忍受痛苦的人。"精神障碍患者的痛苦不仅在于困扰他们的不寻常现象所带来的压力，还在于与其他人交流、与这个正常世界交流时出现的严重干扰。一些精神障碍患者把自己完全锁在自己的世界里。他们相当坚定地认为，没有其他人能与他们分享。无能为力的感觉让他们害怕人与人之间的接触。"①

法国波普艺术家伊夫·克莱因说过："绘画的本质是艺术家从他全部创造性的自我中分泌出来的某种东西、某种'仙胶神液'、某种介乎（灵和肉）之间的产物，而且他有能力安排这种东西的位置，装饰其外形，充实其内容，并使它成为绘画的形象材料。"因此我们说，绘画治疗的基本目的在于帮助患者减轻痛苦、重建自我，而绘画本身是自我表达和宣泄渠道的最佳选择之一。不过，"在诊断和治疗中使用绘画的主要目的并非让当事人学习艺术创作，而是使用一种不同的表达方式鼓励他们表达自己压抑的冲突。这就强调了绘画在诊断或治疗中的价值。但是，需谨记的一点是，一幅或一系列的绘画并非是

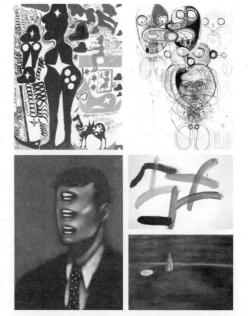

精神障碍患者的原生艺术作品

① ［德］曼弗雷德·吕茨著，曾文婷译：《疯狂》，南宁：广西科学技术出版社 2013 年版，第 59 页。

独立的，而是整个治疗过程的一部分"①。

在通常情况下，绘画治疗过程中的患者不会感到威胁，相反，会觉得更为安全和舒适。尤其是对于经历过情感痛苦和心理创伤的患者，"开始的诊断或心理治疗阶段让他们用言语描述自己的问题会让他们感觉非常痛苦，而绘画是为数不多的可以让他们的情感和经历的事件更加客观具体化的方法。……绘画可以给他们提供一种方式，让他们较为自如地表达出他们被压抑的情感痛苦或不可告人的家庭秘密。当这些脆弱的当事人因为害怕报复或抗拒的心理，不愿用言语表达自己的问题和他们的秘密时，像绘画这样的治疗工具则具有更高的价值，达到'此时无声胜有声'的效果"。不仅如此，"通过要求当事人以绘画的方式表达他们的问题、情感或者他们眼中的世界，可以促使当事人更多地与治疗师进行交流，并且透露图画与他们所经历的事情的关系。通过自我表达，不仅可以进一步减轻当事人内心的痛苦、紧张和混乱，减轻他们被孤立的感觉"②，他们隐秘的心理问题和感觉缺失会以创造性的绘画形式形象化地表达出来，从而达到心理治疗的目的。事实上，"将艺术作为一种治病救人的实用手段并不是出自艺术本身的要求，而是源于患者的需要，源于陷于困境之中的人的需要"③。

在绘画治疗中，一些精神障碍患者的绘画作品，第一眼看上去会让人以为是高等美术学院的入学考试或是美术培训班学员的习作。这些作品的后面隐藏着创作性思维，但这些思维或许会含有一些暴力成分和性的元素。艺术治疗师凯特·罗斯韦尔说："我们跟有严重恶习的人合作，艺术疗法为压抑的、糟糕的、毁灭性的情绪提供独特的机会，这种疗法表面上是安全的。"许多研究表明，艺术中反映的情况与当事人精神健康的发展相关联。"当患者开始好转时，他们的艺术作品会生动地反映出这种好转。精神分裂症患者起初在画中塞满支离破碎的细节，当其好转，作品中怪诞成分减少，变得较为正常，忧郁症患者的作品由起初的情感空洞、色彩单调变为色彩丰富、细节充实，显示出作品是下了更多的工夫的。"④

就绘画活动本身而言，它不仅激发创造性的思维，而且反映出与患者个人有关的意识或潜意识的信息，而这些信息则是会被言语的防卫机制所审查的。因

---

① ［美］杰拉尔德·D.奥斯特、帕特里夏·古尔德·科农著，何论等译：《绘画心理评估与治疗》，南京：东南大学出版社 2013 年版，第 15 页。
② ［美］杰拉尔德·D.奥斯特、帕特里夏·古尔德·科农著，何论等译：《绘画心理评估与治疗》，南京：东南大学出版社 2013 年版，第 2 页。
③ ［美］鲁道夫·阿恩海姆著，郭小平、翟灿译：《艺术心理学新论》，北京：商务印书馆 1994 年版，第 345 页。
④ ［美］艾伦·温诺著，陶东风等译：《创造的世界——艺术心理学》，郑州：黄河文艺出版社 1988 年版，第 391 页。

此，这些图画作品可以使个人获得比通常的言语治疗更多的见解、更新鲜和有意义的视角。可以说，"绘画为诊断过程提供了一个平台。并且可以提高治疗的可能。通过这些视觉标志，这种自我表达的方式就变成了一种充满创造力的对话。通过反映问题或解决方法的一张简单的图画或一系列图画，想象力就可以增强治疗师与当事人之间的交流。绘画作品就变成了个人在一段时间的观点或被唤起的情感的印记和陈述"①。另一方面，通过观察精神障碍患者的绘画过程和他们完成的作品，治疗师可以形象地看到他们应对外部世界的形象以及他们隐秘的内心世界。通过这个创造性的过程，治疗师可以帮助患者获得较为清晰的自我判断，并扩大他们的客观自我。

福柯曾经说过："精神病学的语言是关于疯癫的理性独白。它仅仅是基于这种沉默才建立起来的。"② 因此，我们可以通过对精神障碍患者所创作的原生艺术作品进行分析和研究，从作品本身的色彩、线条和所画的内容上窥见患者当时的心境；对精神病医师来说，则可以借此进一步了解患者的心理活动，帮助他们揭开他们的患病情结。当然，绘画不同于音乐或文学，因为，不管主体有没有受过专业训练，都可以通过线条来传达主体的思想和情感，将主体内心的意识和感情的冲突，甚至主体自己都没有明确意识到的、非理性的潜意识活动，外射为视觉形象，在画布上表现出来。对精神病医师来说，完全可以借此进一步了解患者的心理活动，帮助他们揭开他们的患病情结。E. 克里斯研究了许多患有精神疾病的艺术家的生活和艺术创作。他认为精神障碍患者的艺术一般都是神秘的，能让人发现患者世界的精神困难。而图画也常常是模糊的，可有多种解释。从总体上看，其表达是凝固的、不自然的，且往往流于刻板与俗套。而且，"虽然精神障碍患者的这些作品倾向于多产，但其技艺层次则基本上保持不变"。虽然这些人的作品很难被当作成功的艺术创作，在美学上通常也是无效应的，却无疑具备一定的诊断价值。

人们常说，人是自然的产物，但并不意味着人只是一种纯粹肉体的动物，人之所以为人是在于人具有精神和灵魂。正如斯宾诺莎所说的那样，一个人既是精神的也是肉体的，既是主观的也是客观的，不能被简单地归结为其中一种类型，对于精神障碍患者也不例外。然而，"精神病学家们将患者视为生物机体，将注意力放在神经心理过程和化学过程上面，设想所有的行为紊乱或者精神紊乱都有器官性的原因。在寻求他们认为是正确的科学的方法的过程当中，他们很少注意

---

① ［美］杰拉尔德·D. 奥斯特、帕特里夏·古尔德·科农著，何论等译：《绘画心理评估与治疗》，南京：东南大学出版社 2013 年版，第 5 页。

② ［法］米歇尔·福柯著，刘北成、杨远婴译：《疯癫与文明：理性时代的疯癫史》，北京：生活·读书·新知三联书店 1999 年版，前言第 3 页。

到主观的、精神的过程，没有能够将其当作对研究有用的数据。结果，他们没有能够意识到在精神和肉体之间存在着一个双向的联系——身体和大脑之间的相互作用是互为因果关系的——精神紊乱能够导致各种器官紊乱。精神过程能够影响并决定着器官功能，同时，器官功能也能影响精神功能"①。这两者实际上是一种共生的相互关系。福柯认为，对精神障碍患者的"所有的疗法，除了是务实之外，亦是有关其自身、疾病，以及两者关系间的自发性思索。它所造成的结果不再只是观察，而是一种体验"②。因此，我们必须研究精神障碍患者在情感、思想、幻想、欲望和恐惧方面的体验，这些体验在很大程度上会通过他们所创作的原生艺术作品表达出来。

作为分析心理学的创始人，荣格十分重视绘画对精神障碍患者的积极作用。他强调："画出我们内心所视的和画出我们眼前所见的，是两种不同的艺术。"根据临床经验，荣格相信，以绘画作为表达潜意识经验的工具，要比语言更加直接，是对精神障碍患者进行"心理治疗"的有效手段。荣格所说的这种更直接表达内心经验的手段，后来经过其他医学家和心理学家的系统化，已经发展成为"动力调整的艺术治疗"（dynamically oriented art therapy）方法。诚然，绘画疗法不仅可以反映出患者基本的情感和经历，而且可以为调整诊断进程和确立治疗目标提供指导。因为绘画过程本身和绘画作品都可以使治疗中的患者更为主动清晰地表达出自己面前的功能水平以及他们通过其他方式难以表达的内心的冲突和焦虑，通过在评估和治疗过程中的大量应用证明绘画可以使患者将自己的情感和观念以一种比言语文字更为深刻的方式表达出来。

荣格的原型理论认为，人类的集体无意识控制着人的深度心理活动，原始思维的逻辑，例如梦的结构和寓意，对于我们的日常清醒意识的逻辑，具有矫正偏颇和弥补缺失的作用。换言之，我们清醒意识的语言往往是错误荒唐的，而要靠梦中的原始语言来矫正。只有通过两种逻辑的对话，人类才能够实现精神生活的完整合一。荣格认为，无意识是对意识的补充或者补偿，它总是为心理的平衡而努力。一个治疗师不应试图把任何特殊的行为强加在患者身上，但是必须愿意陪伴患者走完他的无意识历程。如果相信心理是一个根据需要平衡并调节自身的自我调整系统，那么治疗师就可以密切注意患者的无意识对其自身生活的影响。

当精神障碍患者处于原生艺术的创作之中，一个由无意识而来的象征总是在一个对心理的意识状态进行补偿的关系中发挥作用。由于他们的意识的混乱和偏离，使得其意识的态度趋于片面化，因此，补偿的能量就会以象征的形式从无意

---

① ［英］乔治·弗兰克尔著，华微风译：《探索潜意识》，北京：国际文化出版公司 2006 年版，第 4 页。
② ［法］米歇尔·福柯著，林志明译：《古典时代疯狂史》，北京：生活·读书·新知三联书店 2005 年版，第 438 页。

识中浮现出来。一个补偿性的象征试图使被忽略了的区域得到意识的关注并促进它在意识态度中的变化，于是被忽略的领域便以他们的幻想和绘画的形式得到表达。因而象征有一种治愈性的力量，它致力于意识和无意识的平衡与人格的整全。

荣格把象征分为个人的象征和超个人的象征。对大多数人来说，个人的象征从个体的生活中汲取意义，象征是个人内心的神话。荣格意识到，如果治疗师不了解患者的内在神话，就不能以适当的方法进行治疗工作。在他的著作中，象征也许是唯一一个既与理论又与治疗技术直接关联的概念。荣格在其患者的梦境中、在雕刻与绘画作品中的无意识表达的意象里，发现了原型意象对人们心理整合的力量，通过引导，可以用于心灵的康复。在治疗中，对一个重要象征的体验，可以直接导致深层的理解和关系的领悟。荣格把象征的形成视为心灵的直觉灵感的呈现，而且相信象征性的行为可以重塑和改变人的心理活动和人格面貌。荣格发现，只要对原型的象征意象进行分析，就可以探测出人们有意识与无意识的心理活动界限。他对许多患者梦境中出现的象征意象进行认真的分析，从中找出这些患者心理问题的根源所在，因而能够有的放矢地帮助他们克服心理障碍，恢复健康正常的心态。荣格这种对患者头脑中出现的象征意象进行分析的心理疗法，时至今日仍被精神病医生广泛用于对精神障碍患者的心理治疗。比如：精神病医生通常鼓励他们的患者对某一象征意象仔细琢磨，或者给其提示一些与此象征意象有关的词句，并帮助他们解释出这个象征意象的含义。一旦患者可以把此象征意象的含义解释清楚，就提高了对自己内心世界的洞察力；而且还会发现，这些有内涵的象征意象越来越频繁地在自己头脑中出现，就像是一个象征意象无意识地打开了另一扇门，由此带出了一连串的象征意象。因此，我们必须从精神障碍患者所创作的原生艺术中无意识表达的象征意象里，发现原型象征对他们心理整合的力量，并正确地加以引导，使他们能够恢复健康的心态。所以说，在心理治疗的过程中使用象征，有助于情感的接触和表达，可以有效地唤起患者独特的生命潜能，激发个人成长的活力。而且，象征可以唤起被压抑的记忆，同时也可以提出指向未来的母题。象征作用是心理治疗的创造性转化的一个焦点，可以帮助我们体验到心理发展过程中许多细微而又深刻的景致。荣格认为，心灵作为一个自我调节的系统，有一个自我完善的活动倾向。"我的目的是产生一种流动、变化以及成长的状态，在这种状态中，患者开始用他自己的天性做实验，没有什么是永远固定不变的，也没有什么已经僵化到无可救药的地步。"荣格主张，心理治疗的目标，就是要我们承担自我实验的风险。

然而，长期以来，由于各种原因，我国对于精神障碍患者的治疗一直处于停滞和落后阶段，无论是在病理研究、治疗理念还是在医疗技术方面都难以有新的突破。据统计，我国目前有重性精神疾病患者约1 600万人，并且有逐年增多的趋势。目前，我国依然面临着精神疾病的复发率、再住院率和致残率高等问题，从而导致精神障碍患者很难重返社会、独立生活，也导致人们对精神障碍患者缺乏应有的理解和同情。有研究指出，出院后的精神障碍患者的就业率只有15% ~ 30%，情况令人担忧。

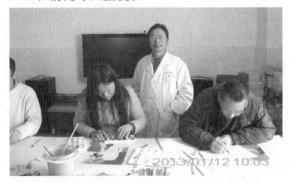

本书作者黄灿对精神障碍患者进行绘画心理治疗

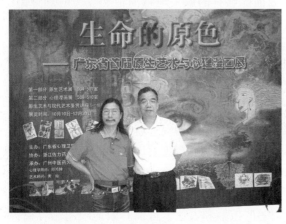

邱鸿钟教授与本书作者黄灿在广东省首届原生艺术展览的开幕式上合影

绘画治疗作为精神疾病康复治疗的一种手段，近年来逐渐引起国内学者的重视，并且有学者对此进行了探讨，认为其能够改善精神障碍患者的症状，具有较好的康复效果。据一项对140例符合精神疾病诊断标准CCMD-R2的男性精神疾病患者的实验研究显示，绘画治疗组在药物治疗的同时，由专职护士协助患者参加绘画治疗。具体治疗时，由专职护士介绍绘画的特点、基础知识和方法，并让患者观摩绘画作品，启发患者进行绘画。绘画结束后，询问患者关于其绘画作品的含义，如患者不能够叙述绘画作品的含义，则进行进一步的绘画治疗，直至其能够全部或部分叙述其作品含义为止。从研究结果来看，在药物治疗的同时辅助以绘画治疗，可以较好地改善患者的症状，这与国外学者认为的绘画治疗具有处理情绪障碍、心理创伤的作用相一致。

艺术心理治疗在我国虽尚处于起步阶段，但已有不少精神病医院及相关组织机构开始进行尝试和实施，并取得了令人可喜的成效。不仅如此，国内一些具有远见和胆识的专家和学者对此进行了长期而大胆的探索和研究，比如说，我国著名心理学家邱鸿钟教授长期以来致力于原生艺术的倡导和研究，并取得了丰硕的成果。他不仅在对于精神障碍患者的绘画心理治疗的理论研究方面卓有建树，出版了几部有关学术专著，而且身体力行，在各大精神病医院传播他的理论和研究成果，并鼓励和派遣一些卓有成效的艺术家去各大精神病医院对精神障碍患者进行绘画心理治疗的"艺术实验"。在他的努力倡导下，由广东省心理卫生协会高校心理健康教育与咨询专业委员会及广州中医药大学应用心理学系在广州大学城共同举办了三届"广东省原生艺术与心理漫画展"，在社会上产生了极大的影响，引起了广大民众和媒体的密切关注，从而从某种程度上改变了一般人对精神障碍患者的刻板印象，对他们倾注和奉献更多的爱心。

总的来说，精神障碍患者所创作的原生艺术对他们病情的康复具有一定的促进作用。"用艺术来从事治疗的人断言，病人作品的质量是直接与它是否呈现出来一个可靠的实在相关的。甚至对于那些有才华的精神病患者所创作的令人不可思议的作品来说，情形也同样如此。……精神病患者所具有的破坏性力量可以使病人的想象力从传统标准的束缚中解放出来；而某些带有疯狂特征的视像恰好赤裸裸地表明了人类的体验。"①

四、原生艺术与艺术创造

1. 原生艺术与现代主义艺术的演变

自从人类社会产生以来，艺术作为文明的一种形式和结晶一直伴随着人类文明发展的历史进程。苏联著名美学家 M. Ф. 奥弗西亚尼科夫指出："我们时代的艺术生活图景是复杂而多样的。在人类的文化艺术史上，过去从不曾有过像20世纪过去10年间这样复杂的流派交错，艺术的发展从不曾呈现出如此的矛盾性，艺术创作从不曾同时产生过如此众多的真正的伟大作品和毫无价值的反艺术的东西。"

现代艺术彻底改变了传统的视觉模式和人们的审美习惯，瓦解了传统绘画语言，开拓了一片新的艺术空间。"现代艺术的演变和发展不仅在多层次上探讨了艺术的本质，同时也极大地丰富和创造了人类的视觉形象语言，深刻地影响和改变着人们观察世界的审美方式。"② 现代艺术主张艺术的本质在于制造新奇，追求所谓的原创性，同时强调艺术的非理性和无意识，这些无疑与原生艺术的创作机制和创作效果是一致的，而且事实上超现实主义、表现主义、"行动绘画"和偶发艺术也受到原生艺术的深刻影响。另一方面，现代艺术为了产生新奇可以不择手段，甚至取消艺术作品的客体本身，而且尝试以现成品和自然物来代替艺术品

① ［美］鲁道夫·阿恩海姆著，郭小平、翟灿译：《艺术心理学新论》，北京：商务印书馆1994年版，第351页。

② 常宁生：《反叛与超越：现代西方绘画艺术》，上海：东方出版社2000年版，第215~216页。

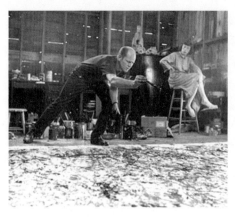

波洛克在创作过程中

的制作过程，从而取消了艺术与非艺术（物品）的界限。

20世纪40年代中期在美国纽约出现的行动绘画，消除了艺术创作主体与客体的对立关系，使二者合而为一，其代表人物和创始人为波洛克。他绘画的过程是把画布钉在地上，围着画布像踏舞步似地走动，用棍棒蘸上油漆，任其在画布上滴流。他用快速有力冲动的笔触，以"满幅画"的线条和节奏来寻求全新的画面，无焦点透视关系，可以说是以线和色彩的偶然性的重叠和渗透来表达对传统绘画的反抗。波洛克说："我的画不是来自画架，我极少在绘画前将画布绷好，我宁愿将未绷的画布钉在坚硬的墙或地板上。我需要坚硬表面的阻力，在地板上我感到更轻松。我感到与绘画更接近，是绘画的一部分，因为这样我就可以围绕其四周，甚至毫不含糊地进入画中。这与西部印第安画家颇为相似。"对波洛克来说，内心的真实才是他唯一的真实。美国著名诗人弗兰克·奥哈拉形容他是一个正在"被自我怀疑所折磨，因忧虑而苦恼"的艺术家。可以说，波洛克的艺术创作，无论是创作方式还是创作形式和效果都与原生艺术有异曲同工之处。

前面几次提到原生艺术曾受到超现实主义艺术家们的追捧和青睐，并对超现实主义的发展给予一定的影响。超现实主义者的创作宗旨是离开现实，返回原始，否认理性的作用，强调人们的下意识或无意识活动。他们信仰超级现实，这种现实即迄今遭到忽视的某些联想的形式，同时他们也信仰梦境的无穷威力和思想能够不以利害关系为转移的种种变幻。超现实主义的哲学意义是纯精神的无意识行动，运用这种无意识行动，可以表达思想的真正机能，并摆脱理性的控制和审美上或道德上的偏见。超现实主义者确信，一向受忽视的某种联想形式具有超现实性，这种超现实性使得思想的梦幻能自由翱翔。这正是他们梦寐以求的世界。因此，他们致力于发现人类的潜意识心理，主张放弃以逻辑、有序的经验记忆为基础的现实形象，而呈现人的深层心理中的形象世界，尝试将现实观念与本能、潜意识与梦的经验相融合。达利认为，艺术家要将潜意识的形象精确地记录下来，所以他采用"具象"的表现手法，精确地描绘非正常逻辑思维产生的幻象，把毫不相干的事物全部组合在一起，通过可以识别的经过变形的形象和场面，来营造一种幻觉的和梦境的画面。而以米罗、安德烈·马松等人为代表的艺术家们追求绘画过程的无意识性，以至于在画面上出现纯粹受心理作用支配的意象，最终结果总是充满幻觉的和具有生命形态的抽象画面。显然，超现实主义艺术家们所追求和表现的东西与原生艺术的创作手法和表现特征不谋而合。

当然，艺术的演变和递进有着自身的发展规律，但始终离不开人的社会实践活动。苏联著名美学家 Л. T. 列夫丘克指出："艺术创作作为一种过程和实现这一过程的艺术家，当然都不是独立的、孤立的现象，而是交织于社会的、精神—实践活动的复杂系统中的现象，是服从于社会关系的客观规律的现象。"另一方面，艺术作品的产生也离不开它的精神土壤，创作主体的心理结构、精神状态以及思维模式的改变也会对艺术的内容和形式及其风格的变化产生一定的影响，而一个人的精神病变必然会在其创作的艺术形式中反映出来。1888 年，瑞典先锋派艺术家恩斯特·约瑟夫森精神分裂。五年之后的 1893 年，他有幸在斯德哥尔摩举办回顾展，展出包括了后来的一些重要作品。激进的图画得到了瑞典年轻画家们的热烈欢迎。虽然约瑟夫森在瑞典不能说已降低为一名默默无闻的艺术家，但一个新的约瑟夫森已经出现，而且亟须为欧洲其他地方发现的"新型"艺术家做出解释。人们惊恐地认为新的约瑟夫森是一个由疯癫引发的独特现象。不过，约瑟夫森为表现主义发展所发挥的作用直到 1920 年才被认可，众多表现主义艺术与文学的期刊刊登了大量他的油画和素描。现在整个欧洲都已知晓他的作品，人们都认为这是疯癫解放艺术才能的一个突出例子。据说作品经常被拿来与约瑟夫森的相比较的奥地利画家科柯施卡也曾收藏了 40 件约瑟夫森绘画的复制品。同样的绘画也在巴黎引起了注意，还有，毕加索和意大利画家莫迪利亚尼也研究过约瑟夫森的绘画作品。

现代艺术的先驱者保罗·克利试图挖掘人类意识的潜在因素，通过艺术的形式来探究人类精神的原生状态，因此，他对精神障碍患者的艺术创作十分重视。他曾在 1912 年明确指出："要改革艺术，必须严肃地看待精神障碍患者的作品。"康定斯基和弗朗兹·马尔克在慕尼黑发表了《青骑士派宣言》，将精神障碍患者艺术和儿童艺术、农民艺术、部落艺术一并与现代主义艺术归为一例。保罗·克利在 1912 年的一篇日记中指出了促进现代艺术发展的三个意想不到的基本来源：精神障碍患者艺术、原始艺术和儿童艺术。约翰·麦基高指出："在众多青骑士艺术家中，克利发现了精神障碍患者艺术，事实上，在加入青骑士前他就似乎认识到了这种表现形式。我们在克利完成于 1904 至 1905 年间的作品中就察觉到了精神障碍患者自发艺术的影响。到 1912 年，他渐渐认识到这些图像对现代艺术的未来发展具有非常重要的作用，比起陈列在博物馆里被公认为'艺术'的作品有着更深远的影响。"戈德华特认为，1903 至 1905 年的拙劣蚀刻画可能是克利在精神障碍患者绘画早期影响下的产物。他指出克利使用了"密集、全面的手法，这种手法非常仔细，给人一种强迫的、皮肉剥离的感觉"。戈德华特准确描述了一种经常被精神分裂症患者所使用的特定绘画风格，然而这种作品绝对不是轻易就可得到的。不管是形式手段还是表现力，早期的蚀刻画与恩斯特·约瑟夫森的强迫性风格极其相似。美国艺术史学家詹姆斯·史密斯·皮尔斯认为，精神障碍患者的艺术可能给某些20世纪艺术家如克利等带来一定的影响，他肯定了对戈德华特开创性地提及"精神障碍患者绘画作品"、仔细讨论精神病大师以及对具体作品进行研究的必要性。皮尔斯清楚地明白从精神病艺术家那儿采纳的某些主题、图形或者形式手法永远不会是简单的复制或不加批判的借用。就像部落艺术的例子一样，因为当艺术家的创作到达了一定境界，使得被人发现理所当然时，艺术家才会发现精神障碍患者艺术。当时吸引他的精神病艺术家很可能和发现者拥有类似的创作风格或心情，这在海因里希·韦尔茨的例子中显而易见。克利似乎一直很赞赏他的作品和思想。皮尔斯甚至证实了雕刻家卡尔·布伦德尔与克利的作品与思想间隐含的更深层关系。

在探讨精神分裂对现代主义艺术家的强烈吸引时，卡尔·雅斯贝尔斯提出了这样的观点，即表现主义画家渴望疯癫，并在作品中刻意表现疯癫。虽然他相信他们这方面的成就无法和凡·高的相比，但是表现主义艺术家更可能被疯癫吸引，并且他们的艺术灵感也许就来自精神障碍患者的绘画，雅斯贝尔斯认为这其中就包括凡·高的作品。许多评论家推测表现主义的各种绘画风格正是疯癫的恰当证明，然而雅斯贝尔斯认为这些艺术家太过正常而无法进入这种人人渴望的精神状态。雅斯贝尔斯在使用"精神分裂症"这一名词时非常谨慎，他仔细区分创作于具体精神分裂状态下的作品与只是表现出20世纪精神分裂式样特征的作品。"应该指出的是，把某些作品鉴定为精神分裂症下的产物的行为毫无贬低之意。"他认为，对精神病经历及其作品的价值的肯定是我们这个时代所独有的新现象。

可以肯定，原生艺术曾对表现主义予以积极而深刻的影响。正如约翰·麦基高指出："未受训练的精神障碍患者的艺术很明显引起了表现主义画家的极大兴趣，并为德国表现主义运动的起源和发展做出了重大贡献。这场运动的最后仍是奇怪地围绕着'艺术中的精神错乱'。……表现主义画家在精神障碍患者强烈视觉表现力的图画中找到了与他们自己作品的某种相似之处，但是相似的精神土壤或情感并不表示他们自己也患有心理障碍。不过，纳粹时期所有这些艺术家都逃脱不了被告发患有心理或种族堕落的命运，因为他们的作品和智障或精神障碍患者的一起展出，这被认为是患有精神疾病的证明。仅在几年之后，保罗·克利对精神障碍患者绘画的公开赞赏就被用来错误地说明他混乱的心理状态以及处心积虑模仿疯子作品的艺术欺诈。"

20世纪70年代西方艺术界似乎在等待和酝酿着某种转机，人们似乎已经意识到现代主义已经结束。到1979年，"前卫"的概念已被西方文化圈所放弃。实际上在 20 世纪 70 年代中期"先锋"和"前卫"一类的概念就开始失效。批评家罗伯特·休斯指出，自 20 世纪 70 年代中期以来，我们显然已经处于"后现代主义"的文化之中。当然现代主义的结束并不是指一个突然的历史终点，历史的转折不会像一根玻璃棒那样整齐地断裂开来，而是像麻绳一样逐渐被磨损、拉长，最后毁坏。现代主义的终结和后现代的到来也是如此。

美国当代艺术批评家布莱恩·沃利斯对现代主义和当代艺术进行了深入的反思和富于洞见的研究，他指出：

> 现代主义是一个跨度超过一个世纪的自觉的实验运动，包含了多种多样的立场。不过，在当前的情境中，现代主义不是被用来指称这个具有多样性的历史方案的术语，也不是被放在原有的历史情境中进行考察，而是作为留在我们门口的美学化的现代主义：作为一项制度的现代主义。今天的现代主义已经精疲力竭，它那曾经带有挑衅性的或蛮横的产品现在正如同被埋葬了一般躺在它们曾一度威胁和冒犯过的文化制度中。毕加索、乔伊斯、劳伦斯、布莱希特、波洛克和萨特是我们当代的古典人物。这些一度越界的现代主义者被快速同化，他们的作品沦落为学术研究的对象，同时使得不符合主流现代主义规范的、更新的艺术形式和活动看起来被边缘化了，变得无足轻重了。现在，不只是前卫不再激进，尽管它的形式在过度扩张的艺术市场上被继续复制和模仿着，而且更具有讽刺意味的是，现代主义已成为官方文化，成为新保守主义的审美避难所。①

英国著名艺术评论家赫伯特·里德曾极力为现代艺术流派的存在辩护，否认现代艺术走进了死胡同，他疾呼"艺术现在是一个不可取消的个人主义的东西"，认为艺术家可以无视外界的影响，自得其乐，探索自己心灵深处的奥秘。而精神障碍患者的原生艺术创作正是一种"无视外界的影响，自得其乐，探索自己心灵深处的奥秘"的独特的艺术形式。自从先锋派艺术界开始正式介入精神障碍患者艺术的发现之旅以来，经历了 1936 年由法国著名建筑大师勒·柯布西耶将自己的堂兄弟——精神病艺术家路易斯绍特的作品刊登在《米诺托尔》上之后，辗转到 1945 年，精神障碍患者的艺术作品终于遇见了它们真正意义上的发现者——让·杜布菲。直到 1976 年，这些被让·杜布菲统称为"原生艺术"的艺术品，经历了曲折的命运，终于在瑞士洛桑找到了它们合理的居留之所。在这之前或之后，精神障碍患者的艺术作品就像朵朵奇葩已经不知不觉在世界的各个角落里盛

---

① ［美］布莱恩·沃利斯主编，宋晓霞译：《现代主义之后的艺术：对表现的反思》，北京：北京大学出版社 2012 年，引言第 6 页。

开了。

尽管如此，在目前文化语境下，就艺术的发展走向和状态而言，原生艺术仍处于被主流艺术所排斥的"边缘地带"，可以说仍属于一种"边缘艺术"。科林·罗兹在《边缘者艺术自发的非世俗标准性》（*Outsider Art Spontaneous Alternatives*）中指出："当提及边缘者艺术时，最重要的是牢记不论是边缘者艺术或是它的任何一种类型都不可指一种文体倾向或历史运动。身处其间的艺术家也很少采纳这样的称呼。……换句话说，'边缘者艺术'并不遵照通常的艺术历史模式。相反，它的描述将往往更多地基于社会学和心理学的因素，这些因素主要通过边缘艺术的辩护者们的共同声明结合在一起的，这些共同声明是关于艺术家们对按照推测来说占主导地位的文化规范的基本差异或对等。这种差异的标志不只是来自专业（西方）艺术世界的主流的排斥，还有支撑主流艺术市场的文化的排挤或是边缘化。"①

1972 年，罗杰·卡迪讷的《边缘者艺术》（*Outsider Art*）是第一本调查原生艺术的书，提出"边缘者艺术"这个术语。罗杰·卡迪讷在《边缘》（*Marginalia*）中说："所有缺乏官方批准的创意一开始都一定是生活在阴影当中的，十分期待一直匿名，被人不屑一顾，几乎看不见。在我们西方文化中，鲜为人知的以及毫无关系的枝杈会被忽视和压制。然而虽然杂草也许会被从正规花园中的中心花坛上予以清除，他们仍然有能力坚强成长，并完全自地发形成美好事物。重要的是意识到我们的那么多想法被传统的偏见所制约。'杂草'和'鲜花'的区别正是文化的约束而不是自然的真理。任何对'边缘中'的创造力的颂扬已经被一些事实所阻碍；我们必须从防御开始，与概念二元论博弈，与此相比我们应该更喜欢做自由的人。"

原生艺术之所以被边缘化，是因为它与传统的主流艺术形式和美学原则相距甚远，甚至是背道而驰。从某种意义上来说，原生艺术是反传统的，因为它本身没有任何传统和文化背景。大卫·麦克拉根在《原生视觉》（*Raw Vision*）中说："原生艺术从一开始就被创造性的图像所包围，这种图像不受任何外部形式或鼓励的影响，不是从哪里出现的，独立于任何的传统或是文化背景。从普林茨霍恩到杜布菲，学者们一再强调它们没有清晰可见的源头，也没有明显的传承体系。它们从天而降：自发创作的实例似乎构成了'没有传统的艺术'。"吕西安娜·佩瑞在《原生艺术，边缘者艺术的起源》（*Art Brut, the Origins of Outsider Art*）中指出："有些人对于社会和文化的压力无动于衷或者基本上不受影响，他们抵制常态，这一事实为一些不同的创作的存在创造了可能性。原生艺术的独特之处在于

---

① ［英］约翰·梅泽尔斯编著，郭梅、沈颖译：《原生艺术手册》，上海：上海大学出版社2013 年版，第 6 页。

它的隐秘、私下和不可预知性。它的活动范围是完全不受任何限制的，原生艺术作品可能正在我们从不曾想到的地方，不受我们知识的影响而被创作着。"

不言而喻，原生艺术在现代艺术创造中占有非常重要的地位，它不仅拓展了艺术创造的空间和形式，影响了现代主义艺术的发展路径，动摇了人们传统的审美模式，向传统的美学观念提出了挑战，而且对精神障碍患者的心理康复具有十分重要的治疗作用。

2. 原生艺术与当代艺术的危机

艺术家对艺术的探索永无止境。20 世纪 60 年代中期西方艺术实践和探索的结果产生了极简艺术。著名艺术评论家克莱门特·格林贝格认为，所谓极简主义就是这样一种艺术，它谋求摆脱一切与美学过程无关的东西，也许还谋求摆脱这美学过程本身的绝大部分。"极简主义艺术家似乎认识到了艺术自身的极限就是艺术自身完结的边缘，认识到了艺术最远的极限通常总是位于艺术与非艺术的交界线上。"① 格林贝格说："60 年代以来，情况看起来似乎是这样，艺术——至少是那种使自己很引人注目的艺术，给自己提出来问题，它的任务就是把艺术'物自体'的边缘（far-out）从奇形怪状、不和谐、使社会震惊的事物中摆脱出来。集成艺术、波普艺术、环境艺术、欧普艺术、心动艺术、色情艺术以及其他一切形形色色的新奇艺术，看上去都似乎解决这个问题过程中的某个关键时刻，而现在看来，这个问题的解决已经采取了这么一种形式，即原始结构，ABC 艺术，或者极少主义形式。"英国艺术史家爱德华·卢西—史密斯指出："在过去的一百年间最具首创性的同时也就是延伸得最边远的艺术总是达到这样一种地步，以至于叫人看来它们仿佛与那些原来被认为是艺术的东西似乎毫不相干似的。"随极简艺术之后产生了观念艺术，它标志着绘画艺术实验已经走到了顶端。"观念艺术家们已经把自己的注意力从画面的有形体现转移到艺术的'意念'上了。他们往往认为画面有形体的体现本身已不再是重要的了。因为在纸上写几个句子已经和用传统方法和材料创作的作品具有同样的功能。这样，观念艺术不仅取消了画面的有形图像、色彩、结构等传统的绘画因素，而且也同时取消了绘画本身。"② 德国著名哲学家斯宾格勒认为，艺术由一个粗糙的原始形式开始，而进入古典的繁荣期，最后则走向一种新的野蛮状态。当艺术被商品化后，它就彻底庸俗化了，艺术的生命也就此结束。在他看来，西方的没落首先就表现于文化的没落："西方的没落，好似其对应的'古典文化的没落'一样，是一个为时空所限的一般现象而已。"③ 维特根斯坦也曾多次提到当代西方艺术的"退化"问题，当然，他

① 常宁生：《反叛与超越：现代西方绘画艺术》，上海：东方出版社 2000 年版，第 216 页。
② 常宁生：《反叛与超越：现代西方绘画艺术》，上海：东方出版社 2000 年版，第 217 页。
③ ［德］斯宾格勒著，陈晓林译：《西方的没落》，哈尔滨：黑龙江教育出版社 1988 年版，第 2 页。

所说的"退化"实际上指的是一种衰落的征兆。一些哲学家、美学家和艺术批评家也深深感觉到了这种"艺术死亡"的危机。格尔德·沃兰德就承认当代西方艺术确实出现了危机："艺术和它的基础分离了。这种新运动可称之为'后资产阶级的艺术',这个名称并不恰当,但它的确表现了透视变化了的社会基础。它是'有教养的资产阶级'时代以及它的艺术的终结。"美国权威的艺术哲学家,哥伦比亚大学教授阿瑟·丹托指出:"最近的艺术产品的一个特征就是关于艺术作品的理论接近无穷,而作品的客体接近于零,结果在终点存在着纯粹形态的理论。那么我们可以说,艺术快要终结了。"著名作家、艺术批评家沃尔夫也说过:"到了这样一个艺术理论代替艺术客体的阶段,艺术进入了最后的航程,它在一个精细的螺旋里一步步上升着,它现在只剩下一个神经元的树状凸,最后便消失于它自己占有的微小的孔眼之中,终于变成了一种纯粹的艺术理论。"1965年以后许多西方艺术家纷纷放弃了绘画艺术创作,而企图在其他领域内寻找出路。美国极简雕塑家贾德宣布绘画已经死亡,绘画及其一切传统似乎已经山穷水尽。其实,早在1919年,波兰理论家斯坦尼斯拉夫·伊格拉齐·维特基威兹就曾预言,艺术行将死亡(an end to art)。他认为艺术衰亡的过程已经开始,没有力量能阻挡这一过程。

对传统艺术的反叛与对现代主义艺术的质疑一直困扰着艺术家和艺术理论家们,他们尝试各种艺术形式的创作,试图在创作观念和表现形式上有新的突破。"自20世纪70年代中期以来,当代艺术越来越频繁地出现在大众视野中,变得越来越时髦。艺术不再被视为远离大众趣味与喜好的精英消遣。时至今日,当代艺术已经丧失了它的激进的、超世的本性,所有的新艺术表现形式似乎都与商业利益挂上了钩,甚至连'前卫艺术'这个词也受到了冲击。"①舒里安指出:"当今艺术表现为特殊事物在日常生活中的体现,也表现为对日常生活事物的特殊感知,因而,艺术不再仅意味着特殊事物本身或主要用于科学分析、艺术史讨论和美学讨论的对象。艺术是日常生活的部分,也在日常生活中占有自己的份额;在今天,艺术也就不再是针对一个阶级、一个阶层、一群精英或一个机构的客体了。"②事实上,"当代艺术是一个融合了形形色色的风格、技巧、选材、主题、形式、目的和审美传统的广阔舞台"③。查尔斯·拉塞尔在《自学成才艺术》(*Self-Taught Art*)中指出:"当代艺术和理论都需要从一个时间的维度转换到一个

①　[美]布莱恩·沃利斯主编,宋晓霞译:《现代主义之后的艺术:对表现的反思》,北京:北京大学出版社2012年,序言第1页。

②　[德]瓦尔特·舒里安著,罗悌伦译:《作为经验的艺术》,长沙:湖南美术出版社2005年版,第33页。

③　[美]简·罗伯森、克雷格·迈克丹尼尔著,匡骁译:《当代艺术的主题:1980年以后的视觉艺术》,南京:江苏美术出版社2013年版,序言第5页。

空间的理解，从通知前缀的'后（post）'转换到'超越（trans-）'，从后现代转换到跨文化。我们应该找出多元文化'身份'的表现形式，在这种身份中自学的和主流的艺术家响应共同的'和'有差异的文化辩证法，意识到艺术家之间的密切关系——即便是在表达不可避免的争执以及可取的差异之时。"①

20世纪90年代初，法国发起了一场有关当代艺术"价值"的激烈讨论，这场争论具有一定的积极意义，"因为大部分人在此之前根本忽略了当代艺术的存在。对他们而言，当代艺术等同于现代艺术，等同于马蒂斯、毕加索和布拉克，顶多算到安迪·沃霍尔。此次争论使人们意识到，重要的文化转折正在发生——而年轻人对此已经有所察觉。人们对当代造型艺术的普遍无知，方便了那些占据管理位置的人独断专行。公众徘徊于无知之中，死命抓住那些还勉强略知一二的古典世界的陈旧意象不放。而与此同时，专家们夸夸其谈，决定着一切"。法国著名哲学家、艺术批评家伊夫·米肖认为，"简言之，不存在什么艺术危机，有的只是艺术表征的危机"。所谓"艺术表征"（notre représentation de l'art）指人们对于艺术的认识和期待，这种认识和期待根植于18世纪启蒙运动的文化。"回头来看，危机的确存在。但那并非仅仅是当代艺术内部的危机，可以通过纠偏、回到健康的艺术实践来解决问题，而是艺术系统的整体危机。"伊夫·米肖断言，"将艺术的现代表征施加于当代艺术，这一模式已经终结"。

美国当代艺术批评家布莱恩·沃利斯十分尖锐地指出：

> "当代艺术的危机"实际上走向了我所谓的"蒸发"的状态。"现代"艺术品连同其存在的物质与概念条件，已经从我们的体验中完全消失。取而代之的，是我们需要面对的两种截然不同的体验。在体制定义下的艺术领域中，我们面临的是艺术机制依照圈内程序定制出的"审美体验"：它们之所以是艺术，是因为它们符合现行的艺术定义的程序。至此，不再存在任何本质的因素：审美体验就是程序体验——这表现为体验的"部族式"与"约定"的特征：人们围绕一种程序进行"交往"，人们体验的是对一种"约定"的分享。在专业艺术圈之外，审美体验通过四处弥漫的"审美"元素，为人的"存在"锦上添花：设计、环境、美食、服装、化妆、美容产品、形象设计、美体，包括道德美感——对"正确性"的狂热追求的实质，等等。审美价值延伸并蔓延开去——这是我使用"审美的胜利"这类表述的原因。无论人们如何看待这种扩散开去的"美"，我们着实生活在一个被"美"主

---

① ［英］梅泽尔斯编著，郭梅、沈颖译：《原生艺术手册》，上海：上海大学出版社2013年版，第7页。

宰的时代，尽管它已不存在于艺术之中。①

法国当代著名艺术批评家让·克莱尔对美术的现状表现出极度的不安和忧虑。他指出：

> 二十世纪末，绘画呈糟糕病态。对于热爱绘画王国的人，很快将只剩博物馆一小圈地，就像对于热爱自然的人，现只剩下公园的园林，只能在那里追抚对一去不返之物的乡愁。很稀罕地，间隔很长一段时间才会看见一件独特的、像抗病害的物种那样的作品。……一方面，那些抽象分析性绘画的最后代表还在无限增加各种无形和几乎虚无的花样。为了掩盖这种感性的贫乏，各种诠释呈反比在膨胀。作品越是微小，诠释却越是精妙。画布上普通的一道褶、一条痕、一个点，都可以引发一大堆不知所云的文字和各种各样人文学科的玄言奥语。另一边，"波普艺术"和照相写实主义的制作者，一度似乎给绝望于抽象清教主义的艺术爱好者提供图像的愉悦。但人们很容易看到，他们的巧技难以掩盖其绘画性的贫乏，尤其他们是一些改行搞艺术营生的广告制作者、图案画家或照片整修者。这些浮华造作的图像，无疑是维多利亚时代以来所制作的最愚蠢的图像。②

在进入 21 世纪的同时，"艺术进入了一个新的时代，即一个不仅仅是大批消费艺术，而且是大批量的艺术生产的时代。录制一段录像并在互联网上展示成为一种几乎每个人都能操作的简单活动。自我记录成为大众的做法，甚至是一种大众的迷恋。当代通信与网络联系方式，如脸谱（Facebook）、我的空间（MySpace）、YouTube、第二人生（Second Life）和推特（Twitter）等网站给全球人把他们的照片、录像和文本以一种不可从其他后观念主义作品（包括时间为基础的作品）区分开来的方式放置提供了可能。这意味着：当代艺术在今天已成为一种大众文化实践"③。

随着互联网的全球化和信息传播的迅猛发展，人们的生活方式发生了巨大的变化，虚拟化和网络化的生存使我们获得了发挥极大自由想象力的可能性。"虚拟现实技术的稳步改进极大地扩展了我们令人信服的幻觉的能力。然而，从更深

---

① ［法］伊夫·米肖著，王名南译：《当代艺术的危机：乌托邦的终结》，北京：北京大学出版社 2013 年版，第 16~17 页。

② ［法］让·克莱尔著，河清译：《论美术的现状》，桂林：广西师范大学出版社 2012 年版，第 3~4 页。

③ ［美］e-flux journal 著，陈佩华、苏伟译：《什么是当代艺术？》，北京：金城出版社 2012 年版，第 30 页。

的层面来说，这些革新也促使人们对艺术的目的和本质进行更加意味深长的重新思考，并且这个过程不可能脱离我们对技术整体上改变人类的生存状态的理解以及对人类是什么的重新定义。在我们似乎已经到达的'后人类'世界中，艺术将扮演什么角色，它又'能够'扮演什么角色呢?"①

而对挣扎在边缘的艺术家们——精神病艺术家来说，他们不得不面对当代艺术永恒的课题：如何看待艺术的现状? 如何在艺术创作中表达自己的个性? 如何以艺术的方式展现自己对于世界的看法? 事实上，原生艺术自让·杜布菲"发现"以来，一直处于主流艺术的边缘，虽然边缘艺术家们经过了顽强的努力和抗争，但仍然不免处于尴尬的境地。那么，原生艺术如何从边缘走向中心，或靠近中心，或融合于主流艺术之中，这无疑是原生艺术家们所面临的最大难题和困惑。

在传统文化中，"艺术作品自古以来就是对数量无比巨大的事物所画的符号，就是一种以易于记忆的方式告知时间流逝的必要性符号。艺术作品是进化的符号；这些符号指明，过去是什么情况、将来会怎样"。其中，精神障碍患者所创作的原生艺术作为一个中间领域或过渡场，无疑发挥着十分重要的作用。"通过图画创作，'精神障碍患者'有可能将自己那些在感知活动方面产生的迷茫及其内在和外在的混乱形象地表现出来，并因而可能对其加以控制。……如果将'精神障碍患者'捆住或者用药物将他们迷住，那么，这无异于剥夺他们其余的运动、他们生命中的其余部分。正如监狱中的犯人为了能够忍受、坚持下去而试图以在墙上绘画的方式来打发空虚的、凝固静止的时间一样，'精神障碍患者'同样也是用符号、图画、运动从时空上来看迷失的方向的情况的。'精神障碍患者'的图画是中间领域的艺术作品。在这一质量与这一功能方面，他们往往拥有一种高超的符号功能，因为他们的运动是展示了方向的。他们是'独来独往者的写照'：既是呼吁、同时又是告知。"② 所以说，原生艺术对于当代艺术的发展和未来的走向提供了一种潜在的激活机制，以及引发新的艺术观念和艺术形式的可能性。

从某种意义上来说，"艺术对主观性危机的回答很可能只不过是危机总是存在，主观性总是暂时的、非逻辑的、偏离中心的，让它发挥作用总是需要一种作品，而这种作品的名字——准确地说——就是艺术"③。而原生艺术正是顺应这种

---

① ［美］罗伯特·威廉姆斯著，许春阳等译：《艺术理论：从荷马到鲍德里亚》，北京：北京大学出版社 2009 年版，第 264 页。

② ［德］瓦尔特·舒里安著，罗悌论译：《作为经验的艺术》，长沙：湖南美术出版社 2005 年版，第 126~127 页。

③ ［美］罗伯特·威廉姆斯著，许春阳等译：《艺术理论：从荷马到鲍德里亚》，北京：北京大学出版社 2009 年版，第 268 页。

需要的艺术表达形式之一。

3. 原生艺术与审美观念的嬗变

我们正在进入一个另类的艺术与审美时代，因此需要全新的思考方式，必须对艺术的观念及其创作形式进行重新审视，对审美的概念和范畴进行重新界定。然而，问题的症结并不是在审美上，而是在意识形态上，它触及"我们关于共同生活的理由与基础的信仰"①。尽管如此，在后现代文化语境下，在前卫艺术与大众艺术的一片狂热和喧嚣之中，我们所面临的问题是，当代艺术的何去何从与审美观念的嬗变。

既然当代艺术已经走入了一个"死胡同"，那么这不仅是一个艺术和审美形式的问题，而是一个审美观念的问题。"诚然，一个极为讲究的人或许可以有高度一致甚至完全统一的审美趣味，然而现实情况不尽如此：我们可以既喜欢轻松小调，也喜欢抽象单色画，而不一定要统一欣赏标准。多元主义时常就存在于个体内部，而且我们不见得会为此备感煎熬，人们只是在不同的领域使用不同的价值体系而已。"因此可以说，审美标准是多元的、相对的，审美趣味的判断因人而异，这基于一个人的文化背景和文化语境。也就是说，只有多元的"审美语言游戏"，而非"审美共识"。当然，按照维特根斯坦的理论，"语言游戏"不仅是，也不一定是以语言表达的。伊夫·米肖说过："我认为在每个欣赏领域（几乎存在无限多的欣赏领域），都有习得的、建构的、律条化的、精细的审美标准在起作用。运用维特根斯坦'语言游戏'（jeu de langage）的概念，我将这些审美标准称之为'审美语言游戏'。在每个领域内，凭借审美标准可以辨别出哪些作品属于艺术品，它们的品质如何，在多大程度上符合这些标准（由此判断其'杰出性'）。对于观赏者而言，这些'审美语言游戏'可以使他们的审美感受规范化，并学习如何做出恰如其分的好恶反应。同时我也认为，艺术生产符合艺术家实践的'艺术语言游戏'，并以相同的模式令他们有所参照地进行创作构思，赋予其一定的特质，并进一步发展这些特质，包括在'独特性'的意义上（当然，如果所涉及的文化承认这个概念的话）。"我们还必须看到，"艺术曾经有过并且依然具有多种功能：歌颂权力、娱乐消遣、使人忘却生活的苦难、让乏味的世界迷幻多姿——有时甚至可以批判幻想的生活。因此，才有了与不同的审美语言游戏相对应的各种立场"。②

让·克莱尔对当代美学和艺术的现状和未来的走向表现出强烈的关注和极大

---

① ［法］伊夫·米肖著，王名南译：《当代艺术的危机：乌托邦的终结》，北京：北京大学出版社2013年版，第196页。

② ［法］伊夫·米肖著，王名南译：《当代艺术的危机：乌托邦的终结》，北京：北京大学出版社2013年版，第9~12页。

的忧虑。他指出：

> 我们正面临一个美学思想的危机。这个危机非常像科学界宣告"测不准关系"（relations d'incertitude）之后开始的危机。人们能够在被认为是观察艺术的条件之外观察一个所谓"艺术"的事实吗？人们可以用另一种方式表述这个疑难情景：博物馆馆长、历史学家、理论家或普通评论家，作为观察者的介入，这已构成对所观察物品性质的改变，以致不能指望把握它本身。同样，我们已不复能得出一个艺术品的形象，而只能得出一个我们与它之间关系的形象。杜尚的一句玩笑话，绝妙归纳了这种现代性条件的新情况："是观者造就绘画"（Ce sont les regardeurs qui font les tableaux）。①

让·克莱尔在《论美术的现状》一书中提到，当代艺术品处于一种模糊不清的地位，"有时，根据一种'远离生活'的美学，当代艺术品像一种濒临不知什么大灾祸需要拯救、需要在密封容器里培养的物种；另一些时候，根据'切近生活'的原则，人们又希望艺术的特殊性消失，希望艺术品混同于日常用品。艺术品曾装饰过教堂、王宫，十九世纪又装饰了市政厅和学校，今天只能归宿于装饰博物馆。由于受制于这种博物馆至上，二三十年来，艺术品渐渐屈服于一种双重而矛盾的指向，直至生生撕裂。要么，像这些抽象派、极少主义或概念主义，艺术自闭于一种自我参照、一种纯粹的唯我主义（solipsisme pur）。要么相反，延续达达、反艺术或'贫穷艺术'一路，宣称取消艺术与生活的界线。……然而，不管作品是远离生活、置于博物馆城堡内，与世隔绝地以自身的规律在繁殖，还是相反地被置于一些庞然玻璃巨笼里，开放给任何方位和任何人，作品都湮灭于非作品的东西里。正是这个危险在威胁艺术品。作为习惯用语，艺术终于远离了我们的理解。作为他物客体，艺术品终于远离了我们的注意。克莱恩的单色画，莱因哈特的'终极绘画'，R三或V四的无休止重复的印迹，K五或B六的数字系列，终于在我们心里失去任何审美意义，因为主导他们制作的，恰恰正是想掏空作品这样的意义。另一个场景，X君压扁的汽车、Y君的油脂堆，或Z君的'书写'，我们的眼睛穷于在那里寻找'艺术性'的东西，因为事实上正如皇帝的新衣，那里没有任何'艺术性'可看"②。

我认为，不同时代、不同民族和不同文化都具有与其相适应的审美观念和审美价值取向，不可能有一个统一的、一成不变的审美标准。因此，"美学不可能

---

① ［法］让·克莱尔著，河清译：《论美术的现状》，桂林：广西师范大学出版社2012年版，第12页。

② ［法］让·克莱尔著，河清译：《论美术的现状》，桂林：广西师范大学出版社2012年版，第10～11页。

给人们的艺术创作、艺术判断以及艺术体验提供什么标准,这种原则具有两个显而易见的例外情况。美学所提出的标准是告诉人们哪些是应当避免的否定性的审美价值,而不是人们创造新的艺术价值所需要遵循的规范①"。另一方面,审美在一定程度上取决于个体的审美经验,而不同的人具有不同的审美趣味和审美偏好。如果欣赏一幅毕加索的立体主义作品《格尔尼卡》,观赏者们可能会出现不同的反应,有的叫绝;有的道丑;有的迷惑不解地看上几眼,匆匆而过;有的竟悻悻然地抱怨:"这画乱糟糟的,多难看!""这也算是艺术?"……显然,在不少观众眼里,艺术与美之间犹如"1+1=2"的算式似的,完全是一种等值的关系。这样,在观赏一件艺术品时,总是有意无意地以美作为衡量艺术的直接尺度,坚信美即艺术,艺术即美。在人们的"艺术常识"里,认为"艺术能给人以美的享受","艺术的根本目的在于创造美或美的感性形象"等。然而,里德却认为"艺术与美之间并无必然的联系",两者是有一定区别的,绝非一种等值交换的关系。在里德看来,我们对艺术的许多误解,主要由于长期以来把"艺术"与"美"混为一谈了。"我们总以为凡是美的就是艺术,或者说,凡是艺术就是美的;凡是不美的就不是艺术,丑是对艺术的否定。"殊不知这种陈腐的观念"是妨碍我们鉴赏艺术的根本原因,甚至对于那些美感十分灵敏的人来说也是如此。……事实上,艺术并不一定等于美,这一点已无须翻来覆去地重申强调了。因为,无论我们是从历史角度(艺术的历史沿革),还是从社会学角度(目前世界各地现存的艺术形态)来看待这个问题,我们都将会发现艺术无论在过去还是现在,常常是

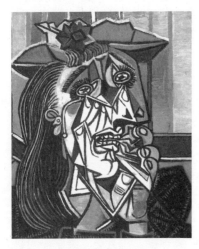

毕加索《哭泣的女人》

一件不美的东西"②。里德否定了庸俗的"快感论"美学,认为如果把美限制在给人以快感的范围内,那么,按照美即艺术的传统观念,吃、喝、嗅给人的肉体快感便与艺术等量齐观了。也就是说,一杯"味美思"葡萄酒所引起的快感与欣赏名画《蒙娜丽莎》所体验到的快感之间,没有什么本质上的区别了,均可以视为一种美的艺术享受了。在里德看来,"美与人的理想化有着必然的联系",他断言美是一种特殊的人生哲学的产物,它具有人的特点,使所有人的价值得到升华……而艺术则是对自然的理想化,特别是对人的理想化。里德建议把艺术与美学区别对待,切勿混为一谈,认为"在关于艺术的讨论

---

① [德]莫里茨·盖格尔著,艾彦译:《艺术的意味》,北京:华夏出版社1999年版,第46页。

② [英]赫伯特·里德著,王柯平译:《艺术的真谛》,北京:中国人民大学出版社2004年版,第3页。

中，之所以出现混乱，正因为未能把美学与艺术明确地区别开来"。严格地说，美学是一种知觉科学，仅限于对观照客体的物质特性和情感价值的知觉组合过程。而艺术则是一个更为广阔的范畴，旨在传达感受和认识，创造有愉悦性的形式并借此来表现主客观世界的内在精神。

在传统美学中，艺术被认为只有一种价值，即美。然而，艺术并不总是对美的形象和现象的表现，许多艺术作品采用光怪陆离甚至丑陋的形象对社会的阴暗面和人性中的丑恶现象进行了揭示和描绘。如毕加索的《格尔尼卡》和《哭泣的女人》便属此例。因此，一些美学家反对把美看作是判断艺术的主要标准，认为美绝非艺术作品主要的价值标准，更不是唯一的价值标准，许多优秀的作品都并非是美的。文森特·特纳认为，传统美学把美作为评价艺术作品优劣的标准，这已是一种过时的"美学废墟"，这种看法曾使整个美学都建立在一种错误的基础上。因此，传统美学中认为是"美"的那种东西，今天已被"艺术结构""艺术意义""艺术目的"等更为适当也更为精确的概念所代替。可以说，"艺术所描绘的那些主体不一定都是美的。……事实上，艺术作品本身与客观对象所自然具有的审美价值是没有什么关系的。……但是，即使在理想主义艺术中，有关自然美和艺术美之间区别的一般法则也仍然是适应的：艺术价值的重心已经从被艺术表现的东西转移到表现上来、转移到具有积极的心理、生理价值的艺术观念上来了"①。

显然，艺术作品并不一定是美的，美与审美是两个不同的概念，审美价值绝不是艺术价值的同义词。正如保罗·齐夫指出："这就导致了这样一种立场：我们无须依靠美的概念来为审美下定义，也不能把艺术和审美相等同。美、艺术和审美都是独立的概念。"而且，审美判断具有很大的主观性倾向，往往被审美主体的审美经验所左右。对此，一些美学家指出，虽然审美判断具有主观的形式，但它应该具有客观的内容和标准。阿恩海姆认为："只有对艺术作品的知觉客观性得到确定后，价值问题才会出现。"任何一件艺术作品，其价值的高低不仅必须经过知觉的检验，而且这种检验应该是有标准可循的。艺术作品的优劣首先就建立在审美知觉对作品的分辨力上，除非价值的客观性是存在的，否则根本无法区分作品的优劣。

由此看来，艺术的发展似乎已经偏离了自身的轨道，而且与传统的审美观念和审美价值背道而驰。"然而，美术系统的分崩离析和文化生产领域的竞争并未使审美判断终结。审美判断只是在不同地区、不同艺术活动中趋于多元化。"不过，这种发展趋势已成为势不可挡的潮流。"的确，在我看来，艺术不再是'现

---

① ［德］莫里茨·盖格尔著，艾彦译：《艺术的意味》，北京：华夏出版社 1999 年版，第 173～174 页。

代'的，亦非'后现代'的。艺术不再旨在生产杰作，使人们的精神交往围绕它们展开；艺术也不再旨在沿着研究的方向创造进步。它甚至不再是多样的、多元的、复数的。艺术成为一个职业化的艺术界管制下的行业——它变得'过程化'了，或者更准确地说是'程序化'了。自此以来，艺术的宗旨在于激发新的审美体验，与我们时代的媒体、广告、影像、电子音乐或采样音乐等享乐主义的娱乐体验更相契合。"①

美国纽约市立大学教授理查德·沃林指出："后现代主义艺术的零度美学导致了情感的完全丧失，它形成了一个表面的审美世界，这一审美世界有助于对情感净化激烈的后弗洛伊德主义的取消做法。而现代主义的标记之一涉及艺术异化的主题——亦即艺术的升华和整个社会的平庸之间不可调和的对立，但后现代主义则消除了这种对立。在后现代的情感平面化的景观中，人们被剥夺了感受自身异化的能力。这就是万花筒式的景观社会的关键之处，在这样的社会中，到处都是顺应和协调那令人愉悦的形象。后现代主义文化，虽然具有超级犬儒主义和反讽的独特修辞，但它却毫不迟疑地和问心无愧地买进了这些形象。后现代主义将黑格尔永远颠倒了，它无休止地宣称'现象就是一切'。"② 尤其是"在绘画方面，后现代主义从把画布当作其自身的目的——如抽象表现主义——转向这样一些绘画，它们要求我们思考绘画究竟是什么：欧普艺术（Op Art）、大众艺术、新现实主义等"③。

美国艺术史家约翰·T. 波莱蒂认为："后现代主义艺术的许多有力而充满生机的内容，已促使某些艺术家挖掘自己的灵魂，以便竭尽全力地发挥普遍回荡着的无意识意义。"④ 可以说，后现代主义艺术是对现代主义的一种反思和蜕变。波莱蒂指出："后现代主义可以说是对现代主义的替代。虽然可以论证说它是早先艺术发展的继承者，但是，后现代主义如同印象主义一样，它不是早先艺术风格的延续和演变，而是对现代主义那些形式主义和纯粹论思想（purist thinking）⑤，以及批评家们据以描述现代主义风格的观点的反动与对照。后现代主义很容易（或更准确地）被称作反现代主义。所以，后现代主义更关注内容，或更具体地说，它关心同艺术感兴趣的诸方面有明显关系的内容，以及艺术与社会系统在各方面存在互动关系的内容。后现代主义因此而提供了社会系统内艺术和人们的角

---

① ［法］伊夫·米肖著，王名南译：《当代艺术的危机：乌托邦的终结》，北京：北京大学出版社2013 年版，第13～16 页。

② ［法］福柯等著，周宪译：《激进的美学锋芒》，北京：中国人民大学出版社2003 年版，第18 页。

③ ［美］诺曼·N. 霍兰德著，潘国庆译：《后现代精神分析》，上海：上海文艺出版社1995 年版，第280 页。

④ ［法］福柯等著，周宪译：《激进的美学锋芒》，北京：中国人民大学出版社2003 年版，第112 页。

⑤ "纯粹论"是现代主义艺术和美学的一个重要理论，主旨是强调各门艺术独特的形式和本体论特征。

色及前提条件的深刻见解。"①

在后现代主义的文化语境下，人类被沦为"他者"和物化的今天，自我的分裂和人格的偏离已成为一种十分普遍的现象，因此，人的主体性的凸显以及自我价值的实现变得越来越重要。海德格尔在他 1938 年的文章《世界图像的时代》（*The Age of the World Picture*）中提出：现代时期的特征，在于到了一个将"主体"的发展看作是一个处于知识中心的个体的新阶段，在于"机械技术"（工业主义的关键）的兴起，以及在于"艺术正走进美学视野这一件重大事件"上，在那里"艺术作品仅变成了主观体验的客体，艺术因此被看作是人类生活的一种表达"。

在这里，我必须强调指出，在后现代艺术思潮的冲击面前，我们对艺术的研究越来越倾向于对人的主体性的研究，对人的艺术创造能力、艺术创作方式以及艺术创作行为进行形而上的探索。在现实生活中，艺术家与常人一样承受着人格矛盾所致的沉重负担，而当他把激烈冲突的多重人格投射到他所创造的艺术形象上时，他得以超越其上，静心观照，顿生如释重负之感。马克思和恩格斯在《德意志意识形态》中指出："任何人类历史的第一个前提无疑是有生命的个人的存在。因此第一个需要确定的具体事实就是这些个人的肉体组织，以及受肉体组织制约的他们与自然界的关系。"不仅意识形态，"甚至人们头脑中模糊的东西也是他们的可以通过经验来确定的，与物质前提相联系的物质生活过程的必然升华物"。所以，艺术必然是艺术家的人格的升华。

美国艺术理论家马克·汉森坚持认为技术将引领我们回到人性当中。他认为新媒体已经带来了"审美体验的根本变化"，即从自足的客体感知占支配地位的模式向以具体的情感强度为核心的模式转变。新媒体从一定程度上使我们的内部机能运动起来，从而再次证明了它们本质上的创造力。这就不得不使我们重新反思艺术创造力的问题，也使我们必须回到原生艺术的美学价值的问题上来。

应该说，对于原生艺术的美学探讨一直是一个我们不容忽视的问题。因此，许多精神病学家和艺术理论家从美学的角度对精神障碍患者的原生艺术进行了深入的研究，并提出了一些富于见地的观点，其中有一种观点与精神分析学的看法大相径庭。以这种观点来看，精神分裂症患者的艺术并不产生于对原初过程思维的深刻复归，而是产生于突破控制的普遍的美感冲动，这意味着，对于精神分裂症患者的艺术的研究可以说明想象性和创造性行为人皆有之，无论健康与否，年龄大小。这一信念基于这样一种设想，即正常的和反常的艺术都有着相同的心理机制。汉斯·普林茨霍恩对这一美学观点做了明确的阐释。作为具有艺术史和艺术哲学博士背景的精神病医生，他对精神障碍患者的艺术进行了系统而深入的研

---

① ［法］福柯等著，周宪译：《激进的美学锋芒》，北京：中国人民大学出版社 2003 年版，第 98～99 页。

究，也研究了儿童艺术、原始艺术和民间艺术以及20世纪的表现主义和超现实主义艺术。他发现，在这些不同的艺术形式中存在着显著的类似性，于是他得出结论：所有的艺术作品，精神错乱的和正常人的作品都是健康欲望的表现，其中包括玩的愿望、爱美的愿望、创造秩序的愿望以及象征的愿望。这些美感冲动是基本的和普遍的，首先是通过儿童自发性的玩耍和艺术显示出来，然后在上学期间有所减退，但是这些愿望并未消失，它们仍然潜伏着，能够在任何时候复苏，有一种使它们复苏的方式，那就是爆发精神分裂症。艾伦·温诺写道：

> 根据这一解释，促成精神分裂症患者产生美感动作是切断人同外部世界的联系，他们通过艺术去创造他们自己的世界，比现实世界更丰富的感觉世界，然而一旦这普遍的美感冲动被精神分裂症所觉醒，就不再按常规的过程进行，而是以不可控制的方式迸发出来，这导致了执着地塞满整个画面的做法和偏好滥用象征。这样，精神障碍患者的艺术是走错了道的健康的欲望（冲动）的体现。[①]

显然，这种观点赋予了精神障碍患者的画作以艺术品的地位，受到人们的重视和欣赏，因而他们的作品被一些收藏家及艺术机构所收藏，欧美的博物馆和画廊都陈列有精神障碍患者的原生艺术作品。

原生艺术在当代艺术的各种表现形式和风格中独树一帜，不仅在于因创作主体的独特性而导致表现形式的不可复制性和无规律可循，而且在于它以支离破碎的形象构成一种强烈的心理冲击和视觉张力，通过隐喻和象征的意象，表达一种龟裂的情感、混乱的意识和模糊的意向，从而揭示一种漂浮的心象。正如吕西安娜·佩瑞所说："原生艺术是一种意识形态的现象。这是作为二十世纪文化的标志的美学、社会和制度的偏离和破碎的重要阶段之一。毫无疑问，我们还没有看到它的终结。"[②] 而且，可以肯定的是，精神障碍患者所创作的原生艺术揭示了更深刻的人类情感的维度，让那些潜藏在我们的意识阈限之下的精神层面变得可见。

原生艺术的创作与观赏无疑对传统的审美意识和美学原则造成了巨大的冲击。"由此看来，我们需要改换思维模式，尝试为艺术建立新的范式。自18世纪末美学的历史性诞生延续至今，人们看待艺术的方式不会一成不变。无论我们对

---

① ［美］艾伦·温诺著，陶东风等译：《创造的世界——艺术心理学》，郑州：黄河文艺出版社1988年版，第387页。

② ［英］约翰·梅泽尔斯编著，郭梅、沈颖译：《原生艺术手册》，上海：上海大学出版社2013年版，第6页。

此多么失望，艺术仍然不可或缺。即使按照老的政治与社会理想标准来看，艺术已不再是必需的，但从人类学角度来看，它仍旧不可或缺。"[①] 问题的关键是，艺术应该如何摆脱传统美学的羁绊，跳出陈旧的审美框架和观赏模式，向着更合乎艺术自身规律的运动方向发展。

原生艺术是人类表达自我内心世界和探索精神奥秘的一种永恒的艺术形式。我认为，只要人类尚且存在，原生艺术就不会消失，也不会被其他艺术形式所左右和取代，但它会影响到当代艺术发展的走向，或会更多地渗透和融合到其他艺术形式、艺术风格和艺术流派之中去。因为，原生艺术的本质在于反映了人性最真实的一面，还原人类深藏在内心底层的漂浮的心象，揭示了人类灵魂的真相。

人的精神世界是一个极其复杂而深奥莫测的世界，无论它处在混沌无序的黑暗里，还是处在光怪陆离的境况中，它总是充满着迷人的诱惑和神奇的魅力，激起人们对其进行探索的欲望，使人们无穷地去寻找和探究其中深沉而永恒的奥秘。

---

① ［法］伊夫·米肖著，王名南译：《当代艺术的危机：乌托邦的终结》，北京：北京大学出版社2013年版，第20页。

参考文献

1. 〔法〕米歇尔·福柯著，林志明译：《古典时代疯狂史》，北京：生活·读书·新知三联书店 2005 年版。

2. 〔法〕米歇尔·福柯著，刘北成、杨远婴译：《疯癫与文明：理性时代的疯癫史》，北京：生活·读书·新知三联书店 1999 年版。

3. 〔法〕米歇尔·福柯著，王杨译：《精神疾病与心理学》，上海：上海译文出版社 2014 年版。

4. 〔法〕米歇尔·福柯著，谢强、马月译：《马奈的绘画》，长沙：湖南教育出版社 2009 年版。

5. 〔法〕米歇尔·福柯著，邢克超译：《这不是一只烟斗》，桂林：漓江出版社 2012 年版。

6. 〔法〕皮埃尔·玛里著，黄荭、王佳钰译：《对面的疯子：解读平常的疯狂》，上海：华东师范大学出版社 2007 年版。

7. 〔法〕罗兰·巴特著，董文学、王葵译：《符号学美学》，沈阳：辽宁人民出版社 1987 年版。

8. 〔法〕乔治·巴塔耶著，刘晖译：《色情史》，北京：商务印书馆 2003 年版。

9. 〔法〕伊夫·米肖著，王名南译：《当代艺术的危机：乌托邦的终结》，北京：北京大学出版社 2013 年版。

10. 〔法〕罗贝尔·克拉克著，李强译：《超级人脑：从异赋到天才》，天津：天津人民出版社 2003 年版。

11. 〔英〕丹尼尔·列托著，朱子文、冯正直译：《崩溃边缘——发疯、创造力和人类的天性》，重庆：重庆出版社 2010 年版。

12. 〔英〕罗伊·波特著，张钰等译：《疯狂简史》，长沙：湖南科学技术出版社 2014 年版。

13. 〔英〕R. D. 莱恩著，林和生译：《分裂的自我》，贵阳：贵州人民出版社 1994 年版。

14. 〔英〕E. H. 贡布里希著，林夕、范景中、李本正译：《艺术与错觉：图画再现的心理学研究》，杭州：浙江摄影出版社 1987 年版。

15. ［英］E. H. 贡布里希著，范景中等译：《图像与眼睛：图画再现心理学的再研究》，杭州：浙江摄影出版社1988年版。

16. ［英］E. H. 冈布里希著，周彦译：《艺术与幻觉》，长沙：湖南人民出版社1987年版。

17. ［英］赫伯特·里德著，王柯平译：《艺术的真谛》，北京：中国人民大学出版社2004年版。

18. ［英］约翰·梅泽尔斯编著，郭梅、沈颖译：《原生艺术手册》，上海：上海大学出版社2013年版。

19. ［英］彼德·福勒著，段炼译：《艺术与精神分析》，成都：四川美术出版社1988年版。

20. ［英］安东尼·斯托尔著，尹莉译：《弗洛伊德与精神分析》，北京：外语教学与研究出版社2008年版。

21. ［英］凯文·达顿著，金九菊译：《为什么疯子比常人更容易成功》，长沙：湖南文艺出版社2013年版。

22. ［英］卡洛琳·凯斯、苔萨·达利著，黄水婴译：《艺术治疗手册》，南京：南京出版社2006年版。

23. ［英］爱德华兹著，缪青等译：《美术治疗》，北京：中国轻工业出版社2010年版。

24. ［英］R. L. 格列高里著，彭聃玲、杨旻译：《视觉心理学》，北京：北京师范大学出版社1986年版。

25. ［英］尼格尔·C. 班森、博林·梵·隆著，田青、曹用译：《视读心理治疗》，合肥：安徽文艺出版社2009年版。

26. ［英］戴维·E. 库珀著，郭贵春、安军译：《隐喻》，上海：上海科技教育出版社2007年版。

27. ［德］W. 沃林格著，王才勇译：《抽象与移情》，沈阳：辽宁人民出版社1987年版。

28. ［德］瓦尔特·舒里安著，罗悌伦译：《作为经验的艺术》，长沙：湖南美术出版社2005年版。

29. ［德］莫里茨·盖格尔著，艾彦译：《艺术的意味》，北京：华夏出版社1999年版。

30. ［德］汉斯·贝尔廷著，苏伟译：《现代主义之后的艺术史》，北京：金城出版社2013年版。

31. ［德］曼弗雷德·吕茨著，曾文婷译：《疯狂》，南宁：广西科学技术出版社2013年版。

32. ［瑞士］卡尔·古斯塔夫·荣格著，孙明丽、石小竹译：《转化的象征——精神分裂症的前兆分析》，北京：国际文化出版社 2011 年版。

33. ［瑞士］C. G. 荣格著，梁绿琪译：《性与梦——无意识精神分析原理》，北京：中国国际广播出版社 1989 年版。

34. ［瑞士］维蕾娜·卡斯特著，王青燕、俞丹译：《梦：潜意识的神秘语言》，北京：国际文化出版公司 2008 年版。

35. ［奥］弗洛伊德著，孙恺祥译：《论创造力与无意识》，北京：中国展望出版社 1986 年版。

36. ［美］凯·雷德菲尔德·贾米森著，刘建周、诸逢佳译：《疯狂天才：躁狂抑郁症与艺术气质》，上海：上海三联书店 2007 年版。

37. ［美］凯·雷德菲尔德·杰米森著，刘莉华译：《天才向左，疯子向右》（上、下），杭州：浙江人民出版社 2013 年版。

38. ［美］鲁道夫·阿恩海姆著，滕守尧、朱疆源译：《艺术与视知觉——视觉艺术心理学》，北京：中国社会科学出版社 1984 年版。

39. ［美］鲁道夫·阿恩海姆著，滕守尧译：《视觉思维》，北京：光明日报出版社 1987 年版。

40. ［美］鲁道夫·阿恩海姆著，郭小平、翟灿译：《艺术心理学新论》，北京：商务印书馆 1994 年版。

41. ［美］艾伦·温诺著，陶东风等译：《创造的世界——艺术心理学》，郑州：黄河文艺出版社 1988 年版。

42. ［美］苏珊·朗格著，刘大基等译：《情感与形式》，北京：中国社会科学出版社 1986 年版。

43. ［美］托马斯·L. 贝拉特著，旦明译：《感觉世界：感觉和知觉导论》，北京：科学出版社 1983 年版。

44. ［美］阿瑟·罗宾斯著，孟欣译：《作为治疗师的艺术家》，北京：世界图书出版公司北京公司 2006 年版。

45. ［美］劳伦·B. 阿洛伊、约翰·H. 雷斯金德、玛格丽特·J. 玛诺斯著，汤震宇译：《变态心理学》（第 9 版），上海：上海社会科学院出版社 2005 年版。

46. ［美］霍克西玛著，刘川等译：《变态心理学与心理治疗》，北京：世界图书出版公司北京公司 2007 年版。

47. ［美］罗伯特·C. 迈耶、保罗·萨门著，丁煌等译：《变态心理学》，沈阳：辽宁人民出版社 1988 年版。

48. ［美］杜兰德、巴隆著，张宁等译：《异常心理学基础》，西安：陕西师范大学出版社 2005 年版。

49. ［美］杰拉尔德·D. 奥斯特、帕特里夏·古尔德·科农著，何论等译：《绘画心理评估与治疗》，南京：东南大学出版社 2013 年版。

50. ［美］杰弗里·科特勒著，邱文平等译：《十个天才的精神病史：关于疯癫创造和抗争的人生故事》，上海：上海社会科学院出版社 2011 年版。

51. ［美］卡洛琳·M. 布鲁墨著，张功钤译：《视觉原理》，北京：北京大学出版社 1987 年版。

52. ［美］西尔瓦诺·阿瑞提著，钱岗南译：《创造的秘密》，沈阳：辽宁人民出版社 1987 年版。

53. ［美］D. 杰布罗·赫士曼、朱立安·李布著，郭永茂译：《躁狂抑郁多才俊》，上海：上海三联书店 2007 年版。

54. ［苏联］Л. Т. 列夫丘克著，吴泽林译：《精神分析学说和艺术创作》，北京：北京师范大学出版社 1986 年版。

55. ［印度］曼格尔著，胥波等译：《变态人格心理分析》，沈阳：辽宁教育出版社 1988 年版。

56. ［澳］罗伯特·休斯著，［澳］欧阳昱译：《新的冲击》，天津：百花文艺出版社 2003 年版。

57. 赵翰恩：《精神病学》，上海：商务印书馆 1929 年版。

58. 邱鸿钟：《艺术心理评估与绘画治疗》，广州：广东高等教育出版社 2014 年版。

59. 高宣扬：《福柯的生存美学》，北京：中国人民大学出版社 2005 年版。

60. 余凤高：《智慧的痛苦：精神病文化史》，长沙：湖南文艺出版社 2006 年版。

61. 余凤高：《天才还是疯子》，上海：复旦大学出版社 2007 年版。

62. 吕俊华：《艺术创作与变态心理》，北京：读书·生活·新知三联书店 1987 年版。

63. 尤娜、杨广学：《象征与叙事：现象学心理治疗》，济南：山东人民出版社 2006 年版。

后　记

当处于一种精神恍惚的状态之中，当陷入一种内心的躁动和极度不安之中，我骤然感到大脑开始悄悄膨胀，那根紧绷的神经似乎快要断裂，理性的堤坝快要开始崩溃，我仿佛听到了但丁的呼唤："我来渡你穿过层层波浪，驶向那无尽黑夜、灼人烈焰与严酷寒冰。"我依稀看到，我正行走于黑暗的无意识"黑洞"的边缘，我提醒自己，必须停下来，停下来，立即返回到意识的层面，不能在无边无际的无意识海洋中潜入太深，否则我的整个躯体和灵魂随时都会被那势不可挡的滚滚暗流所吞没。于是，我再也无法控制住自己，我疯狂地在键盘上敲完这部关于疯狂的书稿的最后一个疯狂的字符，此刻，我似乎感到自己已经陷入了疯狂……

记得我在一家精神病院进行绘画心理治疗的"艺术实验"时，我曾问一个患者："如果我把你的一只耳朵割掉，你会怎么样？"

患者回答："那我会听不到。"

我听了以后说："嗯，那很正常。如果我再把你另一只耳朵也割掉，你会怎么样？"

患者回答："那我会看不到。"

我开始紧张起来："怎么会看不到呢？"

患者回答："因为眼镜会掉下来。"

这个故事说明，人与人之间对自我的认识是不同的，当然，具有健全自我的人与自我分裂的人是完全不同的。许多住在精神病院的患者都确信，除了自己，人人都是疯子。

现代人虽然有很多文化经验、科学知识，但对自我却了解不多，而且，人对自身的认识往往缺乏一定的积极性和坚持性，容易产生"当局者迷"的情况。

那么，我不禁要问：我们的社会健全吗？我们的精神健全吗？我们的自我健全吗？

回答也许是肯定的，也许是否定的。虽然事实上，我们现实生活之中很多人患了或轻或重的心理疾病，但是，这并没有使我们怀疑我们精神健康的总标准。而且，我们一直在朝着身心健康的目标不懈努力。

也许有朋友会问："你是搞艺术和性学研究的，怎么会突然对疯子感兴趣，进而去研究那些疯狂的事情和疯狂的艺术？黄灿，是不是你自己的脑瓜子有毛病？是不是真的疯了？"其实，在 30 多年之前，在我的朋友圈子里就有许多人"赐予"我"灿癫子"的绰号，对此我不以为然，只能淡然一笑。这只能说明他们没有真正地了解我，也没有真正地认识他们自己。如今，我这个"灿癫子"居然来研究疯癫，与疯狂为伍，你是否觉得有些荒诞和不可思议？

不管怎么说，我要告诉你们，此书的写作过程是十分艰难和曲折的。从 2012 年 11 月 30 日进驻汕尾精神康复医院进行绘画心理治疗的"艺术实验"之时开始着手撰写，至今已 3 年有余，其间我又陆续几次进入几家精神病医院进行此类"艺术实验"，获得了大量的第一手资料和原生艺术作品，并做了大量的患者访谈和个案分析，在此基础上，经过细心的梳理和反复的理论思辨，此书才得以成型。

记得 2013 年的元旦，我是与精神障碍患者一起度过的。那天深夜，我把自己闭锁在医院的绘画心理治疗室，窗外寒风凛冽，大地一片漆黑，万籁俱寂。当患者们处于睡梦之中，当无意识的潮水疯狂地涌向他们之际，我却受到"酒神"的邀请，在一瓶"二锅头"的强烈刺激下，处于一阵意乱狂迷之中，各种纷乱的意象在眼前跳跃起来，漂浮起来，于是我挥舞着画笔，在画纸上挥洒我的激情，痛快淋漓地表达我疯狂的幻想和复杂纷繁的内心世界。此刻，我在朦胧中似乎感到，那种"激昂的情绪、破碎的理智，以及艺术特质"交织在一起，我的内心在战栗，我的灵魂突然破窍而出，腾空而起，飘向窗外……在那一刹那，我体验到了一种"美妙的疯狂"。

事实上，对于精神障碍患者的关注以及精神病症与艺术创作的关系问题的研究一直是我的兴趣所在，也是一直不曾放弃的研究课题。20 世纪 70 年代末期，我正在湖南益阳工艺美术大学当旁听生，我依然清晰地记得，当时我寄住在我的舅舅家——益阳市古道街 128 号，白天去美术大学上课，进行绘画基本功训练，夜晚停电后，便在昏黄的煤油灯下阅读各种美术理论和画家传记，并一字一句地抄写了《莱奥纳多·达·芬奇传略》（A. 古贝尔著，倪焕之译，华东人民美术出版社 1954 年版，页数为 50 页）。我对达·芬奇的独特人生和艺术创作产生了极大的兴趣，后来读了弗洛伊德的从精神分析的角度对达·芬奇及其作品进行分析的研究文本，更是留下了深刻的印象。记得有一次我在大街上进行油画写生时，几个过路的行人看到我这么一个小孩子居然画得那么好，便停下来在我身后观看，并不时加以赞许。突然，从我前面的街道转弯处出现一个披头散发、衣衫褴褛且半裸上身的女子，一路大叫大喊、仰天狂笑，我身后的人叫了起来："快去看！癫子来啦！癫子来啦！"于是，他们一窝蜂地跑上去围观，不一会儿，那女子便被几个大汉用麻绳捆绑着带走了。我在震惊之余，心中掠过一丝怜悯之情。这件事一直在我的记忆中挥之不去。大学期间，我对精神分析学产生了浓厚的兴趣，并阅读了欧文·斯通的《心灵的激情：西格蒙德·弗洛伊德传记小说》《渴望生活：凡·高的艺术生涯》和毛姆的《月亮和六便士》等书籍，不仅对弗洛伊德及其精神分析学有了初步的认识，而且对凡·高和高更的艺术创作和生活经历以及他们的精神轨迹有了较为深入的了解，更为重要的是，让我感觉到精神病症与艺术创作之间存在着一定的联系，虽然当时还没有真正弄懂这种联系究竟是什么。20 世纪 80 年代中后期，我开始广泛阅读精神分析学及相关的艺术理论著作，尤其是阅读了弗洛伊德的《爱情心理学·性学三论》《精神分析引论》《梦的解析》，以及荣格、阿德勒、弗洛姆、卡伦·霍妮等人的一些著作，受益匪浅。于是，我将对性、自我、生命与死亡的认识和感悟投入到诗歌创作之中，以宣泄内心的苦闷与孤独。1989 年，我的第一本诗集《一个天才的疯子如是说》出版，用诗意化的语言演绎了我"疯狂"的生活激情与"疯狂"的内心幻象，在当时的诗界产生了一定的影响。然而，我对精神病与艺术创作的关系问题的追寻的脚步并没有停止，而且对其的探索一直在延续，对其关注的热情也在不断高涨。其实，早在 24 年之前，我在中国艺术研究院攻读美术历史及理论时，我申请硕士学位的论文就是以"精神病理机制在艺术创作中的作用"为题完成的。当时获得了我的导师顾森教授、著名美学家成复旺教授和相关专家学者的充分肯定，其中一些观点或看法至今看来尚有可取之处，故融入本书之中。时隔 20 多年后，对这个问题的看法自然有了更多的感悟和更深入的思考。

诚然，人类的文明史也是一部人类的精神发展史。因为任何创造和发明都离不开人的精神实践和心理活动。人的精神的正常运转或是错乱和病变，都会给人的创造力带来巨大的影响。20 世纪初期的法国作家马塞尔·普鲁斯特曾被证实情绪错乱，他说过"世界上的每一样伟大之物都是由精神障碍患者创造的"。虽然这肯定不是一般的情况，但确实有一些著名的人物患有严重的精神病类型：忧郁、双相心理障碍、焦虑、恐惧症、强迫性障碍，甚至是精神分裂症，他们仍然为世界做出了重要的贡献。约翰·麦基高指出："当真实性与真挚感情并存时，我们会忘却自我，获得神一样的存在感。要是我们不相信这种真实性与感情只能在精神病的情况下遇到呢？……在这样的一个时代，难道精神分裂状态不会变成绝对真实的情况吗？"因此可以说，精神障碍患者的原生艺术剔除了作者的文化背景和社会制度以及传统风俗的各种印迹，模糊了理性与非理性的界限，从而更真实地反映了作者的内心世界，更可能揭示出人类精神的本源和本质。

我们说，疯狂充满了空虚和孤独，而这两者正是精神障碍患者的人格特质的突出表现。因为他们生活在与客观外部世界割裂的内心的空虚之中，因而会产生无法排遣的孤独之感。然而，法国作家塞缪尔·贝克特认为，孤独与艺术之间有着必然的因果关系。的确，艺术家总是处于一种极度孤独的状态中，往往独自一人面对无限的时空浮想联翩。此时的思路特别开阔，想象力也异常活跃，正如刘勰所说，"寂然凝虑，思接千载，悄焉动容，视通万里"。通过想象，宇宙万物也似乎具有灵性，变得形象鲜明，生动可感，源源不断地进入艺术家的头脑，充实艺术家孤寂的心灵。可以说，孤独体验是一种深刻而强烈的自觉思考，是人的自我意识深化的一种心理反应，具有个人意义；同时，艺术家的孤独体验来自于群体对艺术家的抛弃，又具有社会意义。因此，艺术家的孤独体验既是对个体生命的独特感受和深刻思考，又是对人类社会的深切关注和痛苦反思。

在后现代文化语境下，一切都在分化，一切都在解构，人变成了一个支离破碎的存在物，我们在精神上正处于一种崩溃的危机和不确定的处境之中，承受着巨大的精神压力，而我们仍然"用沉溺于灵魂之美的幻觉来闭目无视眼前的无情事实"。在荣格看来，"今天精神问题的关键，就隐藏在心理对现代人产生的巨大魅力中。如果我们是悲观主义者，我们会把这视为堕落的标志；如果我们具有乐观的倾向，我们就会从中看到希望"。值得我们注意的是，在当今社会动荡和剧变的同时，我们的精神结构和意识形态正在悄悄地发生一场深刻的变化，我们需要重新认识自我，超越自我，我们不排斥肉体的本能欲望，但我们更追求精神上的提升、享受和超越。荣格认为，精神是肉体的内在生命，肉体是精神的外在显现，"肉体也具有如同精神一样的魅力"。① 因此，我所要说的是，我们要超越自我并不意味着对肉体的超越，因为我们无法否定肉体的存在及其内在的精神和欲望的巨大能量和作用，我们需要随时调整好自己的心态，把握好精神自由之网的维度，让我们重返精神的家园。

然而，人终究处于社会之网中，我们长期受制于严酷的社会制度和传统的道德戒律，被各种权威话语所操控，忍受着各种痛苦的折磨和孤独的体验，我们的心理被扭曲，我们的精神被放逐，游离于物欲横流的漩涡之中和世俗功利的欲望深渊之边缘，我们需要被拯救，需要自赎，需要有足够的勇气像古希腊神话中的西西弗那样日复一日地、义无反顾地将石头推向山顶，永无止境。事实上，人被无缘无故地"抛"到这个世界上，只是一个偶然的事件，一切都处于不确定之中，充满了空虚和荒诞之感。所以，我们渴望自由，渴望寻找精神的家园。我们深深地认识到，只有通过自己所选择的行动，才能认识到自由，因为人的本质是由自己所选择的行动来决定的。个人的自由首先表现在他认识到由于受传统文化和习俗的束缚而缺乏自由，因此对于人来说，最重要的是认识选择的重要性，并按照自己的选择去行动和承担生活的责任。今天，人类面临着最根本的抉择，就

---

① ［瑞士］荣格著，冯川、苏克译：《荣格文集》，北京：改革出版社1997年版，第117~124页。

是要在人的异化、人的机器化和物化与人的自我健全之间做出选择。然而，眼前的很多事实表明，人正在选择使自己成为机器人的方向行进，这就是说，从长远的观点看，人正在走向疯狂与毁灭。正如加缪一针见血地指出人生的最终结局，"疯狂和死亡，是荒诞人不可救药的事情。人是不可选择的。他具有的荒诞和多余的生命是不以人的意志为转移的，而取决于其反面，即死亡"。也许，这就是人的命运。但是，所有这些事实并不足以摧毁我们对人的理性、善意与自我健全所抱的信心。只要我们能够想到其他的选择途径，我们就没有迷失方向；只要我们共同努力，我们就有希望。

关于精神障碍患者的原生艺术是一个说不完的话题，也是一个掘之不尽的、弥足珍贵的精神宝藏。维特根斯坦曾经说过："对于我们能够言说的，我们必须明确地说；对于我们不可言说的，我们必须保持沉默。"不过，关于精神障碍患者的原生艺术研究，虽然我在本书中已经明确地说了许多该说的和想说的实话，但是，也许在不久的将来，我并不会保持沉默。

如果你们刻意要问我，在本书中关于精神障碍患者的原生艺术研究到底想说些什么时，我可以坦然地告诉你们：我什么都说了，又什么都没说。

在此需要说明的是，本书中所采用和分析的有关精神障碍患者的绘画作品大都是本人近几年来在各个精神病医院进行"艺术实验"所获得的"成果"，我从中挑选了65位精神障碍患者的具有代表性的作品，基于对患者隐私的保护，作者均采用了化名，但对其病历和病情的描述是绝对真实的。此外，书中参考和引用了诸多重要文献和前人的研究成果，在此谨向原作者表示敬意和衷心的感谢。由于参考和引用资料繁多，且错综复杂，难免挂一漏万，未能一一注明出处，特向原作者致以深深的歉意。

在这里，我要特别感谢广州中医药大学经济管理学院的邱鸿钟院长对本人的原生艺术研究予以热情的关怀和鼓励、极大的支持和具体的指导，以及对本书的写作和出版不吝赐教和鼎力帮助，尤其是在百忙之中给本书作序，令我十分感激！非常感谢我的导师、中国艺术研究院研究员顾森教授在百忙之中为本书的出版赐予贺辞！也非常感谢香港大学教授、世界著名精神病学家吴敏伦院士不顾工作冗繁给本书作序，其扶携后学之博大胸怀令我非常之感动，深受鼓舞！非常感谢我国著名性学家、精神病学家陶林教授给本书作序，感谢他长期以来对我事业上的支持、鼓励和关照！非常感谢我国著名人类学家、云南大学的瞿明安教授给本书作序，并对本书的出版鼎力相荐，付出了不少心血。我衷心地感谢暨南大学出版社的领导和苏彩桃编辑，苏老师在对本书的编辑和出版过程中，严格审阅，呕心沥血，甚为感动。我也非常感谢陈征编辑为本书的编审付出了不少心血。我还要感谢梁瑞琼教授、朱炯城院长、黎雪松副院长、傅礼洪院长、管德相医生、云旋医生、彭懿筠医生、刘伟勤医生、王玲芝主任、赵素华副科长、李冰冰医生、冼洁兰老师、刘大明医生、罗持赤护士长、吕恩瑜护士、郑宇平护士、柳维科长、卢治东干事、岳宁祥干事、叶增杰博士、李璟硕士、王书妮硕士、余远亮硕士、唐颖思硕士等。他们在我研究原生艺术的具体实际操作中以及收集和整理原生艺术作品和相关资料的过程中，给予了极大的支持和帮助，付出了不少心血和辛劳，在此一并致谢！

2016 年 2 月 3 日于深圳锦林寓所

特别鸣谢

广州中医药大学应用心理学系

汕尾精神康复医院

佛山市第三人民医院

广州市惠爱医院

江门市第三人民医院

广东省阳江监狱

浙江佐力药业

图书在版编目（CIP）数据

漂浮的心象：精神障碍患者"原生艺术"研究／黄灿著．—广州：暨南大学出版社，2016.6

（应用心理研究论丛）

ISBN 978 – 7 – 5668 – 1763 – 1

Ⅰ.①漂…　Ⅱ.①黄…　Ⅲ.①艺术—应用—精神疗法—研究　Ⅳ.①R749.055

中国版本图书馆 CIP 数据核字（2016）第 040133 号

出版发行：暨南大学出版社

地　　址：中国广州暨南大学
电　　话：总编室（8620）85221601
　　　　　营销部（8620）85225284　85228291　85228292（邮购）
传　　真：（8620）85221583（办公室）　85223774（营销部）
邮　　编：510630
网　　址：http：//www. jnupress. com　http：//press. jnu. edu. cn

排　　版：广州良弓广告有限公司
印　　刷：佛山市浩文彩色印刷有限公司

开　　本：787mm×960mm　1/16
印　　张：25
字　　数：480 千
版　　次：2016 年 6 月第 1 版
印　　次：2016 年 6 月第 1 次

定　　价：68. 00 元